Grundriß der Perinatalmedizin

von

Prof. Dr. Dr. W. **Pschyrembel**

und

Dr. J. W. **Dudenhausen**
wissenschaftlicher Assistent der Arbeitsgruppe
Perinatale Medizin der Freien Universität Berlin
an der Städt. Frauenklinik Berlin-Neukölln

Mit 140 Abbildungen und Tabellen

W DE G

1972

Walter de Gruyter · Berlin · New York

Satz: Fotosatz Prill, Berlin – Druck: Mercedes-Druck, Berlin
Umschlag: U. Hanisch, Berlin
Printed in Germany.

Vorwort

Die Perinatalmedizin ist ein junges, vielseitiges Fach der Medizin. Sie ist derjenige Teil der Geburtshilfe und Pädiatrie, der sich forschend mit der fetalen und neonatalen Physiologie und Pathophysiologie beschäftigt. Die Ergebnisse für die Klinik sind zahlreiche neue biochemische und biophysikalische Methoden, die der Zustandsdiagnostik sowie der Überwachung und Versorgung des Kindes im gefährlichsten Zeitabschnitt des menschlichen Lebens, der Perinatalperiode, dienen. Das praktische Ziel der Perinatalmedizin ist die Verminderung der kindlichen Mortalität und Morbidität in der Perinatalperiode. Ihre wichtigste Aufgabe ist die Erkennung und Vermeidung somatischer Schäden, insbesondere der Hirnschäden, die sich das ganze Leben hindurch auswirken. Zwischen den Forschungsergebnissen der Perinatalmedizin und ihrer allgemeinen Anwendung in der Klinik besteht infolge der stürmischen Entwicklung des Faches noch eine große Kluft. Sie überbrücken zu helfen, ist ein Ziel dieses Buches.

Herrn Prof. Dr. E. SALING haben wir dafür zu danken, daß er die Entwicklung des Buches durch wertvolle Ratschläge unterstützt hat.

Wir danken unseren Frauen, Frau Dr. Ingrid PSCHYREMBEL und Frau Dr. Ria-Renate DUDENHAUSEN, für ihre zahlreichen Anregungen und ihre Mithilfe beim Lesen der Korrekturen.

Berlin, 1. 11. 1971

W. PSCHYREMBEL J. W. DUDENHAUSEN

A-Bild-Methode: s. Ultraschall, Ultraschalldiagnostik

Adaptation, perinatale: Anpassung des Kindes vom intrauterinen an das extrauterine Leben.

Klinisch ist die Adaptation folgender Systeme für die Gesundheit des Kindes entscheidend:

> A) Kreislauf
> B) Atmung
> C) Säure-Basen-Stoffwechsel

Störungen der Adaptation dieser drei Systeme sind die hauptsächlichste **Ursache der neonatalen Sterblichkeit.**

A) Die **Kreislaufumstellung** ist gekennzeichnet durch:

> Umschaltung von Plazentakreislauf auf Lungenkreislauf.

Diese Umschaltung geht über drei Phasen (Abb. 1):

1. **Fetaler Kreislauf**
   Wesentliche Kennzeichen des fetalen Kreislaufes:
   a) **Funktionell liegt das Foramen ovale zwischen Vena cava inferior und linkem Vorhof,** d.h. das Blut aus der unteren Körperhälfte und aus der Plazenta gelangt sofort in das linke Herz.
   b) Es besteht ein **Rechts-Links-Shunt zwischen Pulmonalarterie und Aorta** (= Ductus arteriosus), d.h. das Blut aus der oberen Hohlvene gelangt über das rechte Herz und die Pulmonalarterie zum größten Teil in die Aorta.
   c) Der **Lungenkreislauf ist gedrosselt,** der Blutdruck in der Arteria pulmonalis größer als der in der Aorta.
   Das O_2-arme Blut aus der oberen Körperhälfte (Vena cava superior–rechtes Herz–Pulmonalarterie–Ductus arteriosus) fließt erst nach dem Abgang der Herzkranzgefäße und der Aa. carotis in die Aorta. **Für die untere Körperhälfte steht also arterio-venöses Mischblut zur Verfügung.**
   Da die Herzkranzgefäße und die Aa. carotis O_2-reiches Blut führen, werden das **Herz und das Gehirn besser mit O_2 versorgt.**

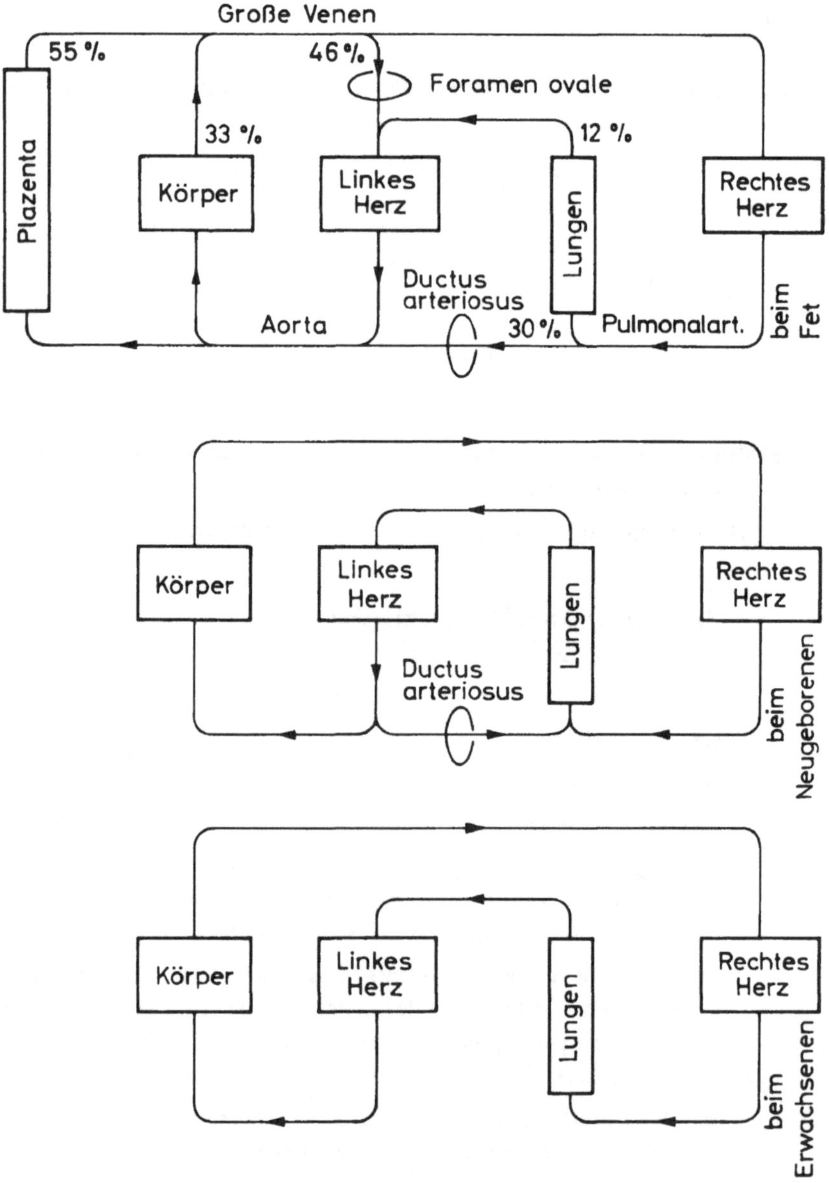

Abb. 1. Schematische Darstellung der verschiedenen Kreislauftypen; nach BORN, G.V.R., G.S. DAWES, J.C. MOTT, J.G. WIDDECOMBE aus WULF, H.: Physiologie der perinatalen Adaptation. Gynäkologe 1 (1968) 47

d) Das Nabelvenenblut gelangt zum größten Teil durch den **Ductus venosus** in die untere Hohlvene.

2. **Neugeborenenkreislauf**
Die Übergangsform des Neugeborenen-Kreislaufs ist gekennzeichnet durch den

Verschluß des Foramen ovale und die Shuntumkehr im Ductus arteriosus.

Durch die **Abnabelung** steigt der **Gefäßwiderstand im großen Kreislauf**, dadurch kommt es zum Druckanstieg im linken Vorhof und in der Aorta. Dieser bewirkt einen (unvollständigen) **funktionellen Verschluß des Foramen ovale. Die Entfaltung der Lunge** bewirkt eine **stärkere Lungendurchblutung** und damit einen Abfall des Blutdruckes in der Arteria pulmonalis. Dieser wird **niedriger als in der Aorta.** Die mechanische Lungenentfaltung führt zum Blutdruckabfall im kleinen Kreislauf.

Die **postnatale Kreislaufadaptation** wird erleichtert durch die **Zufuhr** des Plazentablutvolumens (100-150 ml). Maßnahmen zur plazento-fetalen Transfusion:

a) Spätabnabelung
b) Ausstreichen der Nabelschnur

Durch Umkehr der Blutdruckverhältnisse:

Fet:	Pulmonalarterie	> Aorta
Neugeborenes:	Aorta	> Pulmonalarterie

kommt es zur **Shunt-Umkehr**, d.h. es entsteht ein **Links-Rechts-Shunt.** Beim schweren Depressionszustand des Neugeborenen kann es in den ersten Lebensstunden wieder **Rückfälle in die fetalen Kreislaufverhältnisse** geben.

3. **Erwachsenenkreislauf**
Vom Erwachsenenkreislauf wird dann gesprochen , wenn nach mehreren Tagen der Ductus arteriosus **obliteriert** ist.

B) Die **Umstellung der Atmung** ist gekennzeichnet durch den Übergang von

Plazentaratmung zur Lungenatmung

Der erste Atemzug folgt einer **Apnoe, die maximal 30 sec** dauert. Längere Zeiten sind Ausdruck eines Depressionszustandes. Nach einigen schnappenden Atemzügen folgt die kontinuierliche Atmung, wobei die Inspiration immer kürzer ist als die Exspiration (Frequenz 15 Atemzüge/min).

Wichtig: Die **sichtbaren Atemexkursionen bedeuten nicht mit 100%iger Sicherheit, daß ein Gasaustausch stattfindet.** Daher immer **Veränderungen der Hautfarbe beobachten!** Bedeutsam für die Entfaltung der Lungen (und damit für die Kreislaufumstellung, s.o.) ist das Verhalten des **intrathorakalen Druckes:**

1. Beim **ersten Atemzug** besteht ein intrathorakaler Unterdruck von 40 bis 60 cm Wassersäule.
2. Bei den **folgenden Atemzügen** wird der intrathorakale Unterdruck geringer (20 bis 30 cm Wassersäule).
   Folgerung: Durch den hohen Unterdruck des ersten Atemzuges wird das einströmende Volumen groß, dadurch wird die **Lungenentfaltung gefördert.**
3. Auch der **Exspirationsdruck** ist während der ersten Atemzüge besonders groß, nach einigen Atemzügen liegt er bei 15 bis 20 cm Wassersäule Überdruck.

C) **Umstellung des Säure-Basen-Stoffwechsels**

Im Nabelschnurarterienblut liegt bei ungestörtem Geburtsverlauf ein durchschnittlicher pH-Wert von 7,21 (7,05 - 7,38) vor. Gegenüber Erwachsenenblut ist eine deutliche Aziditätssteigerung zu sehen.

Diese Aziditätsverhältnisse sind für den Fet physiologisch.

Diese wird von WULF als „metabolische Geburtsazidose" und **„Infusionsazidose"** bezeichnet und durch Überfluß nichtflüchtiger Säure von der Mutter zum Feten erklärt. Neben den nichtflüchtigen Säuren mütterlichen Ursprungs sind **nichtflüchtige Säuren aus den spargeschalteten Kreislaufanteilen des Feten** (s.a. Sauerstoff*-Sparschaltung, SALING) Ursache dieser Aziditätszunahme.

Wichtigstes Ereignis der perinatalen Adaptation des Säure-Basen-Stoffwechsels ist

das postpartuale Säurehoch* (= pH-Tief)

Wenige Minuten nach der Geburt kommt es im Blut vieler Neugeborener zu einer Aziditätssteigerung, die auf der Einschwemmung organischer Säuren beruht. Der **tiefste pH-Wert wird in der 10. Minute erreicht**, die Werte normalisieren sich im Laufe der folgenden Stunden (Abb. 2). Dieses Phänomen ist bei vielen Neugeborenen zu beobachten, es ist **umso ausgeprägter, je schlechter der Zustand des Kindes** ist. Das Säuretief läßt sich gut durch die Sauerstoff*-Sparschaltung des fetalen Kreislaufes erklären: Die in den minderdurchbluteten Kreislaufgebieten angehäufte Milchsäure wird post partum in die Blutbahn ausgeschwemmt, nachdem die Vasokonstriktion aufgehoben ist.

Da ein Neugeborenes, das während der Schwangerschaft und der Geburt keine Sauerstoffmangelsituation erlebte, auch keiner Sauerstoff-Sparschaltung unterlag, dürfte **bei einem solchen optimal lebensfrischen Kind auch kein postpartuales Säurehoch meßbar sein.**

Wird ein Kind mit einer intrauterin entstandenen Azidose geboren, so kann die **Aufpfropfung des postpartualen pH-Tiefs** katastrophale Folgen haben.

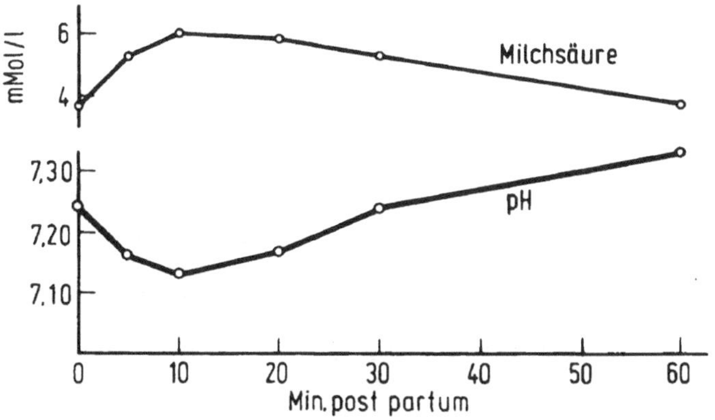

Abb. 2. Milchsäurekonzentration und pH-Wert im Neugeborenenblut; nach STOLL, W.: Die Reanimation des Neugeborenen. Der Kinderarzt 18 (1970) 10

Neben den drei Hauptsystemen werden sich natürlich auch alle anderen Lebensfunktionen des Neugeborenen auf das extrauterine Leben einstellen müssen: die Regulation der **Körpertemperatur**, die Anpassung des **Kohlenhydrat-Stoffwechsels**, der **Energiehaushalt** (Bedeutung des braunen Fettgewebes als Energiespeicher; die Hypothermie der Frühgeborenen soll durch den Mangel an braunem Fettgewebe bedingt sein), die **Enzymreifung** (Bedeutung bei der nichtantikörperbedingten Hyperbilirubinämie) u.a.

Literatur

ASSALI, N.S.: Some aspects of fetal life in utero and the changes at birth. Amer. J. Obstet. Gynec. 97 (1967) 324

BRETSCHER, J., J. SCHMID: Untersuchungen über die metabolische Komponente des Säure-Basenhaushaltes beim menschlichen Feten. I. Laktat- und Pyruvatparameter beim ungestörten Geburtsablauf. Arch. Gynäk. 208 (1970) 283

BRÜCK, K.: Thermoregulatorische Wärmebildung und braunes Fettgewebe beim Neugeborenen. In: JOPPICH, G., H. WOLF: Stoffwechsel des Neugeborenen. Hippokrates, Stuttgart 1970

COOK, C.D., R.B. CHERRY, D. O'BRIAN, P.J.E. KARLBERG, C.A. SMITH: Studies of respiratory physiology in the newborn infant. I. Observation on normal premature and full-term infants. J. Clin. Invest. 34 (1955) 975

DANIEL, S.S., K. ADAMSONS, L.S. JAMES: Lactate and pyruvate as an index of prenatal oxygen deprivation. Pediatrics 37 (1966) 942

DAWES, G.S.: Foetal and neonatal physiology. Year book Med. Publishers, Chicago 1968

DEROM, R.: Anaerobic metabolism in the human fetus. I. The normal delivery. Amer. J. Obstet. Gynec. 89 (1964) 241

DEROM, R.: Der anaerobe Stoffwechsel der menschlichen Frucht. In: ELERT, R., K.A. HÜTER: Die Prophylaxe frühkindlicher Hirnschäden. Thieme, Stuttgart 1968

DEROM, R., M. THIERY, E. LYHEER: Acid base balance and hypoxia in the human fetus. Preliminary report. In: HORSKY, J., Z.K. STEMBERA: Intra-uterine dangers to the foetus. Excerpta Medica Found. Amsterdam 1967

FISCHER, W.M., W. TOUSSAINT: Über den Säure-Basen-Haushalt beim Neugeborenen: Untersuchungen in den ersten Lebensminuten. Arch. Gynäk. 199 (1963) 182

HERRINGTON, R.T.: Pulmonary Function. In: STAVE, U.: Physiology of the perinatal period. Meredith Corporation, New York 1970

JAMES, L.ST.: Acidosis of the newborn and its relation to birth asphyxia. Acta paediat. 122 (1960) 17

KARLBERG, P.J.E.: Breathing and its control in premature infants. In: LANHAM, J.T., J. MACY jr.: Physiology of prematurity. New York 1958

LEVINE, S.Z., C.D. COOK, P. GRUENWALD, W.A. SILVERMAN: Respiratory difficulties of newborn infants. N.Y. State J. Med. 58 (1958) 372

SABATA, V., S. LAUSMANN, H. WOLF: Materno-fetale Stoffwechselbeziehungen. In: JOPPICH, G., H. WOLF: Stoffwechsel des Neugeborenen. Hippokrates, Stuttgart 1970

SALING, E.: Neue Untersuchungsergebnisse über den Kreislauf des Kindes unmittelbar nach der Geburt. Arch. Gynäk. 194 (1960) 287

SALING, E.: Zustandsdiagnose beim Neugeborenen unmittelbar nach der Geburt. Gynaecologia 160 (1965) 133
SALING, E.: Das Kind im Bereich der Geburtshilfe. Thieme, Stuttgart 1966
SCHOLANDER, P.F.: Experimental studies on asphyxia in animals. In: WALKER, J., A.C. TURNBULL: Oxygen supply to the human fetus. Blackwell, Oxford 1959
WALSH, S.Z., J. LIND: The dynamics of the fetal heart and circulation and its alteration at birth. In: STAVE, U.: Physiology of the perinatal period. Meredith Corporation, New York 1970
WULF, H.: Das physiologische Verhalten des Neugeborenen in der perinatalen Lebensphase. In: EWERBECK, H., R. ELERT, V. FRIEDBERG: Prophylaxe und Therapie perinataler Fruchtschäden-Stillprobleme. Thieme, Stuttgart 1967
WULF, H.: Physiologie der perinatalen Adaptation. Gynäkologe 1 (1968) 47

Alarm-Tief: s. Wehenreaktionstypen.

ALP-Index: s. Leukozytenphosphatase.

Aminosäuren im Fruchtwasser: s. Fruchtwasserdiagnostik, intrauterine* Ernährung.

Amnioninfusionssyndrom: syn. Fruchtwasserembolie*.

Amnioskopie: Ein 1961 von E. SALING entwickeltes Verfahren zum Erkennen einer Gefährdung des Kindes in der Spätschwangerschaft und zu Beginn der Geburt, solange die Blase steht.

Prinzip (Abb. 1): Mit einem durch die Scheide in den Zervikalkanal eingeführten konischen Rohr (Amnioskop), das mit einer Beleuchtungsquelle ausgestattet ist, wird durch die intakten Eihäute das Fruchtwasser am unteren Eipol (Fruchtblase) betrachtet. Zur sicheren Beurteilung des Fruchtwassers sollte möglichst eine hinter der Fruchtwasserschicht gelegene, das

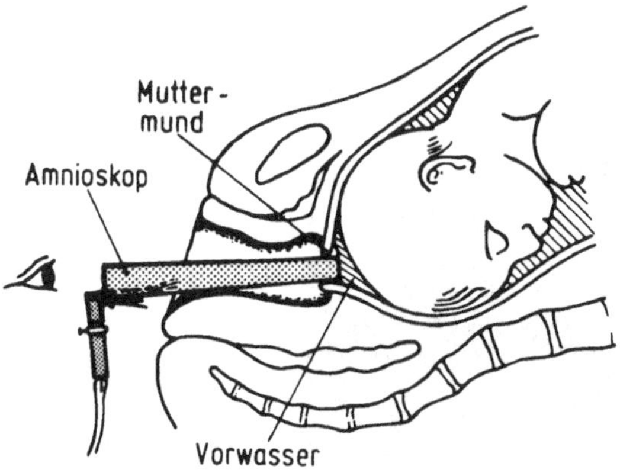

Abb. 1.
Schema der Amnioskopie; nach DUDENHAUSEN, J.W., E. SALING: Risikoschwangerschaft und Risikogeburt. Erfassung und Maßnahmen zur Mortalitätssenkung des Kindes. Mat. Med. Nordm. 22 (1970) 313

Licht reflektierende Fläche eingestellt werden. Hierfür kommen die helle Haut des vorangehenden kindlichen Teiles oder auch großflächige Vernixflocken in Frage. Die Fruchtwasserschicht ist dann wie in einer Küvette zwischen dem hellen Hintergrund und den durchsichtigen Eihäuten zu beurteilen.

Klares (Abb. 2) oder durch Emulsion von Vernix „milchig" aussehendes Fruchtwasser sprechen für ungestörte Verhältnisse.

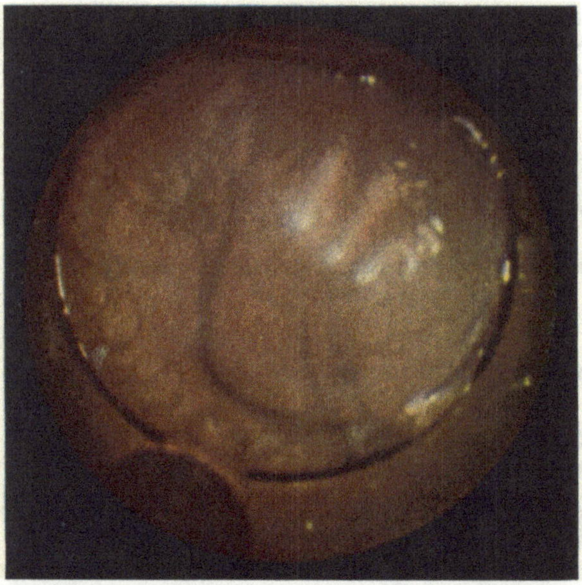

Abb. 2.
Amnioskopischer Befund: Klares Fruchtwasser, ohne Vernixflocken; im Hintergrund sind Haarsträhnen des Kindes zu sehen; nach SALING, E.: Die Amnioskopie. Triangel (De) 7 (1965) 122

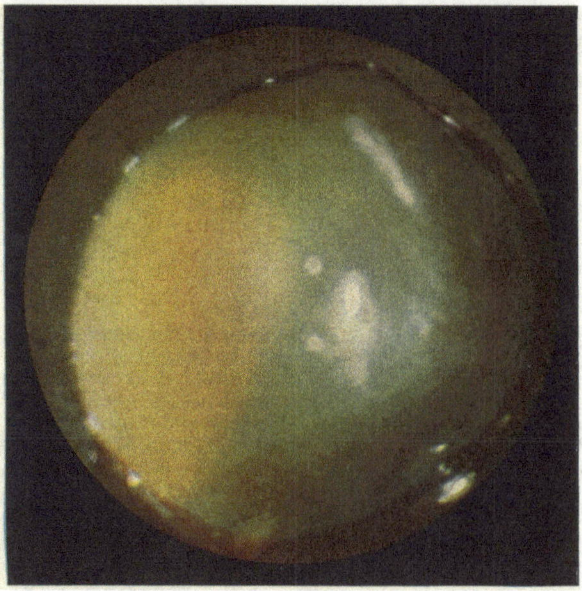

Abb. 3.
Amnioskopischer Befund: Grünverfärbtes Fruchtwasser; nach SALING, E.: Die Amnioskopie. Triangel (De) 7 (1965) 122

Verfärbungen des Fruchtwassers sprechen für eine Gefährdung des Kindes. Grünverfärbung (Abb. 3) wird durch Mekoniumbeimengung, **Gelbverfärbung** (Abb. 4) durch Hämoglobinabbaustoffe hervorgerufen. Die Ursache der selten zu beobachtenden **fleischwasserartigen Verfärbung** (Abb. 5) des Fruchtwassers bei einem schon länger in utero toten Kind ist nicht sicher geklärt. Es können sowohl Hämolyseprodukte als auch Erythrozyten im Sediment beobachtet werden.

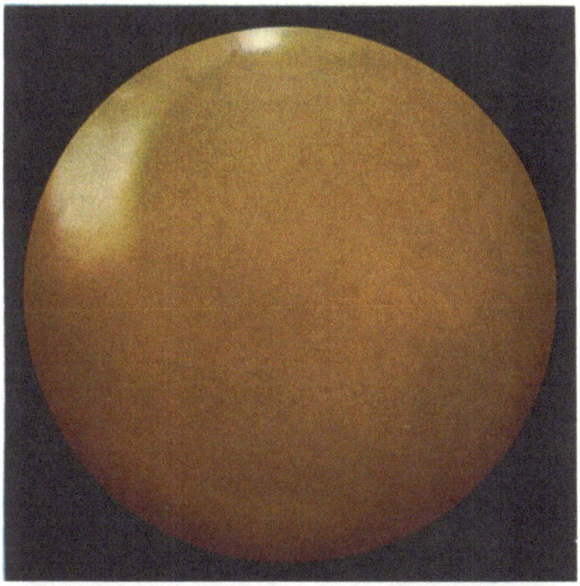

Abb. 4.
Amnioskopischer Befund: Gelbes Fruchtwasser (bei Morbus haemolyticus fetalis); nach SALING, E.: Die Amnioskopie. Triangel (De) 7 (1965) 122

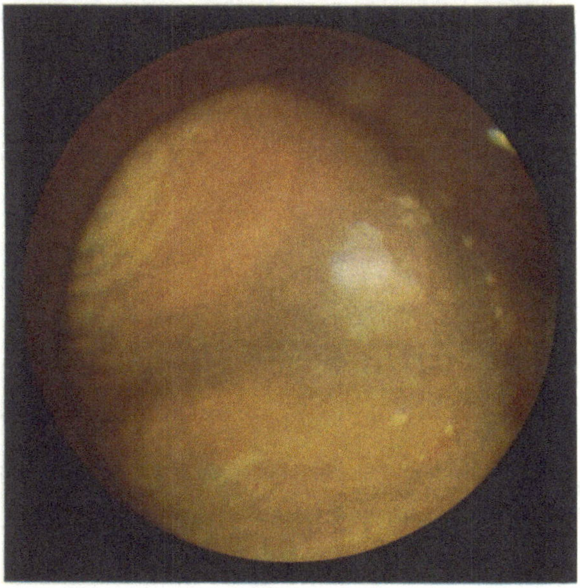

Abb. 5.
Amnioskopischer Befund: Fleischwasserfarbenes Fruchtwasser bei totem Kind; nach SALING, E.: Die Amnioskopie. Triangel (De) 7 (1965) 122

Auch bei Erstschwangeren ist der Zervikalkanal schon in der Spätschwangerschaft meist geöffnet. SALING fand bei Erstgebärenden in 70%, bei Mehrgebärenden in 90% im letzten Schwangerschaftsmonat einen für einen Finger durchgängigen Zervikalkanal (Abb. 6).

> **Klinische Konsequenzen**: Wird **mekoniumhaltiges (grünes)** Fruchtwasser festgestellt, so muß die Fruchtblase eröffnet und eine Fetalblutanalyse durchgeführt werden, damit der augenblickliche Zustand des Feten überprüft werden kann.

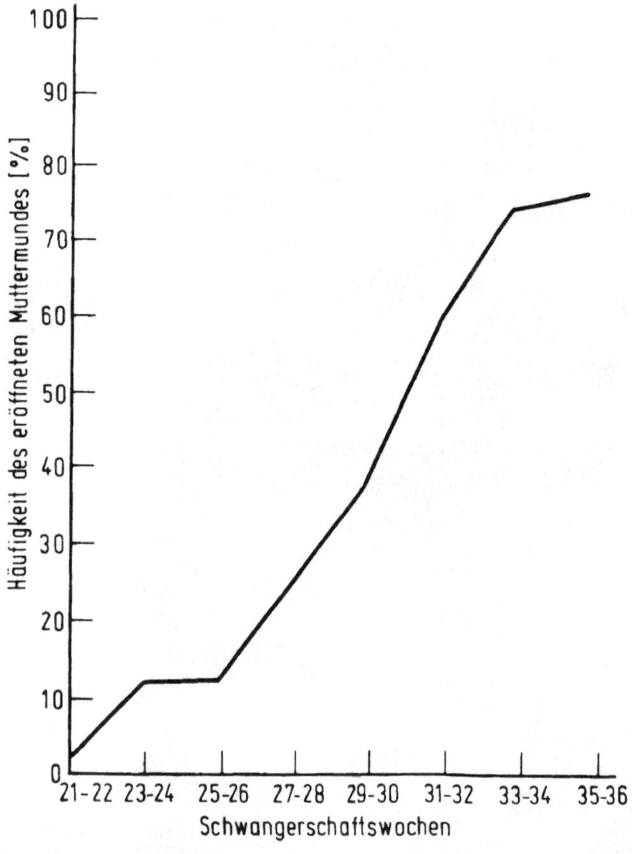

Abb. 6. Häufigkeit des eröffneten Muttermundes in Abhängigkeit von der Schwangerschaftswoche; nach PARIKH, M.N., A.C. MEHTA: Internal cervical os during the second half of pregnancy. J. Obstet. Gynaec. 68 (1961) 818

Zeichen einer drohenden Gefahr:

1. **grünverfärbtes Fruchtwasser** (Abb. 3) 2. **gelbverfärbtes Fruchtwasser** (Abb. 4) 3. **Verminderung der Fruchtwassermenge** 4. **fehlendes Fruchtwasser**	Positive amnioskopische Befunde

Mekoniumhaltiges Fruchtwasser (Grünverfärbung bis erbsbreiartig) ist ein Zeichen für eine vor Stunden oder sogar Tagen vorausgegangene leichte hypoxische Krise des Feten. Die Amnioskopie gestattet daher keine zuverlässige Diagnose über den **momentanen** Zustand des Feten, sie ermöglicht aber eine

zuverlässige Selektion von Fällen mit deutlich erhöhtem hypoxischen Risiko für den Feten, **besonders in den letzten 4 - 6 Wochen der Schwangerschaft.**

Der Mekoniumabgang wird durch die sogenannte Sauerstoff*-Sparschaltung des fetalen Kreislaufes erklärt.

Nach den bisherigen Feststellungen gehen fast ausnahmslos alle hypoxischen Gefahrenzustände des Feten in der Spätschwangerschaft mit Mekoniumabgang einher. Er ist ein **Frühwarnsymptom.** Klinisch wichtig ist, daß der Diabetes mellitus und die Rh-Unverträglichkeit Ausnahmen darstellen. Andererseits scheint der Mekoniumabgang selten ohne Symptome eines fetalen Gefahrenzustandes aufzutreten.

Indikationen: Die wichtigsten Indikationen zur Amnioskopie sind
Spätgestose der Mutter und der
Verdacht auf Übertragung und andere Fälle mit Verdacht auf Plazentarinsuffizienz*.

Spätgestose: Die mit der Spätgestose einhergehende **Plazentarinsuffizienz** kann durch Beeinträchtigung von Partialfunktionen der Plazenta zur fetalen Mangelentwicklung* oder/und auch zur intrauterin verminderten

Sauerstoffversorgung führen. Um das Frühwarnsymptom der hypoxischen Gefährdung, den Mekoniumabgang, zu erkennen, sollte in den letzten 4 Schwangerschaftswochen amnioskopiert werden, wenn:

1. der Blutdruck 140/90 mm Hg oder mehr beträgt und/oder
2. eine Proteinurie von 0,5 g‰ nach Esbach und mehr und/oder
3. mittelgradige und schwere Ödeme bestehen und/oder
4. eine Gewichtszunahme von 500 Gramm und mehr pro Woche festgestellt wird.

Die Amnioskopie wird bei mittelgradig ausgeprägten Spätgestosen in den letzten 6 Schwangerschaftswochen, in schweren Fällen sogar bis zu 8 Wochen vor dem Termin durchgeführt. Kliniken mit der Möglichkeit, transabdominale Amniozentesen ohne größeres Risiko für Mutter und Kind (z.B. nach Plazentalokalisation) durchzuführen, sollten vor der 37. Woche die optische Fruchtwasserdiagnostik mit Hilfe der Amniozentese bevorzugen.

Die Amnioskopie soll **alle 2 Tage** so lange fortgeführt werden, bis entweder

1. die **Symptome** der Spätgestose nach therapeutischen Maßnahmen **abklingen.** Es empfiehlt sich, die amnioskopischen Kontrollen noch eine Woche über den Rückgang der Gestosesymptome hinaus durchzuführen, da manchmal kurz nach Abklingen der Symptome noch Mekonium abgeht;
2. **mekoniumhaltiges Fruchtwasser** diagnostiziert wird oder
3. **Geburtsvorgänge einsetzen** (Aufnahmeamnioskopie*).

Übertragungsverdacht: Bei der Übertragung wird die Ursache der intrauterinen fetalen Notsituation auch in der **Plazentarinsuffizienz*** gesehen. Die Amnioskopie soll ab 7. Tag nach vorausberechnetem Entbindungstermin durchgeführt werden. Einige Geburtshelfer gehen bereits dazu über, vom vorausberechneten Geburtstermin ab zu amnioskopieren. Beim **Verdacht auf Übertragung** werden die amnioskopischen Kontrollen **alle 2 Tage** so lange fortgeführt, bis

1. **Geburtsvorgänge einsetzen,**
2. **mekoniumhaltiges Fruchtwasser** festgestellt wird,
3. die **Fruchtwassermenge deutlich vermindert** ist oder das Fruchtwasser fehlt.

Der Verdacht auf Plazentarinsuffizienz besteht bei alter Erstgebärender (über 30 Jahre), alter Mehrgebärender (über 40 Jahre), Zustand nach Spätkonzeption, vorausgegangener Schwangerschaft mit Plazentarinsuffizienz.

Weitere klinisch wertvolle Indikationen für die Amnioskopie sind: Verdacht auf vorzeitigen Blasensprung, Verdacht auf Placenta praevia, Verdacht auf ein in der Spätschwangerschaft abgestorbenes Kind. Eine Reihe von Geburtshelfern führt regelmäßig bei Aufnahme in die Klinik mit Geburtsvorgängen (und stehender Blase) eine Amnioskopie (= Aufnahmeamnioskopie*) durch. Über die Anwendung des Amnioskopes bei der Blasensprengung siehe unter Geburtseinleitung.

Beim **Morbus haemolyticus fetalis** und **Diabetes mellitus** der Mutter sollte die Amnioskopie nicht als alleinige Überwachungsmethode, wohl aber als zusätzliche Methode eingesetzt werden.

Sicherheit der Überwachung: In einem Kontingent von 7 256 amnioskopisch überwachten Schwangerschaften (Städt. Frauenklinik Berlin-Neukölln, 1961 - 1969) verstarben 101 Kinder. Dies bedeutet eine Mortalität von 1,39%, wobei die Ante-Partum-Mortalität 0,15% betrug. Die Mortalität von 1,39% ist als gering anzusehen, vor allem deshalb, weil es sich bei den amnioskopisch überwachten Feten um eine Auslese von zum Teil erhöht gefährdeten Kindern handelt.

Gefahren: Die mit der Amnioskopie einhergehende Gefahr der aszendierenden Infektion fällt kaum ins Gewicht. Die Morbidität (subfebrile und febrile Temperaturen) im Wochenbett der in der Schwangerschaft amnioskopierten Frauen ist nicht signifikant höher als die Morbidität nicht amnioskopierter Frauen. Die Gefahr der unbeabsichtigten Blasensprengung liegt zwischen 1 - 2% der überwachten Fälle.

Literatur

AGÜERO, E., M. AURE, R. LOPEZ: Hysteroscopy in pregnant patients – a new diagnostic tool. Amer. J. Obstet. Gynec. 94 (1966) 925

ANSARI, A.H.: New Approach to Amnioscopy. J. Amer. Med. Ass. 212 (1970) 321

BARHAM, K.A.: The Use of Amnioscopy in the Detection of Meconium. Aust. N. Z. J. Obstet. Gynaec. 8 (1968) 9

BECKMANN, K.H., H. RANDOW: Praktische Anleitung zur Amnioskopie. Volk und Gesundheit, Berlin 1966

BECKMANN, K.H., H. RANDOW: Die Amnioskopie bei Schwangerschaftstoxikosen. Dtsch. Gesundh.-Wes. 22 (1967) 310

BECKMANN, K.H., P. KAISER, H. RANDOW: Neue Kaltlichtkabel für die Amnioskopie. Jenaer Rundschau 14 (1969) 220

BOLTE, A., H. BAUERSCHMITZ: Amnioskopie, Zervixbefund und Geburtseinleitung bei Verdacht auf Plazentadysfunktion nach Selektion durch fetale Elektrokardiographie. Geburtsh. u. Frauenheilk. 29 (1969) 578

BOWE, E.T.: Amnioscopy. Clin. Obstet. Gynec. 12 (1969) 527

BRETSCHER, J.: Pränatale Diagnostik. In: SCHWALM, H., G. DÖDERLEIN: Klinik der Frauenheilkunde und Geburtshilfe, Band III. Urban und Schwarzenberg, München, Berlin, Wien 1970.

CARSTEN, P.-M., H. HOFFBAUER: Die Spiegelung des unteren Eipoles, ein neues diagnostisches Verfahren in der Geburtshilfe. Mat. Med. Nordm. 18 (1966) 649
DRAŽANČIĆ, A.: Amnioskopie und Geburtsbeginn. Die tokographische Überprüfung der Amnioskopie. Zbl. Gynäk. 90 (1968) 1505
DUDENHAUSEN, J.W.: Farbmetrische Untersuchungen amnioskopischer Beleuchtungsquellen. Endoscopy 1 (1970) 42
ERKRATH, F.A., H. RANDOW: Gesamtoestrogene im Harn bei positiver Amnioskopie und Übertragung. Dtsch. Gesundheitswesen 21 (1966) 552
HENRY, G.R.: The role of amnioscopy in the prevention of antepartum hypoxia of the fetus. J. Obstet. Gynaec. Brit. Cwlth. 76 (1969) 790
HENRY, G.R.: A controlles trial of surgical induction of labour and amnioscopy in the management of prolonged pregnancy. J. Obstet. Gynaec. Brit. Cwlth. 76 (1969) 795
HOCHULI, E., D. SCHNEIDER: Fetale Zustandsdiagnostik mittels Amnioskopie, Mikroblutuntersuchungen sub partu und Nabelschnurblutanalyse. Schweiz. med. Wschr. 96 (1966) 1291
HOFFBAUER, H., P. CARSTEN: Die Spiegelung des unteren Eipoles unter Verwendung des Kolposkopes. Geburtsh. u. Frauenheilk. 24 (1964) 771
HORKY, Z., K. AMON: Rundzelluläre Infiltrationen der Eihäute nach Amnioskopie. Geburtsh. u. Frauenheilk. 27 (1967) 1065
HORKY, Z., G. LORENZ: Totgeburt ohne Mekoniumabgang. Zbl. Gynäk. 91 (1969) 791
IMHOLZ, G.: Erste Erfahrungen mit der Amnioskopie. Gynaecologia (Basel) 160 (1965) 190
ISSEL, E.-P., D. LAMM: Das Gedeihen des Neugeborenen in der Neonatalperiode von Schwangeren, die amnioskopiert wurden. Zbl. Gynäk. 91 (1969) 1302
JANTZEN, K.: Erfahrungen mit der Amnioskopie. Landarzt 41 (1965) 665
JANTZEN, K.: Die Amnioskopie bei der Überwachung von Patientinnen mit Übertragungsverdacht. Zbl. Gynäk. 88 (1966) 542
KLIER, E.: Die Amnioskopie in der Sprechstunde des Frauenfacharztes. Zbl. Gynäk. 88 (1966) 1084
KRAUS, L.: Unsere Erfahrungen mit der Amnioskopie. Geburtsh. Frauenheilk. 24 (1964) 808
KRESS, D., F.W. DITTMAR: Erfahrungen mit der Kaltlicht-Amnioskopie. Z. Geburtsh. Gynäk. 166 (1967) 311
KUBLI, F., D. BERG: The early diagnosis of fetal distress. J. Obstet. Gynaec. Brit. Cwlth. 72 (1965) 507
KUBLI, F.: Fetale Gefahrenzustände und ihre Diagnose. Thieme, Stuttgart 1966
KUBLI, F.: The Optical Evaluation of Amniotic Fluid. In: HUNTINGFORD, P.J., K.A. HÜTER, E. SALING: Perinatal Medicine. 1st European-Congress of Perinatal Medicine, Berlin, 26th - 30th March 1969. Thieme, Stuttgart 1969
KUMMER, W., M. BAUMGÄRTNER: Risikogeburt und Amnioskopie (unsere Erfahrungen mit der Amnioskopie). Zbl. Gynäk. 88 (1966) 1089
LANGER, H.: Die Bedeutung des Oxytocin-Sensibilitätstestes und der Amnioskopie bei der Diagnostik und Therapie der verlängerten Tragzeit. Geburtsh. u. Frauenheilk. 24 (1964) 807
LA ROCHE, G.: Vaginale Eingriffe bei Schwangeren und Fieber im Wochenbett. Dissertation, Berlin 1967
NITZSCHE, P., M. NITZSCHE: Unserer Erfahrungen mit der Amnioskopie unter besonderer Berücksichtigung einiger Nachteile. Z. ärztl. Fortbild. 63 (1969) 130

OTT, F., G.A. HAUSER: Der Aussagewert der Amnioskopie (Erfahrungen an über 400 Fällen). Gynaecologia (Basel) 162 (1966) 387

RANDOW, H., K.-H. BECKMANN: Die Amnioskopie bei Überschreitung des Geburtstermins. Dtsch. Gesundh.-Wes. 21 (1966) 787

RANDOW, H., K.-H. BECKMANN: Zur Diagnostik intrauteriner fetaler Gefahrenzustände durch die Amnioskopie. Zbl. Gynäk. 88 (1966) 1351

RANDOW, H., K.H. SAUERTEIG, K.-H. BECKMANN: Der Einfluß der Amnioskopie auf die perinatale Mortalität. Zbl. Gynäk. 89 (1967) 1602

REINOLD, E.: Möglichkeiten und Grenzen der Amnioskopie. Wien, Klin. Wschr. 81 (1969) 767

REUPRICHT, G.: Über die Möglichkeit der Amnioskopie mit einem Rektoskop. Zbl. Gynäk. 88 (1966) 529

ROVERSI, G.D., V. CANUSSIO, F. GORINI, F. JURLARO, G. TRONCONI: Die Amnioskopie in der Frühdiagnose der fetalen Hypoxie: Anwendung und Auswertung der Methode (1000 Fälle). Geburtsh. u. Frauenheilk. 29 (1969) 1005

SALING, E.: Die Amnioskopie, ein neues Verfahren zum Erkennen von Gefahrenzuständen des Feten bei noch stehender Fruchtblase. Geburtsh. u. Frauenheilk. 22 (1962) 830

SALING, E.: Die Amnioskopie. Triangel 7 (1965) 122

SALING, E.: a) Die O_2-Sparschaltung des fetalen Kreislaufes. Geburtsh. u. Frauenheilk. 26 (1966) 413; b) Oxygen-conserving adaption of foetal ciculation. In; APLEY, J.: Modern Trends in Paediatrics 3. Butterworths, Glasgow 1970

SALING, E.: Amnioscopy. Clin. Obstet. Gynec. 9 (1966) 472

SALING, E.: a) Das Kind im Bereich der Geburtshilfe. Thieme, Stuttgart 1966; b) Foetal and neonatal Hypoxia in relation to Clinical Obstetric Practice. Arnold Ltd., London 1968

SALING, E.: Amnioskopie. Bedeutung, Grundlagen, Indikationen und Technik. Fortschr. Endoskopie 1 (1969) 211

SALING, E., J.W. DUDENHAUSEN: Amnioskopie, Indikation und Bedeutung. Endoscopy 3 (1969) 125

SALING, E., J. SCHRIEVER: Nachweis einer Mekoniumelimination aus dem Fruchtwasser. Geburtsh. u. Frauenheilk. 27 (1967) 585

SCHMIDT, H.: Erfahrungen mit der Amnioskopie. Geburts. u. Frauenheilk. 26 (1966) 58

TENHAEFF, D.: Amnioskopische Überwachung des Kindes in der Spätschwangerschaft. Med. Klin. 62 (1967) 1819

TITTLER, W.: Untersuchungen über die Morbidität nach Amnioskopie. Dissertation, Berlin 1964

VUJIC, J.: Amnioscopic determination of occurrences of meconial fluid for no obvious reasons at the onset of delivery. In: HORSKY, J., Z.K. STEMBERA: Intrauterine dangers to the foetus. Excerpta Medica Foundation, Amsterdam 1967

WEVER, H.: Die Bedeutung der Amnioskopie für die Geburtseinleitung. Geburtsh. u. Frauenheilk. 26 (1966) 1410

WEVER, H.: Die Anwendung der Amnioskopie in der klinischen Praxis. Arch. Gynäk. 204 (1967) 247

WULF, H.: Die Diagnose der intrauterinen Asphyxie. In: ELERT, R., K.A. HÜTER: Die Prophylaxe frühkindlicher Hirnschäden. Thieme, Stuttgart 1966

Amniozentese: Amnionpunktion; Punktion der Amnionhöhle. **Zweck:** Gewinnung von Fruchtwasser zur optischen oder biochemischen Fruchtwasserdiagnostik*.

Drei Wege:

1. **transabdominal** (durch die Bauchdecken der Mutter),
2. **transzervikal** (am Beginn der Geburt durch den Zervikalkanal z.B. mit Hilfe des Amnioskopes),
3. **durch das hintere Scheidengewölbe.**

Gewöhnlich versteht man unter Amniozentese die Punktion der Amnionhöhle durch die Bauchdecken hindurch.

Bei diesem Vorgehen besteht die Gefahr, Plazenta- oder Nabelschnurgefäße durch Anpunktieren zu verletzen. Dadurch kann es zur Bildung eines retroplazentaren Hämatoms oder sogar zur Verblutung des Feten kommen, ferner auch zur feto-maternalen Mikrotransfusion mit der Gefahr der Sensibilisierung Rh-negativer Schwangerer.

> Diese Gefahren lassen sich auf ein Minimum reduzieren, wenn man vor jeder transabdominalen Amniozentese den Sitz der Plazenta (s. Plazentalokalisation) und den Plazentarand bestimmt.

Außerdem muß die Kindslage durch Palpation und auch durch Ultraschallschnittbilder festgestellt werden. **Einstichstelle:** Am günstigsten ist die Stelle, die **plazentafrei** ist (Abb.) und an der eine Fruchtwasseransammlung zu erwarten ist (**Bauchseite des Feten** oder **fetale Nackenregion**). **Technik:** Nach Entleerung der Harnblase und Plazentalokalisation* (Bestimmung des Plazentarandes!) wird die Patientin auf den Rücken gelagert; Einstich mit dünner, 7 - 15 cm langer Punktionsnadel senkrecht zur Uterusoberfläche. **Indikationen:** Gewinnung von Fruchtwasser zur pränatalen Diagnostik des Morbus haemolyticus. **Zeitpunkt:** Bei unauffälliger Anamnese je nach Antikörpertiter ab 30. Schwangerschaftswoche, bei belasteter Anamnese oder Titeranstieg schon zwischen 22. und 30. Schwangerschaftswoche. Wiederholung in 1-4wöchigen Abständen.

Weitere Indikationen:

1. Optische Fruchtwasserdiagnostik in der 32.-36. Woche bei Spätgestose;
2. klinisch-chemische Fruchtwasserdiagnostik;

3. intrauterine Ernährung des mangelversorgten Feten;
4. Ausführung der intrauterinen Transfusion;
5. pränatale Geschlechtsbestimmung;
6. pränatale Chromosomenanalyse; zu diesem Zweck ist die Amniozentese bereits in der 12. - 14. Schwangerschaftswoche angezeigt.

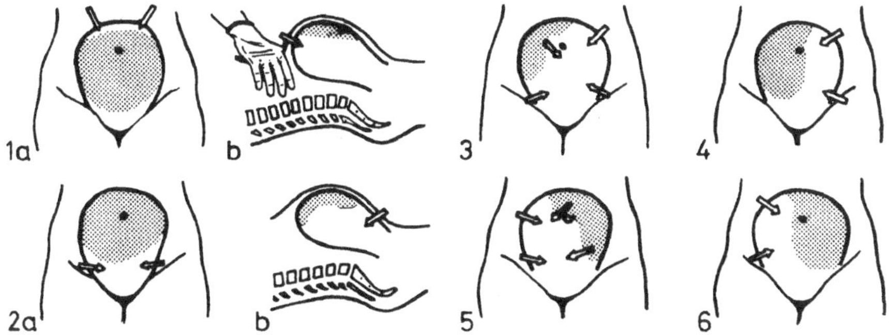

Schematische Darstellung der Punktionsstelle in Abhängigkeit vom Plazentasitz; nach HOFFBAUER, H.: The Antenatal Diagnosis of Fetal Erythroblastosis. In: HUNTINGFORD, P.J., K.A. HÜTER, E. SALING: Perinatal Medicine. 1. European Congress of Perinatal Medicine, 28th-30th March 1968. Thieme, Stuttgart 1969

Literatur

CARTER, C.: Antenatal paediatrics by amniocentesis. Arch. Dis. Child 45 (1970) 157

CRYSTLE, C.D., W.C. RIGSBY: Amniocentisis: Experience and complications. Obstet. and Gynec. 106 (1970) 310

HINSELMANN, M., F. KUBLI: Rhesus-Sensibilisierung und Morbus haemolyticus fetalis. Gynäkologe 1 (1968) 66

NADLER, H.L., A.B. GERBIE: Amniocentesis in the intrauterine detection of genetic disorders. New Engl. J. Med. 282 (1970) 596

SCHREINER, W.E.: Fruchtwasser und Fetus. Karger, Basel-New York 1964

SPERLING, K., E. SALING: Pränatale Chromosomenanalyse mit Mosaikbefund 46, XX/92, XXXX. Möglichkeiten der Fehldiagnose. Humangenetik 11 (1971) 139

Anämie, angeborene: s. Neugeborenenanämie.

antenatal care: Engl. Bezeichnung für Schwangerenvorsorge*.

Anti-Rh$_0$-(D)-Prophylaxe: s. Rh-Sensibilisierungsprophylaxe.

APGAR-Schema: s. Zustandsdiagnostik.

Apparative Herzschlagregistrierung: s. Herzschlagregistrierung.

A-Scan: syn. eindimensionales Ultraschall*-Impulsechoverfahren.

Asphyxiebehandlung des Neugeborenen: s. Reanimation.

Asphyxie, intrauterine: Drohender, fetaler Erstickungszustand, der durch eine Störung des Plazentarkreislaufes bedingt ist.

Die wichtigsten Ursachen sind:

1. Plazentarinsuffizienz, z.B. bei Spätgestosen und Übertragung.
2. Nabelschnurkomplikationen = Störungen der Sauerstoffversorgung des Kindes.
3. Unsachgemäße Verabfolgung von Wehenmitteln, wobei z.B. ein falscher Wehentypus entstehen kann. Steigerung des Uterusruhetonus.
4. Lange Geburtsdauer, besonders verlängerte Austreibungsperiode = zu lange dauernde Hirnkompression.
5. Blutungen bei Placenta praevia = zu geringes Sauerstoffangebot infolge Anämie der Mutter.
6. Vorzeitige Lösung der Plazenta = Anämie der Mutter. Verkleinerung der Plazentahaftfläche durch Ablösung, Dauerkontraktionen infolge Blutung in den Uterus.
7. Geburtshilfliche Operationen = kindlicher Schock durch Gewalteinwirkung, z.B. bei schweren Zangenentbindungen, Vakuumextraktion bei hochstehendem Kopf.

Der Ausdruck Asphyxie ist sprachlich falsch, da er Pulslosigkeit bedeutet. Die Pulslosigkeit ist aber nicht das eigentliche Symptom des so bezeichneten Krankheitsbildes. Das **wesentliche Symptom ist die Azidose des Blutes und des Gewebes.** Im englischen Sprachraum wird das Krankheitsbild als **fetal distress** bezeichnet.

Die Physiologen verstehen unter Asphyxie ein Krankheitsbild, das durch **Sauerstoffmangel** und **Kohlensäurevermehrung** gekennzeichnet ist. Auch diese Definition ist nicht zutreffend für den gefährdeten Feten. Zwar ist die verminderte O_2-Zufuhr die auslösende Ursache, aber durch reaktive Veränderungen des Kreislaufsystems kommt es weder zur Hypoxämie noch zur Hyperkapnie. Durch die Sauerstoff*-Sparschaltung des fetalen Kreislaufs wird die Normoxämie im zentralen Kreislauf erhalten, es bildet sich eine metabolische Azidose aus.

> Daher muß heute der Begriff der fetalen Asphyxie durch den Begriff der intrauterinen Azidose ersetzt werden.

Literatur

KUBLI, F.: Fetale Gefahrenzustände und ihre Diagnose. Thieme, Stuttgart 1966
PSCHYREMBEL, W.: Praktische Geburtshilfe. De Gruyter, Berlin 1966
SALING, E.: Das Kind im Bereich der Geburtshilfe. Thieme, Stuttgart 1966

Asphyxie des Neugeborenen: Drohender Erstickungszustand des Neugeborenen durch gestörte Lungenatmung. **Unzutreffender Begriff,** da Asphyxie Pulslosigkeit bedeutet und z.B. Neugeborene, die durch Narkotikagabe an die Mutter „asphyktisch" wurden, weder eine Pulslosigkeit noch häufig eine Hypoxie oder Hyperkapnie aufweisen.

> Heute sollter daher der Begriff der Neugeborenen-Asphyxie durch die allgemeine Bezeichnung Depressionszustand* des Neugeborenen ersetzt werden.

Literatur

KUBLI, F.: Fetale Gefahrenzustände und ihre Diagnose. Thieme, Stuttgart 1966
PSCHYREMBEL, W.: Praktische Geburtshilfe. De Gruyter, Berlin 1966
SALING, E.: Das Kind im Bereich der Geburtshilfe. Thieme, Stuttgart 1966

Aufnahmeamnioskopie: Amnioskopie* bei beginnender Wehentätigkeit, am häufigsten bei der Aufnahme der Kreißenden in der Klinik zur Entbindung. Voraussetzung: stehende Blase.

Die Aufnahmeamnioskopie sollte zu Beginn der Geburt durchgeführt werden:

1. Bei allen Frauen, die **bereits in der Schwangerschaft amnioskopisch überwacht** wurden.

> Man weiß aus Erfahrung, daß bei Wehenbeginn gerade die Feten von **Risikoschwangerschaften** durch die hämodynamische Umstellung erhöht gefährdet sein können.

2. Selbstverständlich ist die Aufnahmeamnioskopie auch bei bisher **unbekannten** und daher nicht amnioskopisch überwachten Patientinnen dann notwendig, wenn **Spätgestosesymptome oder Verdacht auf Übertragung** vorliegen.
3. An manchen Kliniken werden **alle Schwangeren und Kreißenden bei der Aufnahme** amnioskopiert, also auch **Fälle ohne Risikosymptome,** sofern sie mit stehender Blase zur Entbindung aufgenommen werden. Mit diesen routinemäßigen Aufnahmeamnioskopien werden auch diejenigen Fälle erfaßt, bei denen die hämodynamische Umstellung zu Beginn der Geburt zu einer latenten Plazentarinsuffizienz und damit zu einer Gefahrensituation des Feten führen kann.

Aufpfropfgestosen: s. Spätgestose.

Austauschtransfusion: Ersatz des Blutes eines Neugeborenen bei vermehrtem Bilirubingehalt (z.B. **Morbus haemolyticus neonatorum** infolge Rh- oder ABO-Unverträglichkeit oder durch **nicht antikörperbedingte Hyperbilirubinämie**) durch Spenderblut.

Das Bilirubin entsteht beim Abbau des Hämoglobins entweder durch normalen Abbau oder durch Hämolyse. Wird das Bilirubin in der Leber – entweder infolge Unreife der Leber oder infolge eines zu hohen Bilirubinangebotes (z.B. Morb. haem. neonat.) – nicht glukuronisiert (= indirektes Bilirubin), so **dringt es mit seiner fettlöslichen Eigenschaft bevorzugt in lipoidhaltige Zellen (Ganglienzellen) ein.** Dort stört es die Sauerstoffaufnahme, es kommt zur **hyperbilirubinämischen Hypoxie** der Zelle mit folgender **Zellschädigung**. Am häufigsten ist das **Stammhirn** befallen. Es entsteht das Bild des **Kernikterus** (Bilirubinenzephalopathie).

Symptome beim Neugeborenen sind: Unruhe, Trinkunlust, Blickstarre, Phänomen der untergehenden Sonne, Muskelhypo- und -hypertonie, apnoische Anfälle, Temperaturschwankungen. Chorea-Athetose, Intelligenzdefekte und doppelseitige Innenohrschwerhörigkeit sind die gefürchteten **Folgen des Kernikterus.**

Aus klinischer Erfahrung ist bekannt, daß das indirekte Bilirubin **erst von einer bestimmten Höhe des Serumbilirubinspiegels** an in die Zellen des zentralen Nervensystems übertritt, allerdings in Abhängigkeit vom **Reifegrad, Alter** und **hypoxischen Vorschädigungen.**

Das indirekte Bilirubin ist normalerweise im Blut **an Albumin gebunden.** Es aus dieser Albuminbindung zu verdrängen (z.B. durch Sulfonamide), ist besonders gefährlich. Dieses freie indirekte Bilirubin zeigt eine beschleunigte Permeation durch die Membransysteme zwischen Blut und Ganglienzelle. Die gleichen Folgen treten ein, wenn die **Albuminbindungsfähigkeit** für das indirekte Bilirubin **erschöpft** ist (z.B. zu hohes Angebot an indirektem Bilirubin, Azidose).

Indikationen zur Austauschtransfusion zeigt Abb. 1, heute wird die Entscheidung im allgemeinen vom Serumbilirubinwert abhängig gemacht, dabei richtet man sich nach den POLACEK-Kurven (Abb. 2 und 3).

> Die Austauschtransfusion ist heute die sicherste Methode, um das Bilirubin zu entfernen und somit den Kernikterus zu vermeiden.

Beim Morbus haemolyticus neonatorum droht dem Neugeborenen mit schwerer **Anämie** ein letaler Ausgang entweder sofort nach der Geburt oder in den ersten Stunden, da die **Hypoxie zu Azidose, Herzinsuffizienz,**

Frühaustausch
(= Austausch innerhalb der ersten 12 Lebensstunden) wegen
Hyperbilirubinämien bei Morbus haemolyticus neonatorum

1. Bilirubinspiegel im Nabelschnurblut = 4,0 mg% oder höher
   oder Bilirubinanstieg nach der Geburt = 0,5 mg%/Std. oder mehr
2. Bilirubinspiegel im Nabelschnurblut = unter 4,0 mg%
   oder Bilirubinanstieg nach der Geburt, = zwischen 0,3 und 0,5 mg%/Std.
   wenn zugleich vorliegt: Anämie Ery < 4,0 Mill., Hb < 14,5 g%
   oder Retikulozytose > 120 °/oo
   oder Erythroblastose > 30/100 Leuko
   oder Hydrops

Zweck des Frühaustausches:
Reduktion des hämolytischen Systems
(aus 1 g Hämoglobin entstehen 34 mg Bilirubin)
Entfernung des Bilirubins
Beseitigung der Anämie

Spätaustausch
(= Austausch nach der 12. Lebensstunde) bei
Hyperbilirubinämien gleich welcher Genese

1. Bilirubinspiegel übersteigt die kritischen Grenzen:
   Indikationen nach POLÁČEK-Kurven (Abb. 2 und 3)
2. Bilirubinspiegel liegt innerhalb der Beobachtungszone, es treten jedoch erste Anzeichen eines beginnenden Kernikterus auf oder zusätzliche Faktoren liegen vor, die die Entstehung eines Kernikterus begünstigen, wie
   - Unreife
   - Anoxie oder Hypoxie
   - Geburtstraumen
   - Azidose
   - Hypalbuminämie
   - Hypoglykämie
   - Sepsis

Zweck des Spätaustausches:
Entfernung des Bilirubins

Abb. 1. Indikationen zur Austauschtransfusion , verändert nach DOBLER, H.-J.: Indikationen zur Austauschtransfusion. Fortschr. Med. 87 (1969) 528

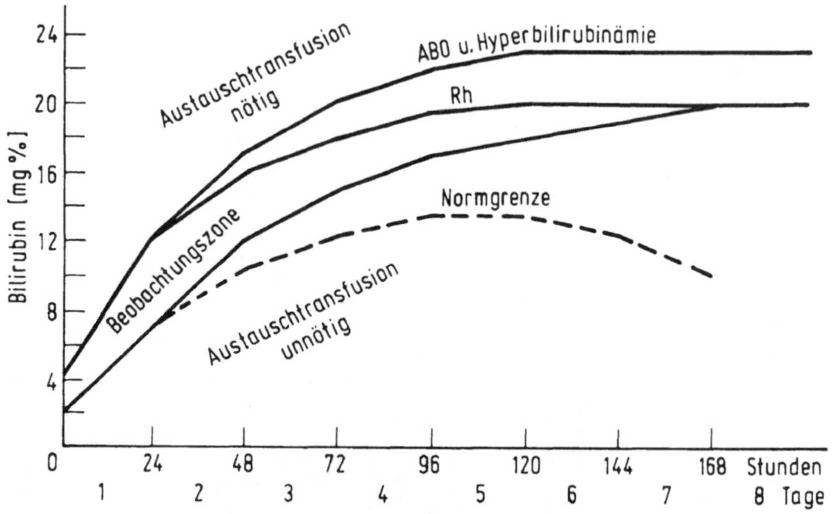

Abb. 2. POLÁČEK-Kurven zur Indikationsstellung für eine Austauschtransfusion wegen ABO-, Rh-Unverträglichkeit und Hyperbilirubinämien nichtserologischer Ursache bei reifen Neugeborenen

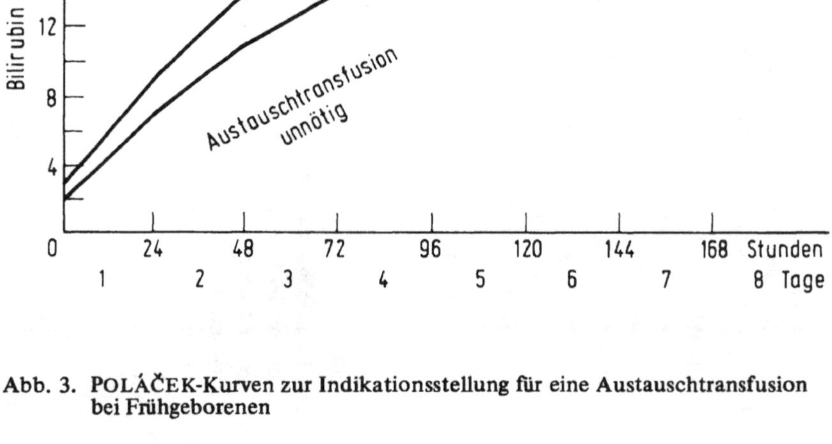

Abb. 3. POLÁČEK-Kurven zur Indikationsstellung für eine Austauschtransfusion bei Frühgeborenen

Lungenödem und Blutungen führen kann. Die Prognose ist besonders schlecht, wenn sich pränatal bereits ein Hydrops entwickelt hat. Es bestehen allgemeine Ödeme und Flüssigkeitsansammlungen in den Körperhöhlen, vor allem Aszites.

> Diese Gefahren können mit Hilfe der Austauschtransfusion durch Zufuhr von Sauerstoffträgern vermieden werden.

Technik: Voraussetzung für die Durchführung der Austauschtransfusion ist der Zugang zum zentralen Kreislauf des Neugeborenen. Es stehen im wesentlichen zwei Verfahren zur Verfügung:

> 1. Die Ein-Katheter-Venen-Methode (DIAMOND) und
> 2. die Zwei-Katheter-Aorten-Venen-Methode (SALING).

Zu 1: Bei der **Ein-Katheter-Venen-Methode** wird über einen **Venenkatheter** abwechselnd in **10 - 25 ml Portionen** eine Menge Patientenblut entnommen und die gleiche Menge Spenderblut zugeführt (Abb. 4).

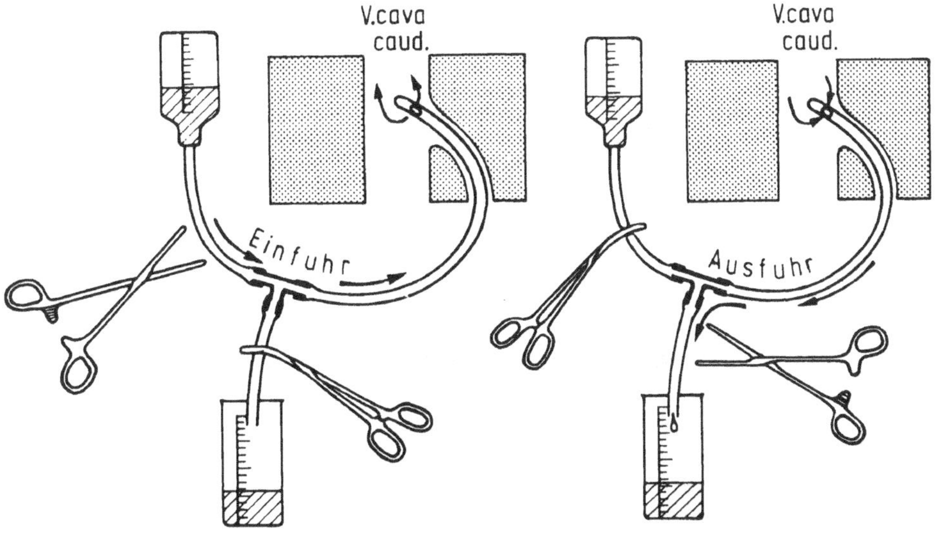

Abb. 4. Ein-Katheter-Venen-Methode für die Austauschtransfusion; nach SALING, E.: Technik der Austauschtransfusion. Bibl. gynaec. fasc. 38 (1966) 101

Dadurch entstehen **intermittierende Schwankungen** des Blutvolumens von 3 - 10%.

Der tote Raum bei dieser Methode ist groß.

Zu 2.: Bei der **Zwei-Katheter-Aorten-Venen-Methode** kann der Blutaustausch **über eine Nabelarterie und die Nabelvene** vorgenommen werden (Abb. 5). Die Überlegenheit dieser Zweiwegmethode ergibt sich aus folgenden Vorteilen:

a) **einfachstes Verfahren,** da Blutaustausch sich praktisch von selbst vollzieht,
b) **gleichzeitige Zu- und Ausfuhr,** dadurch **keine Volumenschwankungen** im kindlichen Kreislauf,
c) der **tote Raum** des Katheter-Schlauchsystems entfällt.

Beim Kathetern der Nabelgefäße unmittelbar post partum muß **zuerst die Nabelarterie aufgesucht und katheterisiert** werden, da sich die Arterien innerhalb weniger Minuten verschließen. Am 2. Lebenstag läßt die feste Gefäßkonstriktion nach, dann gelingt der Nabelarterienkatheterismus wieder.

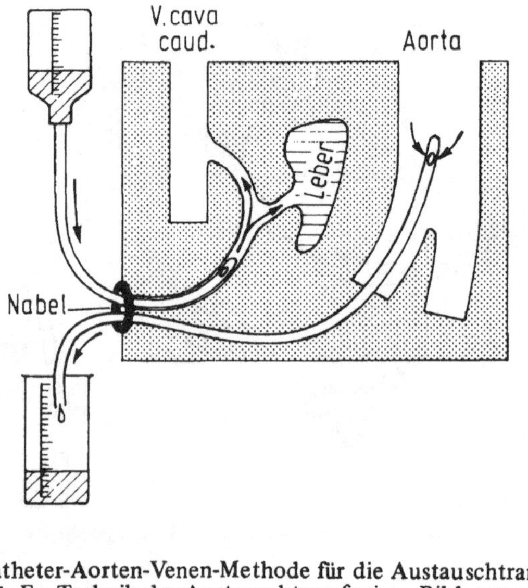

Abb. 5. Zwei-Katheter-Aorten-Venen-Methode für die Austauschtransfusion; nach SALING, E.: Technik der Austauschtransfusion. Bibl. gynaec. fasc. 38 (1966) 101

Als Richtlinie für die Menge, die ausgetauscht wird, gilt:

> 300 ml Spenderblut pro 1 kg Körpergewicht des Kindes.

Zu empfehlen ist, **heparinisiertes Frisch-Spenderblut** zu benutzen. Sind keine Frischblutspender verfügbar, so kann Zitratblut (Blutkonserve) verwandt werden, vorausgesetzt, daß es nicht älter als 5 Tage ist. Der 500 ml Blutkonserve müssen 20 ml 10%ige Calcium gluconicum-Lösung und Heparin zugesetzt werden. Da die Azidität im Konservenblut durch Autoxydationsprodukte erhöht ist, muß durch Blutanalysen beim Kind die Azidität des Blutes kontrolliert werden. Am Ende der Transfusion soll dem Kind über den Einfuhrkatheter 1 ml Protaminsulfat (Antidot zu Heparin) gegeben werden.

Häufig wird Albumin zugeführt, um die Bilirubin-Eliminierung zu unterstützen. Das Albumin wird vor der Austauschtransfusion injiziert oder dem Austauschblut zugesetzt.

Literatur

BARRIE, H.: Acid-base control during exchange transfusion. Lancet II (1965) 712

DIAMOND, L.K.: Replacement transfusion as treatment for erythroblastosis fetalis. Pediatrics 2 (1948) 520

DOBLER, H.-J.: Indikationen zur Austauschtransfusion. Fortschr. Med. 87 (1969) 528

FISCHER, F., K.H. SCHÄFER: Indikationen, Technik und Gefahren der Blutaustauschtransfusionen beim Neugeborenen. Dtsch. med. Wschr. 86 (1961) 1702

FRENZEL, J., G. ROGNER: Der Einfluß des Laktat- und Pyruvatgehaltes im Konservenblut auf den Säure-Basen-Haushalt des Neugeborenen während der Austauschtransfusion. Zbl. Gynäk. 92 (1970) 664

HARNACK, G.A.v., K. FISCHER: Die serologisch und die nicht-serologisch bedingte Hyperbilirubinämie des Neugeborenen vom Standpunkt des Pädiaters. In: ELERT, R., K.A. HÜTER: Die Prophylaxe frühkindlicher Hirnschäden. Thieme, Stuttgart 1966

JOPPICH, I.: Austauschtransfusion beim Neugeborenen durch gleichzeitige Katheterisierung der Nabelarterie und Nabelvene. Mschr. Kinderheilk. 109 (1961) 380

KOCH, FR., H. RIND: Über die Verbesserung der Erfolge der Austauschtransfusion durch die Prämedikation von Albumin. Dtsch. med. Wschr. 90 (1965) 1358

LUTHARDT, T., H. SIEBERT, J. LÖSEL, M. QUEVEDO, R. TODT: Cytomegalie-virus-Infektionen bei Kindern mit Blutaustauschtransfusion im Neugeborenenalter. Klin. Wschr. 49 (1971) 81

POLÁČEK, K.: Die frühzeitige Indikationsstellung zur Austauschtransfusion bei hämolytischen Neugeborenenerkrankungen. Mschr. Kinderheilk. 111 (1963) 6

SALING, E.: Das Kind im Bereich der Geburtshilfe. Thieme, Stuttgart 1966

SALING, E.: Technik der Austauschtransfusion. Bibl. gynaec. 38 (1966) 101

Azidität: Säuregrad einer Lösung, z.B. des Blutes. Wird ausgedrückt durch die Wasserstoffionenkonzentration oder den pH*-Wert.

Aziditätssteigerung: Zunahme der Wasserstoffionenkonzentration; s. pH*-Wert.

Aziditätssteigerung, maternogene: Verminderter pH-Wert im fetalen Blut, der durch Überfließen organischer Säuren, vor allem Laktat, von der Mutter zum Fet hervorgerufen wird.

Es handelt sich um eine mütterlich bedingte Aziditätssteigerung, wenn beim Feten reduzierte pHqu40-Werte vorliegen und die Differenz (Δ pHqu40) zwischen mütterlichem und kindlichem pHqu40 gering ($\leqslant$ 0,05 pH-Einheiten) ist (SALING).

Mütterlichen Ursprungs sind: in der **Eröffnungsperiode 1/5**, in der **Austreibungsperiode 1/4** und zum **Zeitpunkt der Geburt 1/3** aller im fetalen Blut gemessenen Aziditätssteigerungen (SALING).

Die maternogene Aziditätssteigerung hat keine bedeutende depressorische Wirkung auf den Feten. Die negative Beeinflussung der neonatalen Adaptation ist nur gering. Ergeben eine FBA* und Mikroblutuntersuchung der Mutter während der Geburt eine maternogene Aziditätssteigerung, so ergeben sich nicht die gleichen klinischen Konsequenzen wie bei einer fetogenen Aziditätssteigerung, insbesondere ist eine sofortige Entbindung nicht notwendig.

Literatur

BEARD, R.W., E.D. MORRIS: Foetal and maternal acid-base balance during normal labour. J. Obstet. Gynaec. Brit. Cwlth. 72 (1965) 496

BLECHNER, J.M.: Effects of maternal metabolic acidosis on the human fetus and newborn infant. Amer. J. Obstet. Gynec. 99 (1967) 46

BRETSCHER, J.: Der Stand der biochemischen Überwachung des Feten unter der Geburt und zwei Beiträge zur Interpretation von Änderungen des Säure-Basenhaushaltes. In: SALING, E., K.A. HÜTER: Fortschritte der perinatalen Medizin. 2. Deutscher Kongreß für Perinatale Medizin. Berlin, 26. - 28. Juni 1969. Thieme, Stuttgart 1971

JACOBSON, L.: Studies on acid-base and electrolyte components of human foetal and maternal blood during labour. Studentenlitteratur, Lund 1970

KHAZIN, A.F., E.H. HON: Observations on fetal heart rate and fetal biochemistry. II. Fetal-maternal pH differences. Amer. J. Obstet. Gynec. 109 (1971) 432

KUBLI, F.: Schlußwort des Vorsitzenden zum Podiumsgespräch: Stand der apparativen und biochemischen Überwachung des Feten. In: SALING, E., K.A. HÜTER: Fortschritte der perinatalen Medizin. 2. Deutscher Kongreß für Perinatale Medizin. Berlin, 26.-28. Juni 1969. Thieme, Stuttgart 1971

NEWMAN, W., D. BRAID, C. WOOD: Fetal acid-base status. I. Relationship between maternal and fetal pCO_2. Amer. J. Obstet. Gynec. 97 (1967) 43

NEWMAN, W., P. MITCHELL, C. WOOD: Fetal acid-base status. II. Relationship between maternal and fetal blood bicarbonate concentrations. Amer. J. Obstet. Gynec. 97 (1967) 52

SALING, E.: Fetal blood studies. In: HUNTINGFORD, P.J., K.A. HÜTER, E. E. SALING: Perinatal medicine. 1st European Congress of Perinatal Medicine, Berlin, 28th-30th March 1968. Thieme, Stuttgart 1969

SALING, E.: Biochemische Überwachung des Feten. In: SALING, E., K.A. HÜTER: Fortschritte der perinatalen Medizin. 2. Deutscher Kongreß für Perinatale Medizin. Berlin, 26.-28. Juni 1969. Thieme, Stuttgart 1971

WULF, H. W. KÜNZEL, V. LEHMANN: Vergleichende Untersuchungen der aktuellen Blutgase und des Säure-Basen-Status im fetalen und maternen Kapillarblut während der Geburt. Z. Geburth. Gynäk. 167 (1967) 113

WULF, H.: Wechselbeziehung zwischen Mutter und Kind unter der Geburt. Säure-Basen-Gleichgewicht. Fortschr. Med. 86 (1968) 743

Azidose: Vermehrung der Wasserstoffionenkonzentration im Blut und Gewebe = Senkung des pH*-Wertes.

Man unterscheidet nach dem Zustandekommen der gesteigerten H^+-Ionenkonzentration zwei Azidosetypen, nämlich die:

1. **Respiratorisch bedingte Azidose:**
   Azidose, die durch Zunahme des **Kohlensäuregehalts** im Blut bedingt ist. Die vermehrt auftretenden H^+ Ionen stammen von der Kohlensäure.

2. **Metabolisch bedingte Azidose:**
   Azidose, die durch Zunahme **organischer Säuren** (meist Milchsäure) im Blut bedingt ist. Die vermehrt auftretenden H^+-Ionen stammen von dieser organischen Säure.

Beim **Erwachsenen** (Normalwerte im kapillären Vollblut: 7,40 ± 0,05) spricht man von einer Azidose, wenn der pH-Wert unter 7,30 liegt; von einer Präazidose*, wenn der pH-Wert zwischen 7,34 und 7,30 liegt.

Beim **Feten** sind die Normalwerte 7,30 ± 0,05. Während der Geburt ändert sich der Normalwertbereich geringfügig, s. pH*-Wert, Abb. 1 und 2.

Beim Feten liegt während der Geburt eine Azidose vor, wenn der pH-Wert 7,20 unterschreitet.

Unter einer **Präazidose** beim Feten versteht man den pH-Bereich zwischen 7,20 und 7,24.

Für die Ursache der **Azidose in der Perinatalperiode** gilt:

> **Jede Hypoxie des Feten und des Neugeborenen, gleichgültig, wie sie entstanden ist** (Plazentarinsuffizienz, Nabelschnurkomplikation, Atemnotsyndrom u.a.), **hat eine Azidose zur Folge.**

Auffällig ist folgendes: Beobachtet man z.B. bei einer Nabelschnurkomplikation die Wasserstoffionen-Konzentration im fetalen Blut an Hand der pH-Werte und die Sauerstoffsättigung (= Anteil des Oxy-Hämoglobins am Gesamt-Hämoglobin), so fällt auf:

Die pH-Werte fallen schneller ab als die O_2-Sättigung des Blutes. Dies kann nicht allein auf einer CO_2-Vermehrung (**respiratorische Azidose**) beruhen. Der schnellere pH-Abfall kann nur erklärt werden durch eine zusätzliche Säuerung des Blutes. Sie kommt durch Stoffwechselprodukte, vor allem die Milchsäure, zustande (**metabolische Azidose**).

> **Bei der fetalen Azidose steht die metabolische Komponente ganz im Vordergrund, die respiratorische tritt nur passager auf.**

Die Ursache der metabolischen Aziditätssteigerung wird heute in dem Anpassungsmechanismus gesehen, der als **Sauerstoff*-Sparschaltung des fetalen Kreislaufes** (SALING) bezeichnet wird:

Bei verminderter Sauerstoffversorgung des Feten kommt es zur Vasokonstriktion in nicht lebenswichtigen Organen. Dadurch wird Blut und damit Sauerstoff eingespart und steht den lebenswichtigen Organen zur Verfügung. In den Kreislaufgebieten mit Vasokonstriktion kommt es durch den Sauerstoffmangel zur **anaeroben Glykolyse.** Dabei wird die **Glukose nur bis zur Milchsäure** abgebaut, die nach Erschöpfung der Pufferkapazität des Blutes die **Hauptursache der fetalen Azidose** ist.

Azidose, primäre metabolische, beim Feten: Von SALING 1965 beschriebenes Krankheitsbild des Feten. **Definition**: Durch organische Säure bedingte Aziditätssteigerung ohne deutliche vorausgegangene oder mit ihr einhergehende Hypoxämie im zentralen Kreislauf. Erklärbar durch die Sauerstoff*-Sparschaltung des fetalen Kreislaufes.

Literatur:

JAMES, L.St., I.M. WEISBROT, C.E. PRINCE, D.A. HOLADAY, V. APGAR: The acid-base status of human infants in relation to birth asphyxia and onset of respiration. J. Pediatr. 52 (1958) 379

SALING, E.: Neue Gesichtspunkte über den Ablauf fetaler Hypoxien. Vortrag vor der Gesellschaft für Geburtshilfe und Gynäkologie Berlin am 19.3.1965. Ref.: Zbl. Gynäk. 88 (1966) 76

SALING, E.: Die O_2-Sparschaltung des fetalen Kreislaufes. Geburtsh. u. Frauenheilk. 26 (1966) 413

SALING, E.: Das Kind im Bereich der Geburtshilfe. Thieme, Stuttgart 1966

SALING, E.: Oxygen-conserving adaptation of foetal circulation. In: APLEY, J.: Modern Trends in Paediatrics 3. Butterworth, Glasgow 1970

SCHOLANDER, P.F.: Experimental Studies on Asphyxia in Animals. In: WALKER, J., AC. TURNBULL: Oxygen Supply to the Human fetus. Blackwell, Oxford 1959

Ballantyne-Runge-Zeichen: s. Übertragung.

base excess: angels. für Basenüberschuß*.

Basendefizit: s. Basenüberschuß.

Basenüberschuß: angels. base excess, Abk. BE; Basenkonzentration im Blut, die einer Titration mit einer Säure bis zum pH-Wert von 7,40 bei pCO_2 = 40 mmHg und 37°C entspricht. Eignet sich zur Beurteilung der respiratorischen Komponente des Säure*-Basen-Haushaltes. Negative Werte (= **Basendefizit**) werden durch Titration mit einer Base bis zum pH = 7,4 gewonnen. **Normalwerte** im Kapillarblut einer erwachsenen Frau -1,0 mval/l (-3,3 bis +1,2 mval/l), im Nabelschnurarterienblut -9,9 mval/l, im Nabelschnurvenenblut -9,5 mval/l (-16,6 bis -2,5 mval/l).

BB: Abk. für buffer base, angels. für Pufferbase*.

B-Bild-Methode: s. Ultraschall, Ultraschalldiagnostik.

BE: Abk. für base excess, angels. für Basenüberschuß*.

Beat to beat-Methode: s. Herzschlagregistrierung, instantane* Herzschlagregistrierung.

Bilirubin
- im Fruchtwasser: s. Fruchtwasserdiagnostik, Fruchtwasser-Spektrophotometrie.
- Delta-E-Wert: s. Fruchtwasser-Spektrophotometrie.
- Enzephalopathie: s. Austauschtransfusion.

Blutgruppenunverträglichkeit: s. Morbus haemolyticus neonatorum.

Bluttransfusion, intrauterine: Pränatale Therapie beim Morbus* haemolyticus fetalis mit dem Ziel, die lebensbedrohliche Anämie des Feten soweit und solange zu bessern, bis der Reifezustand des Kindes die Geburt und damit eine postnatale Therapie (Austauschtransfusion*) zuläßt.

Prinzip:

O-Rh-negatives Erythrozytenkonzentrat wird in die fetale Bauchhöhle injiziert und von dort über die Lymphwege in die fetale Blutbahn resorbiert.

Häufigste Ursache des intrauterinen Fruchttodes beim Morbus haemolyticus fetalis vor der 32.-35. Woche ist eine durch die **hämolytische Anämie** bedingte **Herzinsuffizienz**, die zu **Hydrops** des Feten und der Plazenta führt. Durch Zufuhr der Rh-negativen Spendererythrozyten kann die Versorgungsfunktion des fetalen Blutes gebessert werden. **Nach der Geburt** der mit einer intrauterinen Bluttransfusion behandelten Kinder können **die Spendererythrozyten im zirkulierenden Blut des Kindes nachgewiesen** werden. In extremen Fällen sind dann fast alle Erythrozyten des Kindes Spendererythrozyten. Die durchschnittliche Überlebensrate der mit einer intrauterinen Bluttransfusion behandelten Kinder wird mit 35-40% angegeben.

Indikation: Wird während der 24.-32. Schwangerschaftswoche anhand des Ergebnisses der Fruchtwasser-Spektrophotometrie gestellt (Abb. 1). Zu empfehlen ist die Kontrolle eines Wertes im Abstand von 1-2 Wochen, da gleichbleibende oder größer werdende ΔE_{450}-Werte ein sofortiges Eingreifen erfordern. Bei abnehmenden ΔE_{450}-Werten ist eine abwartende Haltung möglich. Besteht bei der Indikationsstellung schon ein Hydrops des Feten, ist die Prognose schlecht.

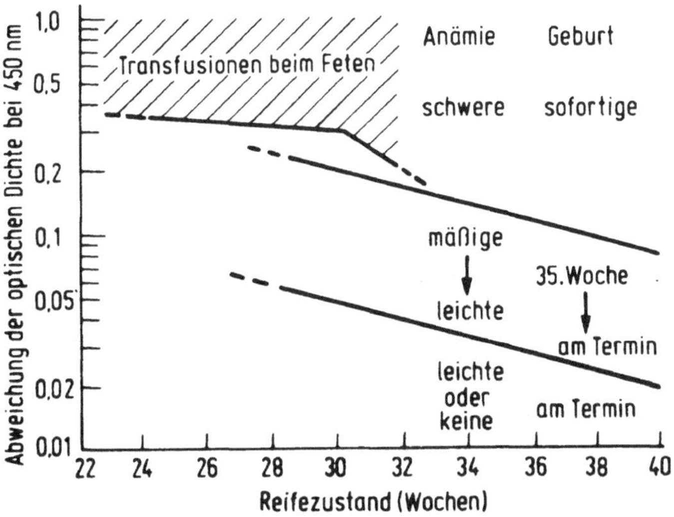

Abb. 1. Verhältnis von ΔE_{450} zur fetalen Anämie und zur Behandlung; nach LILEY, A.W.: Bluttransfusion beim Fetus in utero. Triangel 7 (1966) 184

Technik: Durch eine Amniozentese wird ein wasserlösliches Röntgenkontrastmittel in die Amnionhöhle gebracht (Amniographie). Infolge der Schluckbewegung des Feten erreicht man eine **Magen-Darm-Passage**, und man kann die Lage des fetalen Abdomens genau erkennen. An einer plazentafreien Stelle wird nun eine Kanüle (Länge 10 – 18 cm, Durchmesser 1,5 - 2 mm, mit Mandrin) durch die mütterliche Bauchwand und durch die Uterusmuskulatur in die Amnionhöhle vorgeschoben. Nun wird unter röntgenologischer Kontrolle versucht, mit dieser Kanüle die fetale Peritonealhöhle zu punktieren. Die intraperitoneale Lage der Kanüle kann man durch Injektion von 1-2 ml Kontrastmittel kontrollieren. Bei richtiger Lage der Kanüle wird ein Nylonkatheter durch die Kanüle in die Peritonealhöhle eingeführt (Abb. 2) und je nach Schwangerschaftsalter bzw. der Größe des Kindes 60 bis 110 ml Erythrozytenkonzentrat mit der Blutgruppe O Rh-negativ infundiert (Dauer etwa 1 Stunde). Nach prophylaktischer Antibiotikainjektion wird die Kanüle mit Katheter gezogen.

In einigen Fällen erweist es sich als nötig, in etwa 14tägigen Abständen die Transfusion zu wiederholen.

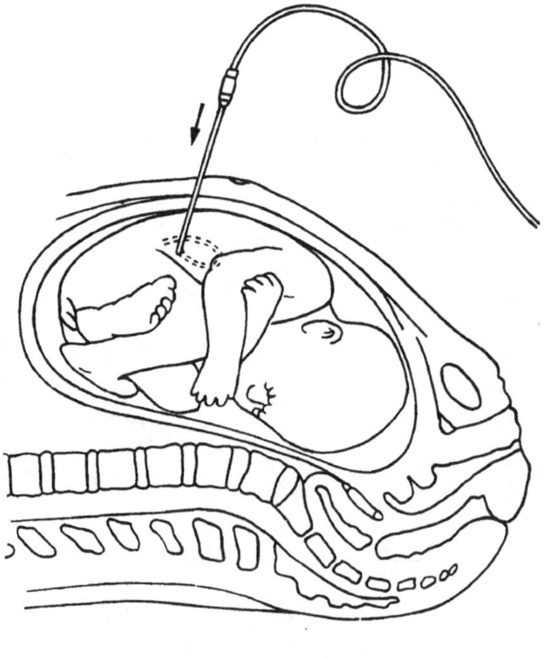

Abb. 2. Lage des Nylonkatheters bei der intrauterinen Bluttransfusion; nach PIÑON, F.: Bluttransfusion beim Fötus. Sandorama, Sandoz, Basel (1966) Heft 2, 10

Literatur:

BOGGS, T.R.: Proper place of intrauterine transfusions in management of fetuses with Rh hemolytic disease. Clin. Pediat. (Phila.) 9 (1970) 636

BOWES, W.A., V.E. DROSE, P.D. BRUNS: Amniocentesis and intrauterine fetal transfusion in erythroblastosis. Amer. J. Obstet. Gynec. 93 (1965) 822

BOWMAN, J.M., J.M. POLLOCK: Amniotic fluid spectrophotometry and early delivery in the management of erythroblastosis fetalis. Pediatrics 35 (1965) 815

CORSTON, J.Mc.D., E. PEREIRA, D.W. CUDMORE, B.S. MORTON: Five years experience with intrauterine transfusion. Canad. med. Ass. J. 103 (1970) 594

CROSBY, W.M., G.F. BROBMANN, A.C.K. CHANG: Intrauterine transfusion and fetal death. Amer. J. Obstet. Gynec. 108 (1970) 135

FREDA, V.J., K. ADAMSONS: Exchange transfusion in utero. Amer. J. Obstet. Gynec. 89 (1964) 817

FRIESEN, R., J.M. BOWMAN, P.H. BARNES, D. GREWAR, C. McINNIS, W.D. BOWMAN: Intra-uterine fetal transfusions. Amer. J. Obstet. Gynec. 97 (1967) 343

HOLMAN, C.A., J. KARNICKI: Intrauterine transfusion for haemolytic disease of the newborn. Brit. med. J. 2 (1964) 594

HUTCHINSON, D.L., N.G. MAXWELL, J.H. TURNER: Advantages of use of maternal erythrocytes for fetal transfusion. Amer. J. Obstet. Gynec. 99 (1967) 702

HUTCHINSON, D.L., J.H. TURNER, E.R. SCHLESINGER: Persistence of donor cells in neonates after fetal exchange transfusion. Amer. J. Obstet. Gynec. 109 (1971) 281

KARNICKI, J., C.A. HOLMAN: Intrauterine transfusion. Postgrad. Med. J. 42 (1966) 755

KARNICKI, J.: Prenatal Transfusion. In: HUNTINGFORD, P.J., K.A. HÜTER, E. SALING: Perinatal Medicine. 1st European Congress for Perinatal Medicine. Berlin, 28th-30th March 1968. Thieme, Stuttgart 1969

LILEY, A.W.: Liquor amnii analysis in the management of the pregnancy complicated by rhesus sensitisation. Amer. J. Obstet. Gynec. 82 (1961) 1359

LILEY, A.W.: Intrauterine transfusion of the foetus in haemolytic disease. Brit. med. J. 2 (1963) 1107

LILEY, A.W.: Errors in the assesment of haemolytic disease from amniotic fluid. Amer. J. Obstet. Gynec. 86 (1963) 485

LILEY, A.W.: The use of amniocentesis and fetal transfusion in erythroblastosis fetalis. Pediatrics 35 (1965) 836-847

LILEY, A.W.: Foetal Transfusion in Haemolytic Disease. In KUBLI, F., W. SPIELMANN: Neuere Gesichtspunkte zur Prophylaxe, Diagnose und Therapie des Morbus haemolyticus neonatorum. Karger, Basel-New York 1966

LILEY, A.W.: Bluttransfusion beim Fetus in utero. Triangel 7 (1966) 184

LUCEY, J.F.: Diagnosis and treatment of fetus with erythroblastosis. Ped. Clin. N. America 13 (1966) 1117

LUCEY, J.F., J. RANDALL, J. MURRAY: Is hypoglycemia an important complication of erythroblastosis fetalis? Amer. J. Dis. Childh. 114 (1967) 88

LUCEY, J. F.: Indications and results of fetal transfusions. In: ADAMSONS, K.: Diagnosis and Treatment of Fetal Disorders. Springer, Berlin-Heidelberg-New York 1968

MACLEOD, S.C., A.S. PARKER, D.A. MORGAN: Correlation of estrogen excretion with intrauterine transfusion. Canad. med. Ass. J. 103 (1970) 600

MARONI, E., W.E. SCHREINER: Erfahrungen mit der intraperitonealen fetalen Transfusion beim schweren Morbus haemolyticus neonatorum. Geburtsh. u. Frauenheilk. 28 (1968) 26

PRITCHARD, J.A., R. WEISMAN: The absorption of labeled erythrocytes from the peritoneal cavity of humans. J. Lab. Clin. Med. 49 (1957) 756
QUEENAN, J.T., G.R. DOUGLAS: Intrauterine transfusion. A preliminary report. Obstet. Gynec. N.Y. 25 (1965) 308
WALKER, W., M.I. ELLIS: Intrauterine transfusion. Brit. med. J. 2 (1970) 223
WESTERBERG, J.A., A.J. MARGOLIS: Amniotic fluid evaluation and intrauterine transfusion for erythroblastosis fetalis. Amer. J. Obstet. Gynec. 92 (1965) 583

Booster-Effekt, Boosterung (to boost – ankurbeln, hochbringen): Erhöhung des Antikörperspiegels durch Auffrischimpfung oder Reinfektion nach länger zurückliegender Erstinfektion bzw. Schutzimpfung. **Beispiel:** Bei einer Rh-negativen Frau wirkt sich nach der Sensibilisierung jede Rh-positive Frucht als Booster-Effekt aus, d.h. der Antikörperspiegel steigt schnell und stark an. Jede weitere Schwangerschaft ist in diesem Fall stärker gefährdet als die vorangegangene.

B-Scan: syn. zweidimensionales Ultraschall*-Impulsechoverfahren.

buffer base: angels. für Pufferbase*.

Cardiotokographie: s. Herzschlagregistrierung.

Chromosomenanalyse, pränatale: s. Fruchtwasserdiagnostik.

Clifford-Syndrom: Kindliche Zeichen der Übertragung*.

CTG: Abk. für Kardiotokogramm, s. Herzschlagregistrierung.

Dauerschallverfahren: syn. DOPPLER-Verfahren; s. Ultraschall, Ultraschall-diagnostik.

D-D-Zeit: Decision-delivery-time, angels. für Entschluß*-Entwicklungs-Zeit.

Dead fetus syndrome: s. Intrauteriner* Fruchttod.

Deceleration: Begriff aus der apparativen Herzschlagregistrierung, unter dem eine sogenannte periodische Bradykardie verstanden wird; s. Wehenreaktionstypen.

Dehydroepiandrosteron-Sulfat (Abk. DHEAS): Steroid, das im Mittelpunkt der Östrogensynthese (s. Plazenta, endokrine Partialfunktion) der feto-plazentaren Einheit steht. Neben seiner physiologischen Bedeutung ist das DHEAS in der Perinatalmedizin wichtig, da es
a) zur Ausführung eines feto-plazentaren Funktionstestes (DHEAS*-Test) und
b) evtl. zur Therapie bei bedrohten Schwangerschaften benutzt werden kann. Nach LAURITZEN kommt es nach der 16. Schwangerschaftswoche zu einer Umwandlung des zugeführten DHEAS in Östrogene. Anscheinend bewirkt DHEAS bei mehrfacher Applikation durch Erhöhung des Substratangebotes einen stimulierenden Effekt auf die Enzyme der Steroidbiogenese. In manchen Fällen wird die Harnöstrogenausscheidung normalisiert.

Literatur

LAURITZEN, Ch.: Therapieversuche mit Dehydroepiandrosteron bei bedrohten Schwangerschaften. 38. Tagung der Deutschen Gesellschaft für Gynäkologie, Hamburg, 22.-26. 9. 1970, Ref. Arch. Gynäk. 211 (1971) 247

Delta-Wert: s. Fruchtwasser-Spektrophotometrie.

Depression, sekundäre: s. sekundäre Depression.

Depressionszustand des Neugeborenen: Allgemeine Bezeichnung für den Zustand eines Neugeborenen, das unmittelbar post partum

> eine herabgesetzte oder fehlende Atmung,
> einen beeinträchtigten Kreislauf oder
> eine gestörte Tätigkeit des zentralen Nervensystems aufweist.

Die Diagnostik und die Schweregradeinteilung werden mit Hilfe der **Zustandsdiagnostik*** beim Neugeborenen durchgeführt.

Die häufigsten Ursachen sind:

1. **Atemdepression** durch übermäßige Verabfolgung von Narkotika, Spasmolytika und Analgetika. Diese **intrauterin auf das Kind übergegangenen Medikamente** wirken sich erst nach der Geburt durch Störung der Lungenfunktion aus (alveoläre Hypoventilation bis zur Apnoe).
2. **Störung der Lungenentfaltung**, totale oder größere partielle Atelektasen.
3. Größere Ausfälle von Lungenabschnitten durch **Aspiration von Fruchtwasser.**
4. Ausfall oder Störung der Funktion des Atemzentrums infolge Hirnblutung oder durch Unreife bei Frühgeburten (**zentral bedingte Apnoe oder Dyspnoe**).
5. Behinderung des Gasaustausches durch **Bildung hyaliner Membranen**; s. Membransyndrom.

Literatur

KUBLI, F.: Fetale Gefahrenzustände und ihre Diagnose. Thieme, Stuttgart 1966
PSCHYREMBEL, W.: Praktische Geburtshilfe. De Gruyter, Berlin 1966
SALING, E.: Das Kind im Bereich der Geburtshilfe. Thieme, Stuttgart 1966

DHEAS-Test: Von LAURITZEN angegebener Belastungstest mit Dehydroepiandrosteron*-Sulfat (DHEAS) zur Erkennung einer fetalen Gefahrensituation.

Prinzip: Der Schwangeren wird 30-50 mg DHEAS injiziert. Dieses führt zu **vermehrter Östrogenbildung** in der Plazenta und zu vermehrter Hydroxylierung der Östrogenvorstufen im Feten. Die verstärkte Östriolausscheidung wird im 24-Stunden-Harn der Mutter gemessen und in Prozenten der verabfolgten DHEAS-Menge ausgedrückt. „Die Zunahme der Östrogenausscheidung nach Injektion des Precursors kann nach den bisherigen Erfahrungen als Maß für die steroidbiogenetische Reservekapazität des feto-plazentaren Systems angesehen werden" (LAURITZEN).

> Bei ungestörter Schwangerschaft beträgt die zusätzliche Östriolausscheidung 30% der zugeführten DHEAS-Menge. **Ist die feto-plazentare Einheit gestört, so steigt die Östriolausscheidung weniger an.**

Der Test ist empfindlicher als die einfache Östriolausscheidungs-Bestimmung.

Eine **Modifikation dieses Testes** (v.d. CRABBEN und Mitarbeiter) sieht nur viermal Sammelperioden von 2 Stunden vor. Bei einer ungestörten Schwangerschaft liegt der Maximalwert der verstärkten Östriolausscheidung in der ersten Zwei-Stunden-Portion nach Injektion des DHEAS. Wird das Ausscheidungsmaximum erst nach 4 oder 6 Stunden erreicht, so liegt eine Störung der feto-plazentaren Einheit vor (Abb.).

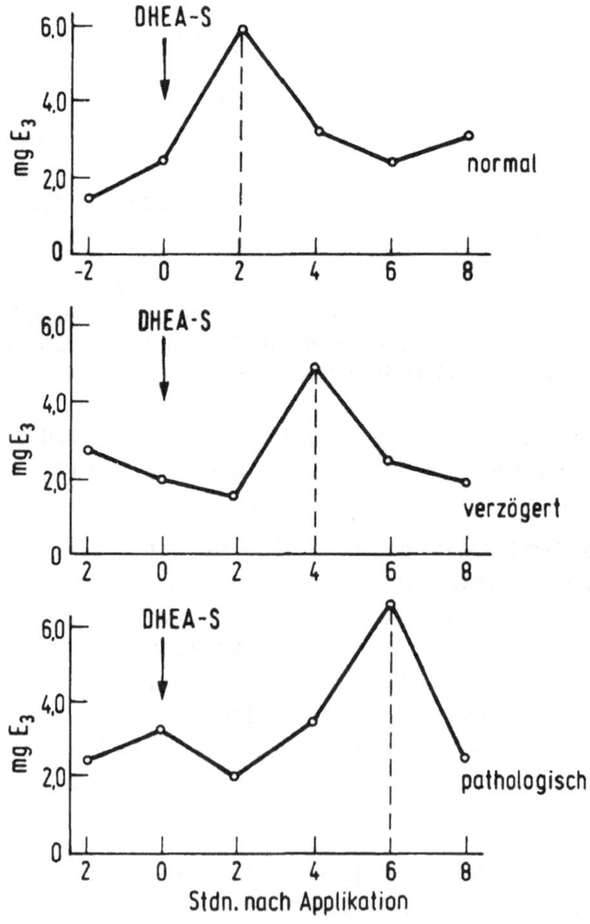

Östriolgehalt in 2-Stunden-Urinproben nach 30 mg DHEAS i.v. nach H.v.d. CRABBEN, M. HAERING: Die Bedeutung des DHEAS-Belastungstests für die antenatale Beurteilung des Morbus haemolyticus fetalis. Arch. Gynäk. 211 (1971) 249

Literatur:

CRABBEN, H. van der, K. HAMMACHER, Ch. WERNER, H. SCHMIDT-ELMENDORFF, A. KUNKEL, E. KAISER: The early diagnosis of the placental insufficiency by the new dehydroepiandrosteronsulfate load-test compared to the cardiotocography placenta histology and other methods relating thereto. Acta endocr. (Kbh.) Suppl. 138 (1969) 244

CRABBEN, H. van der, K. HAMMACHER, Ch. WERNER, E. KAISER: Die Beurteilung der Plazentafunktion durch DHEA-S-Belastung im Vergleich zur Kardiotokographie und Plazentahistologie. Geburtsh. u. Frauenheilk. 30 (1970) 71

CRABBEN, H. van der, M. HAERING: Die Bedeutung des DHEA-S-Belastungstests für die antenatale Beurteilung des Morbus haemolyticus fetalis. 38. Tagung der Deutschen Gesellschaft für Gynäkologie, Hamburg, 22.-26. 9. 1970; Ref. Arch. Gynäk. 211 (1971) 249

LAURITZEN, Ch.: A clinical test for placental functional activity using DHEA-sulphate and ACTH injections in the pregnant women. Acta endocr. (Kbh.) Suppl. 119 (1967) 188

LAURITZEN, Ch.: Ausscheidung und Stoffwechsel von Dehydroepiandrosteron in der normalen und pathologischen Schwangerschaft. 13. Sympos. Dtsch. Ges. Endokrinol., Springer, Berlin-Göttingen-Heidelberg-New York, 1967

LAURITZEN, Ch.: Conversion of DHEA-S to estrogens as a test of placental function. Horm. Metab. Res. 1 (1969) 96

LAURITZEN, Ch.: Therapieversuche mit Dehydroepiandrosteron-Sulfat bei bedrohten Schwangerschaften. 38. Tagung der Deutschen Gesellschaft für Gynäkologie, Hamburg, 22.-26. 9. 1970; Ref. Arch. Gynäk. 211 (1971) 247

Diabetes mellitus und Schwangerschaft: Vor der Insulinära war die Diabetikerin gewöhnlich unfruchtbar. Seit der Einführung der Insulintherapie ist die Häufigkeit der Sterilität der Diabetikerin von 95% auf 2% gesunken. Heute rechnet man, daß sich unter 500 bis 1000 Schwangeren eine bis zwei Diabetikerinnen befinden.

Gesunken ist auch die früher außerordentlich hohe **Mortalität der Mütter**. In der Vorinsulinära, in der eine Schwangerschaft bei einer Diabetikerin eine Seltenheit war, starb jede zweite schwangere Diabetikerin im Koma, die Sterblichkeit betrug rd. 50%! Heute beträgt sie nur noch 0,4 bis 2%. Weitaus größer ist aber die Gefahr für das Kind, dessen Mortalität trotz der Insulintherapie auch heute noch sehr hoch ist:

Heutige Mortalität:
der **Mutter 0,4 bis 2%** (früher rd. 50%)
des **Kindes 10 bis 20%**

Das Leben und die Gesundheit der schwangeren Diabetikerin und ihres Kindes hängen in allererster Linie von einer **intensiven, umfassenden Schwangerenüberwachung** ab. Dabei sind drei Gesichtspunkte von grundlegender Bedeutung.

1. Stand die Diagnose Diabetes mellitus vor der Schwangerschaft schon fest, **kommt es darauf an, die Schwangerenberatung für diese Frau so intensiv wie möglich durchzuführen.**

2. Die zweite Möglichkeit ist, daß die Frau **erstmalig während der Schwangerschaft an Diabetes erkrankt.** Denn die Schwangerschaft hat eine **manifestationsfördernde Wirkung.** Das bedeutet: Bei Frauen mit einer bestehenden diabetischen Stoffwechselbereitschaft (latenter Diabetes) kann der Diabetes **erstmalig offen in Erscheinung** treten, wenn die Frauen schwanger sind.

   Das Übersehen eines Diabetes, der in der oder besser durch die Schwangerschaft manifest wird, hat die allerschwersten Folgen sowohl für die Mutter als auch ganz besonders für das Kind (**intrauteriner Fruchttod**). Es muß daher immer eine **Untersuchung des Harns auf Zucker** erfolgen, und jede Schwangere muß nach den wichtigsten **subjektiven** Symptomen des Diabetes mellitus gefragt werden: Verstärkter Durst (Polydipsie)? Verstärkter Hunger (Polyphagie)? Vermehrte Harnausscheidung (Polyurie)? Juckreiz an den äußeren Geschlechtsteilen (Pruritus vulvae)?

3. Man darf niemals versäumen, bei der Aufnahme der **Anamnese** nach **familiärer Diabetesbelastung** und vor allem nach **vorausgegangener Schwangerschaft** mit **übergewichtigem Kind (Riesenkind), Totgeburt** oder **mißgebildetem Kind** zu fragen.

   Es bringen nämlich auch solche Mütter **Riesenkinder, tote** und **mißgebildete** Kinder zur Welt, die einen latenten Diabetes haben.

Diese Frauen erscheinen also noch völlig gesund. Der latente Diabetes kann der Diabetesmanifestation Monate und Jahre vorausgehen. Erst ein auf einen **anamnestischen** Hinweis hin angestellter Glukose-Belastungstest deckt die diabetische Stoffwechselbereitschaft und damit die Gefahren für das Kind auf.

Bei dem Belastungs- oder Toleranztest wird die Leistungsfähigkeit der β-Zellen des Pankreas getestet, indem der Verlauf der Blutzuckerkonzentration im Blut vor und nach Glukosegabe gemessen wird.

Durchführung des **oralen Belastungstests mit 50 g Glukose:** Nach einer Vorperiode von 3 Tagen, in der die Testperson kohlenhydratreich ernährt werden soll, wird im kapillären Vollblut (aus Fingerbeere oder Ohrläppchen) der Nüchternblutzucker bestimmt. Dann trinkt die Testperson innerhalb 5 min 300 ml Wasser mit 50 g Glukose. 1 und 2 Stunden nach Glukoseverabreichung wird der Blutzucker im kapillären Vollblut bestimmt.

Beurteilung („wahre Glukosewerte"):

	nüchtern	60 min	120 min
Normalbereich	$<$ 100 mg%	$<$ 160 mg%	$<$ 120 mg%
Grenzbereich	100 - 130 mg%	160 - 220 mg%	120 - 150 mg%
pathol. Bereich	$>$ 130 mg%	$>$ 220 mg%	$>$ 150 mg%

Besonders kennzeichnend ist, daß der Stoffwechsel der schwangeren Diabetikerin ausgesprochen **labil** ist, und zwar machen Kohlenhydrattoleranz, Insulinbedarf, Neigung zu Azidose bzw. zu Hypoglykämie **charakteristische Schwankungen im Verlauf der Schwangerschaft** durch:

Frühschwangerschaft: Bei der Mehrzahl der Frauen gestaltet sich der Stoffwechsel labil oder verschlechtert sich. Bei etwa 1/4 der Frauen bleibt er unverändert.

Mitte der Schwangerschaft: Bei sachgemäßer Betreuung in der Schwangerenfürsorge stabilisiert sich der Stoffwechsel. Es tritt eine Toleranzverbesserung für durchschnittlich 2 bis 3 Monate ein.

Letztes Drittel der Schwangerschaft: Durch die schnell fortschreitende Entwicklung des Kindes wird der Stoffwechsel wieder stärker belastet. Die Folgen sind eine **Toleranzverschlechterung** und eine auffällige Neigung zu Azidose, Präkoma oder Koma etwa von der **28. Woche an.** Ausgleich durch eine Erhöhung der Insulindosis um durchschnittlich 75%. Gelegentliche Besserung der Stoffwechsellage in den letzten Schwangerschaftswochen führt man heute auf den verstärkten Zuckerverbrauch des Feten zurück. Unter diesen Umständen ist der Insulinbedarf vermindert. Als **Ursache der Stoffwechselverschlechterung** wird die hormonelle Umstellung in der Schwangerschaft (verstärkte Einwirkung von HVL, NNR und Plazenta auf das Pankreas-Inselsystem) und die Mehrbelastung durch das Kind angesehen.

Prädiabetes – Latenter Diabetes – Klinischer Diabetes (Definitionen nach B. KNICK).

Prädiabetes = Potentieller Diabetes: Unter „potentiellen Diabetikern" werden Personen verstanden, bei denen eine **Diabetesentwicklung** mit einiger begründeter Wahrscheinlichkeit aufgrund bestimmter Kriterien **vorausgesagt werden kann.** Sie weisen ein normales Verhalten bei Durchführung von Glukose-Toleranztests auf. Es besteht jedoch ein eindeutiges Risiko einer möglicherweise später erfolgenden **Diabetesmanifestation.** Unter „potentielle Diabetiker" rechnet man:

1. eineiige Zwillingsgeschwister eines Diabetikers;
2. Personen, bei denen beide Eltern Diabetiker sind;
3. Personen mit einem diabetischen Elternteil, dessen anderer, nichtdiabetischer Partner einen diabetischen Elternteil, diabetische Geschwister oder Nachkommen mit Diabetes hat oder hatte;
4. eine Frau, die ein lebendes oder totgeborenes Kind mit einem Geburtsgewicht von 4,5 kg oder mehr zur Welt gebracht hat, oder eine Totgeburt, die nicht auf eine Rh-Inkompatibilität zurückzuführen war, mit histologisch nachgewiesener **Inselzellhyperplasie des Pankreas.**

Latenter Diabetes: Als latent-diabetisch ist ein Individuum zu definieren, wenn

1. Glukose-Toleranztests ein normales Verhalten aufweisen, jedoch die Glukose-Toleranzprüfung gelegentlich unter Belastungsbedingungen (**Schwangerschaft,** Infektionen, Streßsituationen) oder bei Fettleibigkeit pathologische Werte ergab;
2. pathologische Blutzuckerkurven, ähnlich den Befunden bei Diabetes mellitus, unter **Provokationstests,** wie dem Kortison-Glukose-Toleranztest (KGTT), festgestellt werden.

Asymptomatischer = subklinischer Diabetes: Das Vorliegen eines „asymptomatischen Diabetes" wird angenommen

1. bei Personen mit diabetischem Verhalten bei Anwendung der Glukose-Toleranztests und Nüchternblutzuckerspiegeln (wahre Glukose) unter 130 mg% (Kapillarblut) oder 125 mg% (venös);
2. bei Personen mit diabetischem Verhalten bei Anwendung der Glukose-Toleranztests, jedoch Nüchternblutzuckerwerten (wahre Glukose) oberhalb der genannter Werte.

Klinischer Diabetes mellitus: Die Diagnose „klinischer Diabetes" wird bei Personen gestellt, die ein abnormes Verhalten bei Glukose-Toleranztests zeigen und manifeste Symptome oder Komplikationen eines Diabetes mellitus aufweisen.

Für geburtshilfliche Belange ist die **Diabetes-Stadieneinteilung nach** WHITE von besonderer Bedeutung, da heute nach der Gruppenzugehörigkeit der jeweiligen Schwangeren der Entbindungstermin gewählt wird.

Gruppe A: latenter und subklinischer Diabetes mellitus, nur erkennbar am pathologischen Ausfall der Standardbelastungstests; Entbindung nach WHITE: am Termin.

Gruppe B: manifester Diabetes, Dauer < 10 Jahre, oder Manifestation nach dem 20. Lebensjahr, keine Gefäßschäden; Entbindung nach WHITE: Ende 37. Woche.

Gruppe C: Diabetesdauer 10 bis 19 Jahre oder Manifestation im 10.-19. Lebensjahr, keine Gefäßschäden; Entbindung nach WHITE: Ende 36. Woche.

Gruppe D: Diabetesdauer > 20 Jahre oder Manifestation vor dem 10. Lebensjahr oder Retinopathia diabetica oder Kalzifizierung der Beinarterien; Entbindung nach WHITE: Ende 35. Woche.

Gruppe E: manifester Diabetes mit Kalzifizierung der Beckenarterien; Entbindung nach WHITE: Ende 35. Woche.

Gruppe F: manifester Diabetes mit Nephropathia diabetica; Entbindung nach WHITE: Ende 35. Woche.

Intrauterine Gefahren für die Frucht:	
Drohende Gefahren in der Embryonalzeit	
1. Entstehung von **Mißbildungen** 2. **Absterben** der Frucht (Fehlgeburt)	**Embryopathia diabetica**
Drohende Gefahren in der Fetalzeit	
1. **Riesenwuchs** 2. **Intrauteriner Fruchttod** 3. Leberinsuffizienz bei anscheinend gesund geborenen Kindern (bisher ungeklärt)	= **Fetopathia diabetica**

Embryopathia diabetica: Die Frucht ist während der Organogenese sehr empfindlich gegenüber Stoffwechselstörungen. Besonders **Zuckermangelzustände** infolge schlechter Stoffwechseleinstellung diabetischer Mütter können die Embryonalentwicklung empfindlich stören. Die signifikant höher liegende Zahl der **Mißbildungen** von **7 bis 18%** aller Schwangerschaften diabetischer Mütter ist seit langem bekannt. In der Hauptsache handelt es sich dabei um **Mißbildungen am Herzen.** – Zu **Fehlgeburten** kommt es außerdem in 10 bis 30% der Fälle.

> Es kommt darauf an, die **schwangere Diabetikerin** internistisch und geburtshilflich **so früh wie möglich zu erfassen** und vor allem für **regelmäßige Stoffwechselkontrollen** zu sorgen: Intensive Schwangerenüberwachung vermindert Fruchtschädigungen.

Jede Diabetikerin muß auf diesen wichtigen Punkt hingewiesen werden, **bevor sie schwanger ist!** Sie muß wissen, daß sie sich schon beim geringsten Verdacht auf eine Schwangerschaft sofort in eine Schwangerenfürsorge begeben muß. Mißbildungen, besonders am Gehirn, Herzen und Auge werden schon in den ersten Wochen ausgelöst. Schon die **Planung einer Schwangerschaft** sollte mit dem behandelnden Internisten besprochen werden.

Zu den **häufigsten geburtshilflichen Schwangerschaftskomplikationen** zählt das **Hydramnion.** Die Gefahr der Entstehung eines Hydramnions ist umso geringer, je besser der Stoffwechsel ausgeglichen wird.

Die schwangere Diabetikerin hat eine ausgesprochene Neigung zur Wasserretention, daher kommt es häufig zu **Ödemen, Hydrops** sowie auch zu **Früh-** und **Spätgestosen.**

Infolge verminderter Infektionsabwehr sieht man bei schwangeren Diabetikerinnen **Pyelitis** und **Pyelonephritis** fünfmal so häufig wie bei stoffwechselgesunden Schwangeren (WORM).

Fetopathia diabetica:

1. **Riesenwuchs, Riesenkinder:** In 80% der Fälle werden von diabetischen Müttern übergroße und überschwere Kinder, die charakteristischen „Riesenkinder" geboren. Sie haben ein Gewicht von mehr als 4,5 bis 5 kg. Es sind Kinder von 7 kg und mehr beschrieben worden. – Die Beschleunigung des Wachstums setzt erst im 7. Schwangerschaftsmonat ein. Jüngere Feten weisen im Vergleich zu Kindern gesunder Mütter keinen Unterschied in bezug auf Größe und Gewicht auf.

   Die **Ursache der Entstehung dieser Riesenkinder** ist nicht endgültig geklärt. Der Ansicht, daß Riesenkinder allein durch Kohlenhydratmast (Überfütterung der Kinder infolge Hyperglykämie, „diaplazentare Glukose-Dauerinfusion", THALHAMMER) entstehen, widersprechen zahlreiche Beobachtungen. Zum Beispiel bringen auch solche Mütter Riesenkinder zur Welt, die sich zur Zeit der Schwangerschaft noch in der **prädiabetischen Phase** befinden, die also noch normale Blutzuckerwerte haben und bei denen der manifeste Diabetes erst nach Monaten oder Jahren auftritt.

   Der Riesenwuchs der Kinder diabetischer Mütter wird heute sowohl auf vermehrte Ausschüttung von NNR-Hormonen und Wachstumshormonen (KATSCH) als auch auf genetische Faktoren zurückgeführt (JACKSON, PIRAT, SIEGELER).

   Riesenkinder können auch von **gesund erscheinenden Müttern** geboren werden und sind dann der erste Hinweis darauf, daß diese Frauen sich in der **prädiabetischen Phase** befinden. Diese Phase kann dem Manifestwerden des Diabetes lange Zeit vorangehen. Mütter von Riesenkindern müssen daher **öfter ärztlich kontrolliert** werden, um ein eventuell späteres Auftreten des Diabetes nicht zu übersehen.

   Man muß wissen, daß sich die Riesenkinder trotz ihrer Übergröße und ihres Übergewichtes wie **unreife Frühgeborene** verhalten. Es besteht eine **„trügerische Reife"** bei einem „Fetus dysmaturus" (MESTWERDT).

Die funktionell unreifen Kinder sind sehr anfällig, neigen zu Krämpfen, Dyspnoe, Zyanose, Hyperbilirubinämie und starkem Gewichtssturz. Eine besonders große Gefahr sind die **hyalinen Membranen** in den Bronchien; s. Membransyndrom. Sie stellen eine häufige Todesursache dar (MESTWERDT).

Die Neugeborenen diabetischer Mütter sind wie **Frühgeburten** zu behandeln. Sie gehören sofort in die Betreuung eines erfahrenen **Pädiaters.**

2. **Intrauteriner Fruchttod: Ein hoher Prozentsatz von Kindern diabetischer Mütter stirbt in den letzten Wochen, insbesondere von der 35. Woche an, intrauterin ab, wenn nicht vorzeitig eingegriffen wird.**
   Der intrauterine Fruchttod wird besonders nach niedrigen Zuckerwerten, also bei **Hypoglykämie** der Mutter beobachtet.

Richtlinien für die **Intensivbetreuung** der schwangeren Diabetikerin:

Von entscheidender Bedeutung ist die **enge** und **kollegiale** Zusammenarbeit zwischen dem Geburtshelfer und dem Internisten. Dem Internisten fällt dabei die Aufgabe zu, den Stoffwechsel optimal einzustellen und **während der ganzen Schwangerschaft** laufend zu überwachen. Nur dann, wenn der Stoffwechsel elastisch den Besonderheiten der Schwangerschaft angepaßt wird, kann

die **Diabetikerin** vor unliebsamen Zwischenfällen (Hyper- und Hypoglykämie) bewahrt,
das **intrauterine Leben des Kindes** geschützt und
die **perinatale Sterblichkeit** der Kinder herabgesetzt werden.

Die Betreuung muß so früh wie möglich einsetzen, da die häufig schon in der Frühschwangerschaft auftretende Stoffwechselverschlechterung zu Mißbildungen oder zum Absterben der jungen Frucht führen kann (**Embryopathia diabetica**).

Es hat sich als zweckmäßig erwiesen, die Diabetikerin für die **erste eingehende Untersuchung**, insbesondere zur optimalen Einstellung der Stoffwechselführung, für 1 bis 2 Wochen in die **Klinik** einzuweisen.

Dabei muß auch nach diabetischen Gefäßveränderungen am Augenhintergrund gesucht werden. Da es während der Schwangerschaft bekanntlich öfter zur Aktivierung einer **Lungen-Tbk** kommt, die nicht selten **mit einem Diabetes verbunden** ist, muß eine Lungen-Tbk röntgenologisch ausgeschlossen werden.

Allgemein wird heute angestrebt, den **Stoffwechsel straff zu führen**, d.h. den Blutzucker insbesondere in der zweiten Hälfte der Schwangerschaft im **normoglykämischen** Bereich zu halten.

Über die Verwendung **oraler Antidiabetika** (Sulfonylharnstoffe, Biguanide) in der Schwangerschaft ist endgültig nicht entschieden. Während die oralen Antidiabetika einerseits wegen der möglicherweise teratogenen Wirkungen, der Stimulierung der β-Zellen des fetalen Pankreas und der daraus folgenden verstärkten Fetopathia diabetica u.a. abgelehnt werden, sollen die oralen Antidiabetika nach anderen Autoren eine Glättung der diabetischen Stoffwechsellage ohne Nebenwirkungen herbeiführen.

Die **Stoffwechselkontrollen** umfassen Laboratoriumskontrollen, die Diätfestsetzung und die Abstimmung der Insulindosierung. Die Kontrollen müssen laufend und häufig erfolgen, und zwar

in der **1. Hälfte** der Schwangerschaft	**alle 2 Wochen,**
in der **2. Hälfte** der Schwangerschaft	**jede Woche.**

Die ungenügende oder fehlende Schwangerschaftsüberwachung ist die Hauptursache der hohen Mortalität der Kinder diabetischer Mütter.

Im **7. Monat**, dem Zeitraum häufiger Toleranzverschiebungen, sollte grundsätzlich auch in unkomplizierten Fällen eine kurze **stationäre Aufnahme** erfolgen, um die Insulineinstellung und die Kostform zu überprüfen. Darüber hinaus ist grundsätzlich dann die **sofortige Klinikaufnahme** zu fordern, wenn irgendwelche Störungen, also vor allem Spuren von Azeton im Harn, Ödeme, zu starker Leibesumfang, Gewichtszunahme von mehr als 500 g pro Woche auftreten (SIEGELER). Unumgänglich ist die klinische Einweisung auch dann, wenn eine **fieberhafte Infektion** auftritt, z.B. eine **Pyelitis** bzw. eine **Pyelonephritis.** Bei allen Krankheiten in der Schwangerschaft, die mit Fieber einhergehen, kann es zum **intrauterinen Absterben der Frucht** oder zum **vorzeitigen Wehenbeginn** oder zur **Stoffwechseldekompensation** mit den Gefahren für Mutter und Kind kommen.

> In der **33.-35. Schwangerschaftswoche** wird jede Diabetikerin **endgültig in die Klinik aufgenommen,** um sie für die klinische Entbindung vorzubereiten.

Während des Klinikaufenthaltes wird

a) der **Stoffwechsel optimal eingestellt.** Dabei erfolgt stets eine Umstellung von Depotinsulin auf Alt-Insulin, mit dem man Störungen des Stoffwechselgleichgewichts im Verlauf der Entbindung besser ausgleichen kann,

b) die Schwangere jeden Tag von neuem **routinemäßig untersucht**. Dabei kommt es besonders auf die Erkennung und Behandlung der bei der Diabetikerin gehäuft auftretenden Schwangerschaftskomplikationen an. Insbesondere ist auf die Entstehung von **Ödemen** und des **Hydramnions** zu achten: Körpergewicht, Palpation, Umfangsmessungen.

Hydramnion mit den möglichen Folgen

- → vorzeitiger Blasensprung
- → Frühgeburt
- → Nabelschnurvorfall
- → Wehenschwäche
- → Lageanomalien des Kindes
- → starke Nachgeburtsblutung

> Beim Auftreten eines **Hydramnions** muß in **35% der Fälle** mit einem **intrauterinen Fruchttod** gerechnet werden (Mestwerdt).

Eine neue Stoffwechselführung der schwangeren Diabetikerin hat Roversi vorgeschlagen. Die **prähypoglykämische Insulintherapie** besteht in der Einstellung manifest und latent diabetischer Schwangerer mit Insulindosen, die den mütterlichen Blutzuckerspiegel bis fast an die hypoglykämische Grenze senken. Diese wird durch ein Therapieschema mit regelmäßiger Dosisvermehrung aufgesucht. Treten erste hypoglykämische Zeichen (Schweißausbruch) auf, wird die zuletzt benutzte Insulindosis gering vermindert und die nun erhaltene (= prähypoglykämische) Dosis regelmäßig gegeben. Bei klinischer Einstellung auf diese Insulintherapie, regelmäßigen Stoffwechseluntersuchungen und großzügiger klinischer Kontrolle soll die prähypoglykämische Insulintherapie die perinatale kindliche Mortalität deutlich senken (Roversi, 2,1%), die Makrosomie vermeiden und die Geburt des Kindes – auch in schweren Diabetesfällen – erst am Termin ermöglichen.

Eine **Unterbrechung der Schwangerschaft** wegen Diabetes mellitus ist heute nur sehr selten notwendig. Sie kommt infrage bei schweren **therapieresistenten Azidosen** und beim zusätzlichen Vorliegen **diabetischer Organschäden** (Glomerulosklerose mit Rest-N-Steigerung, Retinitis proliferans) oder bei schweren Begleiterkrankungen, z.B. einer **aktiven Lungen-Tbk.**

Entbindung der Diabetikerin:

1. **Zeitpunkt der Entbindung:**

> Die Entbindung der Diabetikerin wird **im Interesse des Kindes** (Gefahr des **intrauterinen Fruchttodes** in den **letzten Wochen**) grundsätzlich **vorzeitig** ausgeführt. Als **günstigster Termin** hat sich in Abhängigkeit von der WHITE-Einteilung die **36.-38. Woche** erwiesen.

Wartet man **länger**, so nimmt das Risiko des intrauterinen Fruchttodes zu, entbindet man **früher**, so besteht die Gefahr, daß das Neugeborene infolge Unreife stirbt.

2. **Zweckmäßigste Art der Entbindung:** Heute wird die Diabetikerin nicht grundsätzlich durch Kaiserschnitt entbunden, er wird aber freigiebig bei bestimmten Indikationen angewandt. Die wichtigsten

> **Indikationen zur Sektio bei Diabetikerinnen:**
> Gleichzeitig bestehende **Spätgestose,**
> zu erwartende Geburtserschwerung durch ein **Riesenkind,**
> **drohende Stoffwechselentgleisung** der Mutter am Ende der Schwangerschaft mit Schock- oder Komagefahr,
> **alte Erstgebärende** und Frauen, die bereits **Totgeburten** hatten,
> sich **verschlechternde Gefäßkomplikationen** wie Glomerulosklerose und Retinopathie.

DIETEL, SIEGELER u.a. empfehlen nachdrücklich die **primäre prophylaktische Sektio** bei allen **Erst**gebärenden sowie bei **Mehr**gebärenden, die noch **keine lebenden** Kinder haben. Ganz im Gegensatz dazu leitet WORM seit einigen Jahren die Geburt durch **Blasensprengung** und **Wehenmittel** 3 Wochen vor dem Termin ein. Die Ergebnisse dieser sehr verschiedenen Vorgehen weichen nicht erheblich voneinander ab.

Literatur

BAILER, P.: Die Probleme der Schwangerschaft bei Diabetes. Münch. Med. Wschr. (1968) 2131

BARTELHEIMER, H. H. SAUER: Pathogenetische und therapeutische Probleme der Schwangerschaft diabetischer Frauen. Internist (Berl.) 4 (1963) 139

BIELEFELDT, H.: Diabetes und Schwangerschaft. Therapiewoche 20 (1970) 1507
BRENNDORFF, A.I. von: Die Behandlung Neugeborener diabetischer Mütter. Arch. Kinderheilk. 182 (1971) 127
CONSTAM, G.R., L. JOST, Th. RUST, H. WILLI: Diabetes und Schwangerschaft. Schweiz. med. Wschr. 93 (1963) 1611
CONSTAM, G.R.: Diabetes und Schwangerschaft. Internmedizinische Probleme. Gynaecologia (Basel) 159 (1965) 193
CRAMPTON, J.H.: Degenerative complications of diabetes. Clin. Obstet. Gynec. 5 (1962) 385
CREUTZFELDT, W., E. PERINGS: Diabetes und Schwangerschaft. Wien. Med. Wschr. 117 (1967) 281
DAWEKE, H., K.A. HÜTER, B. SACHSSE, J. GLEISS, K. JAHNKE, F.A. GRIES, P.H. WERNERS, A.I. von BRENNDORFF, H. IDEL, K. BECKER: Diabetes und Schwangerschaft. Dtsch. med. Wschr. 95 (1970) 1747
DIETEL, H. H. BIELEFELDT: Geburtshilfliche Gesichtspunkte beim Diabetes in der Schwangerschaft. Geburtsh. u. Frauenheilk. 28 (1968) 513
DIETEL, H.: Die Geburtsleitung bei der diabetischen Schwangeren. In: MOHNIKE, G. (Hrsg.): IV. Int. Symp. über Diabetesfragen, Karlsburg 1965. VEB Volk und Gesundheit, Berlin 1966
DITSCHUNEIT, H.: Der Prädiabetes. Dtsch. med. Wschr. 90 (1965) 1925
DITTMAR, F.W., W. PENNING: Sectio caesarea bei Diabetes mellitus? Med. Klin. 61 (1966) 966
FROEWIS, J., N. ROGOVITS: Diabetische Schwangerschaft und Geburt. Wien. klin. Wschr. 81 (1969) 129
GELLIS, S.S., D.Y.Y. HSIA: The infant of diabetic mother. A.M.A. Am. J. Dis. Childh. 97 (1959) 1
GLADTKE, E.: Neugeborene diabetischer Mütter. Geburtsh. u. Frauenheilk. 29 (1969) 409
GLEISS, J., K.A. HÜTER, K. JAHNKE, H. DAWEKE, B. SACHSSE: Zum Gestaltwandel der Neugeborenen diabetischer Mütter. Dtsch. med. Wschr. 91 (1966) 2057
HADDEN, D.R., J.M.G. HARLEY: Potential diabetes and the foetus. J. Obstet. Gynaec. Brit. Cwlth. 74 (1967) 669
HAGBARD, L.: Pregnancy and diabetes mellitus. In: HAMBLON, E.C.: American Lecute Series Nr. 449, Springfield, III. (1961)
HARTL, H.: Diabetes und Schwangerschaft. Zbl. Gynäk. 85 (1963) 55
HERRE, H.D.: Die Betreuung der diabetischen Schwangeren während der Gravidität. Dtsch. Gesundh.-Wes. 21 (1966) 577
HERRE, H.D., G. BESTVATER: Die Behandlung und Entbindung der diabetischen Schwangeren. Zbl. Gynäk. 87 (1965) 857
HORKY, Z., U. FISCHER, E. WAPPLER: Schwangerschaft bei Diabetes mellitus. Fischer, Stuttgart 1969
HÜTER, K.A.: Diabetes mellitus und Gravidität. Therapiewoche 18 (1968) 32
HÜTER, K.A.: Latenter und manifester Diabetes mellitus. Gynäkologe 1 (1968) 60
KNICK, B.: Diabetesformen und diabetologische Nomenklaturen. Dtsch. Ärztebl. 64 (1967) 2331
KORP, W.: Diabetes und Schwangerschaft. – Die diabetische Mutter. Wien. klin. Wschr. 81 (1969) 63
MAJEWSKI, A.: Diabetes und Schwangerschaft, ein Problem der präventiven Geburtshilfe. Monatsk. ärztl. Fortblg. 17 (1967) 95

NELSON, H.B., L. GILLESPIE, P. WHITE: Pregnancy complicated by diabetes mellitus. Obstet. Gynec. 1 (1953) 219

OTTO, H.: Diabetes mellitus und Gravidität. Hippokrates 37 (1966) 887

PEDERSEN, J.: The pregnant diabetic and her newborn. Munksgaard, Copenhagen 1967

PICARD, C., H.A. OOMS, E. BALASSE, V. CONRAD: Effect of normal pregnancy on glucose assimilation, insulin and nonesterified fatty acids level. Diabetologia 4 (1968) 16

PLOTZ, E.J., M.E. DAVIS: Endocrine patterns in pregnant diabetic women. Clin. Obstet. Gynec. 5 (1962) 346

PLOTZ, E.J.: Diabetes mellitus and pregnancy. Advanc. Obstet. Gynec. 1 (1967) 208

PSCHYREMBEL, W.: Praktische Geburtshilfe. De Gruyter, Berlin 1966

RATH, F., O. THALHAMMER: Erfahrungen mit postnataler Behandlung der diabetischen Fetalkrankheit. Notwendigkeit ihrer Prophylaxe. Wien. klin. Wschr. 77 (1965) 1022

RENSCHLER, H.E., H.G. BACH, H. v. BAEYER: Die Ausscheidung von Glucose im Urin bei normaler Schwangerschaft. Dtsch. med. Wschr. 91 (1966) 1673

ROTH, D.B.: The frequency of spontaneous abortion. Int. J. Fertil. 8 (1963) 431

ROVERSI, A.S.: Du traitment insulinique du diabète et de ses complications. La therapie insulinique préhypoglycémisante (T.I.P.I.). Presse Méd. 12 (1957) 243

ROVERSI, G.D., C. AICARDI; La T.I.P.I. (La terapia insulinica pre-ipoglicemica) in ostetricia. Nuove prospattive terapeutiche della gravida diabetica. Ann. Ost. Ginec. 4 (1965) 239

RUST, Th.: Schwangerschaft bei zuckerkranken Frauen. Praxis 55 (1966) 1361

RUST, Th.: Der Einfluß des Diabetes auf die Schwangerschaft. Bull. schweiz. Akad. med. Wiss. 21 (1965) 90

SAUER, H., E. SCHMOLLING, H.J. SIEGELER: Schwangerschaftsführung und Geburtsleitung bei Diabetes mellitus. Dtsch. med. Wschr. 90 (1965) 817

STEPHENS, J.W., O.C. PAGE, R.L. HARE: Diabetes and pregnancy. Diabetes 12 (1963) 213

TEUSCHER, A., R. RICHTERICH: Neue schweizerische Richtlinien zur Diagnose des Diabetes mellitus. Schweiz. Med. Wschr. 101 (1971) 390

VEDRA, B.: Erfahrungen mit der Behandlung von 240 diabetischen Schwangeren. Zbl. Gynäk. 89 (1967) 1555

WHITE, P.: Pregnancy complicating diabetes. In: JOSLIN, F.P.: The Treatment of Diabetes mellitus. Philadelphia 1959

WHITE, P.: Pregnancy and diabetes, medical aspects. Med. Clin. N. Amer. 49 (1963) 1015

WIECK, W.P.: Praktische Bedeutung der diabetogenen Plazentarinsuffizienz. Dtsch. Med. J. 21 (1970) 1180

WITTLINGER, H.: Betreuung der schwangeren Diabetikerin. Fortschr. Med. 88 (1970) 474

WORM, M., E. JUTZI: Behandlungsergebnisse der von 1952-1962 in Karlsburg betreuten diabetischen Schwangeren. In: MOHNIKE, G.: IV. Int. Symp. über Diabetesfragen, Karlsburg 1965. VEB Volk und Gesundheit, Berlin 1966

ZICHEL, R., H. KRÄUBIG: Praktische Gesichtspunkte bei der Betreuung schwangerer Diabetikerinnen. Geburtsh. u. Frauenheilk. 27 (1967) 233

ZONDEK, B., V. PFEIFER: Further studies on urinary oestriol excretion during pregnancy and its significance for estimation of placental function and dysfunction in advanced pregnancy. Acta obstet. gynec. scand. 38 (1969) 742

Dip, Dip I, Dip II (to dip – ein-, untertauchen): s. Wehenreaktionstypen.

DOPPLER-Effekt: Die nach ihrem Erfinder (Christian D., Physiker, 1803-1853, Wien, Prag) benannte physikalische Tatsache, daß sich die Schall- (und Licht-)wellenfrequenz bei einer **relativen Bewegung zwischen Empfänger und Sender (Quelle) ändert**. Beim Sichnähern von Empfänger und Quelle gehen von der Quelle mehr Wellen/Zeiteinheit (= Zunahme der Frequenz), beim Sichentfernen weniger Wellen/Zeiteinheit (= Abnahme der Frequenz) aus.

Der DOPPLER-Effekt ist die Grundlage des heute in der Ultraschall*-Diganostik und -Überwachung des Feten gebräuchlichen Dauerschallverfahrens.

DOPPLER-Verfahren: s. Ultraschall, Ultraschalldiagnostik.

Durchmesser, biparietaler: s. Kephalometrie.

Early deceleration: syn. Früh-Tief; s. Wehenreaktionstypen.

E-E-Zeit: s. Entschluß-Entwicklungs-Zeit.

Elektrokardiographie, fetale: s. Fetal-EKG.

EKG, fetales: s. Fetal-EKG.

Eklampsie: s. Spätgestose.

Embryopathia rubeolica: s. Rötelnembryopathie.

Entschluß-Entwicklungs-Zeit: Zeit zwischen dem Entschluß zum Schnelleingriff und Entwicklung des Kindes.

EPH-Gestose: s. Spätgestose.

FBA: Abk. für Fetalblutanalyse*.

FECG, FEKG: Abkürzungen für Fetal-Elektrokardiogramm, s. Fetal-EKG.

Fetalblutanalyse (Abk. FBA): Messung der pH*-Werte und Gaspartialdrucke in Mikroblutproben (daher auch als **Mikroblutuntersuchung = MBU** bezeichnet), die aus der Haut des vorangehenden Kindsteiles (Kopf, Steiß, Fuß) entnommen werden, und zwar

a) (meist) **während der Geburt** oder
b) **vor der Geburt**, nämlich dann, wenn **Gefährdungssymptome des Feten vor Geburtsbeginn** festgestellt werden (z.B. amnioskopisch grünes Fruchtwasser am Ende der Schwangerschaft, pathologische Herzfrequenzmuster, s. Kardiotokographie).

Bedeutung der FBA:

1. So gut wie jede hypoxische Gefährdung des Feten führt zu einer pH-Wert-Abnahme (= Aziditätssteigerung) des fetalen Blutes.
2. Man unterscheidet:

Präazidose:	pH = 7,24 - 7,20 (= präpathologischer pH-Bereich)
Azidose:	pH kleiner als 7,20 (= pathologischer pH-Bereich)

Es ist mit Nachdruck zu betonen, daß eine hypoxische Gefahr für den Feten in jedem dieser beiden Fälle besteht, ausgenommen eine **maternogene Aziditätssteigerung***.

3. Eine **hypoxische Aziditätssteigerung** des Feten ist Indikation zur Geburtsbeendigung.
4. Die stichprobenartige Entnahme des fetalen Blutes zur FBA ist kein bedeutender Nachteil der Methode, da
   a) **sub partu 81% aller Störungen chronisch verlaufen** (Abb. 1) und
   b) zwischenzeitliche Einblicke durch die kontinuierliche **apparative Herzschlagkontrolle** gewonnen werden können.
5. **Lokale Faktoren** am vorangehenden Teil des Kindes (z.B. Geburtsgeschulst, Schnürringwirkung der Zervix) sind selten Ursachen von Fehlinterpretationen.

Die früher und auch heute noch am häufigsten verwandte Überwachungsmethode des Feten während der Geburt ist die **stichprobenartige Auskul-**

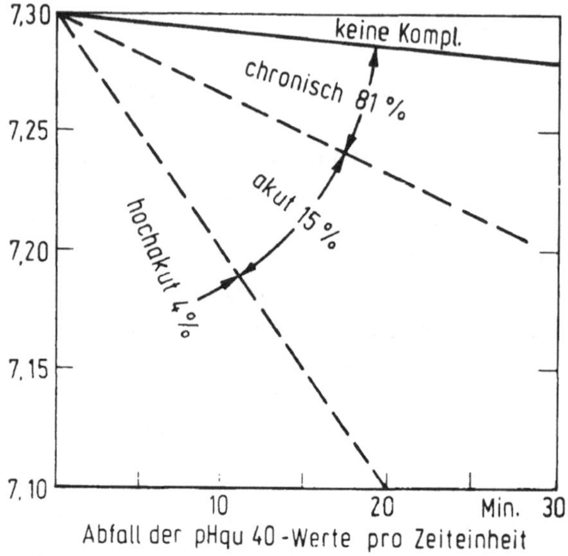

Abb. 1. Häufigkeit akuter und chronischer Störungen sub partu; nach SALING, E., D. SCHNEIDER: Biochemical Supervision of the Foetus During Labour. J. Obstet. Gynaec. Brit. Cwlth. 74 (1967) 799

tation der fetalen Herztöne. Herztonalterationen (z.B. Bradykardie unter 100 Schlägen/min) in 3 aufeinanderfolgenden Wehenpausen gelten als Indikation zur operativen Entbindung. Die Erfahrung hat aber gezeigt, daß bei **Kindern mit einer solchen Herztonalteration häufig keine Beeinträchtigung vorliegt**; etwa nur die Hälfte der Kinder mit einer Bradykardie (unter 100/min in 3 Wehenpausen) haben eine Zunahme der metabolischen Azidität im Blut.

Weitaus sicherer als die stichprobenartige Auskultation der kindlichen Herztöne gibt die FBA Aufschluß über den Zustand des Feten, im besonderen über den **momentanen Zustand des Säure*-Basen-Stoffwechsels.** Dabei ist es für die klinische Diagnostik ausreichend, den **aktuellen pH-Wert** und den **pHqu40** im fetalen Blut zu messen. Die Bestimmung weiterer Größen des Säure-Basen-Stoffwechsels (Basenexzess, Pufferbase, pCO_2 usw.) ist für wissenschaftliche Fragestellungen wertvoll.

Indikationen für den Einsatz der FBA:

Wenn aufgrund unsicherer Hinweise (Herzschlagalteration, Mekoniumabgang) der Verdacht auf eine intrauterine Störung besteht, ist die FBA einzusetzen.

Bei eindeutigen klinischen Situationen (Nabelschnurvorfall, beginnende vorzeitige Lösung) erübrigt sich eine Diagnostik am Feten.

Indikationsschema:

1. **Herzschlagalterationen,** die auskultatorisch oder durch Auszählung mit Hilfe eines Ultraschall*-Gerätes (DOPPLER-Verfahren) festgestellt wurden.
   a) **Bradykardie** zwischen 120 und 100 Schlägen/min, 6 min lang; Bradykardie unter 100 Schlägen/min, 3 min lang.
   b) **Tachykardie** zwischen 150 und 160 Schlägen/min, 15 min lang; Tachykardie über 160 Schläge/min, 6 min lang.

2. **Mekoniumabgang** a) amnioskopisch festgestellt b) nach Blasensprung (nur bei Schädellagen) 3. **Blutdruckerhöhung** der Mutter unter der Geburt	Bei **apparativer Herzschlagregistrierung** kann hier auf eine FBA verzichtet werden, falls Wehen vorhanden sind und ein normales **Herzfrequenzmuster** vorliegt.

4. Verdacht auf **Morbus* haemolyticus fetalis** (Vorhandensein von Antikörpern). Das abgenommene Blut wird serologisch und hämatologisch untersucht. Bei positivem Ergebnis können die Indikation zur postnatalen Austauschtransfusion frühzeitig gestellt und die Spender rechtzeitig bestellt werden.

5. **Diabetes mellitus** der Mutter

6. **Wehensturm** und **Dauerkontraktion des Uterus**

7. Darüber hinaus in **jeder weiteren Situation, die nach den bisherigen klinischen Erfahrungen zu einer Gefährdung des Kindes** führt, wie z.B. protrahierter Geburtsverlauf.

8. **Suspekte Herzfrequenzmuster**, die durch **apparative Registrierung festgestellt wurden:**
   a) **Bradykardie** zwischen **120 und 100 Schlägen/min** von längerer Dauer als 10 min; Bradykardie **unter 100 Schlägen/min sofort,**
   b) **Tachykardie** über 150 Schläge/min von längerer Dauer als 10 min,
   c) **Alarm-Tiefs** (3mal und öfter aufeinanderfolgend),
   d) **schwankende Basalfrequenz** (Schwankungsbreite mehr als 40 Schläge/min),
   e) **silenter Oszillationstyp*** (von längerer Dauer als 10 min).

FBA-Ergebnisse und klinische Konsequenzen (Abb. 2):

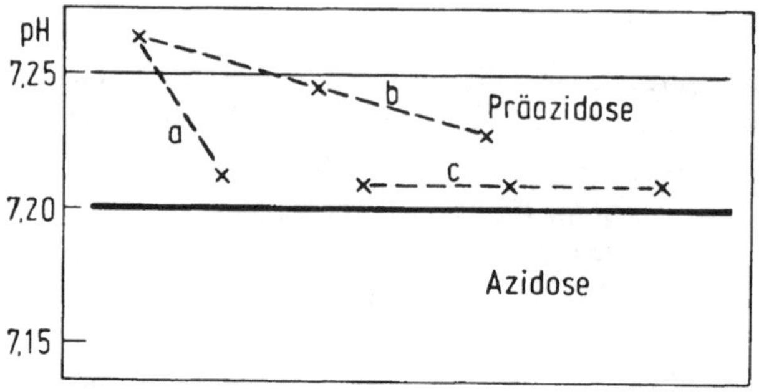

Abb. 2. Indikationen zur operativen Geburtsbeendigung mit Hilfe von Fetalblut-pH-Werten; nach SALING, E.: Die perinatale Asphyxie. Fortschr. Med. 88 (1970) 211

Ergebnisse der FBA:	**Bedeutung:**	**Klinische Maßnahmen:**
pH über 7,25	**Normalwert** (= physiologischer pH-Wert)	keine, es wird abgewartet, auch dann, wenn von seiten des Kindes Verdachtszeichen vorliegen (z.B. Herztonalterationen, Mekoniumabgang)
pH 7,24-7,20	**Präazidotischer** = präpathologischer Wert Bei diesem Ergebnis muß die FBA sofort wiederholt werden. Durch Vergleich des 2. Wertes mit dem 1. ergibt sich a) oder b) oder c). Das Ergebnis c) erfordert mehr als 2 pH-Werte. **Maternogene Aziditätssteigerungen* müssen ausgeschlossen werden.**	a) **bei steilem Abfall der pH-Werte:** sofortige **operative Geburtsbeendigung** (Kind soll möglichst innerhalb von 10 Minuten nach Indikationsstellung entwickelt sein) b) **bei langsamem Abfall der pH-Werte:** **operative Geburtsbeendigung** c) **bei gleichbleibenden pH-Werten** (= Präazidose ohne Änderungstendenz): bei 3. oder 4. gleichbleibend azidotischem Wert und geringer Aussicht auf baldige spontane Geburtsbeendigung **operative Geburtsbeendigung**
pH unter 7,20	**Azidotischer** = pathologischer pH-Wert	sofortige **operative Geburtsbeendigung** (Kind soll möglichst innerhalb von 10 Minuten nach Indikationsstellung entwickelt sein)

Technik: Einstellen des vorangehenden Kindsteiles mit einem konischen Endoskop. Reinigung der Haut mit sterilen Tupfern. Auftragen einer dünnen Schicht Paraffinöl und Inzision mit Hilfe eines 2 mm breiten Messerchens, Einsaugen des sich sammelnden dicken Bluttropfens in eine Glas- oder PVC-Kapillare (Abb. 3), die mit einem heparingetränkten Faden versehen ist. Anschließend Blutanalyse.

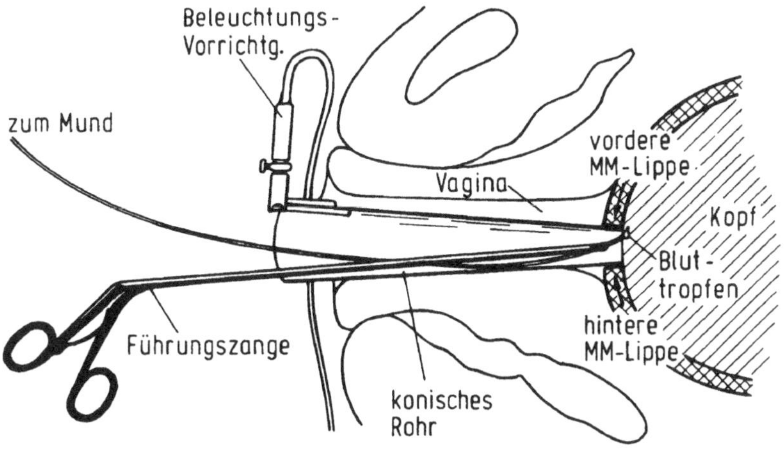

Abb. 3. Schema der endoskopischen Fetalblutentnahme; nach SALING, E.: Das Kind im Bereich der Geburtshilfe. Thieme, Stuttgart 1966

Literatur

ADAMSONS, K., R.W. BEARD, E.V. COSMI, R.E. MYERS: The validity of capillary blood in the assesement of the acid-base state of the fetus. In: ADAMSONS, K.: Diagnosis and treatment of fetal disorders. Springer, Berlin-Heidelberg-New York 1968

ANDERSON, G.G., L. CORDERO, E.H. HON: Hypertonic glucose infusion during labour: Effect on acid-base status, fetal heart rate and uterine contractions. Obstet. and Gynec. 36 (1970) 405

BALFOUR, H.H., S.H. BLOCKS, E.T. BOWE, L.S. JAMES: Complications of fetal blood sampling. Amer. J. Obstet. Gynec. 107 (1970) 288

BEARD, R.W.: Maternal-fetal acid-base relationships. In: ADAMSONS, K.: Diagnosis and treatment of fetal disorders. Springer, Berlin-Heidelberg-New York 1968

BEARD, R.W., C.D. MORRIS: Foetal and maternal acid-base balance during labor. J. Obstet. Gynaec. Brit. Cwlth. 72 (1965) 496

BEARD, R.W., C.D. MORRIS, S.G. CLAYTON: Foetal blood sampling in clinical obstetrics. J. Obstet. Gynaec. Brit. Cwlth. 73 (1966) 562

BEARD, R.W., C.D. MORRIS, S.G. CLAYTON: Haemorrhage following foetal blood sampling. J. Obstet. Gynaec. Brit. Cwlth. 73 (1966) 860

BEARD, R.W., C.D. MORRIS: Foetal distress – some biochemical considerations. In: KELLER, R.J.: Modern trends in Obstetrics 4. Butterworths, London 1969

BEARD, R.J., C. BAIN, D.A.N. JOHNSON, R.H.C. BENTALL: Suction Amnioscopy for Fetal Blood-Sampling. Lancet 7642 (1970) 330

BERG, D., F. KUBLI: Die Überwachung des Feten sub partu. Schweiz. med. Wschr. 96 (1966) 1435

BERG, D., J. HÜTER, G. KOEHNLEIN, F. KUBLI: Die Mikroblutuntersuchung am Fetus. II. Die physiologische fetale Azidose. Arch. Gynäk. 203 (1966) 287

BIR, ÜMIT: Kasuistischer Beitrag über den klinischen Einsatz der Mikro-Blutuntersuchung am Fetus zur Differentialdiagnostik bei Fruchttod. Zbl. Gynäk. 89 (1967) 1281

BLECHNER, J.N., V.G. STENGER, D.V. EITZMAN, H. PRYSTOWSKY: Oxygenation of the human fetus and newborn infant during maternal metabolic acidosis. Amer. J. Obstet. Gynec. 108 (1970) 47

BOWE, E.T., R.W. BEARD, M. FINSTER, P.J. POPPERS, K. ADAMSONS, L.S. JAMES: Releability of fetal blood sampling. Amer. J. Obstet. Gynec. 107 (1970) 279

BRETSCHER, J.: Fehler und Irrtum bei pH-Analysen von Mikroblutproben. Gynaecologia 162 (1966) 369

BRETSCHER, J.: Der Ablauf der fetalen Azidose und ihr Einfluß auf den post-partalen Zustand des Neugeborenen. Pädiat. Pädol. 3 (1967) 127

BRETSCHER, J.: Die Problematik von pH-Messungen aus Mikroblutproben. Pädiat. Pädol. 3 (1967) 146

BRETSCHER, J.: Pränatale Diagnostik. In: SCHWALM, H., G. DÖDERLEIN: Klinik der Frauenheilkunde und Geburtshilfe. Urban u. Schwarzenberg, München-Berlin-Wien 1970

BRETSCHER, J.: The microanalysis of fetal blood samples. In: HUNTINGFORD, P.J., K.A. HÜTER, E. SALING: 1st European Congress for Perinatal Medicine. Berlin, 28th-30th March 1968. Thieme, Stuttgart 1969

BRETSCHER, J.: Grenzsituationen zwischen Leben und Tod beim Feten und Neugeborenen. In: SALING, E., K.A. HÜTER: Fortschritte der Perinatalen Medizin. 2. Deutscher Kongreß für Perinatale Medizin, Berlin, 26.-28. Juni 1969. Thieme, Stuttgart 1971

BRETSCHER, J., E. SALING: pH values in the human fetus during labor. Amer. J. Obstet. Gynec. 97 (1967) 906

BRETSCHER, J., E. SALING: Azidotische Extremwerte beim menschlichen Fetus. Zbl. Gynäk. 91 (1969) 31

CALDEYRO-BARCIA, R., C. CASACUBERTA, R. BUSTOS, G. GIUSSI, L. GULIN, L. ESCARCENA, C. MENDEZ-BAUER: Correlation of intrapartum changes in fetal heart rate with fetal blood oxygen and acid-base state. In: ADAMSONS, K.: Diagnosis and treatment of fetal disorders. Springer, Berlin-Heidelberg-New York 1968

DEROM, R.: Der anaerobe Stoffwechsel der menschlichen Frucht. In: ELERT, R., K.A. HÜTER: Die Prophylaxe frühkindlicher Hirnschäden. Thieme, Stuttgart 1966

FISCHER, W.M.: Untersuchungen zum Säure/Base-Gleichgewicht im fetalen Blut vor der Geburt. Arch. Gynäk. 200 (1965) 543

FLIEGNER, J.R., N.A. BEISCHER, J.B. BROWN, L. TOWNSEND: The role of urinary oestriol estimation and fetal scalp blood sampling in high risk pregnancies. Aust. Z. J. Obstet. Gynaec. 10 (1970) 125

GANDY, G., N. CUNNINGHAM, K. ADAMSONS, L.S. JAMES: The validity of pH and pCO_2 measurements in capillary samples in sick and healthy newborn infants. Pediatrics 34 (1964) 192

GARE, D.J., J.C.G. WETHAM, J.D. HENRY: The Validity of Scalp Sampling. Amer. J. Obstet. Gynec. 99 (1967) 722

GRIMWADE, J.C.: The management of fetal distress with the use of fetal blood pH. Obstet. and Gynec. 106 (1970) 266

HICKL, E.J.: Untersuchungen sub partu und am Neugeborenen. Arch. Gynäk. 202 (1965) 345

HICKL, E.J.: Die Säure-Basen-Korrelation im mütterlichen und fetalen Blut vor der Geburt. Geburtsh. u. Frauenheilk. 26 (1966) 837

HUNTINGFORD, P.J.: A direct approach to the study of the fetus. Lancet (1964) I, 95

JACOBSON, L.: Studies on acid-base and electrolyte components of human foetal and maternal blood during labour. Studentenlitteratur, Lund 1970

JAMES, L.S., E. T. BOWE, H.H. BALFOUR: Predictability and complications of fetal blood sampling. In: ADAMSONS, K.: Diagnosis and treatment of fetal disorders. Springer, Berlin-Heidelberg-New York 1968

KERENYI, T.D., S. FALK, R.D. METTEL, B. WALKER: Acid-base balance and oxygen saturation of fetal scalp blood during normal and abnormal labors. Obstet. and Gynec. 36 (1970) 398

KUBLI, F.: Fetale Gefahrenzustände und ihre Diagnose. Thieme, Stuttgart 1966

KUBLI, F., D. BERG, J. HÜTER, F. ALBANDAR: Die Mikroblutuntersuchung am Fetus. III. Beitrag zum Problem des Säurebasengleichgewichts zwischen Mutter und Kind. Arch. Gynäk. 203 (1966) 300

KUBLI, F., D. BERG, G. KÖHNLEIN, J. HÜTER, D. BRETZ: Die Mikroblutuntersuchung am Fetus. I. Kritik der Methodik. Geburtsh. u. Frauenheilk. 26 (1966) 1537

LEE, K.H.: Vacuum extraction after fetal blood sampling. Aust. N. Z. J. Obstet. Gynaec. 10 (1970) 205

LEHMANN, V., H. WULF: Der Einfluß der Wehentätigkeit auf den Säure-Basen-Haushalt der Mutter. Arch. Gynäk. 203 (1966) 205

MAC DONALD, R.R., G.R. KELMAN: Problems of foetal blood sampling. J. Obstet. Gynaec. Brit. Cwlth. 74 (1967) 826

MACH, K., E. MÜLLER: Zur Prüfung der Meßgenauigkeit von pH- und pCO_2-Elektroden mittels einer neuen Testlösung (Versatol-Acid-Base). Anaesthesist 20 (1971) 38

MANN, L.I.: Effects of hypoxia on umbilical circulation and fetal metabolism. Amer. J. Physiol. 218 (1970) 1453

MARTIUS, G., E.J. HICKL: Die azidotische Gefährdung des Kindes im Verlauf der Geburt. Geburtsh. u. Frauenheilk. 26 (1966) 1152

ROOTH, G.: Clinical Acid-Base and Electrolyte Balance. Studentenlitteratur, Malmö 1970

ROOTH, G., B. THALME: Validity of buffer base and excess in perinatal acid-base studies. Amer. J. Obstet. Gynec. 108 (1970) 282

SALING, E.: Neue Untersuchungsmöglichkeiten des Kindes unter der Geburt (Einführung und Grundlagen). Geburtsh. u. Frauenheilk. 21 (1961) 905

SALING, E.: Untersuchungen des Kindes unter der Geburt durch Blutentnahme am vorangehenden Teil (Erste Ergebnisse). Geburtsh. u. Frauenheilk. 22 (1962) 69

SALING, E.: Neues Vorgehen zur Untersuchung des Kindes unter der Geburt. Einführung, Technik und Grundlagen. Arch. Gynäk. 197 (1962) 108

SALING, E.: Erstmalige Blutgasanalysen und pH-Messungen am Feten unter der Geburt und die klinische Bedeutung dieses neuen Verfahrens. Arch. Gynäk. 198 (1962) 82

SALING, E.: Die Wirkung einer O_2-Atmung der Mutter auf die Blutgase und den Säure-Basen-Haushalt des Feten. Geburtsh. u. Frauenheilk. 23 (1963) 528

SALING, E.: Der Einsatz neuer geburtshilflicher Untersuchungsmethoden zum Erkennen von Gefahrenzuständen des Kindes in utero. Berliner Med. 14 (1963) 401

SALING, E.: Die Blutgasverhältnisse und der Säure-Basen-Haushalt des Feten bei ungestörtem Geburtsablauf. Z. Geburtsh. Gynäk. 161 (1963) 262

SALING, E.: Technik der endoskopischen Mikroblutentnahme am Feten. Geburtsh. u. Frauenheilk. 24 (1964) 464

SALING, E.: Mikroblutuntersuchungen am Feten, klinischer Einsatz und erste Ergebnisse. Z. Geburtsh. Gynäk. 162 (1964) 56

SALING, E.: Neue Gesichtspunkte über den Ablauf fetaler Hypoxien. Zbl. Gynäk. 87 (1965) 190

SALING, E.: Stellungnahme zur Zuverlässigkeit der Mikroblutuntersuchungen am Feten. Geburtsh. u. Frauenheilk. 25 (1965) 1142

SALING, E.: Aktuelle klinische Fragen über den Gasstoffwechsel und den Säurebasenhaushalt beim Feten. Gynaecologia 161 (1966) 409

SALING, E.: Das Kind im Bereich der Geburtshilfe. Thieme, Stuttgart 1966

SALING, E.: Amnioscopy and fetal blood sampling. In: ADAMSONS, K.: Diagnosis and treatment of fetal disorders. Springer, Berlin-Heidelberg-New York 1968

SALING, E.: Diagnostische und therapeutische Maßnahmen bei hypoxischer Gefährdung des Kindes während und unmittelbar nach der Geburt. Pädiat. Pädiol. 4 (1968) 16

SALING, E.: Die perinatale Asphyxie. Frühdiagnostik und Frühtherapie. Fortschr. Med. 88 (1970) 211

SALING, E., H. RUMPELTES: Blutchemische Geburtsüberwachung. Med. Klin. 64 (1969) 1841

SALING, E., D. SCHNEIDER: Biochemical Supervision of the Foetus During Labour. J. Obstet. Gynaec. Brit. Cwlth. 74 (1967) 799

SCHNEIDER, D.: Die Überwachung des Feten durch pH-Messung und Mikroblutproben. Gynäkologe 2 (1969) 89

SCHNEIDER, D., St. KUBICKI, H. HÄUSLER, H. VENNEBUSCH, E. SALING: Nachuntersuchungen von Kindern, die sub partu durch Mikroblutuntersuchungen überwacht wurden. Gynaecologia 164 (1967) 179

SCHNEIDER, D., E. SALING: L'amnioscopie et les microanalyses du sang foetal. Med. et Hyg. 25 (1967) 353

STOLL, W.: Die Bestimmung der fetalen Säure-Basenverhältnisse. Zbl. Gynäk. 90 (1968) 1041

TERAMO, K.: The validity of foetal capillary blood samples during labour. Gynaecologia 167 (1969) 511

WULF, H.: Die Diagnose der intrauterinen Asphyxie. In: ELERT, R., K.A. HÜTER: Die Prophylaxe frühkindlicher Hirnschäden. Thieme, Stuttgart 1966

WULF, H.: A comparative study of actual blood gases and acid-base metabolism in maternal and fetal blood during parturition. In: HORSKY, J., Z.K. STEMBERA: Intrauterine dangers to the foetus. Excerpta Med. Found., Amsterdam 1967

WULF, H.: Wechselbeziehungen zwischen Mutter und Kind unter der Geburt. Fortschr. Med. 86 (1968) 741

ZERNIKOW, K.: Der Luftkontakteinfluß auf Mikroblutproben des Feten. Gynaecologia 161 (1966) 277

Fetal distress: Angels. Ausdruck für fetale Asphyxie*. Heute wird dieser Begriff immer mehr nur noch für die **äußerlich wahrnehmbaren Verdachtszeichen** der kindlichen Beeinträchtigung (Herztonalterationen, Mekoniumabgang) verwendet.

Fetal-EKG: Präpartale oder intrapartale fetale Elektrokardiographie; Aufnahme und Registrierung der bei der fetalen Herztätigkeit entstehenden Aktionspotentiale.

Zwei Arten der Ableitung werden unterschieden:

a) **Ableitung der fetalen Aktionspotentiale durch die mütterlichen Bauchdecken** hindurch (= **indirektes Fetal-EKG = Abdominal-EKG)**;
b) **Direkte Ableitung der fetalen Aktionspotentiale vom Kind** (= **direktes Fetal-EKG**).

Beim indirekten Fetal-EKG werden die fetalen Herzaktionspotentiale durch die mütterlichen Bauchdecken mit **externen Bauchdeckenelektroden** aufgenommen und mit empfindlichen Registriergeräten (z.B. EKG-Geräten mit Vorverstärkern) aufgeschrieben. Daneben werden beim indirekten Fetal-EKG immer die mütterlichen Aktionspotentiale mit registriert. Deswegen muß zur Diagnostik z.B. von fetalen R-Zacken-Amplituden darauf geachtet werden, daß fetale Aktionspotentiale ohne Überlagerungseffekte durch mütterliche Aktionen beurteilt werden.

Im klinischen Gebrauch hat sich zur indirekten (abdominalen) Fetal-Elektrokardiographie die

abdomino-dorsale Ableitung (BOLTE)

mit **vier rautenförmig am Abdomen** der schwangeren Frau befestigten Elektroden (Abb. 1), **einer dorsal** über der MICHAELIS'schen Raute und **einer am Oberschenkel** durchgesetzt. Da alle Elektrodenbipolar gegeneinander abgeleitet werden, resultieren **acht Standardableitungen.** Im allgemeinen wird nur das R-Zacken-Potential erfaßt, die Darstellung der P- und T-Wellen gelingt gewöhnlich nicht.

Bewertet werden:

1. die **Frequenz,**
2. der **Rhythmus,**
3. die **Höhe der Amplitude der fetalen R-Zacke** in der Ableitung, in der sie am größten ist,
4. die **Ausschlagrichtung** des Hauptsektors.

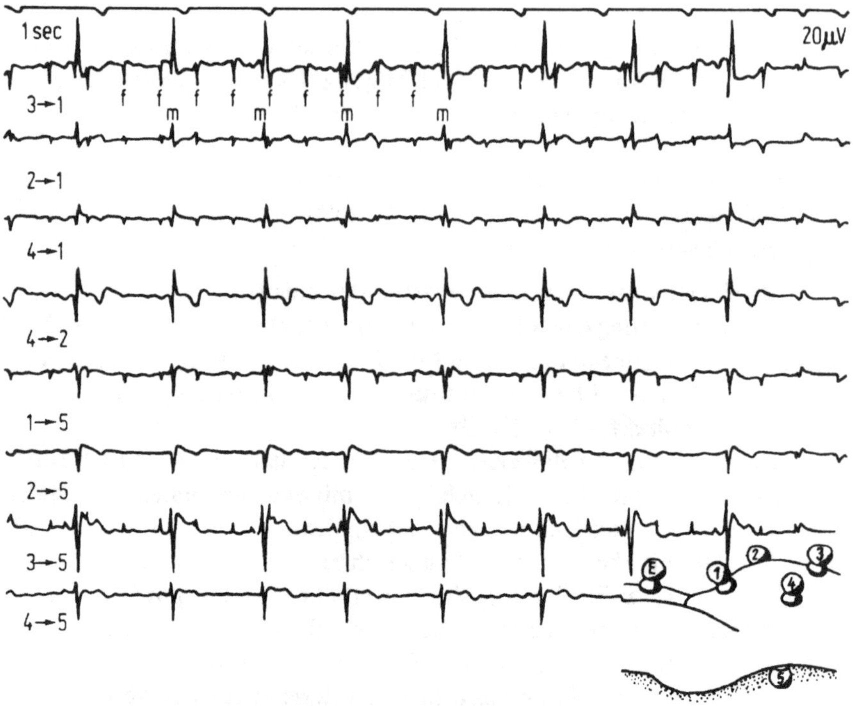

Abb. 1. Fetal-EKG mit acht Standardableitungen, Schädellage, Frequenz 126-168/min, R-Zacken-Amplitude, 58,1 Mikrovolt; nach BOLTE, A.: Die pränatale fetale Elektrokardiographie. Gynäkologe 2 (1969) 63

Mit diesen Befunden lassen sich Aussagen machen über

1. das **kindliche Leben,**
2. **Herzfrequenz-** und Rhythmusanomalien,
3. intrauterine **Kindslage,**
4. **Mehrlingsschwangerschaft,**
5. **Reifegrad** des Feten,
6. fetale **Gefährdung durch Plazentarinsuffizienz.**

Kindliches Leben ist nachgewiesen, wenn fetale Herzaktionen registriert werden können. Bei der indirekten Fetal-Elektrokardiographie ist dieser Nachweis nach BOLTE **etwa ab 17. Schwangerschaftswoche,** nach BAUMGARTEN ab 12. Woche möglich. Mit der direkten Fetal-Elektrokardiographie werden schon in früheren Schwangerschaftswochen (etwa ab 10. Woche) Ergebnisse erzielt, diese Methode hat sich wegen des großen Aufwandes aber nicht durchgesetzt. Fehldiagnosen nach Beginn der 17. Woche bei der indirekten Fetal-Elektrokardiographie kommen in etwa 2,5% der Fälle vor.

Große Sicherheit hat das Fetal-EKH zum Nachweis des fetalen Lebens von der 19.-26. Woche und von der 36. Woche bis zum Termin.

In der 27.-35. Woche ist einmaliges negatives Ableitungsergebnis nicht beweisend. Begründung: Durch die isolierende Wirkung der Vernix caseosa wird das ableitbare R-Zackenpotential kleiner. Mehrere negativ verlaufene Ergebnisse machen den intrauterinen Fruchttod aber wahrscheinlich.

Bei der **Lage-Bestimmung** zeigt die Ableitlinie (Verbindung zwischen den beiden Elektroden, die zur Ableitung gehören = bipolare Ableitung) mit dem kindlichen Potentialmaximum die Lage des Feten an (Abb. 1). Begründung: Die kindliche Rumpfachse stimmt mit dem elektrischen Hauptsektor überein.

Mehrlingsschwangerschaften mit lebenden Feten werden diagnostiziert, wenn **zwei oder mehr verschiedene Zackenrhythmen** abgeleitet werden können. Durch Analyse der Hauptsektoren lassen sich die Lagen der Feten bei Mehrlingsschwangerschaften feststellen.

Zur **Bestimmung des Schwangerschaftsalters und des fetalen Reifegrades** sind EKG-**Verlaufs**beobachtungen nötig. Die Reifebestimmung erfolgt durch **Messung der R-Zacken-Amplituden**, die sich während der Schwangerschaft ändern (Abb. 2):

17.-18. Woche: 8 Mikrovolt
25.-26. Woche: 25 Mikrovolt
29.-30. Woche: 11 Mikrovolt
38.-40. Woche: 40 Mikrovolt

Die Abnahme der Zackenamplitude in der 27.-35. Woche wird durch eine **isolierende Wirkung der Vernix caseosa** erklärt. Mit Hilfe dieses typischen Verhaltens der fetalen R-Zacken-Amplitude kann man auf die Schwangerschaftsdauer und den fetalen Reifegrad schließen, wobei zur sicheren Diagnostik 3 bis 4 Ableitungen in etwa 14- bis 21tägigen Abständen zu fordern sind.

Die Amplitude des R-Zacken-Potentials wird außerdem zur **Selektion der durch Plazentarinsuffizienz gefährdeten Kinder** (z.B. Präeklampsie, Diabetes) genutzt. Es hat sich gezeigt: Je höher (> 40 Mikrovolt) die pränatale R-Zacken-Amplitude war, desto häufiger hatten die Neugeborenen Zeichen einer Plazentarinsuffizienz.

> Betrug die R-Zacken-Amplitude mehr als 60 Mikrovolt, so besaßen 30% der untersuchten Kinder Zeichen einer Plazentarinsuffizienz.

Beim **direkten Fetal-EKG** werden die fetalen Herzaktionspotentiale **direkt vom Feten** abgeleitet.

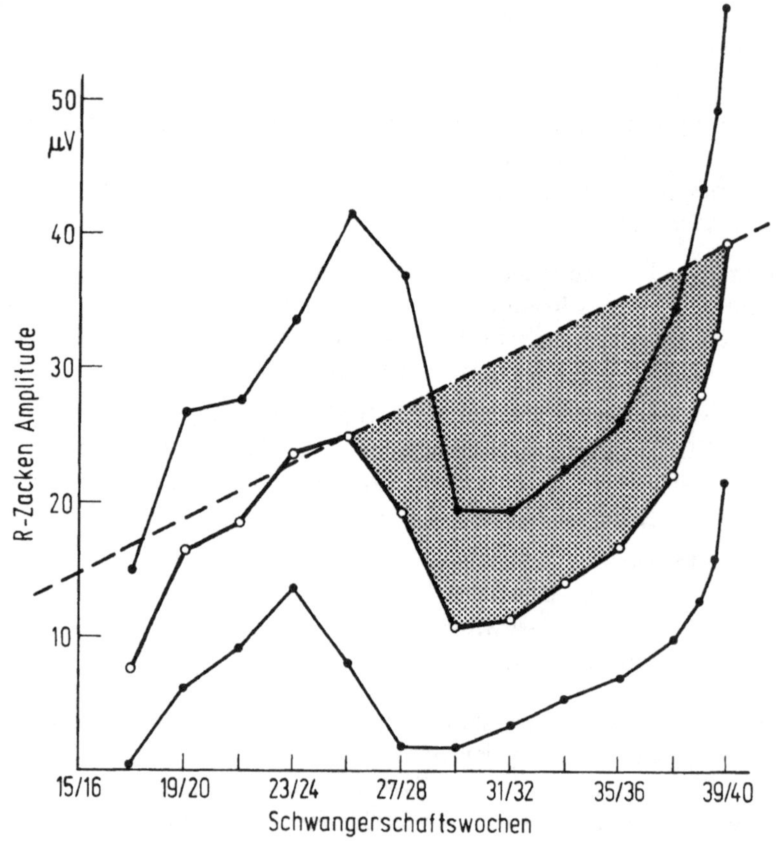

Abb. 2. Abhängigkeit der fetalen R-Zacken-Amplituden von der Schwangerschaftsdauer, ○ arithmetische Mittelwerte, ● Standardabweichung. Die gestrichelte Linie ist hypothetisch und deutet die wirkliche Entwicklung der fetalen Herzaktionspotentiale an. Die Niedervoltage (punktierte Fläche) wird als Isolierungseffekt durch Vernix caseosa angesehen; nach BOLTE, A.: Die pränatale fetale Elektrokardiographie. Gynäkologe 2 (1969) 63

a) Ableitung durch eine **Drahtelektrode, die durch transabdominale Amniozentese in die Glutäalgegend des Feten vorgeschoben** wird (CALDEYRO-BARCIA). Dieses Verfahren ist auch bei **stehender Blase** anwendbar. Mit ihm ist eine Ableitung früher in der Schwangerschaft möglich als mit der indirekten Fetal-Elektrokardiographie. Andererseits hat sich wegen des größeren Aufwandes die direkte Fetal-Elektrokardiographie zur Intensivüberwachung des gefährdeten Feten in der Schwangerschaft nicht durchgesetzt. Zur Diagnostik stehen die gleichen Merkmale wie bei der indirekten Fetal-Elektrokardiographie zur Verfügung.

b) Ableitung durch eine Elektrode **vom vorangehenden Teil des Feten,** dieses Verfahren ist **nur nach Blasensprengung bzw. bei gesprungener Blase** möglich, z.B. mit einer Clip-Elektrode (HON, KLÖCK), einer Nadelelektrode (SALING) oder einer Drahtelektrode (BAUMGARTEN).

In der Klinik wird das vom vorangehenden Teil des Kindes während der Geburt abgeleitete EKG-Potential für zwei Verfahren benutzt:

1. für die apparative **Herzschlagregistrierung*** und
2. für die eigentliche Fetal-Elektrokardiographie.

zu 1.:
Hierbei wird aus den abgeleiteten Potentialen die **Herzschlagfrequenz** ermittelt.

zu 2.:
Es soll möglich sein, aus bestimmten **Veränderungen des Kurvenverlaufs auf eine hypoxische Gefährdung** des Feten zu schließen, z.B. soll man an einer Verbreiterung des QRS-Komplexes, Veränderungen oder Verschwinden der P-Zacke oder Verlängerung der PQ-Zeit eine Nabelschnurkomplikation erkennen können.

Literatur

BAUMGARTEN, K.: Evalutation of the telemetric transmission of fetomaternal electrocardiograms. In: HORSKY, J., Z.K. STEMBERA: Intrauterine dangers to the foetus. Excerpta Medica Foundation, Amsterdam 1967

BERNSTINE, R.L.: Fetal electrocardiography and electro-encephalography. Thomas, Springfield 1961

BERNSTINE, R.L., W.J. BORKOWSKI: Prenatal fetal electro-encephalography. Amer. J. Obstet. Gynec. 77 (1959) 1116

BOLTE, A.: Zur Ableitung und Bewertung fetaler Herzaktionspotentiale bei schwangeren Frauen. Arch. Gynäk. 194 (1961) 594

BOLTE, A.: Die elektrokardiographische Diagnose der Zwillingsschwangerschaft. Geburtsh. u. Frauenheilk. 24 (1964) 850

BOLTE, A.: Der elektrokardiographische Nachweis des fetalen Lebens. Geburtsh. u. Frauenheilk. 25 (1965) 328

BOLTE, A.: Nachweis kindlichen Lebens. In: KÄSER, O., V. FRIEDBERG, K.G. OBER, K. THOMSEN, J. ZANDER: Gynäkologie und Geburtshilfe. Band 2. Thieme, Stuttgart 1967

BOLTE, A.: Die pränatale fetale Elektrokardiographie. Gynäkologe 2 (1969) 63

BOLTE, A., K.D. BACHMANN, G. KÜHN: Die fetalen Herzaktionspotentiale und ihre diagnostische Bedeutung. Ein Beitrag zur pränatalen Reifebestimmung mit Hilfe der fetalen Elektrokardiographie. Arch. Gyn. 203 (1966) 133

BOLTE, A., H. BAUERSCHMITZ: Amnioskopie, Zervixbefund und Geburtseinleitung bei Verdacht auf Plazentadysfunktion nach Selektion durch fetale Elektrokardiographie. Geburtsh. u. Frauenheilk. 29 (1969) 578

BOLTE, A., J. KESSLER, I. WINKHAUS: Zur Reifegradbestimmung in der Schwangerschaft. Geburtsh. u. Frauenheilk. 30 (1970) 616

BOLTE, A., K.D. BACHMANN, G. STROTHMANN: Verlängerte Schwangerschaftsdauer und Placentadysfunktion. Arch. Gynäk. 209 (1970) 339

BRADY, J.P., L.S. JAMES: Heart rate changes in the fetus and newborn infant during labor, delivery and the immediate neonatal period. Amer. J. Obstet. Gynec. 84 (1962) 1

BRADY, J.P., L.S. JAMES: Fetal electrocardiographic studies. Amer. J. Obstet. Gynec. 86 (1963) 785

CREMER, M.: Über die direkte Ableitung der Aktionsströme des menschlichen Herzens vom Oesophagus und über das Elektrokardiogramm des Fetus. Münch. med. Wschr. 53 (1906) 811

FIGUEROA-LONGO, J.G., J.J. POSEIRO, L.O. ALVAREZ, R. CALDEYRO-BARCIA: Fetal electrocardiogram at term labor obtained with subcutaneous fetal electrodes. Amer. J. Obstet. Gynec. 96 (1966) 556

GRUBER, W., K. BAUMGARTEN, H. FRÖHLICH, A. SEIDL: Über den Wert der direkten fetalen Elektrokardiographie. Arch. Gynäk. 211 (1971) 273

HON, E.H.: Electronic evaluation of the fetal heart rate. IV. Fetal distress – a working hypothesis. Amer. J. Obstet. Gynec. 83 (1962) 333

HON, E.H.: Instrumentation of fetal heart rate and fetal electrocardiography. III. Fetal ECG electrodes: further observations. Obstet. and Gynec. 30 (1967) 281

HON, E.H., O.W. HESS: The clinical value of fetal electrocardiography. Amer. J. Obstet. Gynec. 79 (1960) 1012

HON, E.H., S.T. LEE: The fetal electrocardiogram. I. The electrocardiogram of the dying fetus. Obstet. and Gynec. 87 (1963) 804

HON, E.H. S.T. LEE: The fetal electrocardiogram. III. Display techniques. Obstet. and Gynec. 91 (1965) 56

KOUBENEC, H.J., H. HOFFBAUER: Über ein Instrument zum Anlegen der HONschen Skalpelektrode. Geburtsh. u. Frauenheilk. 30 (1970) 231

KAPLAN, S., S. TOYAMA: Fetal electrocardiography. Obstet. and Gynec. 11 (1958) 391

KLÖCK, F.K.: Eine Elektrode zur direkten fetalen Elektrokardiographie nach einem neuen Herstellungsverfahren und zur Mehrfachanwendung.. Geburtsh. u. Frauenheilk. 30 (1970) 742

KLÖCK, F.K., H. JUNG: Die kontinuierliche Registrierung der fetalen Herzfrequenz mittels der elektrischen Impulsabnahme. Geburtsh. u. Frauenheilk. 29 (1969) 617

KLÖCK, F.K., R. AUSTERMANN, H. JUNG: Bisherige Erfahrungen mit der direkten fetalen Elektrokardiographie. Geburtsh. u. Frauenheilk. 31 (1971) 119

KREUZER, G., E. BOQUOJ: Fetale Elektrokardiographie. Münch. med. Wschr. 109 (1967) 784

LARKS, S.P.: Fetal electrocardiography. Thomas, Springfield 1961
LARKS, S.P.: Estimation of the electrical axis of the fetal heart. Amer. J. Obstet. Gynec. 91 (1965) 46
LEPAGE, F., Cl. SUREAU, J. CHAVINIE, P. MENKES: Foetal electrocardiography in early diagnosis of foetal distress during labour. In: HORSKY, J., Z.K. STEMBERA: Intrauterine dangers to the foetus. Excerpta Medica Foundation, Amsterdam 1967
MANN, L.J., J.W. PRICHARD, D. SYMMES: EGG, ECG and acid base observations during acute fetal hypoxia. Amer. J. Obstet. Gynec. 106 (1970) 39
SALING, E.: Das Kind im Bereich der Geburtshilfe. Thieme, Stuttgart 1966
SALING, E.: Verbesserung der apparativen Herzschlagregistrierung beim Feten unter der Geburt. Fortschr. Med. 87 (1969) 777
SOUTHERN, E.M.: Fetal anoxia and its possible relation to changes in the prenatal fetal ECG. Amer. J. Obstet. Gynec. 73 (1957) 233
SRP, B., A. KRAVKA, M. GRAF, J. KUCERA, P. PELIKAN: Fetal electrocardiography. In: HORSKY, J., Z.K. STEMBERA: Intrauterine dangers to the foetus. Excerpta Medica Foundation, Amsterdam 1967
TSCHATSCHAWA, K.W., O.N. BUDSHIASCHWILI, P.I. KINTRAJA: Direkte Elektrokardiographie des Kindes bei normaler, Zangen- und Vakuum-Extraktor-Geburt. Fortschr. Med. 84 (1966) 827
WIMMER, P.: Ergebnisse der Abdominal-Elektrokardiographie. Geburtsh. u. Frauenheilk. 14 (1954) 115
ZIPPEL, W.: Die fetale Elektrokardiographie und deren praktische Bedeutung. Zbl. Gynäk. 77 (1955) 985

Fetopathie: Pränatale Erkrankung des Kindes nach abgeschlossener Organogenese, d.h. nach dem 3. Schwangerschaftsmonat.

Mögliche Ursachen:

Virusinfektionen (Zytomegalie*, Röteln* u.a.)
Protozoeninfektion (Toxoplasmose*)
Bakterielle Infektionen (Listeriose, Syphilis*, Tuberkulose)
Blutgruppenunverträglichkeit zwischen Mutter und Kind (Morbus* haemolyticus fetalis)
Medikamenteneinfluß (Tetracyclin, Streptomycin u.a.)
Mangelkrankheiten (intrauterine Mangelentwicklung* infolge Plazentarinsuffizienz* oder mütterlichen Nährstoffmangels, Sauerstoffmangel)
Mütterliche Stoffwechselkrankheit (Diabetes* mellitus, Hyperthyreose u.a.)

Literatur

THALHAMMER, O.: Pränatale Erkrankungen des Menschen. Thieme, Stuttgart 1967

Fettgewebe, braunes: s. Adaptation, perinatale.

Flockenzeichen: s. intrauteriner* Fruchttod.

Fruchttod, intrauteriner: s. intrauteriner* Fruchttod.

Fruchtwasser: Liquor amnii; Flüssigkeit in der Amnionhöhle. Es ist eine klare Flüssigkeit mit suspendierten Vernixflocken, Wollhaaren, Epidermisschüppchen u.a. Das Fruchtwasser hat folgende Funktionen:

1. **Schutzfunktionen**: Schutz vor Austrocknung und mechanischen Insulten.
2. **Transport- und Austauschfunktionen**: Transport von Nähr- und Stoffwechselprodukten

Fruchtwassermenge: Beträgt in der 20. Woche etwa 500 ml.Für die **erste Schwangerschaftshälfte** kann die Fruchtwassermenge nach folgenden Formeln berechnet werden:
11.-15. Woche: $V = 25\ (w - 10)$
16.-20. Woche: $V = 50\ (w - 12{,}5)$
V = Fruchtwassermenge in ml
w = Anzahl der Schwangerschaftswochen
Der Austausch erfolgt zu diesem Zeitpunkt vor allem **paraplazentar** über die Eihäute direkt zwischen Mutter und Fruchtwasser. In der **zweiten Schwangerschaftshälfte** nimmt das Fruchtwasser auf etwa 1000 ml in der 38. Woche zu. Von der 39. Woche an geht die Menge wöchentlich um etwa 100 ml wieder zurück (Abb. 1).

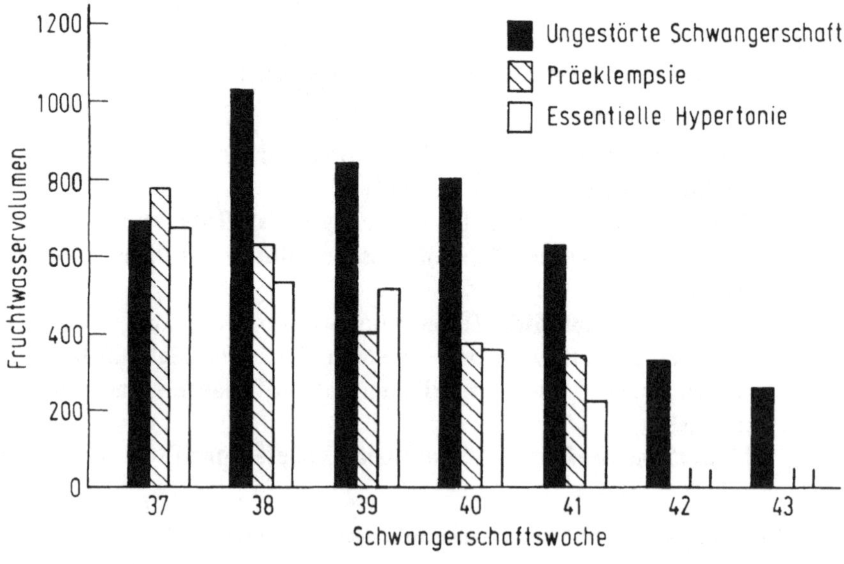

Abb. 1. Durchschnittliches Fruchtwasservolumen in der 37.-43. Schwangerschaftswoche bei normaler, präeklamptischer und essentiell hypertonischer Schwangerschaft; nach ELLIOT, P.M., W.H.W. INMAN: Volume of liquor amnii in normal and abnormal pregnancy. Lancet (1961) II, 835

Am Termin beträgt die normale Fruchtwassermenge durchschnittlich etwa 800 ml, der Normalbereich liegt zwischen 300 und 1500 ml.

Bei Überschreiten des Termins nimmt sie erheblich ab, auf durchschnittlich 240 ml in der 43. Woche.

Von der 12. Schwangerschaftswoche an ist der Fet durch Schlucken und Resorption des Fruchtwassers in den Fruchtwasserkreislauf eingeschaltet.

Fruchtwasseraustausch: Das Fruchtwasser ist ein dynamisches Substrat, d.h. es findet ein ständiger Austausch des Fruchtwassers zwischen Mutter und Fet statt.

Am Termin wird innerhalb von 2 Stunden die gesamte Flüssigkeit erneuert.

Gebildet wird das Fruchtwasser vom **Amnionepithel**, ab 12. Schwangerschaftswoche ist die **fetale Urinausscheidung** an der Fruchtwasserbildung beteiligt. Die Resorption erfolgt **direkt über die Eihäute** zur Mutter oder **indirekt über den Darm und Respirationstrakt** nach Schlucken des Fruchtwassers durch den Feten. Die resorbierten Anteile gelangen dann über den fetalen Kreislauf und die Nabelschnur zur Plazenta. Die Haut des Feten ist am Fruchtwasseraustausch in der Frühschwangerschaft möglicherweise beteiligt. Sie ist in der Spätschwangerschaft nicht wesentlich beteiligt. Wegen des Wasserwechsels können Störungen bei der Produktion und Resorption zu pathologischen Fruchtwassermengen führen. Vermehrung über 2000 ml nennt man **Hydramnion** (= Polyhydramnion), Verminderung unter 100 ml nennt man **Obligohydramnion.**

Neben dem eigentlichen **Wasseraustausch** findet auch ein Austausch von anderen Substanzen zwischen Fruchtwasser und mütterlichem Blutkreislauf und zwischen Fruchtwasser und Fet statt. Mengenmäßig tritt dieser paraplazentare Stoffaustausch hinter dem plazentaren Austausch zurück.

Zusammensetzung (Abb. 2, 3): Es besteht eine respiratorische und metabolische Azidose des Fruchtwassers gegenüber dem mütterlichen Blut; das pH liegt um 7,0, pCO_2 etwa bei 50 mm Hg und das Standardbikarbonat um 15 maeq/l. Ferner liegt eine metabolische Azidose gegenüber dem fetalen Blut vor, CO_2 und pCO_2 des Fruchtwassers entsprechen denjenigen des fetalen Gewebes. Die aktuellen Blutgase (O_2, CO_2) gelangen nur indirekt über den Feten in das Fruchtwasser.

	pH	Na	K	Ca	Mg	Cl	HPO_4	HCO_3	Eiweiß mg%	Milch-säure maeq/l	Glucose mg%	Harn-stoff	Rest-N	alk. Phos-phat.
$\bar{x}$	7,10	137,1	4,2	3,7	1,3	109,1	1,98	16,7	337,9	9,1	48,1	23,4	23,9	0,7
s	0,10	3,48	0,38	0,72	0,07	3,94	0,53	4,4	177,2	1,5	11,8	4,1	5,1	0,7
$\bar{x} \pm 2s$	6,9 bis 7,3	130,1 bis 144,1	3,4 bis 5,0	2,3 bis 5,1	1,16 bis 1,41	101,3 bis 117	0,92 bis 3,04	7,9 bis 25,5	0 bis 692,3	6,1 bis 12,1	24,5 bis 71,7	15,2 bis 31,6	13,7 bis 34,1	0 bis 2,1

$\bar{x}$ = Arithmetisches Mittel; s = Standardabweichung $\bar{x} \pm 2s$ = Normalbereich

Abb. 2. Fruchtwasser bei Frühschwangerschaft (10.-16. Woche); nach SCHREINER, W.E.: Fruchtwasser und Fetus. Karger, Basel-New York 1964

	pH	Na	K	Ca	Mg	Cl	HPO_4	HCO_3	Eiweiß mg%	Milch-säure maeq/l	Glucose mg%	Harn-stoff	Rest-N	alk. Phos-phat.
$\bar{x}$	7,00	127,7	4,7	3,2	0,99	104,8	0,88	13,0	523,0	6,6	22,2	33,4	30,6	3,3
s	0,08	6,07	0,57	0,35	0,04	4,80	0,37	1,4	301,3	1,13	11,6	11,31	5,32	4,0
$\bar{x} \pm 2s$	6,84 bis 7,16	115,6 bis 139,8	3,6 bis 5,8	2,5 bis 3,9	0,91 bis 1,07	95,2 bis 114,4	0,14 bis 1,62	10,2 bis 15,8	0 bis 1125,6	4,3 bis 8,9	0 bis 45,4	10,8 bis 56	20,0 bis 41,2	0 bis 7,3

$\bar{x}$ = Arithmetisches Mittel; s = Standardabweichung; $\bar{x} \pm 2s$ = Normalbereich

Abb. 3. Fruchtwasser bei Terminschwangerschaft (35.-40. Woche); nach SCHREINER, W.E.: Fruchtwasser und Fetus. Karger, Basel-New York 1964

Andererseits gibt es Stoffe (z.B. Harnstoff), die direkt aus dem Fruchtwasser durch die Eihäute in die mütterliche Blutbahn wechseln. Die **Harnstoffkonzentration** im Fruchtwasser steigt von etwa 23 mg% in der Frühschwangerschaft auf 33 mg% am Termin an. Der **Glukosegehalt** des Fruchtwassers ist mit 22 mg% niedriger als im mütterlichen Blut, während der **Milchsäuregehalt** mit etwa 7 maeq/l (60 mg%) gegenüber dem mütterlichen Blut deutlich erhöht ist. Der **Eiweißgehalt** im Fruchtwasser beträgt am Termin etwa 500 mg%. Die **Natriumkonzentration** ist mit 128 maeq/l niedriger als im mütterlichen Blut, während der **Chloridgehalt** etwas höher liegt. Die im Fruchtwasser vorhandenen **Enzyme** (Proteinasen, Peptidasen) sollen bei der Fruchtwasserembolie eine klinische Bedeutung haben.

Veränderungen der Fruchtwasserzusammensetzung werden durch die Fruchtwasserdiagnostik* bei der Intensivüberwachung des gefährdeten Feten erfaßt.

Literatur

ELLIOT, P.M., W.H.W. JAMAN: Volume of liquor amnii in normal and abnormal pregnancy. Lancet (1961) II, 835

FLEXNER, L.B., D.B. COWIE, L.M. HELLMAN, W.S. WILDE, G.J. VOSBURGH: The permeability of the human placenta to Na in normal and abnormal pregnancies and the supply of sodium to the human fetus as determined with radioactive Na. Amer. J. Obstet. Gynec. 55 (1948) 469

HANON, F., M. COQUOIN-CARUOT, P. PIQUARD: Le liquide amniotique (Systime amniotique). Masson, Paris 1955

MURRAY, J., D.L. NORRIE, C.R.J. RUTHVEN: Liquor Bilirubin Levels in Normal Pregnancy: A Reassesment of Early Prediction of Haemolytic Disease. Brit. med. J. (1970) 387

PLENTL, A.A., D.C. HUTCHINSON: Determination of deuterium exchange rates between maternal circulation and amniotic fluid. Proc. Soc. exp. Biol. (N.Y.) 82 (1953) 681

PLENTL, A.A.: The origin of amniotic fluid. In: VILLEE, C.A.: Gestation. Macy, New York 1958

PLENTL, A.A.: The dynamics of amniotic fluid. Ann. N.Y. Acad. Sci. 75 (1959) 746

QUILLIGAN, E.J.: Amniotic fluid gas tension. Amer. J. Obstet. Gynec. 84 (1962) 20

ROMNEY, S.L., T. KANEOKA, P.V. GABEL: Perinatal oxygen environment. Amer. J. Obstet. Gynec. 84 (1962) 25

SCHREINER, W.E.: Fruchtwasser und Fetus. Karger, Basel-New York 1964

SINHA, R., M. CARLTON: The volume and composition of amniotic fluid in early pregnancy. J. Obstet. Gynaec. Brit. Cwlth. 77 (1970) 211

SJÖSTEDT, S., G. ROOTH, F. CALIGARA: Oxygen tension of amniotic fluid. Amer. J. Obstet. Gynec. 76 (1958) 1226

VOSBURGH, G.J., B. FLEXNER, D.B. COWIE, L.M. HELLMAN, N.K. PROCTOR, W.S. WILDE: The rate of renewal in women of the water and sodium of the amniotic fluid as determined by tracer techniques. Amer. J. Obstet. Gynec. 56 (1948) 1156

WALSH, S.Z.: Circulation of amniotic fluid. Clin. Pediat. (Phila.) 9 (1970) 723
WAGNER, G., F. FUCHS: The volume of amniotic fluid in the first half of human pregnancy. J. Obstet. Gynaec. Brit. Cwlth. 69 (1962) 131

Fruchtwasserdiagnostik: Untersuchung des Fruchtwassers zur Kontrolle der Reife und des Gesundheitszustandes des Feten.

Bei der Fruchtwasserdiagnostik sind zu unterscheiden:

A. **Optische Fruchtwasserdiagnostik**: Einfache visuelle Untersuchung des Fruchtwassers um festzustellen, ob eine Verfärbung vorliegt. Die Verfärbung beruht meist auf der Beimengung von Mekonium.

In der Spätschwangerschaft (nach der 32.-35. Woche) und zu Beginn der Geburt, solange die Blase steht, wird die optische Fruchtwasserdiagnostik durch die **Amnioskopie*** oder mit Hilfe der transabdominalen **Amniozentese*** durchgeführt. Wird die Blase aus irgendeinem Grund geöffnet, kann man sie punktieren und eine evtl. vorhandene Verfärbung des Fruchtwassers feststellen. Nach Blasensprung wird das aus der Scheide abfließende Fruchtwasser beobachtet.

Zur optischen Fruchtwasserdiagnostik gehört auch die Fruchtwasser*-Spektrophotometrie.

B. **Biochemische Fruchtwasserdiagnostik**: Das Fruchtwasser befindet sich in einem dauernden raschen Austausch zwischen Fet und Mutter; es ist also keine statische, sondern eine dynamische Flüssigkeit. Am Termin wird in etwa 2 Stunden das Fruchtwasser „erneuert". Andere Fruchtwasserbestandteile haben andere, längere Austauschgrößen; z.B.

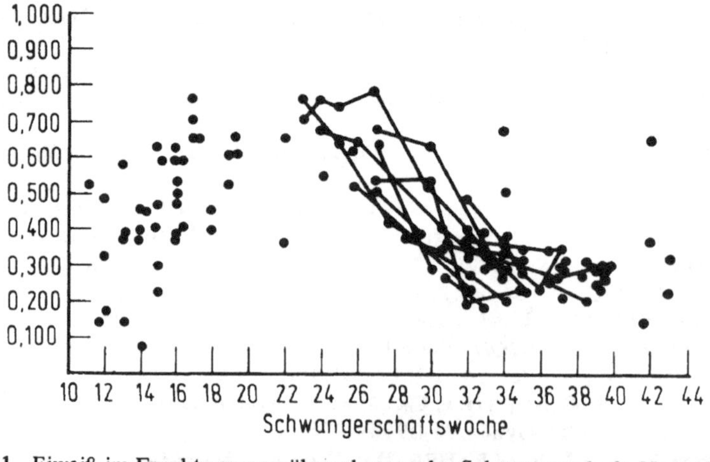

Abb. 1. Eiweiß im Fruchtwasser während normaler Schwangerschaft. Verlaufsbestimmungen einzelner Fälle sind durch Linien verbunden; nach QUEENAN, J.T., E.C. GADOW, P. BACHNER, S.F. KUBARYCH: Amniotic fluid in normal and Rh-sensitized Pregnancies. Amer. J. Obstet. Gynec. 108 (1970) 406

werden die Elektrolyte innerhalb 8 Stunden ausgetauscht. Aufgrund des Stoffaustausches zwischen Fet und Fruchtwasser soll die Zusammensetzung des Fruchtwassers ein Spiegelbild des fetalen Stoffwechsels sein. Mit Hilfe der Konzentrationsbestimmung verschiedener Stoffe (O_2, CO_2, pH, Glukose, Kreatinin u.a.) im Fruchtwasser, das durch transabdominale Amniozentese gewonnen werden kann, wird eine **Zustandsdiagnostik des Feten** versucht.

Für die Erkennung der **akuten** fetalen Hypoxie gibt es bis jetzt keinen geeigneten biochemischen Test aus dem Fruchtwasser. Dagegen scheinen in **chronischen** Fällen des Sauerstoffmangels deutliche Änderungen der Glukose- und Harnstoffkonzentration zu bestehen. Diese Bestimmungen können für die Beurteilung der Reife und des Gesundheitszustandes des Feten wertvoll sein. Die Befunde haben mehr Bedeutung für die Erforschung der fetalen Physiologie als für die klinische Routinediagnostik Sie können aber auch für die Klinik von Bedeutung

Substanz	Durchschnittswert	Normbereich
Gesamt-Eiweiß	2,60 g/l	1,60 - 3,50 g/l
Albumin	56,7%	51,8 - 73,4%
$Alpha_1$-Globulin	6,8%	6,0 - 10,7%
$Alpha_2$-Globulin	6,3%	4,6 - 9,7%
$Alpha_1$- und $Alpha_2$-Globulin	12,2%	8,7 - 16,2%
Beta-Globulin	16,1%	11,0 - 23,6%
Gamma-Globulin	10,8%	8,8 - 20,0%

Abb. 2. Eiweißfraktionen des Fruchtwassers; nach BONSNESS, R.W.: Composition of Amniotic Fluid. Clinical Obstet. and Gynec. 9 (1966) 440

sein; z.B., wenn in einem Fall die Fruchtwassermenge vermindert ist (Verdacht auf Übertragung) und zugleich die Kreatininkonzentration im Fruchtwasser erhöht gefunden wird.

Für die Fruchtwasserdiagnostik sind nach heutiger Auffassung die folgenden Bestandteile wichtig:

1. **Proteine**: Die Konzentration der Proteine im Fruchtwasser macht etwa 1/10-1/20 der Konzentration im Serum (Abb. 1) aus. Die elektrophoretisch trennbaren Eiweiß-Fraktionen (Abb. 2) des Fruchtwassers ähneln denen der Serumelektrophorese. Beim Hydrops fetus im Rahmen des Morbus haemolyticus fetalis kann die Proteinkonzentration 800 mg% – auch vor der 30. Woche – übersteigen. Bei intrauterinem Tod, Anenzephalus und fetalen Anomalien sind erhöhte Proteinkonzentrationen beschrieben worden.

Aminosäuren und verwandte Substanzen im Fruchtwasser (mg pro 100 ml)

Schwangerschaftswoche	9. - 12.		13. - 16.		17. - 24.		25. - 32.		33. - 36.		37. - 40.		Plasma*	Plasma†
Aminosäure	D	N	D	N	D	N	D	N	D	N	D	N	D	D
Cysteinsäure	0,11	0,05 - 0,18	0,16	0,07 - 0,26	0,14	0,10 - 0,21	0,13	0,10 - 0,16	0,17	0,08 - 0,26	0,19	0,13 - 0,28	–	–
Phosphoäthanolamin	0,06	0,00 - 0,28	0,18	0,06 - 0,28	0,13	0,00 - 0,44	0,06	0,00 - 0,21	0,22	0,00 - 0,27	0,13	0,04 - 0,25	–	–
Taurin	1,63	0,73 - 2,49	3,38	0,91 - 7,17	1,71	0,54 - 5,15	1,24	0,82 - 1,99	1,69	1,11 - 2,76	1,74	1,06 - 2,74	1,76	0,83
Hydroxyprolin	0,38	0,01 - 0,56	0,52	0,40 - 0,67	0,50	0,25 - 0,63	0,48	0,29 - 0,61	0,33	0,15 - 0,50	0,28	0,13 - 0,49	–	–
Asparaginsäure	0,12	0,00 - 0,55	0,47	0,04 - 1,03	0,14	0,00 - 0,54	0,04	0,00 - 0,10	0,04	0,00 - 0,06	0,03	0,00 - 0,05	0,11	0,22
Threonin	1,97	1,23 - 2,74	3,03	1,64 - 3,97	2,50	1,87 - 3,21	1,73	1,08 - 2,28	1,15	0,82 - 1,86	1,24	0,55 - 1,99	2,59	1,94
Serin	0,57	0,40 - 0,91	0,50	0,27 - 0,96	0,40	0,28 - 0,65	0,39	0,26 - 0,54	0,29	0,20 - 0,52	0,33	0,21 - 0,55	1,72	1,18
Glutamin	3,09	1,09 - 6,10	2,22	0,50 - 4,29	3,38	0,00 - 5,38	4,92	2,42 - 8,45	2,74	1,73 - 5,84	3,86	1,72 - 5,34	11,16	8,30
Asparagin	0,20	0,04 - 0,41	0,33	0,25 - 0,47	0,20	0,06 - 0,66	0,08	0,04 - 0,12	0,07	0,04 - 0,12	0,06	0,00 - 0,13	0,60	0,57
Glutaminsäure	2,02	1,14 - 3,12	4,40	2,01 - 8,98	3,51	0,56 - 7,84	0,54	0,25 - 0,82	0,25	0,13 - 0,34	0,45	0,21 - 0,64	0,76	0,86
Prolin	1,82	1,05 - 3,47	1,61	0,57 - 2,64	1,51	0,98 - 2,19	1,85	1,24 - 2,37	1,19	0,77 - 2,18	1,29	1,00 - 1,98	2,13	2,71
Glycin	1,81	1,23 - 2,92	1,55	0,71 - 2,91	1,68	1,29 - 2,04	1,44	0,77 - 2,18	0,82	0,61 - 1,27	1,14	0,47 - 1,79	2,58	1,74
Alanin	4,14	2,37 - 5,47	4,50	2,90 - 7,46	3,49	2,53 - 4,80	2,20	1,39 - 2,68	1,26	0,82 - 2,31	1,81	0,93 - 2,66	2,94	3,07
Cystin	0,73	0,29 - 1,66	1,54	0,90 - 2,06	1,20	0,73 - 1,82	1,12	0,65 - 1,70	0,89	0,61 - 1,24	0,79	0,48 - 1,26	1,47	1,77
Valin	2,49	1,64 - 3,44	3,08	1,85 - 4,03	1,32	0,96 - 1,59	0,74	0,50 - 1,13	0,51	0,25 - 0,94	0,54	0,27 - 0,82	1,60	1,99
Methionin	0,39	0,21 - 0,57	0,49	0,27 - 0,87	0,25	0,13 - 0,42	0,10	0,04 - 0,17	0,04	0,00 - 0,11	0,08	0,00 - 0,13	0,44	0,32
Isoleucin	0,69	0,47 - 0,94	0,84	0,45 - 1,16	0,32	0,12 - 0,49	0,12	0,08 - 0,18	0,08	0,00 - 0,17	0,13	0,07 - 0,21	0,52	0,71
Leucin	1,77	1,21 - 2,36	1,87	0,97 - 2,59	0,71	0,34 - 2,09	0,27	0,18 - 0,39	0,18	0,12 - 0,38	0,25	0,17 - 0,33	0,95	1,32
Tyrosin	1,24	0,95 - 1,51	1,38	0,86 - 2,44	0,83	0,47 - 1,70	0,34	0,23 - 0,54	0,20	0,14 - 0,42	0,26	0,11 - 0,38	1,26	0,91
Phenylalanin	1,38	0,82 - 2,00	1,36	0,81 - 2,26	0,89	0,49 - 1,64	0,35	0,18 - 0,47	0,21	0,15 - 0,43	0,28	0,13 - 0,41	1,30	0,95
Äthanolamin	0,10	0,00 - 0,44	0,35	0,00 - 1,03	0,18	0,00 - 0,63	0,16	0,00 - 0,26	0,25	0,08 - 0,36	0,24	0,00 - 0,43	0,32	0,01
Ornithin	0,79	0,48 - 0,94	0,82	0,50 - 1,28	0,44	0,28 - 0,60	0,34	0,20 - 0,51	0,23	0,17 - 0,32	0,32	0,13 - 0,56	1,21	0,92
Lysin	5,05	2,70 - 7,06	4,96	2,66 - 7,22	2,84	1,64 - 5,49	1,77	1,27 - 2,87	1,32	0,92 - 2,04	1,37	0,73 - 2,18	2,93	2,54
Histidin	1,55	0,85 - 2,20	1,81	1,10 - 2,63	1,41	1,17 - 2,00	0,99	0,70 - 1,73	0,57	0,39 - 1,11	0,68	0,44 - 0,98	1,19	1,24
Tryptophan	0,12	0,00 - 0,28	0,23	0,00 - 0,40	0,11	0,00 - 0,40	0,00	–	0,01	0,00 - 0,05	0,02	0,00 - 0,05	0,65	0,98
Arginin	1,52	1,04 - 1,83	1,46	0,69 - 2,49	0,90	0,49 - 1,68	0,59	0,36 - 0,83	0,32	0,25 - 0,48	0,33	0,19 - 0,45	0,94	1,43
α-Aminonitrogen	4,01	2,98 - 4,85	6,98	5,40 - 9,10	4,04	3,10 - 5,40	3,33	1,10 - 4,15	2,54	1,95 - 3,35	3,95	2,35 - 5,85	–	–

* = Durchschnittswert für Kinder vor der ersten Nahrungsaufnahme † = gesunde Erwachsene
D = Durchschnittswert, N = Normbereich

Abb. 3. Aminosäuren im Fruchtwasser (Angaben in mg%); nach EMERY, A.E.H., D. BURT, M.M. NELSON, J.B. SCRIMGEOUR: Antenatal Diagnosis and Aminoacid Composition of Amniotic Fluid. Lancet I (1970) 1307

Die **Aminosäuren** (Abb. 3) werden in der gleichen Konzentration wie im mütterlichen Plasma gefunden. Nach neuesten Forschungsergebnissen kann die Bestimmung pathologischer Konzentrationen einzelner Aminosäuren bei der **pränatalen Erkennung von Stoffwechselstörungen** wertvoll sein, z.B. erhöhte Konzentrationen von Valin, Leuzin und Isoleuzin im Fruchtwasser bei der Ahornsirup-Krankheit des Feten.

2. **Kreatinin**: Die Kreatininkonzentration im Fruchtwasser ist in der Frühschwangerschaft die gleiche wie im mütterlichen Plasma. Sie steigt im Verlauf der Schwangerschaft bis auf etwa 2 mg% in der 36. Woche an (Abb. 4). Bei diesem Anstieg scheint die fetale Miktion eine bedeutende Rolle zu spielen.

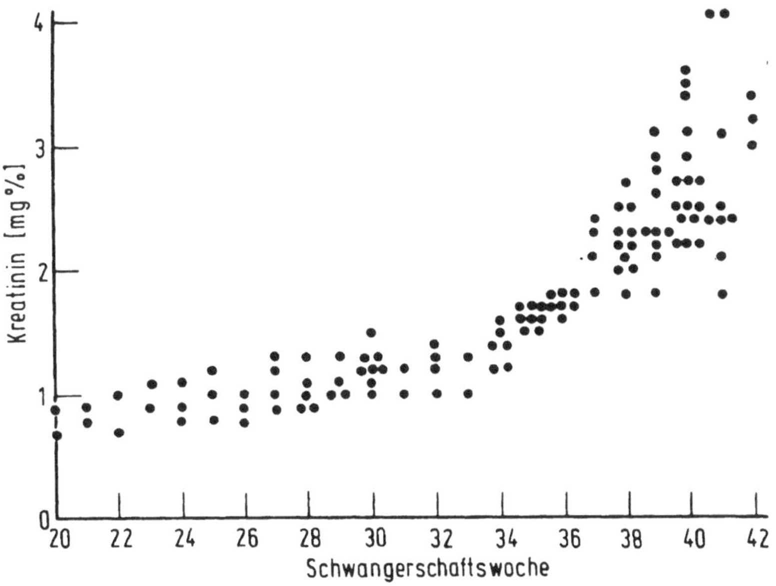

Abb. 4. Kreatinin-Konzentration im Fruchtwasser während normaler Schwangerschaft; nach PITKIN, R.M., S.J. ZWIREK: Amniotic fluid creatinine. Amer. J. Obstet. Gynec. 98 (1967) 1135

3. **Harnstoff**: Die Harnstoffkonzentration entspricht in der Frühschwangerschaft der Harnstoffkonzentration im mütterlichen Plasma und steigt im Verlauf der Schwangerschaft bis auf 34 mg% am Termin an (Abb. 5). Auch die Konzentrationssteigerung des Harnstoffes wird durch die fetale Miktion erklärt. Bei der echten Übertragung* ist die Harnstoffkonzentration statistisch signifikant erhöht.

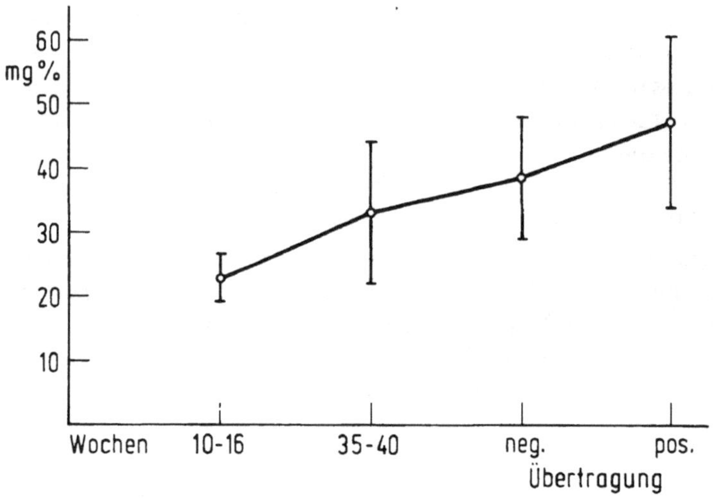

Abb. 5. Harnstoffkonzentration im Fruchtwasser während der normalen Schwangerschaft und bei Übertragung; nach SCHMID, J., Th. REICH, W.E. SCHREINER: Fruchtwasser und kindliche Übertragung. Gynaecologia 167 (1969) 363

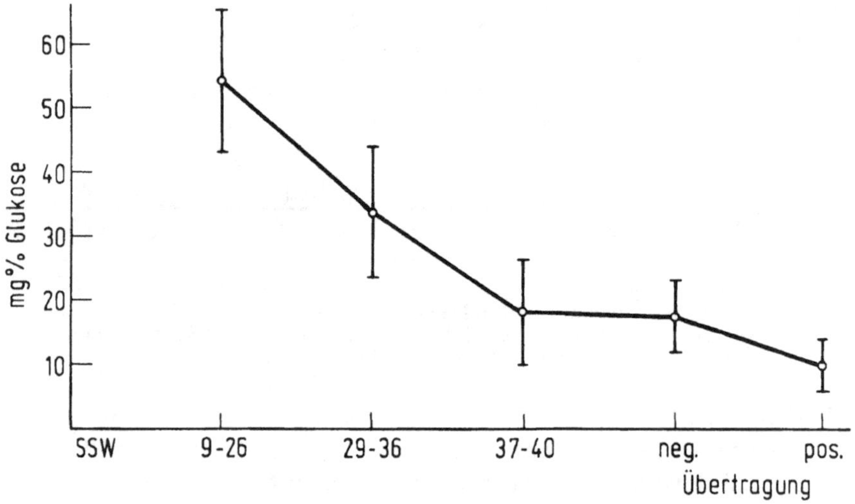

Abb. 6. Glukosekonzentration im Fruchtwasser während der normalen Schwangerschaft und bei Übertragung; nach SCHMID, J., Th. REICH, W.E. SCHREINER: Fruchtwasser und kindliche Übertragung. Gynaecologia 167 (1969) 363

4. **Glukose**: Der Glukosegehalt des Fruchtwassers nimmt während der Schwangerschaft kontinuierlich ab (Abb. 6).

> Bei der echten Übertragung ist die Glukosekonzentration im Fruchtwasser erniedrigt.

Die Abnahme der Glukosekonzentration wird durch die zunehmende Fähigkeit des Feten erklärt, Glykogen zu speichern. Einen ähnlichen Verlauf wie die Glukosekonzentration nimmt die Laktat- und Pyruvatkonzentration (Abb. 7).

5. **Osmolarität**: Die osmolare Konzentration des Fruchtwassers fällt in der normalen Schwangerschaft von Werten, die mit dem mütterlichen Blut nahezu isoton sind, auf hypotone Werte ab (Abb. 8). Erhöhungen über die Norm sollen sich bei Gefährdung des Feten einstellen.

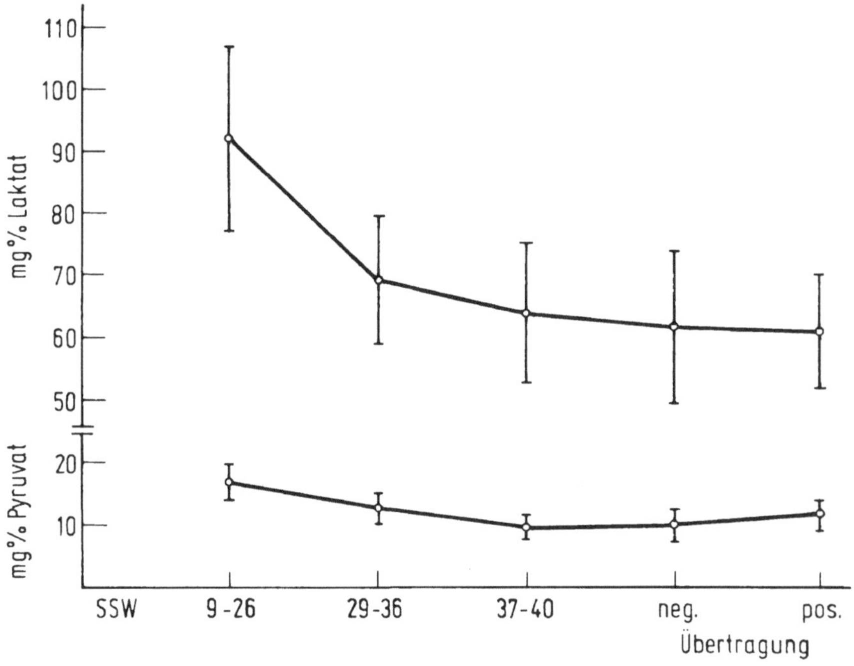

Abb. 7. Laktat- und Pyruvatkonzentration im Fruchtwasser während der normalen Schwangerschaft und bei Übertragung; nach SCHMID, J., Th. REICH, W.E. SCHREINER: Fruchtwasser und kindliche Übertragung. Gynaecologia 167 (1969) 363

6. **Bilirubin**: Die Bilirubin-Pigmente haben die Eigenschaft, bei der Spektrophotometrie eine Abweichung der Extinktionskurve bei 400 bis 500 nm im Sinne einer Gipfelbildung zu bewirken. Diese

Eigenschaft ist sowohl bei der Überwachung des Morbus haemolyticus fetalis (Fruchtwasser*-Spektrophotometrie) als auch bei der Reifebestimmung eines Feten von Interesse. Bei der normalen Schwangerschaft wird ein Extinktionsgipfel bei 450 nm ab 12. Woche gemessen. Die Extinktion erreicht zwischen der 16.-30. Woche ihre höchsten Werte, bis zur 36. Woche wird ein Abfall bis auf 0 gemessen. Erhöhte Bilirubinwerte finden sich außer beim Morbus haemolyticus fetalis beim Anenzephalus und bei Intestinalverschlüssen.

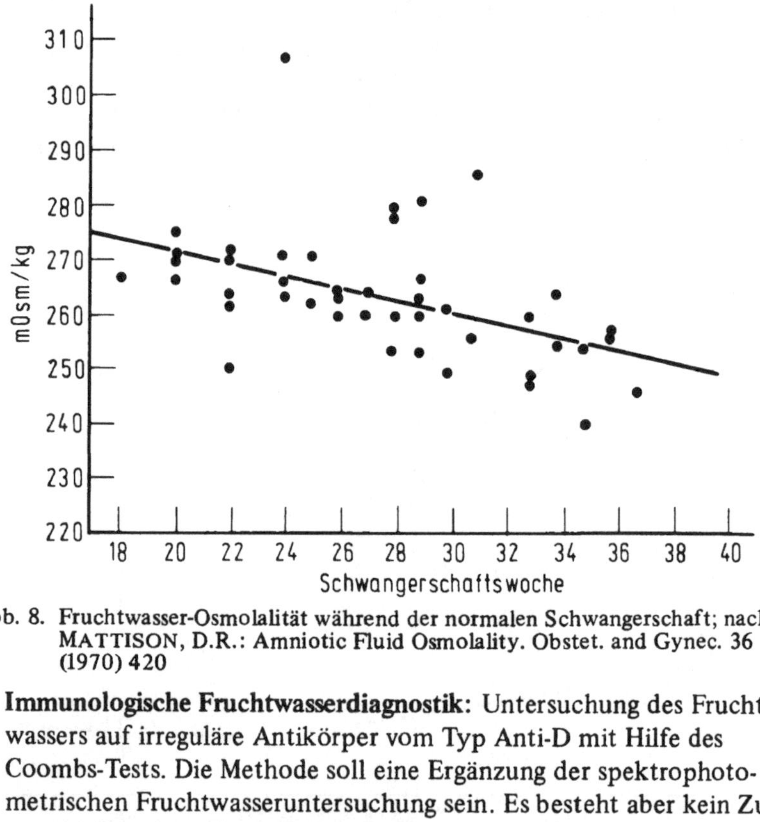

Abb. 8. Fruchtwasser-Osmolalität während der normalen Schwangerschaft; nach MATTISON, D.R.: Amniotic Fluid Osmolality. Obstet. and Gynec. 36 (1970) 420

C. **Immunologische Fruchtwasserdiagnostik**: Untersuchung des Fruchtwassers auf irreguläre Antikörper vom Typ Anti-D mit Hilfe des Coombs-Tests. Die Methode soll eine Ergänzung der spektrophotometrischen Fruchtwasseruntersuchung sein. Es besteht aber kein Zusammenhang zwischen Antikörper-Gehalt des Fruchtwassers und der fetalen Anämie. Bei fehlenden Antikörpern im Fruchtwasser ist jedoch eine ernste fetale Erkrankung unwahrscheinlich.

D. **Zelldiagnostik**:

1. **Pränatale Chromosomenanalyse**: Gewebekulturen werden mit den Zellen des Feten geimpft, die im Fruchtwasser suspendiert waren. Während einer längeren Inkubationszeit vermehren sich die Zellen. Zytogenetische und biochemische Untersuchung.

2. **Zellfärbung zur Reifebestimmung des Feten** durch Nachweis der vermehrt auftretenden, mit Nilblau orange-gelb angefärbten Zellen bei reifem Feten.

Literatur

ABBAS, T.M., J.E. TOREY: Proteins of the liquor amnii. Brit. Med. J. 1 (1960) 476

ADINOLFI, M., B. GARDNER: Studies on the properties of a human fetal serum protein. Develop. Med. Child Neurol. 9 (1967) 609

ANDERSON, A.B.M., A.D. GRIFFITHS: Estimation of duration of gestation by amniotic fluid cytology. J. Obstet. Gynaec. Brit. Cwlth. 75 (1968) 300

ANDREWS, B.F.: Amniotic Fluid Studies to Determine Maturity. Pediat. Clin. N. Amer. 17 (1970) 49

BISHOP, E.H., S. CORSON: Estimation of fetal maturity by cytological examination of amniotic fluid. J. Obstet. Gynec. 102 (1968) 654

BONSNES, R.W.: Composition of amniotic fluid. Clin. Obstet. Gynec. 9 (1966) 440

BREZEZINSKI, A., E. SADOVSKY, E. SHAFFIR: Electrophoretic distribution of proteins in amniotic fluid and in maternal and fetal serum. Amer. J. Obstet. Gynec. 82 (1961) 800

BROSENS, I.A., H. GORDON, A. BAERT: Prediction of fetal maturity with combined cytological and radiological methods. J. Obstet. Gynaec. Brit. Cwlth. 76 (1969) 20

BROWN, A.H.: Consituents of amniotic fluid: Reflections of normal and abnormal fetal maturation. In : ADAMSON, K.: Diagnosis and Treatment of Fetal Disorders. Springer, Berlin-Heidelberg-New York 1968

CANTAROW, A., H. STUCKERT, R.C. DAVIS: Chemical composition of amniotic fluid. Surg. Gynec. Obstet. 57 (1933) 63

CARLTON, M.A., R. SINHA: Liquor bilirubin values in early pregnancy. J. Obstet. Gynaec. Brit. Cwlth. 77 (1970) 221

CASSADY, G., J. CAILLITAU: The amniotic fluid in anencephaly. Amer. J. Obstet. Gynec. 97 (1967) 395

CHERRY, S.H.: Amniotic fluid bilirubin as an index of fetal maturity. Obstet. and Gynec. 30 (1967) 615

CLARKE, A., A. KLOPPER: The measurement of pregnandiol sulphate in amniotic fluid. J. Endocr. 46 (1970) 123

COPE, J., J.D. MURDOCK: Estimation of foetal maturity. J. Obstet. Gynaec. Brit. Emp. 65 (1958) 56

CORSON, S., R.J. BOLOGNESE: Amniotic fluid pH as an indicator of fetal asphyxia. Obstet. Gynec. 31 (1968) 397

DORAN, T.A., S. BJERRE, C.J. PORTER: Creatine, uric acid, and electrolytes in amniotic fluid. Amer. J. Obstet. Gynec. 106 (1970) 325

DROEGEMUELLER, W., C. JACKSON, E.L. MAKOWSKI, F.C. BATTAGLIA: Amniotic fluid as an acid in the assessment of gestational age. Amer. J. Obstet. Gynec. 104 (1969) 424

EMERY. A.E.H., D. BURT, M.M. NELSON, J.B. SCRIMGEOUR: Antenatal diagnosis and amnioacid composition of amniotic fluid. Lancet I (1970) 1307

GALASK, R.P., I.S. SNYDER: Antimicrobial factors in amniotic fluid. Amer. J. Obstet. Gynec. 106 (1970) 59

GLUCK, L., M.V. KULOVICH, R.C. BORER, P.H. BRENNER, G.G. ANDERSON, W.N. SPELLACY: Diagnosis of respiratory distress syndrome by amniocentesis. Amer. J. Obstet. Gynec. 109 (1971) 440

GOODLIN, R.C., A.J. KRESCH: Amniotic fluid osmolality following intra-amniotic injection of saline. Amer. J. Obstet. Gynec. 100 (1968) 839

HANON, F., M. COQUOIN-CARNOT, P. PIGNARD: Le Liquide Amniotique. Masson, Paris 1955

HENNEMAN, C.E., G.V. ANDERSON, A. TEJAVEJ, H.A. GROSS, M.L. HEIMANN Fetal maturation and amniotic fluid. Amer. J. Obstet. Gynec. 108 (1970) 302

HORGER, E.O., D.L. HUTCHINSON: Diagnostic use of amniotic fluid. J. Pediat. 75 (1969) 503

HÜTER, J., D. GROSSMANN, M. BRUNNGRÄBER: Paraplazentarer Stoffaustausch an menschlichen Eihäuten. Geburtsh. u. Frauenheilk. 30 (1970) 245

HUISJES, H.J.: Origin of the cells in the liquor amnii. Amer. J. Obstet. Gynec. 106 (1970) 1222

HUNTINGFORD, P.J., D. MARSDEN: Osmotische Beziehungen zwischen Mutter, Fötus und Fruchtwasser. Geburtsh. u. Frauenheilk. 26 (1966) 867

KELLEN, J.A., D. KASPAR, K.K.Y. LEUNG: Alkaline phosphatases from amniotic fluid. Enzym. biol. clin. 11 (1970) 429

KITTRICH, M., K POLACEK, M. JANOVSKY: The osmolality of the amniotic fluid and its relation to the asphyxia of the newborn. Biology of the Neonate 17 (1971) 1

KOPECKY, P.: Eine neue Methode zur Bestimmung der konjugierten Bilirubine im Fruchtwasser. Geburtsh. u. Frauenheilk. 30 (1970) 997

KOPECKY, P.: Der isolierte Nachweis von konjugierten Bilirubinoiden im Fruchtwasser. Arch. Gynäk. 211 (1971) 254

LUUKKAINEN, T., A. SIEGEL, R. VIHKO: Neutral steroid sulphates in amniotic fluid. J. Endocr. 46 (1970) 391

MALLIKARJUNESWARA, V.R., C.A.B. CLEMETSON, J.J. CARR: Determination of bilirubin in amniotic fluid. A new, simple and efficient method. Clin. Chem. 16 (1970) 180

MARSH, R.H., R.F. BECKER, J.E. KING: Protein dynamics in the amniotic fluid of the rat and guinea pig near term. Amer. J. Obstet. Gynec. 88 (1964) 58

MATTISON, D.R.: Amniotic fluid osmolality. Obstet. and Gynec. 36 (1970) 420

McGOUGHEY, H.S., E. CORY: Creatinine transport between baby and mother at term. Amer. J. Obstet. Gynec. 80 (1960) 108

MORRIS, E.D., J. MURRAY, C.R.J. RUTHVEN: Liquor bilirubin levels in normal pregnancy: A basis for accurate prediction of haemolytic disease. Brit. Med. J. 2 (1967) 352

MOYA, F., V. APGAR, L.S. JAMES: Hydramnios and congenital anomalies. J. Amer. med. Ass. 173 (1960) 110

MULLER-EBERHARD, U., R. BASHORE: Bilirubin, Albumin and Hemopexin in Amniotic Fluid. New Engl. J. Med. 282 (1970) 1163

NADLER, H.L.: Prenatal detection of genetic defects. J. Pediat. 74 (1969) 132

NAEYE, R.L., A.M.B. MILIC, W. BLANC: Fetal endocrine and renal disorders: Clues to the origin of hydramnios. Amer. J. Obstet. Gynec. 108 (1970) 1251

NELSON, M.M., A.E.H. EMERY: Amniotic fluid cells: Prenatal sex prediction and culture. Brit. med. J. 28 (1970) 523

O'LEARY, J.A., M. FELDMAN: Amniotic fluid osmolality in the determination of fetal age and welfare. Obstet. and Gynec. 36 (1970) 525

PINKUS, G.S., J.L. PINKUS: Fluorometrie determination of total estrogens in amniotic fluid of normal and complicated pregnancies. Obstet. and Gynec. 36 (1970) 528

PITKIN, R.M., S.J. ZWIREK: Amniotic fluid creatinine. Amer. J. Obstet. Gynec. 98 (1967) 1135

PIUKOVICH, I., M. FARKAS, K. MURATI: Die Bedeutung der zytologischen Untersuchung des Fruchtwassers bei der Bestimmung des Reifegrades des Fetus. Zbl. Gynäk. 92 (1970) 155

PREVEDOURAKIS, G., G. PAPADIMITRIOU, A. IOANNIDOU: Isolation of pathogenic bacteria in the amniotic fluid during pregnancy and labor. Amer. J. Obstet. Gynec. 106 (1970) 400

QUEENAN, J.T., E.C. GADOW, P. BACHNER, S.F. KUBARYCH: Amniotic fluid proteins in normal and Rh-sensitized pregnancies. Amer. J. Obstet. Gynec. 108 (1970) 406

QUILLIGAN, E.J.: Amniotic fluid gas tensions. Amer. J. Obstet. Gynec. 84 (1962) 20

ROSBORG, J., E.B. KRISTENSEN, H. TRAUTNER: Estimation of fetal maturity by amniotic fluid cytology. Acta obstet. gynec. scand. 49 (1970) 285

SCHMID, J., Th. REICH, W.E. SCHREINER: Fruchtwasser und kindliche Übertragung. Gynaecologia 167 (1969) 363

SCHREINER, W.E.: Fruchtwasser und Fetus. Karger, Basel-New York 1964

SCHULTZE-MOSGAU, H., K. FISCHER, P. BERLE: Rhesus-Inkompatibilität. Immunologische und biochemische Untersuchungen im Fruchtwasser. Fortschr. Med. 87 (1969) 140

SHARMA, S.D., R.R. TRUSSELL: The value of amniotic fluid examination in the assessment of fetal maturity. J. Obstet. Gynaec. Brit. Cwlth. 77 (1970) 215

SPERLING, K., E. SALING: Pränatale Chromosomenanalyse mit Mosaikbefund 46, XX/92, XXXX. Möglichkeit der Fehldiagnose. Humangenetik 11 (1971) 139

USATEGUI-COMEZ, M., M.S. HOPKINS, A. FERNANDEZ DECASTRO: Serum proteins in amniotic fluids in erythroblastosis fetalis. Obstet. and Gynec. 36 (1970) 865

WILD, A.E.: The association between protein and bilirubin in liquor amnii. Clin. Sci. 21 (1961) 221

Fruchtwasserembolie: Eindringen größerer Mengen von Fruchtwasser in die Blutbahn der Mutter während oder kurz nach der Geburt, wodurch es plötzlich zu einem schweren Schockzustand kommt. Bei massivem Eindringen von Fruchtwasser führt die Fruchtwasserembolie meist schnell zum Tod.

Häufigkeit: Die klinisch erkennbaren, schweren, tödlich verlaufenden Fälle sind selten. Sie machen 3 bis 4% aller Geburtstodesfälle aus (R. SLUNSKY). – Es wird angenommen, daß das Eindringen kleinerer Mengen von Fruchtwasser gar nicht so selten ist. Diese Fälle verlaufen wahrscheinlich symptomlos oder symptomarm und werden daher nicht diagnostiziert.

Mechanismus: Die Fruchtwasserembolie kann sowohl während der Eröffnungs- und Austreibungsperiode als auch kurz nach der Geburt auftreten. In der Austreibungsperiode liegen für die Fruchtwasserembolie günstige Bedingungen vor: Der auf dem Beckenboden stehende kindliche Kopf dichtet die Eihöhle nach außen vollständig ab, so daß das Fruchtwasser bei den Preßwehen unter stark erhöhtem Druck steht und in Uterusvenen gepreßt werden kann, sofern Venen aus irgendeinem Grunde eröffnet sind.

> **Eine Fruchtwasserembolie kann nur zustande kommen, wenn ein mütterliches Gefäß** im Bereich des uterinen Venensystems (Venen im Bereich der Plazentahaftstelle, des Plazentarandes, des Myometriums und der Zervix) **eröffnet wird und Fruchtwasser eindringt.**

Eröffnung von mütterlichen Venen findet sich am häufigsten
bei **Operationen**: Sektio, intrauterine Eingriffe, sowie
bei **Traumen**: Vorzeitige Plazentalösung, Uterusruptur, Placenta praevia, Zervixriß, verstärkte Wehentätigkeit (Oxytocinüberdosierung, Tetanus uteri).

Besonders **disponiert** scheinen ältere Erstgebärende sowie Schwangere mit großen oder abgestorbenen Kindern zu sein.

Pathologisch-anatomische Auswirkung des Fruchtwassereintritts in die mütterliche Blutbahn: Die Lungenkapillaren werden durch die Zell- und Schleimmassen des Fruchtwassers verstopft, was wahrscheinlich schon genügt, um zu einer tödlichen Störung des pulmonalen Gasaustausches zu führen.

Klinik: Man kann 3 Phasen unterscheiden:

1. Phase: Plötzlich auftretender, schwerer **Schockzustand** infolge Einschwemmung des Fruchtwassers in den Kreislauf der Mutter.

2. Phase: Manifestation der **Gerinnungsstörung** = Koagulopathie (hämorrhagisches Syndrom), sofern die Mutter den Schock überlebt.

3. Phase: Phase der **Organschäden** (Niere, Lunge).

Symptome: Die eine Phase geht fließend in die andere über. Die meisten Frauen, die an einer tödlichen Fruchtwasserembolie erkranken, sterben in der 1. Phase. Die **massive Infusion** von Fruchtwasser, d.h. die plötzliche Verlegung größerer Gefäßgebiete, führt zu schwerstem **Schock**zustand mit heftiger **Atemnot** und Todesangst, **Erstickungserscheinungen, Zyanose**, Lungenödem und akutem **Rechtsversagen des Herzens**, Gefäß- und Bronchospasmus. **Zerebrale Erscheinungen** (Krämpfe, Konvulsionen), wenn Fruchtwasserbestandteile ins Gehirn gelangen.

Neben dem eigentlichen embolischen Geschehen kommt es, sofern die Frauen den Schock überleben, in 30 bis 40% der Fälle zu **Blutgerinnungsstörungen** (Afibrinogenämie mit erhöhter fibrinolytischer Aktivität und erniedrigter Thrombozytenzahl im peripheren Blut). Klinische Zeichen: Das aus dem (häufig atonischen) Uterus exprimierte Blut und das aus Injektionsstellen spontan austretende Blut gerinnt nicht.

Diagnose: Sie ist klinisch lediglich eine Verdachtsdiagnose, die nur autoptisch durch den histologischen Nachweis von Fruchtwasserbestandteilen in den Lungengefäßen geklärt werden kann. In allen nicht tödlichen Fällen kann man die Fruchtwasserembolie also lediglich vermuten.

Differentialdiagnose in der 1. Phase: Alle Schockzustände, vor allem aber eine Embolie (Luft- oder Blutgerinnsel) oder ein ausgedehnter (bilateraler) Pneumothorax.

Therapie: Wegen der hohen **Mortalität** in der Anfangsphase muß **sehr rasch gehandelt** werden: 0,0003 g Atropin (langsam i.v.) zur Lösung des Gefäß- und Bronchospasmus. Gegen die Atemnot: O_2-Überdruckbeatmung, gegen Angst, Schmerzen und Ruhelosigkeit: Morphin (0,015 g s.c.). Andere Autoren empfehlen neben langsam i.v. gegebenen Atropin- und Papaveringaben sofortige **Intubationsnarkose** zur Verhinderung reflektorischer Gefäßspasmen und des Schockzustandes.

Blutungsprophylaxe: Ist indiziert bei Fibringehalt des Plasmas unter 150-200 mg%; 200 000 E Trasylol i.v.; danach Infusion von 100 000 E Trasylol/Stunde während der nächsten Stunden.

Literatur

ATTWOOD, H.D., S.E. DOWNING: Experimental amniotic fluid and meconium embolism. Surg. Gynec. Obstet. 120 (1965) 255

CHIARI, H.: Über Fruchtwasserembolie. Klin. Med. 20 (1965) 557

HAMMERSTEIN, J., F. STEIN: Fruchtwasserembolie als Todesursache sub partu. Geburtsh. u. Frauenheilk. 19 (1959) 765

KRONE, A., E. STIEGLER: Zur Problematik der Fruchtwasserembolie. Z. Geburtsh. Gynäk. 167 (1967) 166

LAMBOTTE, R., J. SALMON: Passage de liquide amniotique dans la circulation maternelle. Bull. Soc. roy. belge Gynéc. Obstét. 33 (1963) 269

MARTIN, I.: Die Fruchtwasserembolie als Todesursache während oder nach der Geburt. Geburtsh. u. Frauenheilk. 16 (1956) 463

MÜLLER, P.: Peripartale Müttersterblichkeit. Fruchtwasserembolie, Plazentastörungen. Eklampsie. Fruchtwasserallergie. VEB Fischer, Jena 1967

PSCHYREMBEL, W., E. BAHRMANN: Fruchtwasserembolie. Geburtsh. u. Frauenheilk. 20 (1960) 405

SLUNSKY, R.: Verlauf der Fruchtwasserembolie. Geburtsh. u. Frauenheilk. 29 (1969) 19

STEINER, P.E., C.C. LUSBAUGH: Maternal pulmonary embolism by amniotic fluid. J. Amer. med. Ass. 17 (1941) 1245

Fruchtwasser-Spektrophotometrie: Optische Untersuchung einer Fruchtwasserprobe mit Hilfe eines Spektrophotometers.

Hauptindikation: Morbus* haemolyticus fetalis. Seltenere Indikation: Verdacht auf hypoxische Gefährdung des Feten, Auswertung eines Extinktionsgipfels bei 400 nm.

Die charakteristische Anämie beim Morbus haemolyticus fetalis entsteht dadurch, daß die Erythrozyten des Feten durch die Rh-Antikörper zerstört werden. Ein (kleiner) Teil der entstehenden **Hämolyseprodukte** wird ins Fruchtwasser ausgeschieden, wodurch das Fruchtwasser gelb verfärbt wird.

> Zwischen der Gelbverfärbung des Fruchtwassers durch pathologische Pigmente und dem Grad der Gefährdung des Kindes bei Rh-Unverträglichkeit besteht eine enge Beziehung.

Auf **welchem Wege die Pigmente ins Fruchtwasser gelangen, ist bisher nicht bekannt.**

Bei den Pigmenten handelt es sich um vier bis sieben **Hämoglobinabbauprodukte**. Das wichtigste freiwerdende Pigment ist das **Bilirubin.** Jeweils 1% des Bilirubins, das im Feten entsteht und im fetalen Blut an Albumin gebunden ist, gelangt ins Fruchtwasser. Der weitaus größte Teil wird diaplazentar an die Mutter abgegeben und von ihr ausgeschieden.

> **Die spektrophotometrische Untersuchung des Fruchtwassers ist die zuverlässigste Methode, um den Schweregrad der Gefährdung des Feten bei Rh-Unverträglichkeit festzustellen.**

Technik: Zentrifugieren (etwa 5 min bei 4000 U/min) und Filtern des Fruchtwassers, kontinuierliche oder stufenweise (Einzelbestimmungen in 10 nm Intervallen) Spektrophotometrie im Vergleich zu destilliertem Wasser im Wellenbereich von 300-500 nm, Auftragen und Verbinden der erhaltenen Extinktionen in einem semilogarhythmischen Koordinatensystem (Ordinate = optische Dichte; Abszisse = gemessene Wellenlänge). Bei normalem Fruchtwasser findet man eine charakteristische Kurve (Abb. 1), deren Anstieg und Abstand von der Abszisse vom Eiweißgehalt des Fruchtwassers abhängt (s. Fruchtwasserdiagnostik). Das Fruchtwasser wird durch Amniozentese* gewonnen.

Pathologische Pigmentbeimengungen im Fruchtwasser (vermehrter Bilirubingehalt, Bilirubinoide u.a.) verändern die normale Fruchtwasserkurve (Abb. 1), wobei einzelne Substanzen charakteristische Gipfel (= Absorptionsmaxima) zeigen: Bilirubinoide bei 450 nm, Blutbeimengungen bei 410 nm, Mekonium bei 450 nm, Met-Hb bei 410 nm (Abb. 2).

Fruchtwasser beim Morbus haemolyticus fetalis zeigt ein charakteristisches Absorptionsmaximum im Bereich von 410-460 nm. Je schwerer die kindliche Erkrankung ist, desto höher ist der Gipfel in diesem Spektralbereich.

Auswertung: Da dieses Maximum nicht nur von Bilirubin, sondern auch von Mekonium oder Blutbeimengungen mit verursacht sein kann, ist eine quantitative Bilirubinbestimmung nicht möglich. Die Fruchtwasser-Spektrophotometrie wird ausgeführt, um einen Zahlenwert für den Grad der kindlichen Gefährdung zu erhalten.

Die gebräuchlichste Methode ist die **Messung der relativen Extinktion bei 450 nm nach LILEY**. Bei dieser Methode wird eine der Normalfruchtwasserkurve entsprechende Linie an die Basis des Absorptionsmaximums gelegt. Durch Subtraktion des Extinktionswertes der gedachten Normalfruchtwasserkurve von dem bei 450 nm gemessenen Gipfelwert des pathologischen Absorptionsmaximums ergibt sich der **Delta-E-Wert** nach LILEY, ein semiquantitatives Maß für den Bilirubingehalt des Fruchtwassers (Abb. 3).

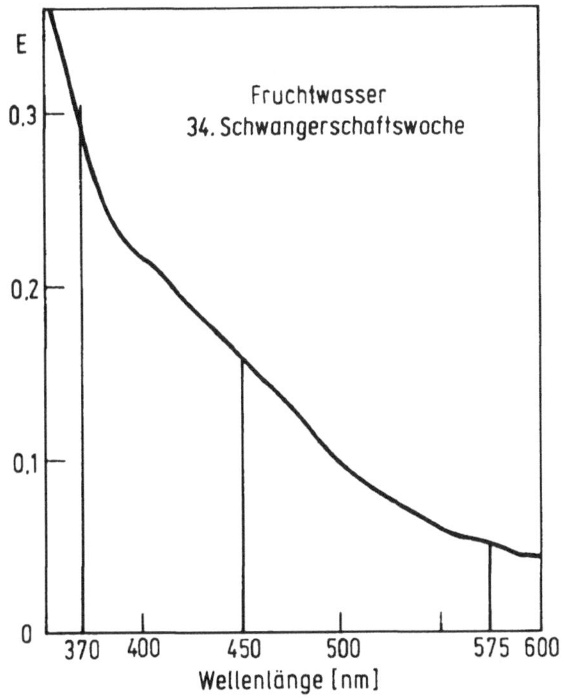

Abb. 1. Normal-Fruchtwasserkurve; nach HINDEMANN, P.: Die Bilirubinbestimmung im Fruchtwasser bei Rhesusinkompatibilität. Theoretische und technische Voraussetzung. Gynäkologe 2 (1969) 52

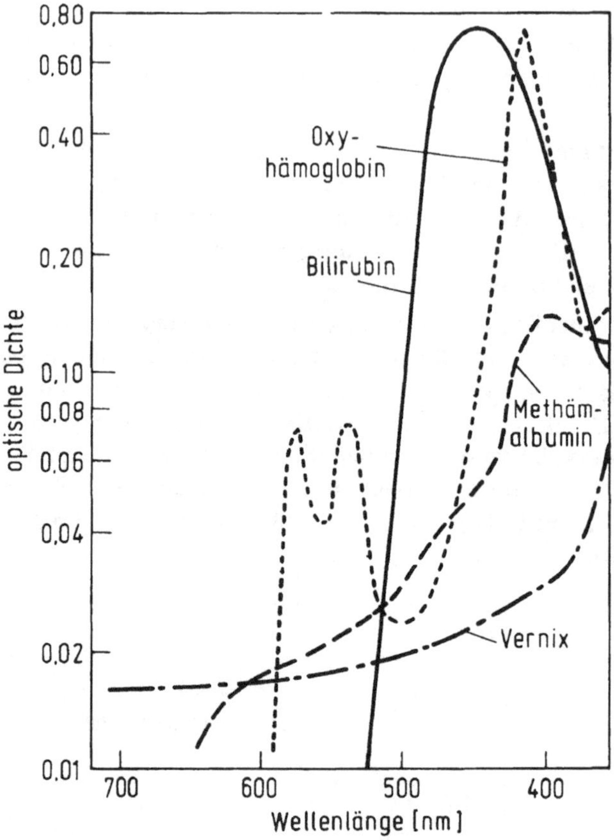

Abb. 2. Absorptionskurven normaler und pathologischer Fruchtwasser-Bestandteile; nach BEVIS, D.C.A.: Composition of liquor amnii in haemolytic disease of newborn. Lancet (1950) II, 443

LILEY hat ein Diagramm (Abszisse = Schwangerschaftswoche, Ordinate = Höhe des Delta-E-Wertes) entwickelt, aus dem die Gefährdung des Kindes nach Angabe der relativen Extinktion bei 450 nm abgelesen werden kann (Abb. 4):

Zone 1: Rh-negative oder leicht erkrankte Rh-positive Kinder
Zone 2: Gefährdete Kinder
Zone 3: Schwer erkrankte Rh-Kinder oder unmittelbar bevorstehender intrauteriner Fruchttod

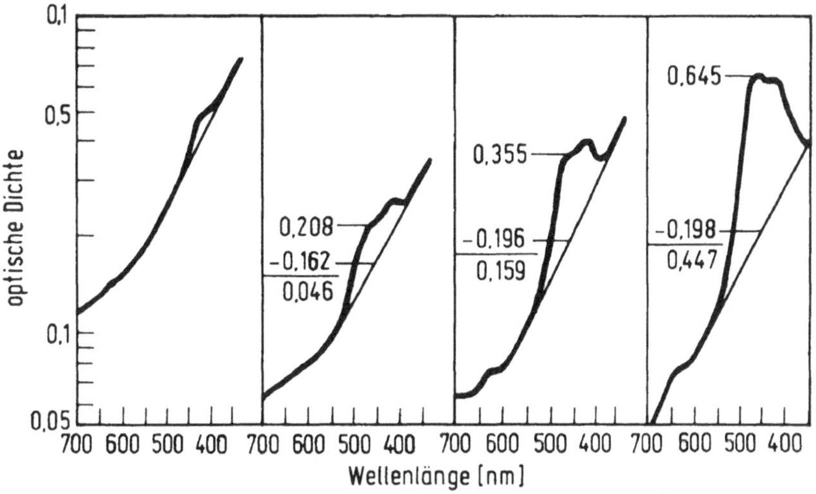

Abb. 3. Fruchtwasserextinktionskurve bei normaler Schwangerschaft, bei leichtem, mäßigem und schwerem Morbus haemolyticus (von links nach rechts); nach LILEY, A.W.: Bluttransfusionen beim Feten in utero. Triangel 7 (1966) 184

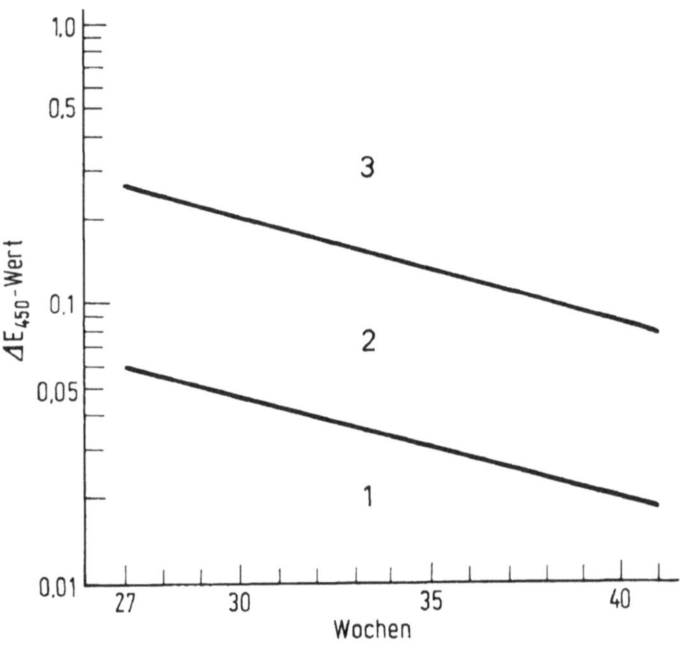

Abb. 4. Kritische Grenzwerte für die Extinktionswerte bei 450 nm; nach SCHULTZE-MOSGAU, H., K. FISCHER: Risikoschwangerschaft bei Morbus haemolyticus neonatorum. Mat. Med. Nordm. 22 (1970)331

Der physiologisch in der Spätschwangerschaft abnehmende Bilirubingehalt des Fruchtwassers (s. Fruchtwasserdiagnostik) kommt im LILEY-Schema durch die abfallenden Linien zum Ausdruck.

Neben der Messung der relativen Extinktion bei 450 nm werden zur Auswertung des Spektrophotogrammes auch die Berechnung der Liquor-Ratio (KNOX) und die „corrected-Bilirubin"-Bestimmung (BONSNES) benutzt.

Die Messung der relativen Extinktion gilt als die **klinisch brauchbarste Methode** zur Erkennung einer intrauterinen Gefährdung des Feten durch die Anämie beim Morbus haemolyticus fetalis. Die Wahrscheinlichkeit der richtigen Voraussage der fetalen Gefährdung mit der Methode nach LILEY beträgt etwa 90%.

Durch regelmäßige Kontrolle der Fruchtwasser-Extinktion kann man eine Verschlechterung des Zustandes des Feten feststellen und rechtzeitig behandeln (Geburtseinleitung*, intrauterine Bluttransfusion).

Fehlbeurteilungen sind bei Intestinalverschlüssen des Feten, Anenzephalus, Hydramnion, Mekonium- und Blutbeimengungen im Fruchtwasser, **zu langer Lichtexposition der Fruchtwasserprobe** u.a. möglich.

Literatur

BEVIS, D.C.A.: The antenatal predicitions of haemolytic disease of the newborn. Lancet (1952) I, 315

BEVIS, D.C.A.: Blood pigments in haemolytic disease of newborn. J. Obstet. Gynaec. Brit. Emp. 63 (1956) 68

BOWMAN, J.M., J.M. POLLOCK: Amniotic fluid spectrophotometry and early delivery in the management of erythroblastosis fetalis. Pediatrics 35 (1965) 815

BRAZIE, J.V., M.S. ABBOT, W.A. BOWES jr.: Identification of the pigment in amniotic fluid of erythroblastosis as bilirubin. J. Pediat. 69 (1966) 354

CASSADY, G., R. BARNETT: The predictive value of amniotic fluid spectrophotometry. Amer. J. Obstet. Gynec. 108 (1970) 1010

CHERRY, S.H., S. KOCHWA, R.E. ROSENFIELD: Bilirubin-protein ratio in amniotic fluid as an index of the severity of erythroblastosis fetalis. Obstet. and Gynec. 26 (1965) 826

CHERRY, S.H., R.E. ROSENFIELD, S. KOCHWA: Mechanism of accumulation of amniotic fluid pigment in erythroblastosis fetalis. Obstet and Gynec. 106 (1970) 297

FINNE, P.H.: Erythropoetin levels in the amniotic fluid, particularly in the Rh-immunized pregnancy. Acta Paediat. (Uppsala) 53 (1964) 269

FINNE, P.H.: Atenatal diagnosis of anemia in erythroblastosis. Acta Paediat. (Uppsala) 55 (1966) 609

FREDA, V.J.: The Rh-problem in obstetrics and a new concept of its management using amniocentesis and spectrophotometric scanning of amniotic fluid. Amer. J. Obstet. Gynec. 89 (1964) 817

FRIEDMANN, E.A., A.G. CHARLES, W.M. ALPERN: Significance of mid-zone fluctuations in amniotic fluid spectrophotometric analysis for Rh-immunization. Obstet. and Gynec. 35 (1970) 358

GUDSON, J.P., N.H. LEAKE, R.W. PRICHARD, A.L. RHYNE: Amniotic fluid antibody titers and other prognostic parameters in erythroblastosis. Amer. J. Obstet. Gynec. 108 (1970) 85

HALITSKY, V., B.A. KRUMHOLZ: Amniotic fluid analysis in erythroblastosis fetalis. I. The effect of oxyhemoglobin, methemalbumin and meconium. Amer. J. Obstet. Gynec. 106 (1970) 1209

HALITSKY, V.: Amniotic fluid analysis in erythroblastosis fetalis. II. Quantitative bilirubin relationships. Amer. J. Obstet. Gynec. 106 (1970) 1214

HALITSKY, V.: Amniotic fluid analysis in erythroblastosis fetalis. III. The Chloroform extract and its relationship to the logΔo.D. 450. Amer. J. Obstet. Gynec. 106 (1970) 1218

HINDEMANN, P.: Die Bilirubinbestimmung im Fruchtwasser bei Rhesusinkompatibilität. Theoretische und rechnerische Voraussetzungen. Gynäkologe 2 (1969) 52

KOPECKY, P.: Kritische Stellungnahme zur Fruchtwasserspektrophotometrie unter Berücksichtigung des fetalen Bilirubinstoffwechsels. Geburtsh. u. Frauenheilk. 30 (1970) 745

KOPECKY, P.: Eine neue Methode zur Bestimmung der konjugierten Bilirubine im Fruchtwasser. Geburtsh. u. Frauenheilk. 30 (1970) 997

KRASNER, J., M.R. JUCHAU, K.R. NISWANDER, S.J. YAFFE: Theoretical considerations regarding the presence of biliverdin in amniotic fluid. Amer. J. Obstet. Gynec. 109 (1971) 159

LILEY, A.W.: Liquor amnii analysis in the management of the pregnancy complicated by rhesus sensitization. Amer. J. Obstet. Gynec. 82 (1961) 1359

LILEY, A.W.: Errors in the assessment of hemolytic disease from amniotic fluid. Amer. J. Obstet. Gynec. 86 (1963) 485

LILEY, A.W.: The technique of foetal transfusion in the treatment of severe haemolytic disease. Aust. N. Z. J. Obstet. Gynaec. 4 (1964) 145

LILEY, A.W.: Foetal transfusion in haemolytic disease. Bibl. gynaec. 38. Karger, Basel-New York (1966)

MANDELBAUM, B., G.C. LACROIX, A.R. ROBINSON: Determination of fetal maturity by spectrophotometric analysis of amniotic fluid. Obstet. Gynec. 29 (1967) 471

MURRAY, J., D.L. NORRIE, C.R.J. RUTHVEN: Liquor bilirubin levels in normal pregnancy: A reassessment of early prediction of haemolytic disease. Brit. med. J. 4 (1970) 387

NISWANDER, K.R.: Spectrophotometric analysis of amniotic fluid in early gestation. Amer. J. Obstet. Gynec. 108 (1970) 1296

Frühgeborenes: Jedes Neugeborene, das 2500 g und darunter wiegt. Bei **normaler Entwicklung** entspricht dieses Gewicht einer **Tragzeit von etwa 36 Wochen.** Obwohl gegen die obige Definition heute erhebliche Einwände erhoben werden, wird in der **Praxis** an ihr festgehalten.

Unterscheidung zwischen frühgeborenem und mangelentwickeltem Neugeborenen. Es hat sich nämlich gezeigt, daß **nicht nur „Frühgeborene"**, d.h. Neugeborene mit einer Tragzeit von weniger als 37 Wochen, ein Gewicht von 2500 g und darunter haben, sondern daß auch **Neugeborene mit einer Tragzeit von 38 bis 40 Wochen 2500 g und darunter wiegen**

können. Bei diesen Neugeborenen ist das Untergewicht meist durch ein Zurückbleiben des fetalen Wachstums, also durch **Mangelentwicklung**, bedingt.

> **Niedriges Geburtsgewicht** ist somit **nicht spezifisch für Frühgeborene.** Es gibt einen hohen Prozentsatz (etwa 30% aller Neugeborenen mit niedrigem Geburtsgewicht) von **nicht vorzeitig geborenen,** sondern **voll oder fast voll ausgetragenen Kindern, die ein gleich niedriges Geburtsgewicht** haben, und zwar als Folge **intrauteriner Wachstumsstörung („mangelentwickelte Kinder").**

Die Hauptursache der fetalen Mangelentwicklung ist die chronische **Plazentarinsuffizienz***, also die intrauterine Mangelernährung. Gleichbedeutende Bezeichnungen für „fetale Mangelentwicklung" sind im Deutschen **„intrauterine Dystrophie"** und **„intrauterine somatische Retardierung"**, im Englischen **„small for dates infants"**, „pseudomaturity", „dysmaturity" u.a.

Grundsätzlich gilt heute, daß ein Neugeborenes mit niedrigem Geburtsgewicht zunächst allgemein als „untergewichtiges Kind" zu bezeichnen ist (WHO-Vorschlag 1963). Erst nach sorgfältiger Klärung der **Ätiologie** läßt sich sagen, ob es sich um ein **frühgeborenes** oder ein **mangelentwickeltes Kind** handelt. Diese Unterscheidung ist praktisch wichtig, da sich frühgeborene und mangelentwickelte Kinder in wesentlichen Punkten unterscheiden, insbesondere in bezug auf ihre perinatale Mortalität und Morbidität.

Häufigkeit der Frühgeburt: Sie liegt zwischen 5 und 12% aller Geburten. In der Bundesrepublik Deutschland sind etwa 7% der Geborenen Frühgeborene. Die Häufigkeit ist abhängig von sozialen Verhältnissen, Unehelichkeit, Kinderwunsch u.a. In den Kliniken (negative Auslese) beträgt die Häufigkeit etwa 8%.

Man unterscheidet bei den Frühgeborenen:

1. **Prämature** = unterreife Neugeborene = Neugeborene mit einem Geburtsgewicht von 1251-2500 g;
2. **Immature** = unreife Neugeborene = Neugeborene mit einem Geburtsgewicht von 1250 g und weniger.

Das **körperliche und funktionelle Verhalten der Frühgeborenen** ist durch die **anatomische und funktionelle Unreife der Organe** gekennzeichnet.

Hierbei stehen im Vordergrund:

1. Unreife des **ZNS**, besonders des **Atemzentrums**: Gefahr von apnoischen Zuständen.
2. Unreife der **Zell- und Gefäßwände**: Erhöhte Permeabilität und Gefahr von Blutungen (Hirn-, Lungenblutung u.a.).
3. Unreife der physiologischen **Neugeborenenreflexe** (Saug- und Schluckreflex).
4. Unreife der **Leber**: Unfähigkeit zur Bilirubinglukuronidbildung, Gefahr der Hyperbilirubinämie*.
5. Unreife der **Haut** (Fehlen des Fettpolsters) und des **Wärmezentrums**: Mangelhafte Wärmeregulierung.
6. Ungenügende **Vitamin-, Mineral- und Antikörper-Depots** sowie Unreife des **RES**: Gefahr der mangelnden Widerstandskraft gegen Erkrankungen
7. Die **Reifezeichen** sind nicht oder nur unvollständig vorhanden.

Die **Bedeutung der Frühgeburten** liegt in der hohen Sterblichkeit der Frühgeborenen, die 30 (-50) % beträgt. Sie ist hauptsächlich abhängig von drei Faktoren, nämlich vom **Geburtsverlauf**, vom **Geburtsgewicht** und von den **Pflegebedingungen.**

Von 100 Frühgeborenen sind 10 Tage post partum durchschnittlich noch 70 am Leben.

Frühgeborensein bedeutet somit höchste Gefährdung.

DÖRING berechnete für die Bundesrepublik Deutschland (1960):

Geburtenzahl pro Jahr	1 000 000 Kinder,
davon 6 % frühgeborene Kinder =	60 000 Kinder,
davon sterben perinatal rd. 1/3 =	20 000 Kinder

Die **perinatale Sterblichkeit** betrug in der Bundesrepublik vor wenigen Jahren rd. 3,5 % = rd. 35 000 Kinder (1967 lag sie bei rd. 3 %). Da von diesen perinatal verstorbenen Kindern rd. 20 000 Frühgeborene waren, so folgt daraus:

Mehr als die Hälfte (rd. 60 %) aller perinatalen kindlichen Todesfälle betrifft frühgeborene Kinder!

Verringerung der Frühgeburtenhäufigkeit bedeutet Senkung der perinatalen Todesfälle!

Neben der erhöhten Mortalität haben die Reifgeborenen wegen der deutlich erhöhten **Morbidität** gegenüber Reifgeborenen besondere Bedeutung. Frühgeborene sollen eine **körperliche und geistige Entwicklungsretardierung** zeigen.

Die **Ursachen** der Frühgeburt sind in etwa der **Hälfte der Fälle unbekannt.** Für die übrigen kann man drei Ursachengruppen unterscheiden:

1. **Ursachen von seiten der Mutter:**

   Habituelle Frühgeburten (zervikale Insuffizienz)
   Spätabtreibung (meist durch Eihautstich)
   Infektionen: Tbk, Syphilis, Toxoplasmose, Hepatitis, Pyelonephritis
   Spätgestosen
   Hormonale Störungen: Diabetes mellitus, Hyperthyreose, hypophysäre Insuffizienz u.a.
   Schwere körperliche und seelische Traumen (schwere Arbeit, Unfälle, familiäre Konflikte)
   Junge Mütter (= Mütter unter 20 Jahren) haben 50-100% mehr Frühgeburten als 20- bis 29jährige Mütter (DONELLY u. Mitarb.)
   Alte Mütter: Frauen über 40 Jahre haben wesentlich häufiger Frühgeburten (10%) als jüngere Frauen (4%)
   Erstgebärende haben die häufigsten Frühgeburten
   Raucherinnen: Die Frühgeburtenrate ist nach W.H. SIMPSON abhängig vom **Zigarettenkonsum**
   Eiweißmangel: Die Frühgeburtenrate steigt an, wenn die tägliche Eiweißzufuhr **weniger als 50 g** beträgt

2. **Ursachen von seiten des Feten:** Frühgeburten finden sich überdurchschnittlich häufig bei

   Mehrlingsschwangerschaften (sie enden nach DÖRING u. FINK in 57% frühzeitig),
   vorzeitigem Blasensprung,
   Lageanomalien (Beckenendlage, Querlagen),
   Anomalien der Plazenta und **vorgeburtlichen Blutungen** (vorzeitige Lösung der normal sitzenden Plazenta, Placenta praevia),
   intrauterinen Infektionen (Lues, Toxoplasmose, Listeriose u.a.),
   Mißbildungen.

3. **Umwelteinflüsse:** Belastung durch schlechte wirtschaftliche Verhältnisse. Bei den wirtschaftlich am schlechtesten gestellten Müttern ist die Frühgeburtenrate dreimal so hoch wie bei den wirtschaftlich am besten Situierten (DONELLY u. Mitarb.). Bei Frauen, die in der 30. Woche noch voll arbeiten, ist die Frühgeburtenquote erhöht (J.W.B.DOUGLAS).

Aus der Tatsache, daß über die Hälfte aller Todesfälle während der Perinatalzeit Frühgeburten sind, ergibt sich einer der allerwichtigsten Ansatzpunkte in unserem Bemühen, die perinatale Mortalität zu senken.

Was können wir tun, um Frühgeburten zu vermeiden? Es kommt darauf an, alle Schwangeren, die aufgrund der Anamnese oder des Befundes einen Anhalt für eine Frühgeburt bieten, so früh wie möglich zu erfassen und prophylaktisch zu beraten und zu behandeln.

Das einzig geeignete Mittel dazu ist die **Intensivbetreuung der Schwangeren, die frühgeburtgefährdet ist.** Diese Betreuung muß von einem **Arzt** durchgeführt werden, der mit der **Beratung und Behandlung der Frühgeburt besonders vertraut ist.** Erstmalige detaillierte Vorschläge zur Vermeidung von Frühgeburten auf breiter Basis sind kürzlich von E. SALING im Rahmen des PDP*-Programms gemacht worden.

Die Beratungsstelle hat auch dafür zu sorgen, daß die Schwangere im Falle einer **akut drohenden Frühgeburt** (Zervixinsuffizienz, regelmäßige Kontraktionen früher als 4 Wochen vor dem Termin) sofort in eine Klinik eingewiesen wird, die Erfahrung in der Behandlung derartiger Risikofälle hat.

Insbesondere ist auch auf **Infektionskrankheiten** der Mutter zu achten, die häufig Wehen auslösen. Das gilt sowohl für akute Infektionskrankheiten (Grippe, Pneumonie) als auch für latente (Toxoplasmose, Listeriose).

> **Jede Schwangere** mit Temperaturen **über 38°**
> ist antibiotisch zu behandeln!

Behandlung der drohenden Frühgeburt: Neben der **Klinikaufnahme, strengster Bettruhe**, chirurgischer **Therapie der Zervixinsuffizienz** hat heute die **Hemmung der vorzeitigen Wehentätigkeit** durch Anwendung **tokolytischer Substanzen** größte Bedeutung; s. Wehenhemmung.

Kommt die Frühgeburt trotz aller Bemühungen in Gang, so sind die **Richtlinien für die Geburtsleitung bei Frühgeburten zu beachten.**

> **Oberster Grundsatz:** Die Geburtsleitung soll
> möglichst **schonend** sein.

Das Kind ist bei einer Frühgeburt sowohl auf Druck als auch auf Sauerstoffmangel unter der Geburt ganz besonders empfindlich (Erhöhung der Asphyxiequote auf das Vierfache, DÖRING u. KORNHAS).

Das Ziel der Geburtsleitung muß sein, die Geburt möglichst **spontan** ablaufen zu lassen. Wehenmittel sollte man, wenn es irgend geht, vermeiden.

Von depressorisch wirkenden **Analgetika**, z.B. Dolantin, und **Narkotika** soll abgesehen werden, da sie die Lungenatmung post partum beeinträchtigen.

Frühgeborenen kein Dolantin und keine Opiate geben! Gefahr der Atemdepression!

Die Geburt darf im Interesse des Kindes nicht verlangsamt, sie darf aber auch nicht zu rasch verlaufen. Ferner: **Bei Frühgeburten möglichst nicht die Blase sprengen, bevor der Muttermund vollständig ist.**

Gerade bei der Frühgeburt ist es wichtig, daß sich die Fruchtblase als „hydraulischer Stoßdämpfer" (MARTIUS) auswirkt.

Besonders in der **Austreibungsperiode** sind **Verzögerungen zu vermeiden.** Für die Austreibungsperiode gilt daher:

Trotz des kleinen Kopfes **frühzeitig eine Episiotomie anlegen**, und zwar bei Erstgebärenden ausnahmslos, bei Mehrgebärenden, wenn der Damm narbig ist. Außerdem erleichtere man die Weichteilpassage stets dadurch, daß man die Weichteile mit breiten Spekula (sog. **„Spekulumentbindung"**) weit aufzieht. In jedem Falle einer **verzögerten** Austreibungsperiode oder bei rigidem Beckenboden sollte man nicht zögern, eine **Zangenextraktion** auszuführen. Vor Verwendung des **Vakuumextraktors** muß bei Frühgeburten gewarnt werden (größere Gefahr des Tentoriumrisses, größere Zerreißbarkeit der Gefäße bei Frühgeborenen!).

Dringend ist zu warnen vor der Anwendung des Bracht'schen Handgriffes bei frühgeborenen Beckenendlage-Kindern. Der erhebliche Druck, der bei diesem Handgriff auf den Kopf ausgeübt werden muß, bedeutet für ein frühgeborenes Kind Lebensgefahr.

Möglichst **auf Narkosemittel verzichten!** Speziell **keine Barbiturate geben**: Erhöhte Asphyxieneigung der Frühgeborenen. Lokal- und **Pudendusanästhesie** bevorzugen!

Allgemein wird heute der **vaginale Geburtsweg bevorzugt.** Die **Sektio** gilt nicht mehr als schonendstes Entbindungsverfahren für die Frühgeburt. Sie wird nur ausgeführt, wenn eine besondere Indikation dafür vorliegt. Die „Frühgeburt" an sich ist keine Indikation für die Sektio.

Jedes frühgeborene Kind ist sofort in die Frühgeburtenabteilung der Frauenklinik oder Kinderklinik zu verlegen.

Literatur

ALM, J.: The long-term prognosis for prematurely born children. Acta paediatr. 42 (1953) 94

BAIRD, S.D.: The epidemiology of prematurity. J. Pediatr. (St. Louis) 65 (1964) 909

BERLIN-HEIMENDAHL, S. von: Zum Problem der Senkung der Frühgeborenensterblichkeit (Univ.-Kinderklinik München). Z. Kinderheilk. 87 (1962) 70

BERLIN-HEIMENDAHL, S. von: Vergleich der Überlebenszeit und Überlebensfähigkeit von Frühgeborenen verschiedener Reifestufen (Univ.-Kinderklinik München). Z. Kinderheilk. 87 (1962) 228

BERLIN-HEIMENDAHL, S. von: Zusammenhänge zwischen belastender Vorgeschichte und Todesursache bei Frühgeborenen (Univ.-Kinderklinik München). Z. Kinderheilk. 88 (1963) 264

BISHOP, E.H.: The relationship of infant birth weight to maternal heart size. Clin. Obstet. Gynec. 7 (1964) 666

BLEGEN, S.: The premature child. Acta paediat. 42 (1953) 88

BOGGS, Th.R.: The immediate care of the premature baby. Clin. Obstet. Gynec. 7 (1964) 719

BUTLER, N.R., D.G. BONHAN: Perinatal mortality. The first report of 1958. British perinatal mortality survey. Livingstone, Edinburgh 1963

CAPPER, A.: The fate and development of the immature and of the premature child. Am. J. Dis. Childh. 35 (1928) 262

DANN, M., S.C. LEVINE, E.V. NEW: The development of prematurely born children with birth weights or minimal postnatal weights of 1000 grams or less. Pediatrics 22 (1958) 1037

DÖRING, G.K.: Verkürzte und verlängerte Tragzeit. In: KÄSER, O., V. FRIEDBERG, K.G. OBER, K. THOMSEN, J. ZANDER: Gynäkologie und Geburtshilfe. Thieme, Stuttgart 1967

DÖRING, G.K., G. FINK: Über die Korrelationen zwischen Tragzeit und meßbaren Reifemerkmalen bei 11 300 Zwillingskindern. Arch. Gynäk. 194 (1960) 63

DÖRING, G.K., S. KORNMAS: Kritische Bemerkungen zum Evipan als Durchtrittsnarkotikum. Arch. Gynäk. 195 (1960) 290

DÖRING, G.K., K. KNÖRR: Über die Tragzeit post ovulationem. Geburtsh. u. Frauenheilk. 22 (1962) 1191

DONELLY, J.F., C.E. FLOWERS, R.N. CREADICK, H.B. WELLS, B.G. GREENBERG, K.B. SURLES: Maternal, fetal and environmental factors in prematurity. Am. J. Obst. Gynec. 88 (1964) 918

DONELLY, J.F. jr.: Etiology of prematurity. Clin. Obstet. Gynec. 7 (1964) 647

DRILLIEN, C.M.: The growth and development of the prematurely born infant. Livingstone, Edinburgh 1964

DOUGLAS, J.W.B.: Some factors associated with prematurity. J. Obstet. Gynaec. Brit. Emp. 57 (1950) 143

ECKHARDT, F.: Das Schicksal von Frühgeborenen. Helvet. paediatr. acta 13 (1957) 244

GILLESPIE, L.: Smoking and low birth weight. Clin. Obstet. Gynec. 7 (1964) 638

GLEISS, J.: The life expectancy of extremely immature prematures. World Neurology 2 (1961) 681

GLEISS, J.: Das Frühgeborenenproblem unter besonderer Berücksichtigung des frühkindlichen Hirnschadens. In: ELERT, R., K.A. HÜTER: Die Porphylaxe frühkindlicher Hirnschäden. Thieme, Stuttgart 1966

GLEISS, J.: Zum Schicksal von 188 Frühgeborenen mit Geburtsgewichten oder Minimalgewichten unter bis einschließlich 1000 g. Z. Kinderheilk. 84 (1960) 292
GRUENWALD, P.: Infants of low birth weight among 5 000 deliveries. Pediatrics 34 (1964) 157
HARNACK, G.A. von: Das übertragene untergewichtige Neugeborene. Mschr. Kinderheilk. 108 (1960) 412
HARNACK, G.A. von, H. OSTER: Quantitative Reifebestimmungen von Frühgeborenen. Mschr. Kinderheilk. 106 (1958) 324
HARPER, P.A., L.K. FISHER, R.V. RIDER: Neurological and intellectual status of prematures at three to five years of age. J. Pediatr. 55 (1959) 679
HOYER, H., O. THALHAMMER: Geburtshilfliche und sozioökonomische Faktoren in der Genese der Frühgeburt. Geburtsh. u. Frauenheilk. 28 (1968) 709
HUGHES, E.C., C.W. LLOYD, C.P. LEDERGERBER: The role of preconceptional study and treatment in abortion and premature labor. Genf. Congr. int. Gynéc. Obstét. 1954. Georg & Cie. S.A. Genéve 1954
HULL, D.: The structure and function of brown adipose tissue. Brit. Med. Bull. 22 (1966) 92
KÄNDLER, H.: Reifezeichen bei Früh- und Neugeborenen. Mschr. Kinderheilk. 106 (1958) 328
KAHL, M.: Über die körperliche und geistige Entwicklung untermäßig Geborener. Arch. Kinderheilk. 138 (1950) 138
KEPP, R., C.-H. WOLFF: Die medikamentöse Behandlung der drohenden Fehl- und Frühgeburt. Monatskurse f. ärztl. Fortb. 17 (1967) 300
LAU, H.: Frühgeburt, Frühreife, Unreife. In: SCHWALM, H., G. DÖDERLEIN: Frauenheilkunde und Geburtshilfe. Bd. 1. Urban & Schwarzenberg, München 1964
MARTIUS, G.: Die Metabasissterblichkeit als Frühgeborenenproblem. Geburtsh. u. Frauenheilk. 23 (1963) 1090
MENER, G., R.V. RIDER, W.C. OPPEL, L.K. FISCHER, P.A. HARPER: Correlates of low birth weight psychological status at six to seven years of age. Pediatrics 35 (1965) 434
MOSLER, K.H., H. SCHWALM: Vergleichende Untersuchungen tokolytisch und relaxierend wirkender Substanzen am isolierten Uterus. Zbl. Gynäk. 18 (1965) 603
NAUJOKS, H., A.W. SCHWENZER: Das Frühgeborenenproblem im Rahmen der perinatalen Sterblichkeit. Arch. Gynäk. 137 (1955) 171
PAUL, J.: Frühgeburt und Toxoplasmose. Urban & Schwarzenberg, München-Berlin 1962
ROBINSON, R.J., J.P.M. TIZZARD: The central nervous system in the newborn. Brit. Med. Bull. 22 (1966) 49
SCALAY, G.C.: The newborn dysmature infant. J. Pediatr. 64 (1964) 776
SCHULTZE, K.W., J. FELSCH: Die Frühgeburt als soziales Problem. Geburtsh. u. Frauenheilk. 21 (1961) 782
SCOTT, K., R. USHER, F. MacLEAN: Postnatal study of fetal malnutrition (Abstract). J. Pediat. 63 (1963) 734
SHELLEY, H.J., G.A. NELIGAN: Neonatal Hypoglykemia. Brit. Med. Bull. 22 (1966) 34
SIMPSON, W.H.: A prelimenary report on cigarette smoking and the incidence of prematurity. Amer. J. Obstet. Gynec. 73 (1957) 808
STAMM, O.: Eihautentzündungen bei Frühgeburten und deren Prophylaxe mittels Antibiotikatherapie. Geburtsh. u. Frauenheilk. 26 (1966) 558

STEIN, I., M. POHL: Die Bedeutung äußerer Faktoren für die Frühgeborenenaufzucht. Erfahrungsbericht über 9 Jahre. Fortschritte der Medizin 83 (1965) 677
THALHAMMER, O.: Pränatale Dystrophie. Z. Kinderheilk. 91 (1964) 193
WIGGLESWORTH, J.S.: Foetal growth retardation. Brit. Med. Bull. 22 (1966) 13
WOLFF, C.-H.: Therapeutische Maßnahmen zur Senkung der Frühgeborenenhäufigkeit. Dtsch. Ärztebl. 67 (1970) 2471
YLLPÖ, A.: Das Wachstum der Frühgeborenen von der Geburt bis zum Schulalter. Z. Kinderheilk. 24 (1919) 111

Frühsterblichkeit: s. Säuglingssterblichkeit.

Früh-Tief: s. Wehenreaktionstypen.

Geburtsazidose, metabolische: s. Säure-Basen-Haushalt

Geburtseinleitung: Mechanische und hormonelle Maßnahmen zur Einleitung der Geburt, wenn bei Mutter und/oder Kind Risikosymptome vorliegen.

1. **Muttermundsdehnung** mit 1 oder 2 Fingern und großflächige Ablösung des unteren Eipoles von der Wand der Zervikalkanals.
2. **Blasensprengung:** Eröffnung der Fruchtblase von der Scheide aus.

Grundsätzlich wird die Blase nicht durch Reiben oder Druck mit den Fingern, sondern stets mit einem Instrument gesprengt.

a) Blasensprengung mit **Kugel- oder Kornzange** (Abb.): Mit Zeige- und Mittelfinger der inneren Hand in die Scheide bis an die Eihäute

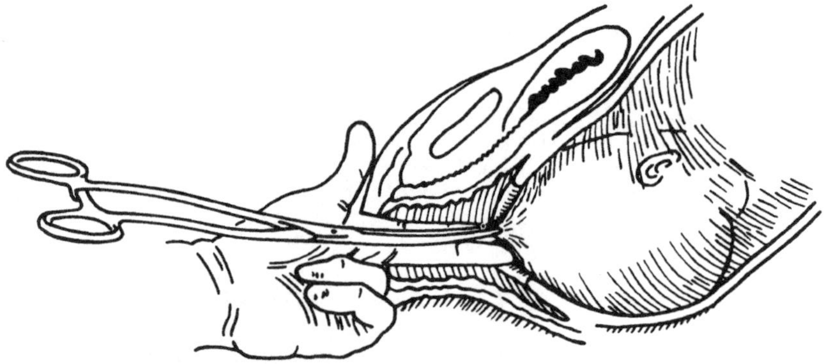

Blasensprengung mit der Kornzange; nach PSCHYREMBEL, W.: Praktische Geburtshilfe. De Gruyter, Berlin 1967

eingehen. Kugelzange mit der anderen Hand geschlossen einführen und zwischen den inneren Fingern entlang bis zu den Eihäuten vorschieben. Einhaken und Anreißen am besten in der Wehe. Kugelzange zurückziehen. Diese alte Methode der Blasensprengung ist nur dann indiziert, wenn der Kopf schon fest im Beckeneingang steht. Ist das nicht der Fall, muß versucht werden, den Kopf von außen ins Becken zu drücken.

Wird eine Blasensprengung notwendig, wenn der Kopf noch nicht fest im Beckeneingang steht, so ist es heute am besten,

b) die Blase **unter amnioskopischer Sicht** zu sprengen. Durch das eingeführte Amnioskop hindurch werden die Eihäute mit Hilfe einer langen Kanüle, die an einer Spritze befestigt ist, durchlöchert. Das

Fruchtwasser wird in die Spritze aspiriert. Dabei kann noch einmal die Fruchtwasserfarbe beurteilt werden. Je nach Zahl der Punktionsstellen kann man die Zeit des Fruchtwasserablaufes dirigieren. Diese schonende und sichere Methode verhindert bei hochstehendem Kopf einen Nabelschnurvorfall.

3. **Oxytocin-Dauertropfinfusion:** Treten nach Blasensprengung und Muttermundsdehnung keine Wehen auf und ergibt sich kein Anhalt für eine Gefährdung des Feten (FBA, apparative Herzschlagregistrierung), so wird die Geburt nach 2 Stunden durch eine intravenöse Oxytocin-Dauertropfinfusion in Gang gebracht.

Literatur

ANDERSON, M.M.: The state of the cervix and surgical induction of labour. J. Obstet. Gynaec. Brit. Cwlth. 72 (1965) 711

BODEN, W.: Die praktische Bedeutung der äußeren Wehenmessung, insbesondere des Oxytocin-Empfindlichkeitstestes für die klinische Geburtshilfe. Geburtsh. u. Frauenheilk. 26 (1966) 265

BOSCHAN, H.W., W. TITTLER: Geburtseinleitung durch Amniotomie unter amnioskopischer Kontrolle. Arch. Gynäk. 202 (1965) 443

BOSCHAN, H.W., H. WEISSE, I. PSCHYREMBEL: Amnioskopische Befunde und Geburtsdauer nach Einleitung durch Amniotomie. Arch. Gynäk. 204 (1967) 246

ELERT, R.: Zur elektiven Geburtseinleitung wegen intrauteriner Gefährdung des Kindes. Geburtsh. u. Frauenheilk. 26 (1966) 97

EMBREY, M.P.: The effects of intravenous oxytocin on uterine contractility. J. Obstet. Gnyaec. Brit. Cwlth. 69 (1962) 910

FISCH, L., N.F. SALA, R.L. SCHWARCZ: Effect of cervical dilatation upon uterine contractility in pregnant women and its relation to oxytocin secretion. Amer. J. Obstet. Gynec. 90 (1964) 108

HUSSLEIN, H., K. BAUMGARTEN: Die tiefe Blasensprengung zur Geburtseinleitung. Geburtsh. u. Frauenheilk. 22 (1962) 1202

KEETTEL, W.C.: Elective Induction of Labor. In: REID, D.E., T.C. BARTON: Controversy in Obstetrics and Gynecology. Saunders, Philadelphia-London-Toronto 1969

THEOBALD, G.W.: Oxytocin infusion in postmaturity. Brit. med. J. (1957) II, 1130

THEOBALD, G.W., R.A. LUNDBORG: The induction of labour by the balloon and pump method. J. Obstet. Gynaec. Brit. Cwlth. 69 (1962) 434

WELLS, J.: Effect on the newborn of induced versus spontaneous labor. Obstet. and Gynec. 26 (1965) 580

Geburtserleichternde Methoden: Maßnahmen zur Erleichterung der Geburt. Hauptsächlich wird darunter die psycho-prophylaktische und medikamentöse Bekämpfung des Wehenschmerzes verstanden. Durch die Verminderung des Wehenschmerzes wird sowohl die Verkürzung der Geburt als auch die Vermeidung von Gefahren für das Kind angestrebt. Dabei müssen die benutzten Methoden und Medikamente für Mutter und Kind ungefährlich sein.

Man unterscheidet:

1. **Psychoprophylaxe:** Sie ist wesentlicher Bestandteil der Schwangerenvorsorge*. Neben der **Aufklärung** über den normalen Verlauf der Schwangerschaft und der Geburt sowie über eventuell auftretende Risikosymptome ist der Schwangeren bzw. Kreißenden die Angst vor der zu erwartenden Geburt zu nehmen.
2. Die Einübung der wichtigen **Atmungstechnik und das gymnastische Training** der bei der Geburt wichtigen Muskelgruppen spielen eine bedeutsame Rolle in der systematischen Vorbereitung der Schwangeren.
3. **Spasmolyse**: Spasmolytika werden vor allem bei **Geburtsbeginn und in der Eröffnungsperiode** benutzt. Man geht dabei von der Erfahrung aus, daß durch bestimmte Medikamente die Eröffnung des Zervikalkanals erleichtert wird. Der uterine Grundtonus wird vermindert, die Kontraktionsamplitude vergrößert. Präparate: Monzal, Buscopan, Avacan, Erantin u.a.
4. **Analgesie:** Als Analgetika werden u.a. Spasmo-Cibalgin und Buscopan comp. verwandt. Diese Präparate sind als weitgehend ungefährlich anzusehen.

> Von einigen Geburtshelfern wird heute vor der Anwendung von **Dolantin**, vor allem bei Risikogeburten, gewarnt.

Begründung: Es besteht die Möglichkeit einer intra- oder postpartualen Hypoxie und Azidose. Pathogenetisch werden diese Zustände dadurch erklärt, daß der an sich sinnvolle Regelmechanismus, die Sauerstoff*-Sparschaltung des fetalen Kreislaufes, aufgehoben wird. Als **Inhalationsanalgetikum** während Eröffnungs- und Austreibungsperiode ist das **Lachgas** von Bedeutung. Die Analgesie mit Lachgas wird von der Kreißenden mit Hilfe eines speziellen Gerätes selbst gesteuert.

5. **Anwendung von Tranquilizern:** Als Tranquilizer steht vor allem Valium zur Verfügung, das zur **Erregungsdämpfung in der Eröffnungsperiode** (10 - 20 mg Valium intramuskulär) verwandt wird.
6. **Leitungsanästhesien**: Zur Gruppe dieser geburtserleichternden Methoden gehören die **Lumbal-, Epidural-** und **Periduralanästhesie.** Die Anwendung ist aus technischen Gründen nur Einzelfällen vorbehalten.
7. **Lokalanästhesie:** Hierzu rechnen die Parazervikalblockade* und die Pudendusanästhesie*.

8. **Allgemeinanästhesie:** Zur Schmerzausschaltung am Ende der Geburt ist die Allgemeinanästhesie in Form der **Durchtrittsnarkose** eine gebräuchliche Methode. Präparate: kurzwirkende Barbiturate, z.B. Evipan, Penthotal u.a., barbituratfreie Kurznarkotika, z.B. Epontol (nicht bei allergischer Disposition geben!). Alle diese Präparate gehen auf das Kind über. Nach wenigen Minuten besteht ein Konzentrationsgleichgewicht zwischen Mutter und Kind. Die Narkosedauer reicht zum Anlegen des Dammschnittes und zum schmerzfreien Durchtritt des Kopfes. Für die Naht des Dammschnittes kann die Narkose mit einem Halothan-Sauerstoff-Lachgas-Gemisch verlängert werden.

> Keinesfalls darf **Chloräthyl** zum Durchtrittsrausch benutzt werden.

Die Verwendung von Chloräthyl ist lebensgefährlich, weil es dabei zu schwerer Depression des Herz-Kreislaufsystems der Mutter und zum plötzlichen Herzstillstand kommen kann.

Seit kurzer Zeit wird ein neues, injizierbares, barbituratfreies Allgemeinanästhetikum mit raschem Wirkungseintritt in der Geburtshilfe verwandt, das **Ketanest** (Ketaminhydrochlorid). Ketanest kann zur Verlängerung der Narkose mit Inhalationsnarkotika (Halothan, Methoxyfluran, Stickoxydul) kombiniert werden.

> Die Ketanestnarkose ist kontraindiziert bei Patientinnen mit einem Hochdruck, da ein Anstieg des Blutdrucks und der Pulsfrequenz erfolgt.

Bei präeklamptischen Patientinnen ist daher eine Ketanestnarkose zu vermeiden. In der Aufwachphase der Ketanestnarkose kann es zu Träumen und motorisch aktiven Zuständen kommen, die von den Patientinnen später als unangenehm empfunden werden. Gegen diese Unruhe hilft Valium 5 - 10 mg intravenös.

9. **Wehenmittel:** Intravenöse Injektionen oder Infusionen von Oxytocin zur Wehenanregung bei primärer oder sekundärer hypotoner Wehenschwäche oder zur Geburtseinleitung.

Literatur

ANSELMINO, K.J., L. BECK, H. PLETZER: Über die medikamentöse Geburtserleichterung an unserer Klinik mit kritischen Bemerkungen zur psychologischen Geburtserleichterung. Geburtsh. u. Frauenheilk. 26 (1966) 1223

BACHMEYER, H.: Schmerzlinderung in der Geburtshilfe. Geburtsh. u. Frauenheilk. 23 (1963) 461

BAYER, R.: Der Öffnungs- und Schließungsmechanismus im isthmisch-zervikalen Segment. Gynaecologia 152 (1961) 23

BECK, L.: Erfahrungen mit der Halothan-Narkose bei gynäkologischen und geburtshilflichen Operationen und Eingriffen. Geburtsh. u. Frauenheilk. 21 (1961) 882

BURGER, H.: Über die Schlafgeburt. Geburtsh. u. Frauenheilk. 26 (1966) 962

DÖRING, G.K., S. KORNHAS: Kritische Bemerkungen zum Evipan als Durchtrittsnarkotikum. Arch. Gynäk. 195 (1961) 290

DÖRING, G.K., V. KRAUSS: Über die Bedeutung der Geburtsdauer für das Kind. Geburtsh. u. Frauenheilk. 27 (1967) 1185

HALLER, J., H. HARTL: Zur Beeinflussung der Geburt durch Meprobamat. Med. Klin. 54 (1959) 1013

HELD, E.: Die Stellung des Geburtsschmerzes im Schmerzsystem. Schweiz. med. Wschr. 81 (1951) 227

HELLMAN, L.M., M. PRYSTOWSKY: The duration of the second stage of labour. Amer. J. Obstet. Gynec. 63 (1952) 1223

HERMANN, E.: Ergebnisse der Readschen Geburtsleitung. Dtsch. med. Wschr. 88 (1963) 2431

HUBER, R., U. HEGAR: Die Relaxation der Geburtswege – ein reflektorisch ausgelöster Tonusverlust. Arch. Gynäk. 199 (1963) 83

HÜTER, K.A.: Die Ergebnisse der psychosomatischen Geburtsvorbereitung in der Schwangerschaft, während der Geburt und im Wochenbett. Gynaecologia 162 (1966) 57

JUNG, H., B. NIEBEL: Der Wehenschmerz unter dem Einfluß von Valium-Roche und die Objektivierbarkeit durch das Algo-Tokogramm. Geburtsh. u. Frauenheilk. 26 (1966) 937

LANGREHR, D.: Ketamine-Anästhesie für geburtshilflich-gynäkologische Eingriffe. Z. prakt. Anästh. Wiederbeleb. 5 (1970) 145

LIMBROCK, H.: Erfahrungen mit der Evipan-Orasthin-Durchtrittsnarkose. Zbl. Gynäk. 83 (1961) 701

LOEW, K.: Morphinantagonisten in der Geburtshilfe. Wien. klin. Wschr. 72 (1960)898

MARTIUS, G., E. OPITZ: Dosierung und Indikationen bei der kombinierten Anwendung von Analgetika und Opiatantagonisten in der Geburtshilfe. Zbl. Gynäk. 81 (1959) 1709

MUTH, H., G. MENKHAUS: Vor- und Nachteile der intravenösen Wehentropfinfusion. Geburtsh. u. Frauenheilk. 26 (1966) 1441

REYNOLDS, S.R.M.: Physiology of the uterus. Harper & Row, New York 1949

SCHMIDT-MATTHIESEN, H.: Die individuelle medikamentöse Geburtserleichterung. Dtsch. med. Wschr. 85 (1960) 1093

SCHWALM, H.: Wehen-Physiologie und -Pathologie, 2. Symposium, Frankfurt 1958. Karger, Basel 1959

THOMAS, K., A.B. ESKES: Effect of morphine upon uterine contractibility in late pregnancy. Amer. J. Obstet. Gynec. 84 (1962) 281

UTER, F.: Die Barbiturat-Anästhesie in der Geburtshilfe. Z. Geburtsh. Gynäk. 158 (1962) 180

WINTER, M., F. UTER: Halothan-Narkose und Uterusrelaxation. Anaesthesist 14 (1965) 83

ZAROU, D.M., J.M. ESPOSITO, G.S. ZAROU: Continuous intravenous analgesia in labor. Amer. J. Obstet. Gynec. 97 (1967) 1101

ZIMMER, F., G. MARTIUS, K. ENGELHORN: Der Wirkungsmechanismus der Spasmolytika unter der Geburt. Dtsch. med. Wschr. 85 (1960) 883

Geburts-Medizin: Ein von SALING geprägter Begriff, der neben neuzeitlichen organisatorischen Gesichtspunkten (Neuordnung des Faches) die Weiterentwicklung der Geburtshilfe durch Einbau der modernen präpartualen Diagnostik und Therapie sowie die Sofortmaßnahmen nach der Geburt umfaßt.

Literatur

SALING, E.: Geburts-„Hilfe" – Geburts-Medizin. Dtsch. Ärztebl. 66 (1969) 1873

HUSSLEIN, H., K. BAUMGARTEN, A. KRATOCHWIL: Geburts-„Hilfe" und Geburtsmedizin. Geburtsh. u. Frauenheilk. 30 (1970) 882

Gestose: s. Spätgestose.

Glukose im Fruchtwasser: s. Fruchtwasserdiagnostik.

HAMMACHER-Gerät: s. Kardiotokographie.

Harnöstriolausscheidung: s. Östriolausscheidung.

Harnöstrogenausscheidung: s. Östriolausscheidung.

Harnstoff im Fruchtwasser: s. Fruchtwasserdiagnostik.

Herzschlagregistrierung (kontinuierliche apparative Herzschlag- und Wehenregistrierung): Fortlaufende Registrierung der fetalen Herzfrequenz und gleichzeitige Schreibung der Wehentätigkeit in der Spätschwangerschaft und während der Geburt.

Die Entwicklung von **stichprobenartigen Auskultationen** der kindlichen Herztöne mit dem Hörrohr zur **fortlaufenden Registrierung der kindlichen Herztöne** ist ein großer Fortschritt.

Nach RÜTTGERS und KUBLI müssen an ein **ideales Registriersystem folgende Forderungen** gestellt werden:

1. Möglichkeit der **episodischen kontinuierlichen Registrierung** in der **Spätschwangerschaft.**
2. **Störungsfreie fortlaufende Registrierung während der Geburt** (auch bei unruhiger Kreißender) bis zum Durchtritt des Kopfes.
3. Wiedergabe der **instantanen*** (beat-to-beat) **Herzfrequenz** im Kurvenbild.
4. **Qualitative** und **quantitative Erfassung der Wehentätigkeit.**
5. **Kein zusätzliches Risiko** für den Fetus.
6. Keine oder nur **minimale Belästigung der Schwangeren bzw. Kreißenden.**
7. **Einfache Anwendung** und Bedienung, Möglichkeit der Fehlerentdeckung.
8. **Preisgünstige Geräte** bei zuverlässigem und raschem Kundendienst.

Aufnahmeprinzipien der kindlichen Herzfrequenz: Es werden **drei verschiedenartige Signale** zur Ermittlung und Registrierung der fetalen Herzfrequenz ausgenutzt:

1. **EKG-Potentiale**
2. **Herzschall**
3. **Herzwandbewegung**

Zu 1. **Direkte Fetal-Elektrokardiographie:** Ableitung der **fetalen EKG-Potentiale** von einem kindlichen Teil (vom fetalen Kopf nach Blasenöffnung oder transabdominal) und Umformung der Intervalle zwischen den R-Zacken (= Kammeranfangsschwankung) zur Herzfrequenzregistrierung.

Zu 2. **Phonokardiographie:** Aufnahme des fetalen Herzschalles zur Herzfrequenzregistrierung mit Hilfe eines Mikrophons. Dieses Verfahren kann sowohl **ante partum** als auch **intra partum** mit einem abdominal angebrachten Mikrophon angewandt werden.

Zu 3. **Ultraschallkardiographie:** Anwendung von **Ultraschallwellen** unter Ausnutzung des DOPPLER-Effektes. Ein Spezialmeßwertaufnehmer, der auf den Bauchdecken der Mutter befestigt ist, sendet Ultraschallwellen aus. Diese werden von sich bewegenden Grenzflächen (z.B. vom fetalen Herzen) reflektiert und in ihrer Frequenz auf Grund des DOPPLER*-Effektes geändert. Die wiederaufgenommenen Ultraschallimpulse können in herzaktionssynchrone Steuerimpulse umgewandelt werden.

Das heute im deutschsprachigen Raum am **meisten verwandte Registriersystem** ist ein Phonokardiograph, der **Kardiotokograph nach HAMMACHER** (Kardiotokogramm CTG). Er ist durch Zusatzgeräte heute als elektrokardio- und ultraschallkardiographisches Registriersystem lieferbar. Die Schwierigkeit bei der phonokardiographischen Registrierweise ist, **keine Störsignale** (z.B. Kindsbewegungen) **zu registrieren.** Diese werden beim Kardiotokographen folgendermaßen ausgeschaltet: Die Zeitdauer zwischen jeweils den ersten Herztönen von zwei Herzaktionen ist gleich der Zeitdauer zwischen jeweils den zweiten Herztönen dieser beiden Herzaktionen. Bei Störgeräuschen dagegen sind die Zeitabstände unterschiedlich lang. Die beiden Zeitabstände zwischen ersten Herztönen und zweiten Herztönen werden von dem Gerät aufgenommen und verglichen. Nur wenn die verglichenen Abstände zwischen zwei Geräuschen fast gleich sind, wird aus ihrem Zeitabstand die zugehörige Herzfrequenz bestimmt. Eine weitere Möglichkeit, Störgeräusche auszufiltern, ist die Fähigkeit des Gerätes, die Dauer der Geräusche zu vergleichen und nur die Töne als Herztöne zu bewerten, deren Dauer den Herztönen entspricht.

Aufnahmeformen der Wehentätigkeit:

1. Bei den **abdominalen Ableittechniken** (Phono, Ultraschall) werden die Wehen durch einen **abdominalen Meßwertaufnehmer** gemessen, der die Änderung des Auflagedruckes anzeigt.

2. Bei der **intrauterinen Ableittechnik** (direktes Fetal-EKG) werden der **intrauterine Druck** und dessen Veränderungen mit Hilfe einer Druckmeßdose gemessen. Diese wird mit einem flüssigkeitgefüllten Katheter verbunden, der transzervikal in die Amnionhöhle eingeführt wird. Druckveränderungen durch Kontraktion der Uterusmuskulatur werden dann durch die Wassersäule im Katheter übertragen.

Bewertungsgrößen bei der kontinuierlichen Herzschlag-registrierung:
1. **Basalfrequenz**
2. **Wehenreaktionstypen**
3. **Oszillationstypen**

Unter der **Basalfrequenz** versteht man die **mittlere Herzfrequenz in der Wehenpause** bzw. zwischen zwei Wehenreaktionstypen. **Normbereich** zwischen 120 Schlägen/min und 150 Schlägen/min; **Tachykardie** über 150 Schlägen/min; **Bradykardie** unter 120 Schlägen/min.

Unter **Wehenreaktionstypen** versteht man **charakteristische Veränderungen der fetalen Herzschlagfrequenz durch Weheneinwirkung** (Abb. 1).

Drei Typen:

1. **Früh-Tief** (= Type I Dip = Early V-shaped bradycardia = early deceleration): Dieser Typ ist gekennzeichnet durch **gleichzeitigen Beginn von Wehenanstieg und Herzfrequenzabfall**, Wehenakme und Bradykardie-Tief fallen zusammen. Dieser Wehenreaktionstyp wird als **Schädelkompressionszeichen** angesehen und ist **harmlos.**

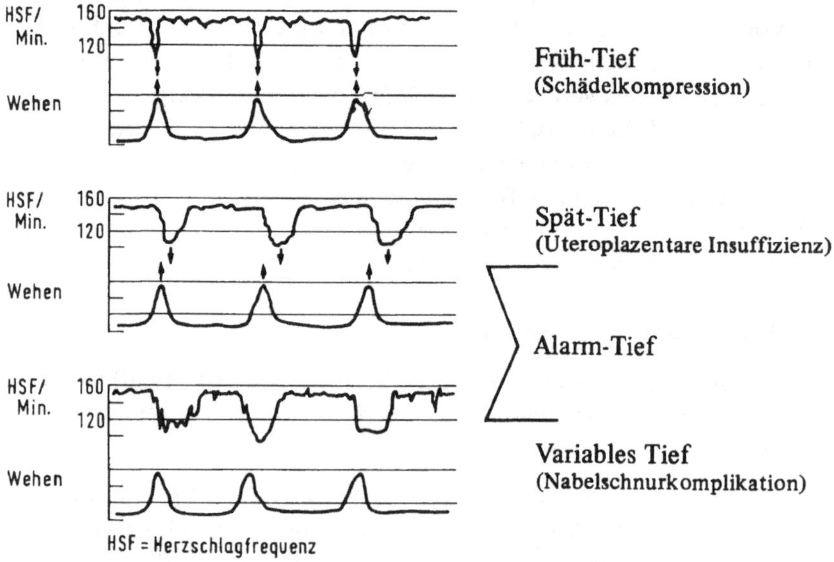

Abb. 1. Wehenreaktionstypen; nach DUDENHAUSEN, J.W., E. SALING: Risikoschwangerschaft und Risikogeburt. Erfassung und Maßnahmen zur Mortalitätssenkung des Kindes. Mat. Med. Nordm. 22 (1970) 313

2. **Spät-Tief** (= Typ II Dip = late U-shaped bradycardia = late deceleration) Dieser Typ ist gekennzeichnet durch **zeitlich späteren Beginn des Herzfrequenzabfalles nach Wehenanstieg** und **Persistieren des Abfalles** gegenüber dem Wehenverlauf. Wehenakme und Bradykardie-Tief liegen 30 sec und mehr auseinander.

> Als Ursache kommt die **akute Plazentarinsuffizienz** in Betracht.

3. **Variable Tiefs** (= Type I – Type II Dip combination = early U-shaped Bradycardia = variable deceleration): Sie sind in ihrer Form und gegenüber der Wehendruckkurve variierende Tiefs.

> Dieser Wehenreaktionstyp wird mit **Nabelschnurkomplikationen** in Beziehung gebracht.

Da man Spät- und variable Tiefs häufig schwer voneinander abgrenzen kann, empfiehlt SALING die gemeinsame Bezeichnung **Alarm-Tiefs.**

Oszillationstypen sind bei der instantanen* Herzschlagregistrierung auftretende, **wehenunabhängige, kurzzeitige Schwankungen der fetalen Herzschlagfrequenz.** Nach der Höhe der Amplitude dieser Schwankungen werden verschiedene Oszillationstypen unterschieden (Abb. 2).

Nach HAMMACHER sind die Oszillationstypen zur Erkennung **intrauteriner Notsituationen** geeignet. Als Ursache des **silenten** Oszialationstyps werden von HAMMACHER neben dem fetalen Ruhezustand eine eventuelle Medikamentenwirkung oder eine **Sauerstoffmangelsituation** des Feten genannt. Liegt ein **undulatorischer** oder **eingeengt undulatorischer** Oszillationstyp vor (Abb. 2), so soll die Leistungs- und Kompensationsfähigkeit des fetalen Herz-Kreislaufsystems ungestört sein. Ein **saltatorischer** Oszillationstyp soll eine **hypoxische Notsituation** anzeigen. Die Oszillationstypen werden nur korrekt mit der Schlag-zu-Schlag-Herzschlagregistrierung aufgezeichnet; durch Kurvenabrundungen infolge Mittelwert-Herzschlagregistrierung sind Fehldiagnosen möglich; s. instantan.

Heute wird die kontinuierliche Herzschlag- und Wehenregistrierung in der Klinik in folgenden Bereichen eingesetzt (nach HAMMACHER):

1. **In der Spätschwangerschaft**: ab 32. Schwangerschaftswoche, je nach fetaler Gefährdung auch später beginnend, von **1mal wöchentlich bis 1-2mal täglich.** Dauer der Registrierung mindestens 20-30 min.

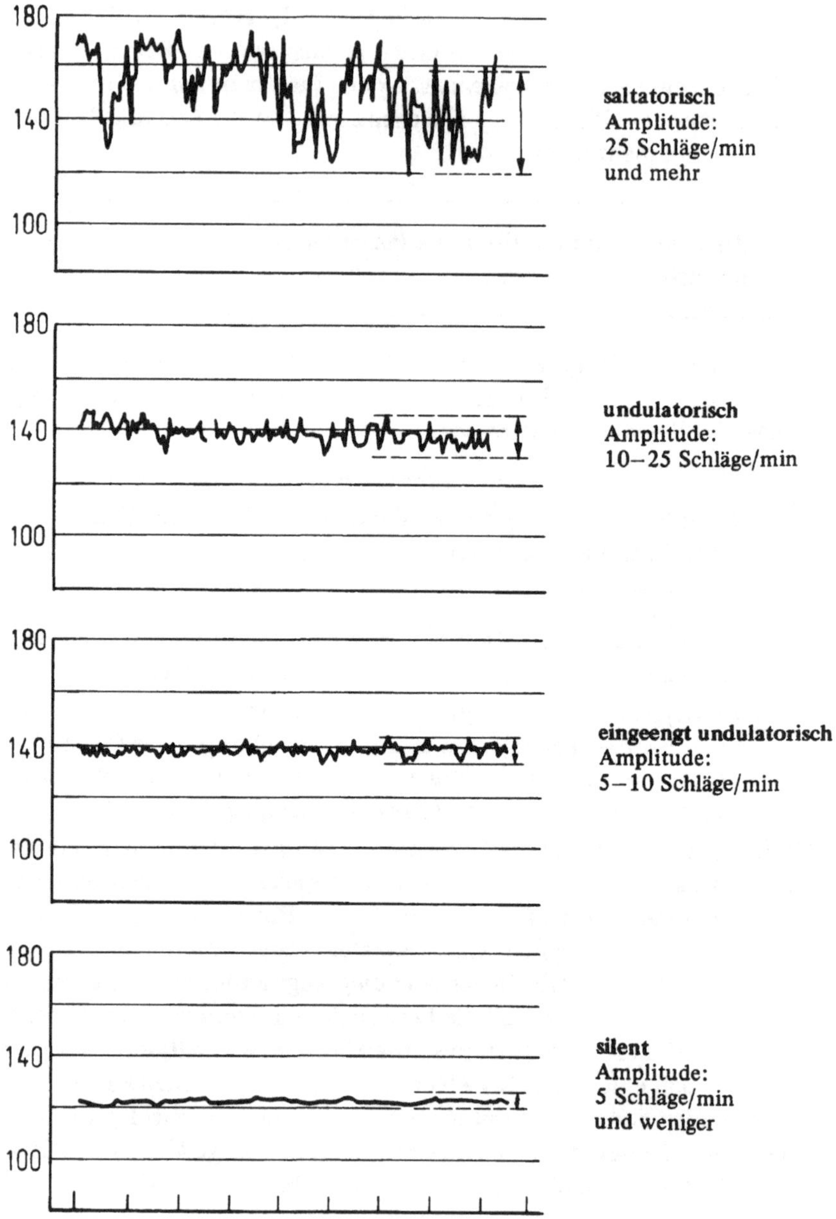

Abb. 2. Oszillationstypen nach HAMMACHER; nach DUDENHAUSEN, J.W., E. SALING: Risikoschwangerschaft und Risikogeburt. Erfassung und Maßnahmen zur Mortalitätssenkung des Kindes. Mat. Med. Nordm. 22 (1970) 313

a) **bei Risikoschwangerschaften**: Spätgestose, Diabetes mellitus, Rh-Inkompatibilität, Übertragung, drohende Frühgeburt, Tokolyse, alte I.-Para u.a.
b) **beim Auftreten von Risikomerkmalen**: vorzeitiger Blasensprung, Fruchtwasserverfärbung (Amnioskopie), Herztonalteration, verstärkte bzw. fehlende Kindsbewegungen, Blutungen, Hydramnion, Dysmaturität, Amnion-Infektionssyndrom u.a.

2. **Während der Geburt**: Geburtsüberwachung aller Risikoschwangerschaften und aller Geburten, in deren Verlauf Risikomerkmale auftreten: wie z.B. Mekoniumabgang, Herztonalterationen, starke Kindsbewegungen, Fieber, Blutungen, protrahierter Geburtsverlauf, Lage- und Einstellungsanomalien u.a.

> Hauptziel der apparativen Herzschlagregistrierung:
> **Überwachung des Feten und frühzeitige Diagnose der intrauterinen Hypoxie.**

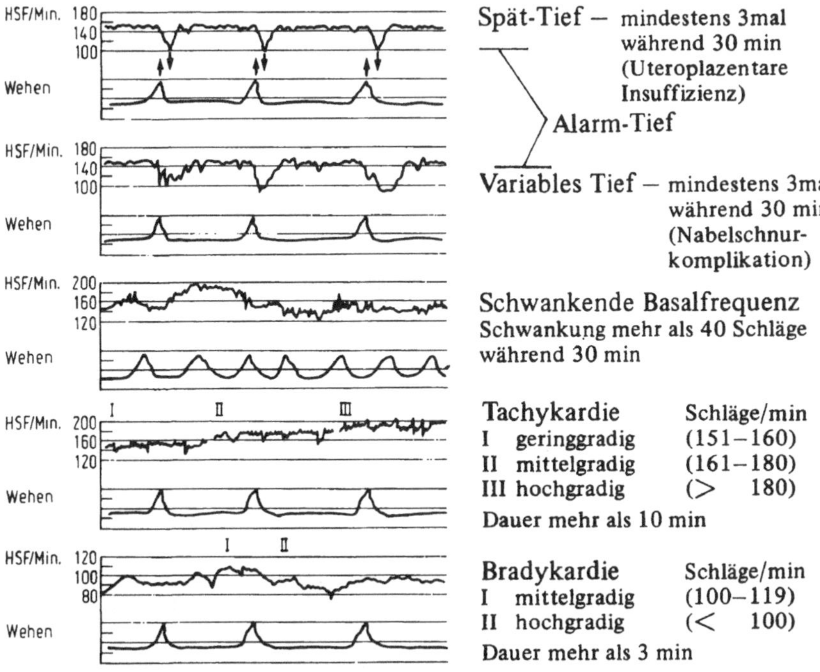

Abb. 3. Verdächtige apparativ registrierte Muster der fetalen Herzschlagfrequenz, die eine Indikation für die Fetalblutanalyse darstellen; nach SALING, E.: Die perinatale Asphyxie. Frühdiagnostik und Frühtherapie. Fortschr. Med. 88 (1970) 211

Zur Überwachung des Feten in der Schwangerschaft und während der Geburt ist seit jeher die Herzfrequenz benutzt worden. Jedoch erwies sich häufig die kindliche Herzfrequenz als nicht genügend geeignet,um den Feten optimal zu überwachen. Durch die modernen Methoden der **Herzschlag- und Wehenregistrierung und durch Kombination mit der Fetalblutanalyse ist eine intensive Überwachung des kindlichen Wohlbefindens** möglich geworden. Die apparative kontinuierliche Herzschlag- und Wehenregistrierung gibt **früh Verdachtshinweise** auf eine intrauterine Gefährdung des Feten. Diese Verdachtshinweise auf eine intrauterine Azidose sind in Abb. 3 gezeigt.

Werden suspekte Herzfrequenzmuster gefunden, so ist eine **exakte Zustandsdiagnostik** des Feten mit Hilfe der **Fetalblutanalyse*** indiziert. Von ihrem Ergebnis hängt die Entscheidung über das klinische Vorgehen ab. Die **optimale Überwachung** des Feten wird durch Kombination beider Verfahren, die **apparativ-biochemische Überwachung**, erreicht.

Literatur

BARTOLUCCI, L., G.A. WEBB: A multiple channel fetal heart tone monitoring system for routine clinical use. Amer. J. Obstet. Gynec. 107 (1970) 921

CALDEYRO-BARCIA, R., J.H. POSEIRO, C. NE GREIROS DE PAIVA, C. GOMEZ-ROGERS, A. FAUNDES-LATHAM, M.A. ZAMBRANA, G. ARELLANO-HERNANDEZ, A. BEAUQUIZ, P. PÉNA-ORITZ, F. AGUERO-LUGONES, W. FILLER: Effects of abnormal uterine contractions on a human fetus. Mod. Probl. Pädiat 8 (1963) 267

CALDEYRO-BARCIA, R., J.J. POSEIRO, C. MENDEZ-BAUER, L.O. GULIN: Effects of Abnormal Uterine Concentractions on Fetal Heart Rate During Labor. In: Fifth World Congress of Gynaecology and Obstetrics, Sydney 1967

CALDEYRO-BARCIA, R., C. CASACUBERTA, R. BUSTOS, G. GIUSSI, L. GULIN, L. ESCARCENA, C. MENDEZ-BAUER: Correlation of intrapartum changes in fetal heart rate with fetal blood oxygen and acid-base state. In: ADAMSONS, K.: Diagnosis and treatment of fetal disorders. Springer, Berlin-Heidelberg-New York 1968

CEREVKA, J., J.S. SCHEFFS, A. VASICKA: Shape of uterine contractions (intra-amniotic pressure) and corresponding fetal heart rate: I. Spontaneous and oxytocin induced labors. Obstet. and Gynec. 38 (1970) 695

HAMMACHER, K.: Früherkennung intrauteriner Gefahrenzustände durch Elektrophonokardiographie und Tokographie. In: R. ELERT, K.A. HÜTER: Prophylaxe frühkindlicher Hirnschäden. Thieme, Stuttgart 1966

HAMMACHER, K.: Die kontinuierliche elektronische Überwachung der fetalen Herztätigkeit vor und während der Geburt. In: KÄSER, O., V. FRIEDBERG, K.G. OBER, K. THOMSEN, J. ZANDER: Gynäkologie und Geburtshilfe. Bd. II. Thieme, Stuttgart 1967

HAMMACHER, K.: The Clinical Significance of Cardiotokography. In: HUNTINGFORD, P.J., K.A. HÜTER, E. SALING: Perinatal Medicine 1st European Congress, Berlin 28th-30th March 1968. Thieme, Stuttgart 1969

HAMMACHER, K., K.A. HÜTER, J. BOKELMANN, P.H. WERNERS: Foetal Heart Frequency and Perinatal Condition of the Foetus and Newborn. Gynaecologia (Basel) 166 (1968) 349

HAMMACHER, K., P.H. WERNERS: Die Auswertung und Dokumentation von CTG-Ergebnissen. Gynaecologia (Basel) 166 (1968) 410

HAMMACHER, K.: Referat zum Podiumsgespräch über den Stand der apparativen und biochemischen Überwachung des Feten. In: SALING, E., K.A. HÜTER: Fortschritte der perinatalen Medizin. 2. Deutscher Kongreß für Perinatale Medizin, Berlin, 26.-28. Juni 1969. Thieme, Stuttgart 1971

HAMMACHER, K.: Elektronische Geburtsüberwachung. Med. Klin. 64 (1969) 1846

HON, E.H.: The classification of fetal heart rate. I.A. Working classification. Obstet. Gynec. 22 (1963) 137

HON, E.H.: Detection of fetal distress. Fifth world Congress of Gynec. Obstet. Sydney 1967

HON, E.H.: Biophysical studies of the human fetus. In: ADAMSONS, K.: Diagnosis and treatment of fetal disorders. Springer, Berlin-Heidelberg-New York 1968

HON, E.H.: An Atlas of Fetal heart rate Patterns. Harty, New Haven, Connecticut 1968

JUNGE, H.D.: Kardiotokographie mit direkter EKG-Ableitung – Apparative Ausrüstung. In: SALING, E., K.A. HÜTER: Fortschritte der perinatalen Medizin. 2. Deutscher Kongreß für Perinatale Medizin, Berlin, 26.-28. Juni 1969. Thieme, Stuttgart 1971

KUBLI, F., H. RÜTTGERS: Kontinuierliche Registrierung der fetalen Herzfrequenz bei gleichzeitiger Wehenschreibung. I. Nomenklatur, Interpretation und klinische Anwendung. Gynäkologe 2 (1969) 73

MOSLER, K.H.: Kontinuierliche Überwachung der fetalen Herzaktion mittels Ultraschall. In: SALING, E., K.A. HÜTER: Fortschritte der perinatalen Medizin. 2. Deutscher Kongreß für Perinatale Medizin, Berlin, 26.-28. Juni 1969. Thieme, Stuttgart 1971

MOSLER, K.H.: Dauerüberwachung der fetalen Herzaktionen unter der Geburt mittels Ultraschall. Experientia 25 (1969) 222

MOSLER, K.H., P TEICHERT, H. SCHEUER, F. MITSCHKA: Ulterschallüberwachung in der Präventivgeburtshilfe. Med. Klin. 65 (1970) 1250

RÜTTGERS, H., F. KUBLI: Kontinuierliche Registrierung der fetalen Herzfrequenz bei gleichzeitiger Wehenschreibung. II. Probleme der Instrumentierung. Gynäkologe 2 (1969) 82

SALING, E.: Zur apparativen Überwachung des Feten. In: SALING, E., K.A. HÜTER: Fortschritte der perinatalen Medizin. 2. Deutscher Kongreß für Perinatale Medizin, Berlin, 26.-28. Juni 1969. Thieme, Stuttgart 1971

SALING, E.: Verbesserung der apparativen Herzschlagregistrierung beim Feten unter der Geburt. Fortschr. d. Med. 87 (1969) 777

SALING,E.: Die perinatale Asphyxie. Frühdiagnostik und Frühtherapie. Fortschr. Med. 88 (1970) 211

WEIS, J.B., K.S. KAGEY, R.D. FRINK: Instrument and method: Fetal heart rate monitoring in clinical practice. Obstet. and Gynec. 35 (1970) 297

Hirnschaden, frühkindlicher: Schädigung des Gehirns in der Perinatalperiode durch Hypoxie,
Azidose,
mechanische Traumen,
Infektionen,
Massenblutungen,
Kernikterus u.a.

> Die **häufigste Gefährdung des Feten und des Neugeborenen stellt die verminderte Sauerstoffzufuhr** dar, die besonders am Gehirn – auch bei nur kurzer Dauer – zu **bleibenden Organschäden** führen kann.

Früher wurde die Meinung vertreten, daß die Hypoxie-Toleranz des fetalen bzw. Neugeborenen-Gehirns größer als die des Erwachsenen-Gehirns wäre. Daher sollte das Neugeborenen-Gehirn eine verminderte O_2-Zufuhr besser (d.h. länger ohne Schädigung) vertragen als ein Erwachsenen-Gehirn. Tierexperimentelle Befunde (neugeborene Kaninchen überlebten eine komplette Anoxie länger als ältere Tiere, HIMWICH) belegten diese Ansicht.

Es ist gesichert, daß das fetale und das Neugeborenen-Gehirn eine längere Überlebenszeit nach Unterbrechung der O_2-Zufuhr besitzt.

> Bevor es zu der schwersten Folge der Hyp- oder Anoxie, dem Organtod, kommt, sind bestimmte Hirnregionen aber bereits irreversibel geschädigt.

Akute oder **subakute Hypoxien** rufen – vor allem an der schwach kapillarisierten Hirnrinde (DIEMER) – frühkindliche Hirnschäden hervor, die in der Neugeborenenperiode wegen der fehlenden kortikalen Bahnen klinisch zunächst nicht auffallen. Es ist möglich, daß bei einer **chronischen Hypoxie** dagegen eine Anpassung an die verminderte O_2-Versorgung durch eine Kapillarvermehrung eintritt, die Tage oder Wochen zu ihrer Entstehung benötigt.

Das Atem- und Kreislaufzentrum wird wahrscheinlich von dem hypoxischen Schaden besonders spät betroffen, so daß deren Regulationsfunktionen lange erhalten bleiben und die Überlebenszeit des Organismus relativ lang ist.

Der Teil der Kinder, der am schwersten von diesen Schädigungen betroffen wird, **stirbt**. Ein weiterer Teil wird die **akute Lebensgefahr überwinden und**

überleben. Kinder mit einem **sehr ausgeprägten Hirnschaden** werden dann meist bald post partum erkannt. Kinder mit einem **mittelschweren** oder **leichten Schaden** sind in den ersten Lebenswochen häufig unauffällig und zeigen erst im Kindesalter einen manifest werdenden **Spätschaden.**

Neuropathologische Befunde: Bei der Erforschung der Folgen einer perinatalen Hypoxie stehen die neuropathologischen Befunde an frühzeitig verstorbenen Kindern im Vordergrund. Folgende **Befunde** können **bei einem perinatalen Hirnschaden** erhoben werden: Meningeale Blutungen, Ventrikelblutungen, Hirnödem, großräumige Markerweichungen, periventrikuläre Nekrosen, ischämische und degenerierte Ganglien- und Gliazellen.

> Im Einzelfall ist es meist nicht möglich, die Ursache eines morphologisch sichtbaren Hirnschadens hinreichend sicher zu nennen.

Dazu ist die Ätiologie des frühkindlichen Hirnschadens zu unbestimmt (hypoxisch, infektiös, serologisch, traumatisch, vererblich u.a.). Vor allem ist meist die Entscheidung, ob als Ursache eine **Hypoxie** oder ein **„Geburtstrauma"** (mechanische Einwirkung infolge Druckentlastung des Kopfes bei seinem Austritt) anzuschuldigen ist, nicht klar zu beantworten. Nur die Erfahrung, daß z.B. bei Präeklampsie der Mutter oder bei Plazentarinsuffizienz gehäuft Hirnschäden zu beobachten sind, erlaubt den Hinweis auf die Bedeutung des Sauerstoffmangels als Ursache des Hirnschadens.

> Die gestörte Struktur erlaubt keinen sicheren Rückschluß auf die Ätiologie („Grenzen der Morphologie").

Erkennung des frühkindlichen Hirnschadens: Eine **frühzeitige Erkennung** der neurologischen Entwicklungsstörung ist wichtig, da das weitere Schicksal der betroffenen Kinder von der **rechtzeitig durchgeführten Therapie** abhängt.

Als **erste Maßnahme** zur Erfassung der mit Risikosymptomen geborenen Kinder sollte an geburtshilflichen Kliniken eine **Zustandsdiagnostik* unmittelbar post partum** durchgeführt werden.

Die Analyse geburtshilflicher Daten von Kindern mit einer infantilen Zerebralparese (Spätzustand des frühkindlichen Hirnschadens) zeigt die

Bedeutung, die den **klinischen Hypoxiesymptomen** zukommt (Zahlenangaben nach BERENDES):

	infantile Zerebralparese	Normalkollektiv
Bradykardie (KHT unter 100)	8,2%	3,3%
Mekoniumhaltiges Fruchtwasser	15,3%	11,5%
pathol. APGAR-Zahl 1'pp	16,4%	4,9%
5'pp	3,3%	–

Bei genauer Beobachtung des Neugeborenen soll es möglich sein, schon innerhalb der ersten 10 Lebenstage Symptome zu erkennen, die auf einen frühkindlichen Hirnschaden hindeuten (PRECHTL).

Für den hypoxischen Hirnschaden ist es allerdings typisch, daß er in den ersten Lebenstagen fast unauffällig ist. Folgende **Symptome** sollten aber in der Neugeborenenperiode **Veranlassung sein, an einen frühkindlichen Hirnschaden zu denken**:

Apathie oder motorische Unruhe,
Wimmern oder schrilles Schreien,
ängstlich-starrer Gesichtsausdruck,
Augenverdrehen, Zuckungen und Krämpfe,
Nackensteife und Opisthotonus,
unregelmäßige Atmung und zyanotische Anfälle mit Apnoe.

Treten diese Symptome auf, so kann allerdings nicht auf die Art oder die Lokalisation des vermuteten Hirnschadens geschlossen werden.

Eine neues Gebiet der Früherkennung des perinatalen Hirnschadens ergeben in Zukunft die **Ableitung des EEG** der Neugeborenen und eventuell die **polygraphische Registrierung** (EEG, Atmung, Muskelaktivität, Augenbewegung). Vor allem sind hierbei registrierte **Krampfpotentiale** ein prognostisch schlechtes Zeichen (PRECHTL, F.J. SCHULTE).

Die **ersten Ausfallserscheinungen** treten in der überwiegenden Zahl der Fälle (in ungefähr 80%) erst nach 3 bis 6 Monaten auf. Dann erst fällt das Ausbleiben der physiologischen Reflexentwicklung auf.

Die Abb. zeigt eine **Entwicklungstabelle** (nach FLEHMIG), durch die nach Prüfung der Reflexe und Reaktionen Anhaltspunkte für die motorische Entwicklung und das Reflexverhalten von der Geburt bis zum Beginn des zweiten Lebensjahres erhalten werden können.

Erläuterungen zur Abb. (nach FLEHMIG):

1. **Automatische Reaktion:** Ein Neugeborenes dreht in Bauchlage den Kopf zur Freihaltung der Atemwege zu einer – meistens immer der gleichen – Seite.

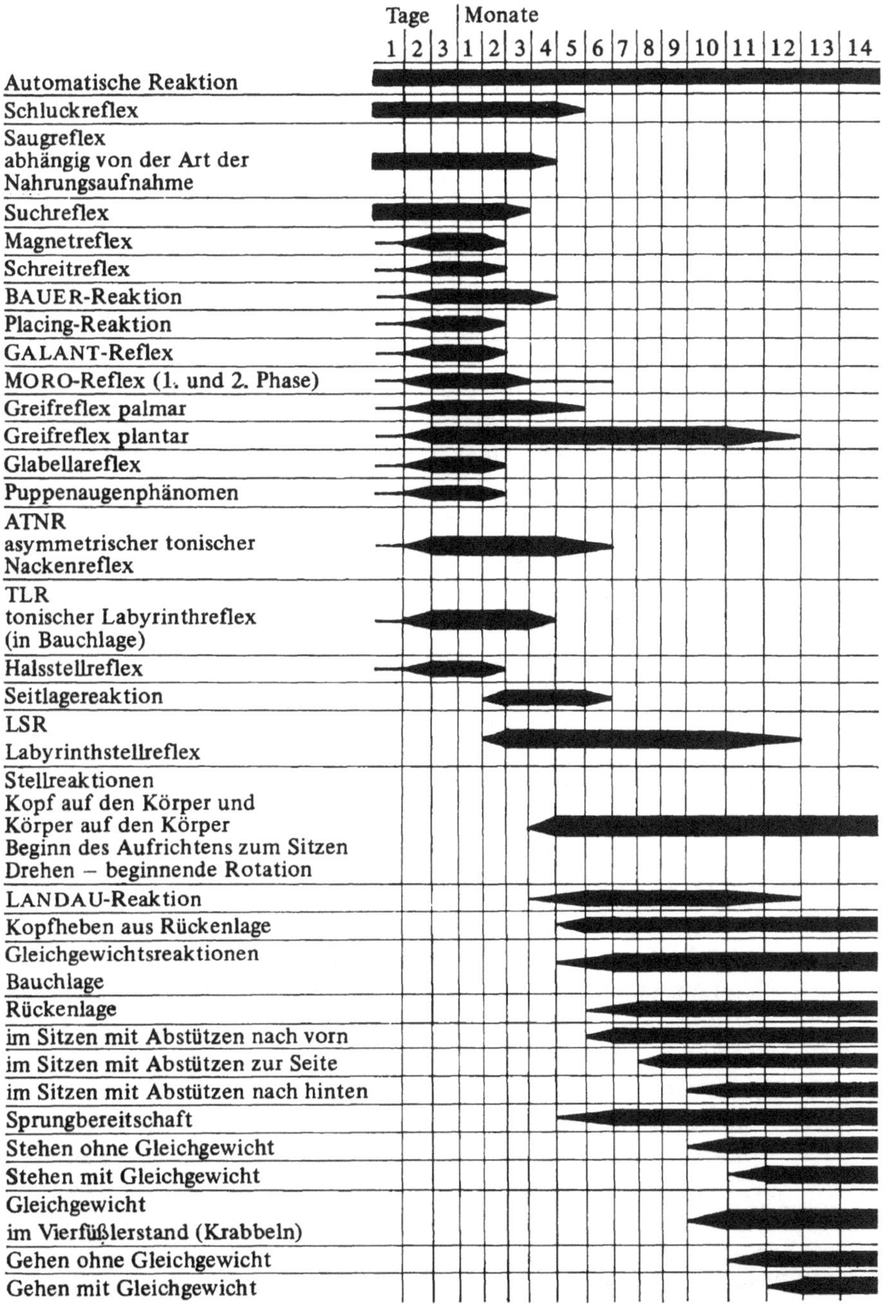

Reflexe und motorisches Verhalten von der Geburt bis Anfang des zweiten Lebensjahres; nach FLEHMIG, I.: Neurologische Untersuchungen zur Früherkennung zerebraler Bewegungsstörungen bei sogenannt. Risikokindern. Mat. Med. Nordm. 22 (1970) 340

2. **Suchreflex:** Bei Hunger wendet das Kind auch ohne äußeren Reiz suchend den Kopf. Bei Berührung eines Mundwinkels mit dem Finger oder einem Gegenstand wird der Kopf in Richtung des Reizes gewandt.
3. **Magnetreflex:** In Rückenlage werden bei gebeugten Hüften und Knien die Daumen des Untersuchers auf die Fußsohle gedrückt und langsam zurückgezogen. Der Kontakt zwischen Finger und Fußsohle bleibt erhalten, die Beine werden gestreckt, der Fuß bleibt am Finger „kleben".
4. **Schreitreflex:** Das Kind wird mit beiden Händen am Rumpf vertikal gehalten. Drückt man die Fußsohle des einen Beines auf die Unterlage, beugt sich dieses Bein bei Berührung, und das andere wird gestreckt. Dabei berührt dieses die Unterlage, beugt sich, und das vorher gebeugte Bein wird gestreckt. Diese alternierende Bewegung vermittelt den Eindruck des Schreitens. Der Oberkörper des Kindes wird dabei leicht nach vorn gehalten.
5. **BAUER-Reaktion:** Liegt das Kind in Bauchlage und werden die Daumen des Untersuchers auf die Fußsohle gedrückt, so beginnt der Säugling zu kriechen.
6. **Placing-Reaktion:** Man hält das Kind unter den Armen mit den Füßen unterhalb der Tischkante. Durch langsames Anheben des Kindes zieht man unter leichter Berührung des Fußrückens diesen an der Unterkante des Tisches nach oben, woraufhin der Fuß über die Tischkante „steigt". Das gleiche kann man mit dem Handrücken provozieren.
7. **GALANT-Reflex:** Wird auf einer Seite der Wirbelsäule mit dem Finger entlanggestrichen, formt das Kind mit dem Körper einen Bogen. Die Konkavität ist zur Richtung des Stimulus gerichtet, das Becken wird nach oben gezogen. Das gleichseitige Bein und der Arm strecken sich, die entgegengesetzten Extremitäten beugen sich.
8. **MORO-Reflex:** Man legt sich bei der Untersuchung das Kind auf einen Unterarm und unterstützt den Kopf mit der anderen Hand. Die kopfhaltende Hand wird dann nach unten bewegt, der Kopf des Kindes fällt in die offene Hand. Der Säugling öffnet dabei den Mund, die Arme werden nach außen oben bewegt, die Finger strecken sich fächerförmig (1. Phase). Dann schließt sich der Mund wieder, die Arme werden gebeugt und nach vorn zusammengeführt (2. Phase). Bei Persistieren dieses Reflexes kann das Kind nicht sitzen lernen, den Mund zum Essen nicht schließen und nicht sprechen lernen. Der Speichel wird nicht heruntergeschluckt, das Kind sabbert. Liegt der Kopf in Mittellinie bei der Auslösung des Reflexes, kann eine Asymmetrie einen Hinweis auf eine Parese einer Seite geben.
9. **Greifreflex, palmar:** Bei Berührung der Handinnenfläche schließt sich die Hand fest. Solange der Reiz besteht, bleibt die Hand geschlossen.

Man kann das Kind daran hochziehen, die Ellenbogengelenke bleiben leicht gebeugt. Besteht dieser Reflex längere Zeit, kann das Kind sich nicht auf der offenen Hand abstützen (keine Gleichgewichtsreaktionen).

10. **Greifreflex, plantar**: Bei Berühren des Fußballens an der Fußsohle krallen sich die Zehen zusammen. Bei Loslassen spreizen sich die Zehen. Bei Persistieren dieses Reflexes ist Stehen mit flachem Fuß und Gehen mit Abrollen nicht möglich.
11. **Glabellareflex**: Bei Druck auf die Mitte der Stirn werden die Augen geschlossen.
12. **Puppenaugenphänomen**: Bei langsamer Drehung des Kopfes bewegen sich die Augen in der entgegengesetzten Richtung, bei schneller Bewegung kann ein Nystagmus provoziert werden.
13. **ATNR (Asymmetrisch-tonischer Nackenreflex)**: Bei isolierter Drehung des Kopfes zu einer Seite werden die Extremitäten der „Gesichtsseite" gestreckt und die der „Hinterhauptseite" gebeugt. Es handelt sich um die sogenannte „Fechterstellung".
14. **TLR (Tonischer Labyrinthreflex)**: Wenn das Kind auf dem Bauch liegt, besteht eine totale Beugung, der Kopf wird nicht zur Seite gelegt, die Atemwege werden nicht freigehalten. In Rückenlage besteht eine Streckung des Rumpfes und der Beine, die adduziert und innenrotiert sind. Die Arme sind gebeugt, die Hände gefaustet, die Schultern retrahiert. Der Kopf liegt in Opisthotonushaltung. In ganz geringer Ausprägung ist er beim normalen Säugling vorhanden. Er ist der beim zerebral bewegungsgestörten Kind häufigst sichtbare Reflex (beim Tetraspastiker). Er verhindert ein Aufrichten aus der Rückenlage, indem er den Kopf zurückhält und somit keine Kopfkontrolle ermöglicht. Da die Hüfte nicht gebeugt werden kann, ist ein Sitzen mit Gleichgewicht unmöglich.
15. **Halsstellreflex**: Der Untersucher dreht den Kopf des auf dem Rücken liegenden Kindes zur Seite; der gesamte Körper folgt der Drehung, das Kind dreht sich en bloc. Bei Persistieren wird eine Rotation zwischen Kopf und Körper und damit das Aufrichten aus der Rückenlage zum Sitzen über die Drehung unmöglich.
16. **Seitlagereaktion**: Man hält das Kind mit beiden Händen in der Taille am Rumpf vertikal und verlagert es seitlich in die Horizontale. Dabei stellt sich der Kopf wieder im Raum ein, das obere Bein und der Arm werden gestreckt, die unteren Extremitäten gebeugt. Durch passives Kopfsenken fällt der Körper des Kindes zusammen. Man kann dieses Muster bei jeder Gleichgewichtsreaktion auch innerhalb des Körpers eines Erwachsenen beobachten.
17. **LSR (Labyrinthstellreflex)**: Legt man das Kind auf den Bauch oder verändert man seine Lage im Raum, stellt sich der Kopf im Raum ein,

das Kind hebt seinen Kopf. Man kann den Reflex auch in Hängelage auslösen. Er fehlt beim zerebral bewegungsgestörten Kind in manchen Fällen und verursacht dadurch mangelnde Kopfkontrolle.

18. **LANDAU-Reaktion**: Hält man den Säugling horizontal unter dem Rumpf fest, und zwar schwebend, dann wird automatisch der Kopf gehoben, und die Beine folgen der Streckung (kranio-kaudal). Bei plötzlicher Beugung des Kopfes entsteht eine totale Beugung des gesamten Körpers. Dieser Reflex muß für ein paar Monate im ersten Lebensjahr aufgetreten sein, da das Kind hiermit seine Stellung im Raum erfährt.
19. **Sprungbereitschaft**: Man hält den Säugling mit beiden Händen in der Taille am Rumpf und nähert den Kopf relativ schnell der Unterlage. Bevor der Kopf auf die Unterlage kommt, werden die Arme wie zum Abstützen ausgestreckt (optische Sprungbereitschaft), später erfolgt die Gewichtsübernahme auf die Arme. Wie die Stehbereitschaft gehört die Sprungbereitschaft zu den Gleichgewichtsreaktionen und bleibt während des ganzen Lebens bestehen.

Der Verdacht auf eine **neurologische Entwicklungsstörung** besteht (nach FLEHMIG) bei:

1. **Persistieren tonischer Reflexaktivitäten** bzw. Reflexmuster und **Auftreten pathologischer tonischer Reflexaktivitäten** bzw. -muster.
2. **Verzögerte statisch-motorische Entwicklung.**
3. **Fehlen von Stell- und Gleichgewichtsreaktionen,** wie Kopfkontrolle, Rotation und Gleichgewicht.
4. **Haltungs- bzw. Muskeltonusveränderungen.**
5. **Asymmetrien,** wobei zu beachten ist, daß das Kind etwa bis zum 4. Lebensmonat oft noch leichte Asymmetrien (Lieblingsseite) zeigt, die als physiologisch anzusehen sind.

Das Bild der **Spätfolgen** des frühkindlichen Hirnschadens (= Spätschaden) ist gekennzeichnet durch die **infantile Zerebralparese,** wobei häufig keine eindeutige Beziehung zwischen der Schwere der Zerebralparese und der Schwere der verursachenden Noxe besteht. Einerseits können – auch bei schwer geschädigten Kindern – erstaunliche Besserungen beobachtet werden. Andererseits lassen sich gelegentlich auch bei gesunden Kindern nach schwerer Geburt pathologisch-neurologische Befunde finden.

Typische klinische Bilder (nach HUTH) des frühkindlichen Hirnschadens sind:

A. **Motorische Störungen**
   1. Quadriplegie (Diplegie)
   2. Hemiplegie
   3. Paraplegie
   4. Monoplegie

5. Athetose
6. Astatisch-atonisches Syndrom
7. Ataxie
8. Rigidität
9. Tremor
10. Torsionsdystonie, Ballismus

B. **Sensorische Störungen**
Beeinträchtigung des Seh-, Hör- und Tastvermögens.

C. **Epileptiforme Krämpfe**

D. **Psychische Störungen**
1. Störungen der Intelligenzentwicklung
2. Hyperkinetische Verhaltensstörung

Um diese schweren Spätfolgen zu vermeiden, muß die motorisch-sensorische Störung rechtzeitig erkannt und behandelt werden:

Bis zum 6. Lebensmonat sollte die Diagnose des frühkindlichen Hirnschadens gestellt werden.

Therapie: Nach dem 6. Lebensmonat muß das kranke Kind einer **neurophysiologischen Behandlung** zugeführt werden. Mit ihrer Hilfe ist es möglich, bei leicht betroffenen Kindern eine vorhandene zerebrale Bewegungsstörung weitgehend zu bessern. Schwerer oder stark geschädigte Kinder werden durch eine solche frühzeitig eingeleitete Behandlung in die Lage versetzt, mit den kleineren Anforderungen des Alltags selbständig fertig zu werden. Bei sehr schwer geschädigten Kindern kann auf diese Weise die Pflege erleichtert werden. Die Kinder können vor schweren Deformitäten oder Kontrakturen bewahrt werden. Die **neurophysiologische Behandlung nach BOBATH verfolgt** folgende Ziele:

1. **Hemmung abnormer Reflextätigkeit**
2. **Normalisierung des Muskeltonus**
3. **Bahnung normaler Bewegungsabläufe**

Literatur

ANDRÉ-THOMAS, A., Y. CHESNI, S. SAINT-ANNE DARGASSIES: The Neurological Examination of the Infant. The Spastic Society, London 1960

APGAR, V.: A proposal for a new method of evaluation of the newborn infant. Anesth. Analg. Curr. Res. 32 (1953) 260

BAUER, J.: Das Kriechphänomen des Neugeborenen. Klin. Wschr. 5 (1926) 1468

BERENDES, H.W.: The Structure and Scope of the Collaborative Project on Cerebral Palsy, Mental Retardation and other Neurological and Sensory Disorders of Infancy and Childhood. In: CHIPMAN, S.S., A.M. LILIENFELD, B.G. GREEN-

BERG, J.F. DONELLY: Research Methodology and Needs in Perinatal Studies. Thomas, Springfield, Ill. 1966
BERENDES, H.W.: Cerebrale Spätschäden nach perinataler Asphyxie. Gynäkologe 1 (1968) 94
BERENDES, H.W.: Fetal Distress: Its Significance in Neurological and Mental Impairment of Childhood. In: Proceedings of Perinatal Factors Affecting Human Development. Scientific Publication 185, Pan American Health Organization, Washington, D.C. 1969
BERGH, R., van den: Einige Besonderheiten der intracerebralen Gefäßanordnung. Zbl. Neurochir. 25 (1965) 180
BOBATH, B.: A Neuro-Developmental Treatment of Cerebral Palsy. Physiotherapy 47 (1963)
BOBATH, K., B. BOBATH: Spastic Paralysis, Treatment by the use of Reflex Inhibition. Brit. J. Physic. Med. 13 (1950) 121
BOBATH, K.: The Motor Deficit in Patients with Cerebral Palsy. Clin. Devel. Med. Nr. 23 Spastics Society, Heinemann, London 1966
BOBATH, K.: Eine moderne Behandlung der zerebralen Bewegungsstörung und ihre Bedeutung für die körperliche und geistige Entwicklung des Kindes. Mat. Med. Nordm. 22 (1970) 364
CHURCHILL, J.A., H.W. BERENDES, J. NEMORE: Neuropsychological Deficits in Children of Diabetic Mothers. Amer. J. Obstet. Gynec. 105 (1969) 257
CHURCHILL, J.A., H.W. BERENDES: Intelligence of Children Whose Mothers Had Acetonuria During Pregnancy. In: Proceedings of Perinatal Factors Affecting Human Development. Scientific Publication 185, Pan American Health Organization, Washington, D.C. 1969
CHURCHILL, J.A., J.H. CARLETON, H.W. BERENDES: Hematocrit of Newborns of Short Gestation. Developmental Medicine and Child Neurology 12 (1970) 153
DIEMER, K.: Zur Frage der Hypoxie-Empfindlichkeit des Gehirns im Säuglingsalter. Mschr. Kinderheilk. 114 (1966) 116
DRAGE, J.S., H.W. BERENDES: Apgar Scores and Outcome of the Newborn. Pediat. Clin. N. Amer. 13 (1966) 635
DRAGE, J.S., H.W. BERENDES, P.D. FISHER: The Apgar scores and 4-Year-Psychological Examination Performance. In: Proceedings of Perinatal Factors Affecting Human Development. Scientific Publication 185, Pan American Health Organization, Washington, D.C. 1969
DREYFUS-BRISAC, C.: Ontogenese du sommeil chez le prématuré humain: etude polygraphique. In: MINKOWSKI, A.: Regional development of the brain in early life. Blackwell, Oxford 1967
DREYFUS-BRISAC, C., N. MONOD, P. SALAMA, P. DUCAS, M. MAYER: Electroclinical studies of status epilepticus and convulsions in the newborn. In: KELLAWAY, P., S. PETERSON: Neurological and Electroencephalographic Correlative Studies in Infancy. Grune & Stratton, New York 1964
EWERBECK, H., V. FRIEDBERG: Die Übergangsstörungen des Neugeborenen und die Bekämpfung der perinatalen Mortalität. Thieme, Stuttgart 1965
FISCH, R.O., H.J. GRAVEM, R.R. ENGEL: Neurological Status of Survivors of Neonatal Respiratory Distress Syndrome. Journal of Pediatrics 73 (1968) 395
FLEHMIG, I.: Praktische Hinweise zur Früherkennung und Frühbehandlung cerebraler Bewegungsstörungen. Mschr. Kinderheilk. 117 (1969) 641
FLEHMIG, I.: Neurologische Untersuchungen zur Früherkennung zerebraler Bewegungsstörungen bei sogenannten Risikokindern. Mat. Med. Nordm. 22 (1970) 340

FRANKENBURG, W.K., J.B. DODDS: Denver-Developmental-Screening-Test. J. Pediat. 71 (1967) 181
GOERTTLER, K.: Zur Pathogenese der sogenannten geburtstraumatischen Blutungen im Zuflußgebiet der Tentorium-Venen. Verh. Dtsch. Ges. Path. 45 (1961) 362
GSELL, A., C.S. AMATRUDA: Developmental Diagnosis. Normal and Abnormal Child Development. Hoeber, New York 1956
GSELL, A., C.S. AMATRUDA: Developmental Diagnosis. Hoeber, New York 1958
HELLBRÜGGE, T., J. PECHSTEIN: Entwicklungsphysiologische Tabellen für das Säuglingsalter. Fortschr. Med. 86 (1968)
HOCHLEITNER, M.: Pathologische Haltungs- und Bewegungsmuster beim zerebralparetischen Säugling. Fortschr. Med. 87 (1969) 1091
HOLLEY, W.L., A.L. ROSENBAUM, J.A. CHURCHILL: The Effect of Rapid Succession of Pregnancy on the Neuropsychological Development of the Offspring. In: Proceedings of Perinatal Factors Affecting Human Development, Scientific Publication 185, Pan American Health Organization, Washington, D.C. 1969
HUTH, E.: Die Folgezustände frühkindlicher Hirnschäden aus paediatrischer Sicht. In: ELERT, R., K.A. HÜTER: Die Prophylaxe frühkindlicher Hirnschäden. Thieme, Stuttgart 1966
ILLINGWORTH, R.S.: The Diagnosis of Cerebral Palsy in the first Year of Life. Devel. Med. Child. Neurol. 8 (1966) 178
JOPPICH, G., F.J. SCHULTE: Neurologie des Neugeborenen. Springer, Berlin 1968
KÖNIG, E., R. TOBLER, Z. BIRÒ: Erfassung zerebraler Bewegungsstörungen bei Frühgeborenen. Praxis 57 (1968) 1530
MATTHIAS, H.H.: Untersuchungstechnik und Diagnose der infantilen Zerebralphase im Säuglings- und Kindesalter. Thieme, Stuttgart 1966
NISWANDER, K.R., E.A. FRIEDMAN, D.B. HOOVER, H. PIETROWSKI, M.C. WESTPHAL: Fetal Morbidity Following Potentially Anoxigenic Obstetric Conditions. I. Abruptio Placentae. Amer. J. Obstet. Gynec. 95 (1966) 838
NISWANDER, K.R., E.A. FRIEDMAN, D.B. HOOVER, H. PIETROWSKI, M.C. WESTPHAL: Fetal Morbidity Following Potentially Anoxigenic Obstetric Conditions. II. Placenta Previa. Amer. J. Obstet. Gynec. 95 (1966) 846
NISWANDER, K.R., E.A. FRIEDMAN, D.B. HOOVER, H. PIETROWSKI, M.C. WESTPHAL: Fetal Morbidity Following Potentially Anoxigenic Obstetric Conditions. III. Prolapse of the Umbilical Cord. Amer. J. Obstet. Gynec. 95 (1966) 853
NISWANDER, K.R., H.W. BERENDES, J. DEUTSCHBERGER, W. WEISS, N. LIPKO, A.G. KANTOR: Fetal Morbidity Following Potentially Anoxigenic Obstetric Conditions. VI. Rupture of the Marginal Sinus. Amer. J. Obstet. Gynec. 100 (1968) 862
OPPÉ, T.E.: Risk Registers for Babies. Devel. Med. Child. Neurol. 9 (1967) 13
PAINE, R.S., T.E. OPPÉ: Die neurologische Untersuchung von Kindern. Thieme, Stuttgart 1970
PRECHTL, H.F.R., D. BEINTEMA: The Neurological Examination of the Full-Term Newborn Infant. Spastics Society, Heinemann, London 1964
PRECHTL, H.F.R., Polygraphic studies of the full-term newborn: II. Computer analysis of recorded data. In: BAX, M., R.C. MAC KEITH: Clinic in Developmental Medicine 27. Heinemann, London 1968
PRECHTL, H.F.R., H.G. LENARD: Verhaltensphysiologie des Neugeborenen. In: LINNEWEH, F.: Fortschritte der Pädologie, Bd. II. Springer, Berlin 1968

SCHMIDT, H.: Untersuchungen zur Pathogenese und Ätiologie der geburtstraumatischen Hirnschädigungen Früh- und Reifgeborener. Fischer, Stuttgart 1965
SCHMIDT, H., Befunde einer histologischen Untersuchung über die Sauerstoffmangelempfindlichkeit des frühkindlichen Hirngewebes und ihre Deutung. Acta neuropath. (Berl.) 4 (1964/1965) 402
SCHNEIDER, D., S. KUBICKI, H. HAEUSLER, H. VENNEBUSCH, E. SALING: Nachuntersuchungen von Kindern, die sub partu durch Mikroblutanalysen überwacht wurden. Gynaecologica 164 (1967) 179
SCHULTE, F.J., R. MICHAELIS: Erkennung und Beurteilung perinataler Hirnschäden bei Neugeborenen. Dtsch. med. Wschr. 90 (1965) 2240
SCHULTE, F.J.: Neonatal convulsions and their relation to epilepsy in early childhood. Develop. Med. Child. Neurol. 8 (1966) 381
SCHULTE, F.J.: Gestation, Wachstum und Hirnentwicklung. In: LINNEWEH, F.: Fortschritte der Pädologie. Bd. II. Springer, Berlin 1968
SCHULTE, F.J., B. HERRMANN: Elektroenzephalographie beim Neugeborenen. Zuordnung zu anatomischen Befunden und prognostische Bedeutung. Mschr. Kinderheilk. 113 (1965) 457
SCHULTE, F.J., U. LASSON, U. PARL, R. NOLTE, U. JÜRGENS: Brain and behavioural maturation in newborn infants of diabetic mothers. Neuropädiatrie 1 (1969) 36
SCHULTE, F.J., G. SCHREMPF, G. HINZE: Maternal toxemia, fetal malnutrition and bioelectric brain activity of the newborn. Neuropädiatrie 2 (1971) 439
SCHWARTZ, Ph.: Geburtsschäden bei Neugeborenen. Fischer, Jena 1964
VEITH, G.: Über die Pathogenese des perinatalen Hirnschadens. Geburtsh. u. Frauenheilk. 20 (1960) 905
VEITH, G.: Probleme des frühkindlichen Hirnschadens aus der Sicht des Morphologen. In: ELERT, R., K.A. HÜTER: Die Prophylaxe frühkindlicher Hirnschäden. Thieme, Stuttgart 1966
WINDLE, W.F.: Anoxia and Asphyxia: Experiments in fetal and neonatal monkeys. In: Disorders of the developing nervus system. Thomas, Springfield, Ill. 1961
WOODS, G.E.: Cerebral Palsy in Childhood. Bristol 1957
ZÜLCH, K.J.: Betrachtungen über die Entstehung der frühkindlichen Hirnschäden auf Grund der klinischen und morphologischen Befunde. Arch. Kinderheilk. 149 (1954) 3

HON-Versuch: Provokationstest zur pränatalen Erkennung einer Nabelschnurumschlingung, einer zu kurzen oder einer vorliegenden Nabelschnur.

Technik:

a) Der Uterusfundus wird beckenwärts geschoben, der Fet wird bewegt und dadurch kommt es zu einer **Anspannung der kurzen oder um einen kindlichen Teil liegenden Nabelschnur.** Im Kardiotokogramm findet man eine akute Bradykardie (Abb., obere Kurve).

b) Wird während des Druckes auf den Fundus der **Kopf durch eine vaginale Untersuchung wieder funduswärts** gedrückt, so ist die Bradykardie vermindert bis aufgehoben (Abb., untere Kurve).

c) Bei einer vaginalen Untersuchung wird der **Kopf gegen die Beckenwand** gedrückt, so daß eine zwischen ihm und der Beckenwand liegende Nabelschnur komprimiert wird. Es kommt zu einer akuten Bradykardie.

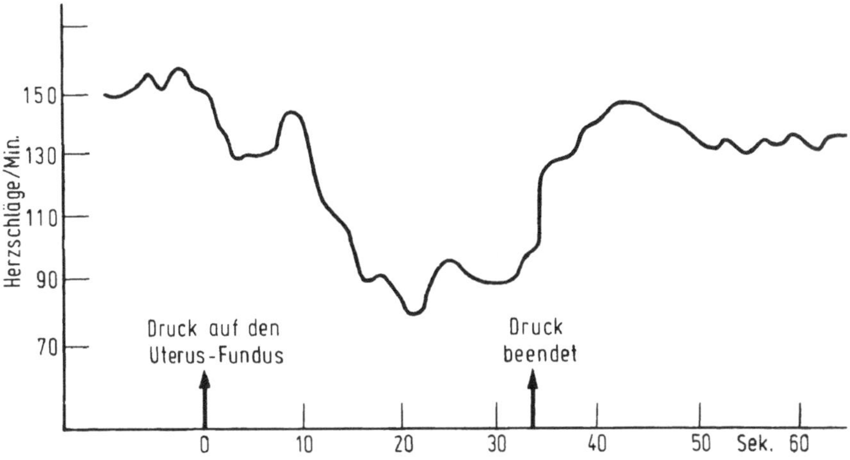

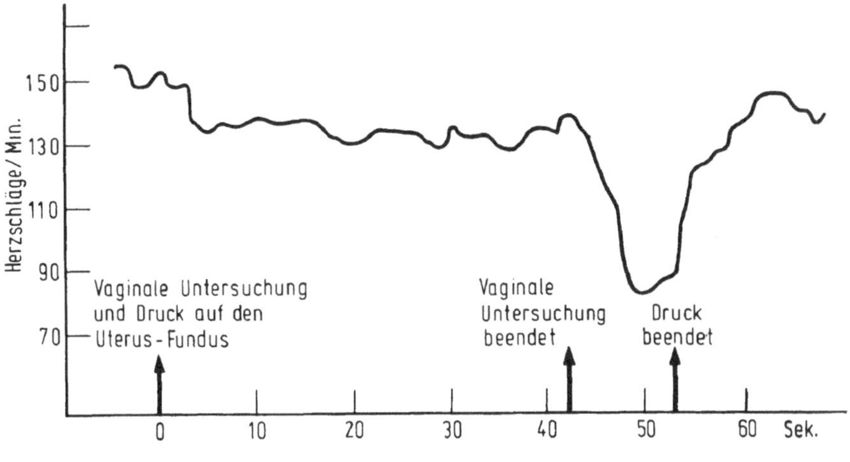

HON-Versuch bei dreifacher Nabelschnurumschlingung: nach LEPAGE, F., Cl. SUREAU, J. CHAVINIE, M. CANNON: Le diagnostic de compression funiculaire per l'électrocardiographie foetale. Bull. Féd. Soc. Gynéc. Obstét. (1966) 126

Literatur

LEPAGE, F., Cl. SUREAU, J. CHAVINIE, P. MENKES: Foetal electrocardiography in early diagnosis of foetal distress during labour. In: HORSKY, J. Z.K. STEMBERA: Intrauterine dangers to the foetus. Excerpta Medica Foundation, Amsterdam 1967

Hyaline-Membran-Krankheit: s. Membransyndrom.

Hydramnion: Vermehrung der Fruchtwassermenge auf über 2000 ml. Die normale Fruchtwassermenge beträgt am Termin 800 ml (Normalbereich 300-1500 ml).

Vorkommen: Die Ursache der Vermehrung des Fruchtwassers ist **nur in einem Teil der Fälle zu klären.** Ein Hydramnion ist häufig zu finden bei:

1. **fetalen Mißbildungen,** die den Schluckakt mechanisch oder zentral beeinträchtigen, so daß der Fet kein oder nur wenig Fruchtwasser trinken kann: Anenzephalus, Spina bifida, Ösophagusatresie, Wolfsrachen, Mundteratom u.a. (Der gesunde Fet trinkt etwa ab 4. bis 5. Schwangerschaftsmonat Fruchtwasser und resorbiert es in seinem Darm.)
2. folgenden **mütterlichen Erkrankungen:** Niereninsuffizienz und Diabetes. Beim Diabetes der Mutter entwickelt sich fast nur dann ein Hydramnion, wenn er schlecht eingestellt ist. Eine klinische Abklärung sollte versucht werden.
3. **Morbus haemolyticus fetalis.** Die Ursache ist bisher nicht eindeutig geklärt.
4. **Mehrlingsschwangerschaften.**

Von großer Bedeutung für alle therapeutischen Überlegungen ist das sehr häufige Vorkommen von kindlichen Mißbildungen (20-40%) beim Hydramnion. Sind Zwillinge auszuschließen, so muß man **bei Hydramnion stets nach Mißbildungen fahnden.**

Hydramnion = Hinweis auf Mißbildung!

Daher gilt: Wird im Falle eines Hydramnions eine **Sektio** geplant, so ist stets vorher eine Röntgenaufnahme zu machen, um eine etwa vorhandene **Mißbildung auszuschließen.**

Diagnose:

1. Der **Bauch** ist infolge der vermehrten Fruchtwassermenge in der Amnionhöhle **übermäßig ausgedehnt,** der **Fundus** des Uterus steht **höher,** als es der Zeit der Schwangerschaft entspricht.
2. Der **Uterus** ist **prall gespannt,** daher derb und hart.
3. Beim Beklopfen des Uterus wird eine deutliche **Fluktuation** ausgelöst.
4. Das **Kind** ist so gut wie immer **schlecht eingestellt.**
5. Die **kindlichen Herztöne** sind schlecht oder gar nicht zu hören. **Kleine Teile** sind nur schwer oder gar nicht zu tasten.

Differentialdiagnose: Es ist immer zu denken an Ovarialzyste, Aszites, übermäßig gefüllte Harnblase, Hydronephrose und Meteorismus.

Prognose:

1. **Für die Mutter:** Das chronische Hydramnion bedeutet für die Mutter keine ernsthafte Gefahr. Gefährlich ist für die Mutter dagegen das akute Hydramnion.
2. **Für das Kind:** Besondere Gefährdung während des Geburtsverlaufs durch **regelwidrige Einstellungen und Lagen.** Andererseits sind die häufigen **Mißbildungen** (zwischen 20 und 40% der Fälle) Ursache des Absterbens vor, unter oder kurz nach der Geburt.

Geburtsverlauf: Der durch die Überdehnung bedingte Spannungszustand der Uterusmuskulatur hat meist, aber nicht immer eine **Wehenschwäche** zur Folge. – Beim Blasensprung wird sich derjenige Teil des vorher mehr oder weniger freischwimmenden Kindes einstellen, der dem Beckeneingang gerade am nächsten steht. So kommt es zur Ausbildung von **Beckenend-, Schräg-** oder **Querlagen. Nabelschnurvorfall und Vorfall kleiner Teile** sind häufige Ereignisse. Bei Hydramnion sollte die Blasensprengung stets **unter endoskopischer Kontrolle** erfolgen.

Akutes Hydramnion: Gewöhnlich ist das Hydramnion eine chronisch verlaufende Erkrankung, und die Zunahme der Fruchtwassermenge bedeutet in den allermeisten Fällen nur eine geringe Beeinträchtigung des subjektiven Befindens der Schwangeren. In seltenen Fällen nimmt die Fruchtwassermenge auffallend schnell in wenigen Tagen zu, und es treten ebenso schnell alarmierende Symptome auf. Man spricht dann von einem **akuten Hydramnion.** Das akute Hydramnion tritt nie vor dem 4. Monat, gewöhnlich **zwischen dem 4. und 6. Schwangerschaftsmonat** auf. Die plötzliche Vergrößerung des Uterus läßt ein klinisches Bild in Erscheinung treten, das **schnell bedrohlich** wird. Der Bauch ist übermäßig ausgedehnt, in ausgesprochenem Gegensatz zum Alter der Schwangerschaft. Es treten schnell hochgradige **Kompressionserscheinungen** auf. Der ganze Bauch ist druckschmerzhaft, besondere Schmerzzentren sind die Nieren- und Leistengegenden. Stuhl und Winde gehen nicht ab, es kommt zum Zustand des **Subileus** und **Ileus.** Es kann ferner zur Oligurie und zur Proteinurie kommen. Nicht selten beobachtet man einen Kreislaufkollaps, Zyanose, Dyspnoe und Lungenödem (als Zeichen der Herzdekompensation). Die unteren Extremitäten und der Unterbauch sind oft ödematös.

Therapie: Bei geringen Graden von Hydramnion ist keine Behandlung notwendig. Ist ein **Mißbildung** röntgenologisch oder ultraschalldiagnostisch nachgewiesen, so wird die Geburt sofort eingeleitet.

Bei einem **akuten** Hydramnion und bei einem chronischen, das der Mutter durch Atemnot, ernste Verdrängungserscheinungen usw. größere Beschwerden macht, muß unter Umständen zwecks Entlastung punktiert werden. Man punktiert mit einer dünnen Nadel durch die **Bauchdecken** hindurch an einer plazentafreien Stelle und läßt langsam Fruchtwasser abfließen (**trans-abdominale Entlastungspunktion**). Es darf nicht zuviel Fruchtwasser abgelassen werden, da es sonst durch die Volumenverkleinerung des Uterusinhaltes zur Wehen- und damit zur Geburtsauslösung kommt.

Literatur

BORELL, U., I. FERNSTRÖM: Geburtshilfliche Röntgendiagnostik. In: KÄSER, O., V. FRIEDBERG, K.G. OBER, K. THOMSEN, J. ZANDER: Gynäkologie und Geburtshilfe. Bd. II. Thieme, Stuttgart 1967

HIBBARD, B.M.: Polyhydramnios and oligohydramnios. Clin. Obstet. Gynec. 5 (1962) 1044

HUTCHINSON, D.L., C.B. HUNTER, E.D. NELSON, A.A. PLENTL: The exchange of water and electrolytes in the mechanism of amniotic fluid formation and the relationship to hydramnios. Surg. Gynec. Obstet. 100 (1959) 971

MURRAY, S.R.: Hydramnios, a study of 846 cases. Amer. J. Obstet. Gynec. 88 (1964) 65

Hyperbilirubinämie des Neugeborenen: Anstieg des Serumbilirubinspiegels im Neugeborenenalter auf Werte über 15 mg%. Bei der Hyperbilirubinämie werden die pathologisch erhöhten Bilirubinspiegelwerte meistens am 3. bis 5. Lebenstag erreicht, sie können aber bereits am 1. Lebenstag auftreten und über längere Zeit pathologisch erhöht bleiben.

> Auftreten von Ikterus am 1. Lebenstag ist stets pathologisch.

Nach ihren Ursachen unterscheiden wir folgende Formen der Hyperbilirubinämie:

1. **Pathologisch gesteigerte Unreife des Leberparenchyms**, wird häufig bei Frühgeborenen gefunden. Die Glukuronyltransferase-Bildung setzt stark verzögert und langsam ein, so daß die Umwandlung von indirektem Bilirubin in die wasserlösliche und dadurch ausscheidbare Bilirubin-Glukuronid-Bindung (= direktes Bilirubin) nicht erfolgen kann.

> Der Anstieg des Serumbilirubinspiegels bei Frühgeborenen auf Werte um 18 mg%, bei ausgereiften Neugeborenen auf Werte um 20 mg% gilt als Indikation für die Austauschtransfusion.

Über den Wert anderer Therapiemaßnahmen ist endgültig noch nicht entschieden, z.B. die **Lichttherapie*** und **Barbituratbehandlung** (zur Enzyminduktion der Leber).

2. Pathologisch **gesteigerter Abbau der Erythrozyten bei hämolytischen Erkrankungen** des Neugeborenen, unter denen der Morbus* haemolyticus neonatorum die Hauptrolle spielt.
3. **Mißbildungen im Bereich der gallenabführenden Wege.** Bei diesen Formen der Hyperbilirubinämie entwickelt sich erst allmählich ein zunehmender Ikterus, bei dem nicht nur das indirekte, sondern auch das direkte Bilirubin im Serum erhöht ist (funktionstüchtige Leber!).
4. **Infektiöse Einflüsse:** Bei den infektiösen Fetopathien (Listeriose, Syphilis, Toxoplasmose, Zytomegalie) als Folge einer Leberschädigung.
5. **Medikamentöse Einflüsse** bei verschiedenen Medikamenten, wie wasserlösliche Vitamin-K-Präparate, einige Sulfonamide, einige Antibiotika u.a., wahrscheinlich durch eine kompetitive Hemmung der Glukuronyltransferase.
6. **Angeborene Stoffwechselanomalien** (Galaktosämie) oder endokrine Störungen (Hypo-Athyreose).

Die Folge des erhöhten Serumbilirubinspiegels ist die allmähliche Überschwemmung des ganzen Körpers mit dem zytotoxisch wirkenden indirekten Bilirubin mit der Gefahr seines Übertritts in das Parenchym von Organen, wodurch es zu irreversiblen Schädigungen kommt.

> Besonders gefürchtet ist die **Überschreitung der Blut-Liquor-Schranke** und das Eindringen des indirekten Bilirubins in die Ganglienzellen des ZNS (= **Kernikterus** = Bilirubinenzephalopathie).

Literatur

BEHRMANN, R.E., D.E. FISHER: Phenobarbital for neonatal jaundice. J. Pediat. 76 (1970) 945

FISCHER, K.: Morbus haemolyticus neonatorum im ABO-System. Thieme, Stuttgart 1961

GARTNER, L.M., I.M. ARIAS: Studies of prolonged neonatal jaundice in the breast-fed infant. J. Pediatr. (S. Louis) 68 (1966) 54

GARTNER, L.M., R.N. SNYDER, R.S. CHABON, J. BERNSTEIN: Kernicterus: High incidence in premature infants with low serum bilirubin concentrations. Pediatrics 45 (1970) 906

KILLANDER, A., M. MICHAELSSON, U. MÜLLER-EBERHARD, S. SJÖLIN: Hyperbilirubinaemia in Full-Term Newborn Infants. Acta Paediatr. (Stockh.) 52 (1963) 481

KOCH, C.A., D.V. JONES, M.S. DINE, E.A. WAGNER: Hyperbilerubinaemia in premature Infants. J. Pediatr. (St. Louis) 55 (1959) 23

MENTZEL, H., H. WOLF: Die Beeinflussung des Frühgeborenen-Ikterus durch Wehenmittel. Klin. Wschr. 41 (1963) 815

POLÁČEK, K.: Die frühzeitige Indikationsstellung zur Austauschtransfusion bei hämolytischen Neugeborenenerkrankungen. Mschr. Kinderheilk. 111 (1963) 6
RAUSEN, A.R., L.K.DIAMOND: „Enclosed" Hemorrhage and Neonatal Jaundice. Am. Child. 101 (1961) 164
SCHELLONG, G.: Über den Einfluß mütterlicher Antikörper des AB0-Systems auf Reticulozytenzahl und Serumbilirubin bei Frühgeborenen. Z. Kinderheilk. 90 (1964) 134
SCHELLONG, G.: Vergleichende Untersuchungen an industriellen Standardseren zur Kontrolle der Bilirubinbestimmung. Klin. Wschr. 43 (1965) 814
STERN, L., R.L. DENTON: Kernicterus in Small Premature Infants. Pediatrics 35 (1965) 483
STERN, L., N.N. KHANNA, G. LEVY, S.J. SUMNER: Effect of phenobarbital on hyperbilirubinemia and glucuronide formation in newborns. Amer. J. Dis. Childh. 120 (1970) 26
THEILE, H., J. REICH; Die Wirkung von Phenobarbital auf den Bilirubinspiegel bei Frühgeborenen. Helv. paediat. Acta 25 (1970) 77
USHER, R., J. LIND: Blood volume of the newborn premature infant. Acta paediatr. scand. 54 (1965) 419
VARDI, P.: Der optimale Abnabelungszeitpunkt. Acta chirurgica Academia scientiarum Hungaricae 6 (1965) 19
WATERS, W.J., E.G. PORTER: Dye-Bindung Capacity of Serum Albumin in Hemolytic Disease of the Newborn. Am. J. Dis. Child. 102 (1961) 807

Hypertensive Spätgestose: s. Spätgestose.

Hypertonie: s. Spätgestose.

Hypoxie: Verminderung des Sauerstoffgehaltes im Blut und in den Körpergeweben. Die Hypoxie ist die **häufigste Ursache einer Gefährdung des Kindes in der Perinatalperiode**, s. Sauerstoff*-Sparschaltung des fetalen Kreislaufes, Azidose*. Der verminderte Sauerstoffgehalt des **Blutes** muß eigentlich als **Hypoxämie** bezeichnet werden.

Impulsechoverfahren: s. Ultraschall, Ultraschalldiagnostik.

Infusionsazidose: s. Säure-Basen-Haushalt.

Inkompatibilität: Unverträglichkeit, s. Morbus haemolyticus neonatorum.

Instantane Herzschlagregistrierung (instantaneous = augenblicklich, unverzüglich, sofort): Form der elektronischen Frequenzermittlung bei der apparativen Herzschlagregistrierung. Dabei wird die Herzschlagfrequenz **aus dem Abstand von zwei Herzaktionen** (= eine Herzperiode) ermittelt und sofort angezeigt. Diese Art der Registrierung, bei der Herzaktionen (= zwei „Schläge") zur Frequenzermittlung benutzt werden, nennt man – ausgehend von der Phono-Kardiotachographie (HAMMACHER) – Schlag-zu-Schlag (=beat-to-beat)-Methode.

Mit diesem Verfahren ist es möglich, auch **kurzzeitig auftretende Frequenzschwankungen** der kindlichen Herzaktion (= Oszillationstypen* nach HAMMACHER) und andere rasche Frequenzänderungen zu erfassen (Abb., Kurve A). Das „instantane" Verfahren liefert damit die umfassendsten dia-

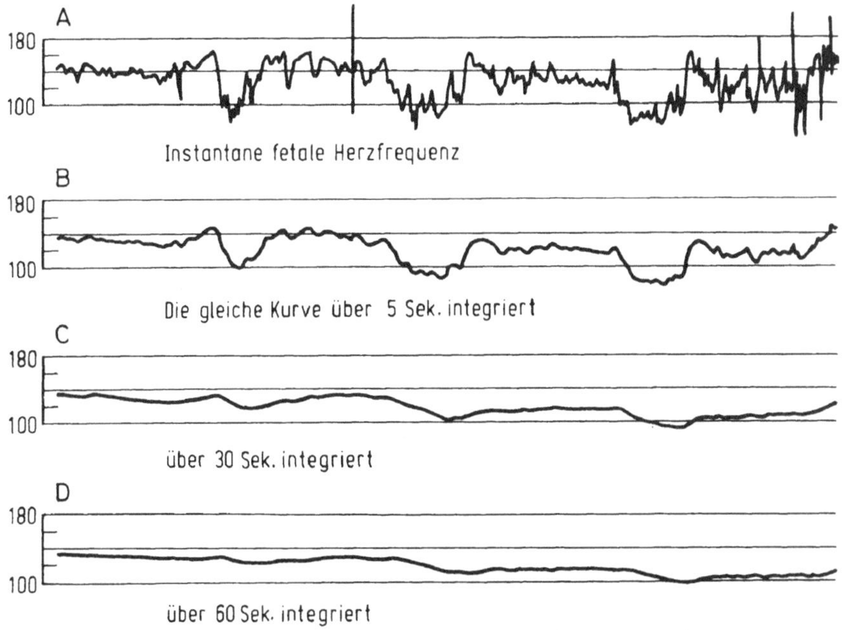

Abb. Instantane (beat-to-beat) Registrierung der fetalen Herzfrequenz (A) und Glättung der Kurve durch Integrierung über verschieden lange Zeiten (B-D); nach HON, E.H. aus RÜTTGERS, H., F. KUBLI: Kontinuierliche Registrierung von fetaler Herzfrequenz bei gleichzeitiger Wehenschreibung. II. Probleme der Instrumentierung. Gynäkologe 2 (1969) 82

gnostischen Aussagen (Wehenreaktionstypen*, Herzschlagbasalfrequenz und Oszillationstypen*).

Die Herzschlagfrequenz kann auch **über eine längere Zeit als über eine Herzperiode**, z.B. über 5 Sekunden (Abb., Kurve B) oder über 30 Sekunden (Abb., Kurve C) oder über 60 Sekunden (Abb., Kurve D), elektronisch erfaßt werden. Die Herzaktionen werden dabei über die genannten Zeiten „zusammengefaßt", und es wird aus ihnen ein Mittelwert gebildet (= **Mittelwertregistrierung = integrierte Herzschlagregistrierung**). Dadurch ergibt sich eine **„Glättung" der kurzzeitigen Schwankungen,** wobei die diagnostisch aufschlußreichen Oszillationstypen verloren gehen.

Literatur

HAMMACHER, K.: Die kontinuierliche elektronische Überwachung der fetalen Herztätigkeit vor und während der Geburt. In: KÄSER, O., V. FRIEDBERG, K.G. OBER, K. THOMSEN, J. ZANDER: Gynäkologie und Geburtshilfe. Bd. II. Thieme, Stuttgart 1967

HON, E.H.: An atlas of fetal heart rate patterns. Harty Press, Connecticut 1968

RÜTTGERS, H., F. KUBLI: Kontinuierliche Registrierung von fetaler Herzfrequenz bei gleichzeitiger Wehenschreibung. II. Probleme der Instrumentierung. Gynäkologe 2 (1969) 82

Integrierte Herzschlagregistrierung: s. Instantane* Herzschlagregistrierung.

Intensivüberwachung: s. Risikoschwangerschaft.

Intraperitoneale Bluttransfusion: s. Bluttransfusion.

Intrauterine Ernährung: In der Entwicklung befindliches Verfahren der abdominalen Zufuhr von Nährstoffen in die Amnionhöhle bei Mangelentwicklung des Feten. Wichtigste Ursache der intrauterinen Mangelentwicklung ist in einer Bevölkerung mit ausreichender kalorischer Ernährung (wie in Mitteleuropa) die Plazentarinsuffizienz*.

Prinzip: Nach transabdominaler Amniozentese werden Nährlösungen (Aminosäurelösungen, Kohlenhydrate) intraamnial injiziert. Das Fruchtwasser mit den Nährstoffen wird vom Feten getrunken und resorbiert. Die Aminosäuren und die Kohlenhydrate werden im Aufbau- und Energiestoffwechsel des Feten verwendet. Der Erfolg der intrauterinen Behandlung wird durch die intrauterine Kephalometrie als dem Gradmesser des normalen intrauterinen Wachstums und durch die Messung der Harnöstrogenausscheidung kontrolliert.

Literatur

MANZANILLA, S.R., C.M. SUAREZ, A.N. CASANOVA, E.R. MAASS: Intrauterine fetal oral feeding: Basic research using intraamniotic Albumin 131-J. Proceedings 6th World Congress of Gynecology and Obstetrics, 12.-18. April 1970, London.

SALING, E.: Opening Speech. 2nd European Congress for Perinatal Medicine, 8th-10th April 1970, London
SALING, E., P. SALCHOW, J.W. DUDENHAUSEN: Intrauterine Ernährung des Feten – Erste Untersuchungen. 3. Deutscher Kongreß für Perinatale Medizin, 26.-28. November 1970, Berlin

Intrauterine Kephalometrie: s. Kephalometrie.

Intrauterine Transfusion: s. Bluttransfusion.

Intrauteriner Fruchttod in der zweiten Hälfte der Schwangerschaft: Absterben des Feten vor Geburtsbeginn. Zum Tod des Feten kommt es in etwa 1%, bezogen auf die Zahl der Geburten.

Die **wichtigsten Ursachen** sind:

1. **Plazentarinsuffizienz**
   Präeklampsie
   Übertragung
   Prädiabetes und Diabetes mellitus
   vorzeitige Plazentalösung
2. **Morbus haemolyticus fetalis**
3. Infektionen und Mißbildungen
4. Nabelschnurkomplikationen (fast nur während der Geburt)

> Die Mehrzahl der abgestorbenen Kinder (70-80%) wird **innerhalb 1-2 Wochen** nach dem intrauterinen Fruchttod **spontan** geboren.

Wird ein abgestorbener Fet über diese Zeit hinaus im Uterus zurückgehalten, so spricht man von **Missed labour** (= fehlende Wehen).

Sehr wichtig zu wissen: Verbleibt ein Fet **nach seinem Absterben länger als 4-5 Wochen in utero,** so muß man damit rechnen, daß es zu **Gerinnungsstörungen** mit **lebensgefährlichen Blutungen** kommen kann (**Dead fetus syndrome**).

Subjektive Symptome: Aufmerksame Schwangere geben an, daß die vorher deutlich gefühlten Kindsbewegungen nicht mehr zu spüren sind. Sie suchen den Arzt auf, weil mit dem Kind „offenbar etwas nicht in Ordnung" ist.

Verbleibt ein abgestorbener Fet längere Zeit in utero, so klagen die Schwangeren gelegentlich über faulig-bitteren Geschmack im Mund, Frösteln, Appetitlosigkeit, Schweregefühl im Leib, Depressionen, manchmal auch über Brechreiz und Erbrechen.

Objektive Symptome:

1. **Fehlende kindliche Herztöne** (KHT) 2. **Fehlende Kindsbewegungen** 3. **Fehlendes Uteruswachstum** 4. **Fundusstand sinkt** (etwa 14 Tage nach dem Absterben) 5. **Leibesumfang nimmt ab** (Ursache: Abnahme der Fruchtwassermenge)	**Die fünf klassischen VERDACHTSZEICHEN des intrauterinen Fruchttodes**

Dazu kommen heute die **folgenden Möglichkeiten** der Diagnostik:

6. **Ultraschalldiagnostik***
7. **Fetal*-Elektrokardiographie**
8. **Untersuchung der Fruchtwasserfarbe**
   mit dem **Amnioskop***
   mit dem **bloßen Auge** nach Gewinnung durch transabdominale oder transzervikale **Amniozentese**
9. **Röntgendiagnostik**
10. **Hormonuntersuchungen,** s. Östriolausscheidung

Zu den Zeichen 1-5

Fehlen der kindlichen Herztöne, der Kindsbewegungen beweisen nicht ohne weiteres den Tod des Kindes. Nichthören der KHT ist allerdings stark verdächtig, besonders wenn man die KHT bei früheren Untersuchungen immer gut hören konnte. Aber auch bei lebendem Kind kann man die KHT unter bestimmten Umständen schlecht oder gar nicht hören (dicke Bauchdecken, ungünstige Kindslage, viel Fruchtwasser). Kindsbewegungen werden auch bei lebendem Kind manchmal nicht getastet, wenn das Kind seine Lage geändert hat. Auch die Zeichen 3-5 sind – zumindest bei der ersten Feststellung – nur Verdachtszeichen.

Zu 6. Ultraschalldiagnostik*

Mit dem Dauerschallverfahren ist die Feststellung kindlichen Lebens schon von der 8.-10. Schwangerschaftswoche an möglich. Läßt sich kindliches Leben nicht nachweisen, so besteht hochgradiger Verdacht auf intrauterinen Fruchttod.

Das Impulsechoverfahren ermöglicht unter Umständen den Nachweis des intrauterinen Fruchttodes durch Darstellung des kollabierten kindlichen Schädels.

Zu 7. Fetal*-Elektrokardiographie

Das **indirekte Fetal-EKG** (abdominale Ableitung) erlaubt mit großer Sicherheit von der 19.-26. Woche und von der 36. Woche bis zum Termin eine

Aussage über das fetale Leben. Von der 27.-35. Woche ist ein einmaliges negatives Ableitungsergebnis nicht beweisend, nach mehreren negativ verlaufenen Versuchen ist der intrauterine Fruchttod aber wahrscheinlich.
Das **direkte Fetal-EKG**, das transabdominal oder bei gesprungener Blase transzervikal direkt vom Feten abgenommen werden kann, erlaubt mit größter Sicherheit die Diagnose „intrauteriner Fruchttod", wenn keine Aktionspotentiale mehr ableitbar sind.

Zu 8. Untersuchung des Fruchtwassers mit dem Amnioskop und mit bloßem Auge
Die Farbe des Fruchtwassers bei totem Kind ist zunächst grünlich (wie bei hochgefährdetem Kind), sie wird dann aber bald fleischwasserfarben und schließlich braunrot. Mit der **Amnioskopie*** läßt sich die Fruchtwasserfarbe auf einfache Weise feststellen. Liegt eine klinische Symptomatik des intrauterinen Fruchttodes (Zeichen 1 und 2 bzw. 1-4) vor und wird eine der genannten Verfärbungen des Fruchtwassers festgestellt, so ist damit die Indikation zur Geburtseinleitung gegeben. Der Fet ist entweder höchst gefährdet oder tot.
Ein weiteres amnioskopisches Zeichen beim intrauterinen Fruchttod soll die fehlende Bewegung der Vernix caseosa-Flocken (= „**Flockenzeichen**") sein: Werden die auf dem Boden der Fruchthöhle sedimentierten Flocken mit Hilfe des Amnioskops aufgewirbelt, so sinken sie anschließend langsam wieder in ihre Ausgangslage zurück. (Bei lebendem Kind beobachtet man stets Spontanbewegungen der Flocken.)
Vor der 35. Schwangerschaftswoche ist das Amnioskopieren technisch häufig schwierig. In dieser Phase kann man das Fruchtwasser mit Hilfe der transabdominalen oder transzervikalen **Amniozentese*** gewinnen und seine Farbe mit dem bloßen Auge bestimmen.

Zu 9. Röntgenuntersuchung
Vor der 32. Schwangerschaftswoche ist die röntgenologische Diagnostik des Fruchttodes **unsicher**. Auch in den letzten zwei Monaten der Schwangerschaft macht die röntgenologische Feststellung des Fruchttodes Schwierigkeiten, wenn der Fetus nicht schon mindestens seit **2-4 Tagen** abgestorben ist.

Die **drei wichtigsten röntgenologischen Zeichen** des eingetretenen Fruchttodes sind die folgenden:
a) **die Niveauverschiebung der Schädelknochen**
b) **Gasansammlung in den Gefäßen des Fetus**
c) **das Halo-Zeichen**

zu a) **Niveauverschiebung** = Stufenbildung zwischen den Schädelknochen (Abb. 1) tritt zwischen den Knochen auf, die durch Schädelnähte miteinander verbunden sind, am deutlichsten in der Pfeil-, Kranz- und Lambdanaht. Dieses Zeichen tritt wesentlich früher auf als das **Spaldingsche Zeichen** (Abb. 2) (dachziegelartiges Übereinanderschieben der Schädelknochen).

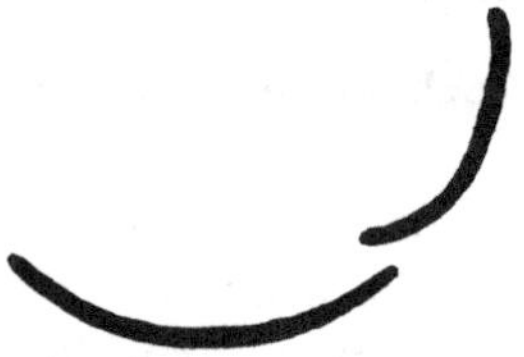

Abb. 1. Stufenbildung an den Scheitelbeinen; nach PSCHYREMBEL, W.: Praktische Geburtshilfe. De Gruyter, Berlin 1966

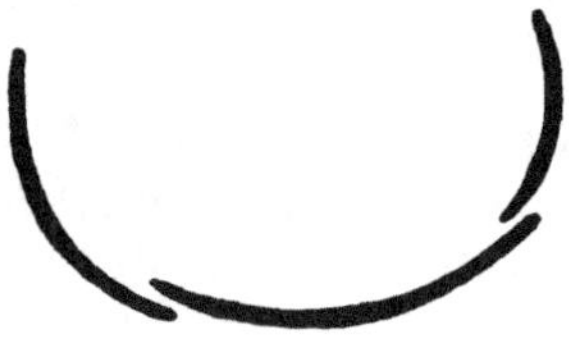

Abb. 2. Spaldingsches Zeichen; nach PSCHYREMBEL, W.: Praktische Geburtshilfe. De Gruyter, Berlin 1966

zu b) **Gasbildung in den fetalen Gefäßen.** Dieses Zeichen ist nach BORELL u. FERNSTRÖM pathognomonisch für den Fruchttod und läßt sich gewöhnlich in Aorta, V. cava, V. hepatica, den Nabelschnurgefäßen und im Herzinnern erkennen.

zu c) **Das Halo-Zeichen,** auch als **Heiligenschein** bezeichnet, kommt durch eine Hohlraum- bzw. **Spaltbildung zwischen dem subkutanen Fettgewebe der Kopfschwarte und den darunterliegenden Schädelknochen** zustande. Je länger der Tod zurückliegt, um so deutlicher ist dieses Zeichen.

Es wurden noch eine Reihe anderer röntgenologischer Zeichen des Fruchttodes beschrieben, die jedoch erst dann auftreten, wenn der Fetus schon längere Zeit abgestorben ist. Hierher gehören

die **abnorm starke Krümmung der Wirbelsäule** (kommt gelegentlich auch bei lebendem Kind vor),

KEHRER-Zeichen: Abknickung der Halswirbelsäule gegen den Rumpf,

SCHMIEMANN-Zeichen = Wendehals: Torsion der Wirbelsäule, kommt gelegentlich auch bei lebendem Kind vor.

Mit der **Röntgendiagnostik allein** kann man **kein totes Kind diagnostizieren. Keines der genannten Zeichen hat absolute Beweiskraft.** Jedoch kommt besonders den **Schädelsymptomen** und der **Gasbildung in den fetalen Gefäßen** eine **große diagnostische Bedeutung zu.**

Zu 10. Hormonuntersuchungen

Vom 5. Schwangerschaftsmonat an kann man die **Östrogenausscheidung** prüfen, deren Aussagewert von Monat zu Monat zunimmt, wobei die Aussagekraft aber erst im letzten Drittel der Schwangerschaft voll zuverlässig ist. Man kann aber sagen, daß Östrogenwerte, die im zweiten Drittel der Schwangerschaft **keine abfallende Tendenz zeigen, gegen** einen Fruchttod sprechen. Grundsätzlich gilt für die Hormonuntersuchungen, daß in jedem Fall **mehrere** Bestimmungen gemacht werden müssen. **Einzel**bestimmungen haben keinen Sinn, s.a. Östriolausscheidung, Plazentarinsuffizienz.

Nach intrauterinem Fruchttod fällt die Östrogenkonzentration im mütterlichen Harn rasch ab.

Komplikationen

Bei einer länger als 5 Wochen anhaltenden Retention einer abgestorbenen Frucht treten in 18-25% der Fälle Gerinnungsstörungen auf (Hodginson, Skjød) = **Dead fetus syndrome.**

Zur Erklärung der Gerinnungsstörung wird angenommen, daß bei länger dauernder Retention in der abgestorbenen Frucht proteolytische Fermente und fibrinolytische Aktivatoren freigesetzt werden, die in den Organismus der Mutter übergehen (Pritchard). Im mütterlichen Blut entwickelt sich langsam ein **Fibrinogenmangel,** also eine **Hypo-** oder **Afibrinogenämie.** Nach Herschlein und Steichele beruht der Abbau des Fibrinogens bei der Retention einer abgestorbenen Frucht wahrscheinlich weniger auf einer primären als auf einer **reaktiven Fibrinolyse** infolge einer Verbrauchskoagulopathie. Zusätzlich wird eine primäre Aktivierung der Fibrinolyse durch Einschwemmung von **Gewebsaktivatoren** für möglich gehalten.

Es muß gefordert werden, daß bei jeder Retention einer abgestorbenen Frucht **Gerinnungsuntersuchungen** (Blutungszeit, Gerinnungszeit) und besonders eine **Fibrinogenkontrolle** und Thrombozytenzählung vorgenommen werden.

In den meisten Fällen kommt es zu den schweren, lebensgefährdenden Blutungen auf Grund von Gerinnungsstörungen nicht in der Latenzzeit (= während der Retention), sondern erst **während der Entleerung** der Gebärmutter oder **kurz danach**. Es ist daher zu empfehlen, die Gerinnungskontrollen **kurz vor der Ausräumung** noch einmal zu wiederholen.

Therapie: Praktisches Vorgehen, wenn es nach zwei Wochen nicht zur Spontangeburt gekommen ist:

Geburtseinleitung:

a) **Konservative Therapie:** Meist kommen beim intrauterinen Fruchttod die Wehen in Gang, wenn man hohe Östrogen-Dosen gibt: **Östrogentherapie** (nach LAURITZEN): zweimal täglich 1 Tablette Progynon M über 10 Tage (jede Tablette enthält 0,2 mg Äthinylöstradiol). Mit dieser Therapie kommt es in einem hohen Prozentsatz der Fälle zu Wehen.

b) **Aktive Therapie:** Muttermundsdehnung, Ablösung des unteren Eipols, Anregung bzw. Verstärkung der Wehen durch i.v. Oxytocin-Dauertropfinfusion, Blasensprengung.
   In der Austreibungsperiode ist die **Vakuumextraktion** oder die **Perforation** des vorangehenden oder nachfolgenden Kopfes zu empfehlen. Bei hochgradiger Wehenschwäche kann auch schon in der Eröffnungsperiode ein Dauerzug mit Hilfe der Saugglocke oder der Kopfschwartenzange angelegt werden.

Zerstückelnde Operationen werden heute kaum noch ausgeführt. **Bei totem Kind und Querlage** z.B. wird die abdominale Sektio allgemein bevorzugt.

Blutungsprophylaxe: Ist indiziert bei Fibringehalt des Plasmas unter 150-200 mg%; 200000 E Trasylol i.v.; danach eine Infusion von 100000 E Trasylol/Stunde während der nächsten Stunden.

Literatur

BELLER, F.K.: Fibrinogenopathia intra partum. Blut 9 (1963) 65

BORELL, U., J. FERNSTRÖM, L. OHLSON: The halo sign in the living and dead fetus. Amer. J. Obstet. Gynec. 87 (1963) 906

BORELL, U., J. FERNSTRÖM: Geburtshilfliche Röntgendiagnostik. In: KÄSER, O., V. FRIEDBERG, K.G. OBER, K. THOMSEN, J. ZANDER: Gynäkologie und Geburtshilfe, Bd. II. Thieme, Stuttgart 1967

CAUGHEY, A.F.: The X ray signs of fetal death. Obstet. gynec. Surv. 16 (1961) 153

GOLDSTEIN, D.P., J.P. JOHNSON, D.E. REID: Management of intrauterine fetal death. Obstet. and Gynec. 21 (1963) 523

GRANDIN, D.J., R.E. HALL: Fetal death before the onset of labor. Amer. J. Obstet. Gynec. 79 (1960) 237

HERSCHLEIN, H.J., D.F. STEICHELE: Untersuchungen über das Auftreten von Fibrin(ogen)-Spaltprodukten bei Patientinnen mit intrauterin abgestorbener Frucht und Defibrinisierungs-Syndrom. Geburtsh. u. Frauenheilk. 29 (1969) 866
JUNGE, H.-D.: Die Diagnose des intrauterinen Fruchttodes mit Hilfe des direkten fetalen EKG. Geburtsh. u. Frauenheilk. 27 (1967) 1106
JUSTUS, B., J. JUSTUS, J. HOLTORFF: Plazentaveränderungen bei intrauterinem Fruchttod ohne am Kind erkennbare Ursachen. Geburtsh. u. Frauenheilk. 28 (1968) 70
KLUSMANN, G.: Die Erkennung des intrauterinen Fruchttodes durch die Amnioskopie. Geburtsh. u. Frauenheilk. 30 (1970) 573
KUBLI, F.: Der intrauterine Fruchttod in der zweiten Hälfte der Schwangerschaft. In: KÄSER, O., V. FRIEDBERG, K.G. OBER, K. THOMSEN, J. ZANDER: Gynäkologie und Geburtshilfe. Bd. 2. Thieme, Stuttgart 1967
LOHMEYER, H.: Immunbiologische Schwangerschaftsreaktion und intrauteriner Fruchttod. Geburtsh. u. Frauenheilk. 28 (1968) 86
MÖBIUS, W.: Die Anwendung der Röntgen- und Strahlendiagnostik während der Schwangerschaft. In: SCHWALM, H., G. DÖDERLEIN: Klinik der Frauenheilkunde und Geburtshilfe. Bd. 6. Urban & Schwarzenberg, München-Wien 1967
PRITCHARD, S.A.: Fetal death in utero. Obstet. and Gynec. 14 (1959) 537
TRUSSELL, R.B.: The dead baby. Clin. Obstet. Gynec. (1962) 1076
VILLINGER, C., C.-H. WOLFF: Amniozentese und intrauteriner Fruchttod bei Spätgestose. Geburtsh. u. Frauenheilk. 28 (1968) 272

IOWA-Trompete: Spezialnadel für die Parazervikalblockade*.

Kardiotokographie: s. Herzschlagregistrierung.

Kephalometrie, intrauterine: Größenmessung des kindlichen Kopfes in utero durch Messung seines biparietalen Durchmessers.

> **Der gemessene Wert ist ein Index für das fetale Gewicht, die fetale Reife und das Schwangerschaftsalter** (Abb. 1).

Heute wird zur Kephalometrie vor allem die Ultraschalldiagnostik* herangezogen. Die röntgenologische Messung wird wegen der Strahlenbelastung nicht mehr angewandt. Von den Ultraschall*-Verfahren eignet sich das Impulsechoverfahren, und davon vor allem die A-Bild-Methode, aber auch das B-Bild-Verfahren.

Prinzip (Abb. 2): Die Schallwellen, die von einem der mütterlichen Bauchdecke aufgesetzten Schallkopf ausgehen, durchlaufen zuerst die Schichten der Bauchwand. Hier wird ein Teil reflektiert, es entstehen einige Echo-

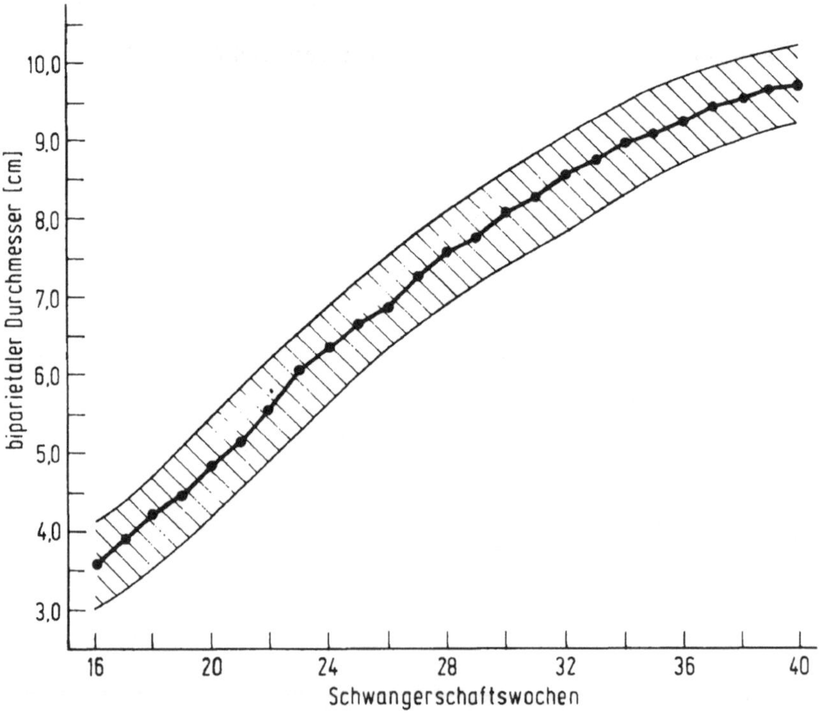

Abb. 1. Verhältnis von biparietalem Durchmesser zur Schwangerschaftswoche

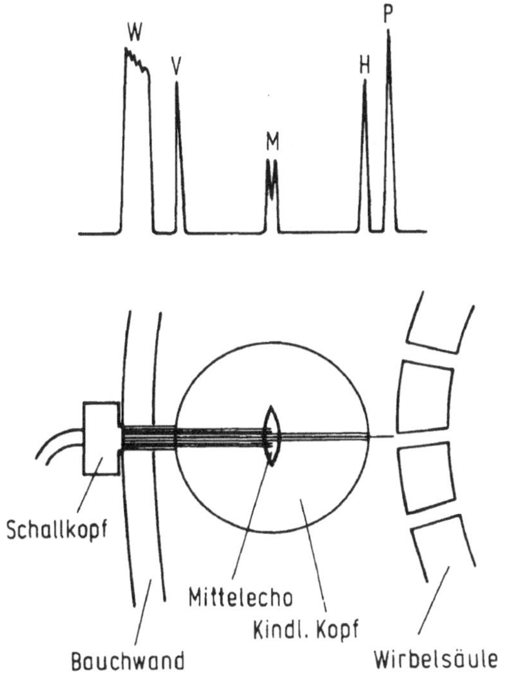

Abb. 2. Prinzip der Kephalometrie mit eindimensionalem Impulsechoverfahren; W = Bauchwandecho, V = Schädelvorderwandecho, M = Mittelecho, H = Schädelhinterwandecho, P = Echo vom Promontorium

zacken auf dem Bildschirm. Dann erfolgt eine Reflektion an der dem Schallkopf näher gelegenen Schädelwand. Auf der dem Schallkopf abgewandten Seite werden die Schallwellen an der Grenzfläche zwischen Gehirn und Schädelwand reflektiert. Als Beweis für die richtige Lage des Ultraschallstrahles – nämlich im biparietalen Durchmesser – dient das Mittelecho, das wahrscheinlich durch Reflektionen im Bereich des 3. Ventrikels entsteht. Der am Schirm angebrachte Maßstab erlaubt die Ablesung zwischen den Anfängen der den Schädelwänden entsprechenden Echozacken. Da das Ultraschallbündel an der dem Schallkopf entfernt liegenden Schädelwand an der Innenseite reflektiert wird, muß der Abstand der Echozacken um den Betrag der Dicke der Schädelwand und Kopfschwarte korrigiert werden, um zum echten biparietalen Durchmesser zu gelangen. Empirische Untersuchungen haben ergeben, daß der Korrekturbetrag 0,3 cm ausmacht.

Gewichtsschätzung: Die Bedeutung der Kephalometrie liegt in der Möglichkeit, anhand des biparietalen Durchmessers das Gewicht des **normal** entwickelten Kindes zu schätzen (Abb. 3, 4). Dafür wird die Formel nach THOMPSON benutzt:

Gewicht = 1060 x biparietaler Durchmesser - 6575

Mit dieser Formel ist die Berechnung des kindlichen Gewichtes in einem Bereich von ± 400 g möglich. Wichtig für die Einleitung von Risikoschwangerschaften (Rh-Inkompatibilität, Diabetes) ist, daß bei einem biparietalen Durchmesser von 8,5 cm das Gewicht des Kindes in 80% der Fälle über 2500 g, bei 9,0 cm in 91% über 2500 g liegt.

> **Faustregel**: Einem **biparietalen Durchmesser von 9,0 cm** entspricht ein **Kindsgewicht von 2500 g und mehr** und ein **Schwangerschaftsalter** von etwa **35 Wochen.**

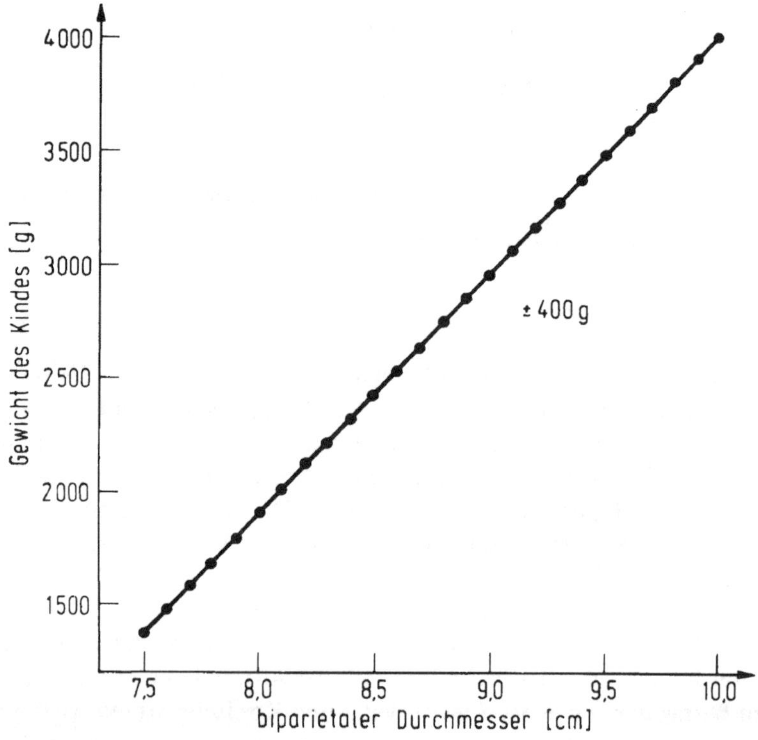

Abb. 3. Verhältnis von biparietalem Durchmesser zum kindlichen Gewicht

biparietaler Durchmesser cm	Gewicht des Kindes g	biparietaler Durchmesser cm	Gewicht des Kindes g
7,5	1375	8,8	2753
7,6	1481	8,9	2859
7,7	1587	9,0	2965
7,8	1693	9,1	3071
7,9	1799	9,2	3177
8,0	1905	9,3	3283
8,1	2011	9,4	3389
8,2	2117	9,5	3495
8,3	2223	9,6	3601
8,4	2329	9,7	3707
8,5	2435	9,8	3813
8,6	2541	9,9	3919
8,7	2647	10,0	4012

Abb. 4. Kindliche Gewichte, errechnet nach der Formel von THOMPSON

Allerdings ist die **Beziehung zwischen biparietalem Durchmesser und kindlichem Gewicht besonders bei Risikoschwangerschaften, die mit einer Plazentarinsuffizienz einhergehen, nicht zuverlässig.** Hierbei kommt es häufig zu einer **Mangelversorgung** des Feten, so daß bei Schätzung des Gewichtes aus dem biparietalen Durchmesser ein größeres Gewicht vorgetäuscht wird.

Daher sollte man sich bei komplizierten Schwangerschaftsverläufen **nicht nur auf ein** Meßergebnis verlassen, sondern sollte in einigen Zeitabständen **mehrere Messungen** durchführen.

Wachstumsrate: Durch wiederholte Kephalometrien ist es möglich, das intrauterine Schädelwachstum zu verfolgen. Durchschnittlich wächst der kindliche Kopf bzw. sein **biparietaler Durchmesser in der 28.-40. Schwangerschaftswoche um 1,6 mm.** Legt man diesen Wert zugrunde, so kann man aus dem Wert des biparietalen Durchmessers die Zeit bis zum Geburtstermin berechnen.

Beispiel: **Gemessener biparietaler Durchmesser:** 8,9 cm
Durchschnittlicher biparietaler Durchmesser am Termin: 9,3 cm
Differenz zwischen beiden: 0,4 cm
0,4 cm : 0,16 = 2,5
Wochen bis zum Termin: etwa 2 1/2 Wochen

Diese Art der Terminberechnung ist nur in den letzten beiden Schwangerschaftsmonaten einigermaßen zuverlässig.

Anwendung: Intrauterine Größenbestimmung, besonders zur Kontrolle des intrauterinen Wachstums des Kindes bei **Verdacht auf intrauterine Mangelentwicklung.** Durch Beobachtung des biparietalen Durchmessers und seiner Wachstumsrate lassen sich bei Risikoschwangerschaften ohne akute Gefährdungssymptome, bei denen keine sofortige Geburtseinleitung nötig ist, der **Entbindungstermin richtig wählen** und eine **verfrühte Geburtseinleitung vermeiden.**

Literatur

CAMPBELL, S.: Ultrasonic fetal cephalometry during the second trimester of pregnancy. J. Obstet. Gynaec. Cwlth. 77 (1970) 1057

CRICHTON, D.: The accuracy of X ray Cephalometry in Utero. Proc. roy. Soc. Med. 45 (1952) 535

HINSELMANN, M.: Ergebnisse der routinemäßigen Kephalometrie bei klinischem Verdacht auf Wachstumsretardierung. In: SALING, E., K.A. HÜTER: Fortschritte der perinatalen Medizin. 2. Deutscher Kongreß für Perinatale Medizin, Berlin, 26.-28. Juni 1969. Thieme, Stuttgart 1971

HODGES, P.C.: Roentgen pelvimetry and fetometry. Amer. J. Roentgenol. 37 (1937) 644

KRATOCHWIL, A.: Ultraschalldiagnostik in Geburtshilfe und Gynäkologie. Thieme, Stuttgart 1968

TAYLOR, E.S., J.H. HOLMES, H.E. THOMPSON, K.R. GOTTESFELD: Ultrasound diagnostic techniques in obstetrics and gynecology. Amer. J. Obstet. Gynec. 90 (1964) 655

THOMPSON, H.E., S.H. HOLMES, K.R. GOTTESFELD, E. S. TAYLOR: Fetal development as determined by ultrasonic pulse echo techniques. Amer. J. Obstet. Gynec. 92 (1965) 44

WILLOCKS, J., I. DONALD, T.C. DUGGAN, N. DAY: Foetal cephalometry by ultrasound. J. Obstet. Gynaec. Brit. Cwlth. 71 (1964) 11

Kernikterus: s. Austauschtransfusion.

KOBAK-Nadel: Spezialnadel für die Parazervikalblockade*.

Kontinuierliche Herzschlagregistrierung: s. Herzschlagregistrierung.

Kreatinin im Fruchtwasser: s. Fruchtwasserdiagnostik.

Langsam-Starter: s. Slow-Starter.

Late deceleration: syn. Spät-Tief, s. Herzschlagregistrierung.

Letalität: Tödlichkeit, im deutschen Schrifttum gelegentlich benutzter Ausdruck für die Zahl der Verstorbenen, bezogen auf eine Erkrankung oder einen an einer bestimmten Krankheit leidenden Personenkreis.

Leukozytenphosphatase, alakalische (ALP): Enzym in den stab- und segmentkernigen Granulozyten des Blutes.

Nachweis: Durch spezielle Färbetechnik des fixierten Blutabstrichs und Einteilung der Leukozyten in 5 Reaktionsklassen (semiquantitative Methode). Als ALP-Index wird die Summe der Einzelwerte von 100 Leukozyten bezeichnet.

Der ALP-Index steigt in der Schwangerschaft an (Abb.) und kehrt innerhalb von 6 Wochen post partum wieder auf normale Werte (10-150) zurück. Ursache dieses Anstieges sollen die Plazentahormone sein. Der ALP-Index ist bei Plazentarinsuffizienz und Präeklampsie gegenüber Werten bei normalen Schwangeren vermindert.

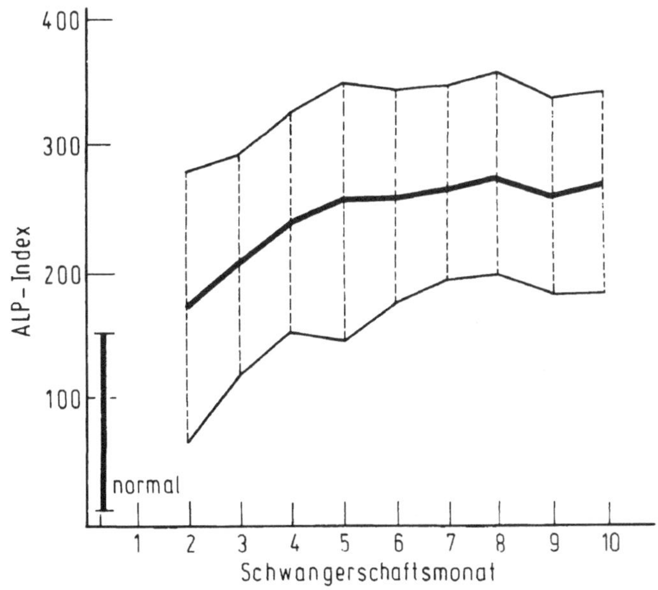

ALP-Index mit Streubereich während der Schwangerschaft; nach HAERING, M.: Das Verhalten der alkalischen Leukozytenphosphatase (ALP) in der Schwangerschaft, unter der Geburt und im Wochenbett. Z. Geburtsh. Gynäk. 162 (1964) 132

Literatur
HAERING, M.: Das Verhalten der alkalischen Leukozytenphosphatase (ALP) in der Schwangerschaft, unter der Geburt und im Wochenbett. Z. Geburtsh. Gynäk. 162 (1964) 132
POLISHUK, W.Z., Y.Z. DIAMANT, H. ZUCKERMANN E. SADOVSKY: Leukocyte alkaline phosphatase in pregnancy and the puerperium. Amer. J. Obstet. Gynec. 107 (1970) 604
SADOVSKY, E., H. ZUCKERMAN, Y.Z. DIAMANT, W.Z. POLISHUK: Leukocyte alkaline phosphatase and fetal prognosis in placental dysfunction. Amer. J. Obstet. Gynec. 108 (1970) 979

Lichttherapie: Bestrahlung ikterischer Neugeborener mit Licht der Wellenlängen 400-500 nm. Durch die dabei erfolgende **Photooxydation des Bilirubins** wird die Konzentration des indirekten Bilirubins vermindert, und es treten Abbauprodukte im Blut auf.

Da bei einer **hämolytischen** Hyperbilirubinämie immer neues Bilirubin entsteht, ist die Lichttherapie für diese Fälle nicht geeignet. Sie ist daher vor allem bei **nichtserologischen** Hyperbilirubinämien angezeigt.

Die Wirksamkeit der Lichttherapie ist gesichert. Die **Ansichten über ihre Ungefährlichkeit sind unterschiedlich.** Im Tierversuch kam es zu Störungen des äußeren Augenaufbaues, der Retina sowie zur Wachstumsretardierung.

Über den Wert der Methode ist endgültig nicht entschieden. Keinesfalls sollte eine anerkannte therapeutische Maßnahme zugunsten der Lichttherapie unterlassen werden.

Literatur
BALLOWITZ, L., R. HELLER, R. HODR, J. NATZSCHKA, M. OTT: Wachstumsrückstand junger Gunn-Ratten nach Blaulichtbestrahlung. Ein Beitrag zur Frage der Lichttherapie bei Hyperbilirubinämie. In: SALING, E., K.A. HÜTER: Fortschritte der perinatalen Medizin. 2. Deutscher Kongreß für Perinatale Medizin, Berlin, 26.-28. Juni 1969. Thieme, Stuttgart 1971
BEHRMANN, R.E., D.Y.Y. HSIA: Summary of a symposium on phototherapy for hyperbilirubinaemia. J. Pediat. (St. Louis) 75 (1969) 718
CREMER, R.J., P.W. PERRYMAN, D.H. RICHARDS: Influence of Light on the Hyperbilirubinemia of Infants. Lancet 1 (1958) 1094
DIAMOND, I., R. SCHMOD: Neonatal hyperbilirubinemia and kernicterus. Arch. Neurol. 18 (1968) 699
FISKE, V., S.E. LEEMAN: Observations on adrenal rhythmicity and associated phenomena in the rat: Effect of light on adrenocortical function; maturation of the hypothalamic neurosecretory system in relation to adrenal secretion. Ann. N. Y. Acad. Sci. 117 (1964) 231

FRIEDERISZICK, F.K., B. SEITZ: Lichttherapie bei Neugeborenen-Ikterus. Fortschr. Med. 88 (1970) 327
GIUNTA, F., J. RATH: Effect of environmental illumination in prevention of hyperbilirubinemia of prematurity. Pediatrics 44 (1970) 162
HELLER, R., L. BALLOWITZ, J. NATZSCHKA: Wirkungen von Blaulicht auf junge Gunn-Ratten. Mschr. Kinderheilk. 117 (1969) 437
KUWABARA, T., R.A. GORN: Retinal damage by visible light. Arch. Phthal 79 (1968) 69
LAUBER, J.K., J.V. SHUTZE, J. McGINNIS: Effects of exposure to continous light on the eye of the growing chick. Proc. Soc. exp. Biol. Med. 106 (1961) 871
LUCEY, J., M. FERREIRO, J. HEWITT: Prevention of hyperbilerubinemia of prematurity by phototherapy. Pediatrics 41 (1968) 1047
LUCEY, J.F.: Nursery illumination as a factor in neonatal hyperbilirubinemia. Pediatrics 44 (1970) 155
PATEL, D.A., R.S. PILDES, R.E. BEHRMANN: Failure of phototherapy to reduce serum bilirubin in newborn infants. J. Pediat. 77 (1970) 1048
PETERMANN, H.-D.: Über den Einfluß von Blaulicht auf die Hyperbilirubinämie bei Neugeborenen. Kinderärztl. Prax. 37 (1969(479
SEITZ, B., F.K. FRIEDERISZICK: Lichttherapie bei Neugeborenenhyperbilirubinämie. Pädiat. Prax. 9 (1970) 111
SISSON, T.R.C., S.C. GLAUSER, B.M. CLAUSER, W. TASMAN, T. KUWABARA: Retinal changes produced by phototherapy. J. Pediat. 77 (1970) 221

LILEYsche Zonen: s. Fruchtwasser*-Spektrophotometrie.

Lues connata: Beim Feten, Neugeborenen und Schulkind durch Treponema pallidum hervorgerufenes Krankheitsbild. Die Spirochäten dringen von der Mutter diaplazentar über die Nabelvenen in den fetalen Kreislauf ein. Der diaplazentare Spirochätenbefall des Feten tritt stets nach dem 4. Schwangerschaftsmonat ein.

> Die pränatale Syphilisinfektion tritt **frühestens im 5. Schwangerschaftsmonat** auf. **Ohne syphilitische Mutter gibt es keine Lues connata.**

Über den **Schweregrad der Lues connata** entscheidet der Infektionstermin der Mutter.

1. Infektionen der Mutter **3 Jahre oder noch länger vor der Schwangerschaft**: Das Kind wird gesund oder scheinbar gesund geboren. Wurde das Kind pränatal infiziert und klinisch gesund geboren, so treten die syphilitischen Symptome später auf.
2. Infektion der Mutter **kurz vor oder zu Beginn der Schwangerschaft**: fetale Syphilis + Frühtodgeburt. Eventuell Frühgeburt eines schwerkranken Kindes mit geringer Lebensaussicht.

3. Infektion der Mutter **in den letzten 6 Schwangerschaftswochen:** Geburt eines möglicherweise gesunden Kindes, da die Spirochäten die Zottenoberfläche in dieser kurzen Zeit meist nicht durchwandern.

Bei der Lues connata werden 3 Formen unterschieden:

1. Fetale Syphilis
2. Säuglingssyphilis
3. Schulkindsyphilis (= Lues connata tarda)

Zu 1: **Fetale Syphilis:** Die Infektion des Kindes erfolgt bei florider Lues I oder II zu einem relativ frühen Zeitpunkt während der Schwangerschaft. Der Fet wird von den Spirochäten überschwemmt. Während die Haut meist frei bleibt, werden die inneren Organe befallen (viszerale Syphilis): Feuersteinleber, Pneumonia alba. In schweren Fällen zeigt die Plazenta typische Veränderungen: geschädigtes Gefäßendothel, Zottenödem, Bindegewebshypertrophie. Bei der fetalen Syphilis sterben die Feten meist im 7.-8. Schwangerschaftsmonat ab. Es kommt zur Totgeburt (**Frühtotgeburt**).

Zu 2.: Die **Säuglingssyphilis** (= Frühsyphilis) zeigt die ersten Symptome zwischen der 6. und 10. Lebenswoche, die Kinder sind in der Neugeborenenperiode klinisch meist unauffällig. Die Hauptsymptome sind: Lebervergrößerung (Feuersteinleber), Lymphknotenschwellungen, syphilitischer Schnupfen (Koryza), Osteochondritis, syphilitisches Pemphigoid.

Die Haut- und Schleimhauterscheinungen der Säuglingssyphilis sind äußerst ansteckend.

Zu 3.: Leitsymptome der **Schulkindersyphilis** (= Spätsyphilis = Lues connata tarda), die im 6.-14. Lebensjahr in Erscheinung tritt, sind die Symptome der Hutchinsonschen Trias: Keratitis parenchymatosa, Innenohrtaubheit, tonnenförmige Schneidezähne.

Für die Betreuung von Schwangeren ist wichtig:

Die Diagnose der möglichen syphilitischen Infektion des Feten muß während der Schwangerschaft gestellt werden durch

a) die Anamnese und
b) die serologische Untersuchung der Mutter.

Zu jeder 1. Schwangerenberatung gehört die serologische Untersuchung des Blutes auf Syphilis.

Als serologische Untersuchungen werden routinemäßig die KBR (Komplementbindungs-Reaktion nach Wassermann) und Flockungsreaktion (Meinicke-Klärungs-Reaktion, Kardiolipin-Mikro-Flockungstest) angewandt. Bei positivem Ausfall eines dieser Teste kann die Diagnose der Syphilis durch den FTA-Test (Fluoreszenz-Treponem-Antikörper-Test) gesichert werden.

Die Bedeutung des serologischen Gesamtbildes für die Bestätigung der Diagnose Syphilis und die Indikationen zum Nelson-Test gehen aus der nachfolgenden Abb. 1 hervor.

		Nelson-Test erforderlich		Wahrscheinlichkeit der Diagnose Syphilis	
Flockungsreaktion	KBR	bei Gesunden	bei Kranken	bei Gesunden	bei Kranken
+	+	nein	nein	sehr groß (99%)	groß (90%)
+	–	nein	ja	groß (90%)	recht groß (70%)
–	+	ja	ja	recht groß (70%)	mäßig (50%)
–	–	nein	nein	sehr gering (0,1%)	gering (10%)

Abb. 1. Bedeutung des serologischen Gesamtbildes für die Bestätigung der Diagnose Syphilis und Indikationen zum Nelson-Test; nach SCHNEEWEISS, U.: Spezielle Mikrobiologie. Bd. 2. De Gruyter, Berlin 1968

Über die Prophylaxe (= Behandlung der kranken Schwangeren) und die Therapie der Lues connata gibt Abb. 2 einen Überblick.

Für die Perinatalmedizin ist noch die Frage des Stillens wichtig:

1. Eine syphilitische Frau darf ihr syphilitisches Kind stillen.
2. Wurde das Kind scheinbar gesund geboren (die Infektion der Mutter erfolgte in den letzten 6 Wochen der Schwangerschaft), so soll nicht gestillt werden.

Literatur

FLAMM, H.: Die pränatalen Infektionen der Menschen. Thieme, Stuttgart 1959

HÖRMANN, G.: Plazenta und Lues. Arch. Gynäk. 184 (1954) 481

OEHME, J.: Gefahren der angeborenen Lues und ihre Verhütung. Dtsch. med. Wschr. 81 (1956) 159

Stadium		Penicillin-Typ	Verabreichungsform	Gesamtdosis	Zeit
Lues I/II	x	1a Clemizol-Penicillin G 1 Mega	3mal wöchentlich i.m.	8 Mega	18 Tage
	x	1b Clemizol-Penicillin G 1 Mega	3mal wöchentlich i.m.	12 Mega (BRAUN-FALCO)	30 Tage
	xx	2 Procain-Penicillin in öliger Lösung (PAM) 600000 I.E.	3mal wöchentlich i.m.	5,4 Mega	4 Wochen
	xx	3 Procain-Penicillin 600000 I.E.	täglich i.m.	4,8 Mega	8 Tage
	xx,x	4 Benzathin-Penicillin G (Tardocillin) 2,4 Mega	1mal i.m.	2,4 Mega	
	RVK	5a Propicillin 1 Mega (Baycillin Oricillin)	4mal 1 oral	80 Mega	20 Tage
	RVK	5b Penicillin-V-Kalium 1,2 Mega (Isocillin)	4mal 1 oral	96 Mega	20 Tage
		6 Benzathin-Penicillin G 1,2 Mega, zusätzlich Propicillin 1 Mega	1mal i.m. 2mal täglich oral	41,2 Mega (BRAUN-FALCO, BARTUNEK u. STÜTTGEN)	20 Tage
Lues latens	xx	wie 1b Benzathin-Penicillin G 4,8 Mega	im Abstand von 8 Tagen i.m.	9,6 Mega	
Lues III Neurovaskuläre Lues	xx	wie 1b Benzathin-Penicillin G 4,8 Mega	im Abstand von 8 Tagen i.m.	9,6 Mega	
Lues gravid.		entsprechend dem jeweiligen Stadium			
Lues grav. sero-positiva satis curata		ggf. orale Behandlung			
Lues connata		Frühstadium Penicillin oral (z.B. Tardocillin-Saft)	100 000 - 200 000 I.E. täglich	1 - 2 Mega	10 - 20 Tage
		Spätstadium wie Neurosyphilis			

Abb. 2. Einmal-Serien der Penicillinbehandlung bei Lues; x = empfohlen in deutscher Literatur, xx = empfohlen in amerikanischer Literatur, RVK = Behandlungen im Rudolf-Virchow-Krankenhaus, Berlin; nach STÜTTGEN, G., Direktor der Hautklinik der FU im RVK Berlin

Mangelentwicklung, intrauterine: Körperliches Nichtgedeihen während des pränatalen Lebens. Synonyme sind: fetale Mangelentwicklung, intrauterine Dystrophie, intrauterine Retardierung, small-for-date-babies, chronic fetal distress, intrauterine growth retardation, pseudo-prematurity, fetal malnutrition, dysmaturity.

Das intrauterin mangelentwickelte Kind wird als Mangelgeburt geboren und unterscheidet sich von dem ebenfalls untergewichtigen Frühgeborenen durch nicht oder nur wenig verkürzte Tragzeit. Die intrauterine Wachstumsnorm nach GRUENWALD zeigt Abb. 1.

> Es handelt sich um eine intrauterine Mangelentwicklung, wenn das Gewicht des Neugeborenen unterhalb der 10. Percentile oder der zweifachen Standardabweichung liegt.

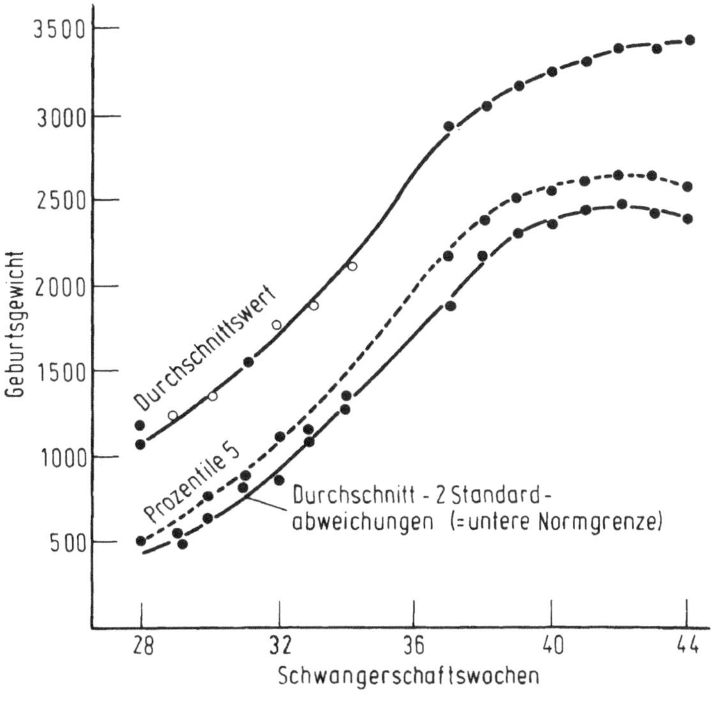

Abb. 1. Standardgewichtskurve nach GRUENWALD (GRUENWALD, P.: Amer. J. Obstet. Gynec. 94 (1966) 1112). Mittelwerte und untere Normgrenze (= 2 Standardabweichungen) (mean – 2 SD). Die punktierte Linie gibt die Gewichtsgrenze an, oberhalb der 95 % aller Neugeborenen (5. Percentile) liegen

Ein Kind, das am Termin geboren wird und 2 500 g (oder weniger) wiegt, entspricht dieser Definition. Ein frühgeborenes Kind ist zwar auch untergewichtig, sein Gewicht entspricht aber dem des Schwangerschaftsalters. Einen Überblick über die Ursachen der intrauterinen Mangelentwicklung gibt Abb. 2. Eine zentrale Stellung nimmt die Plazentarinsuffizienz mit Störung der nutritiven Partialfunktion ein.

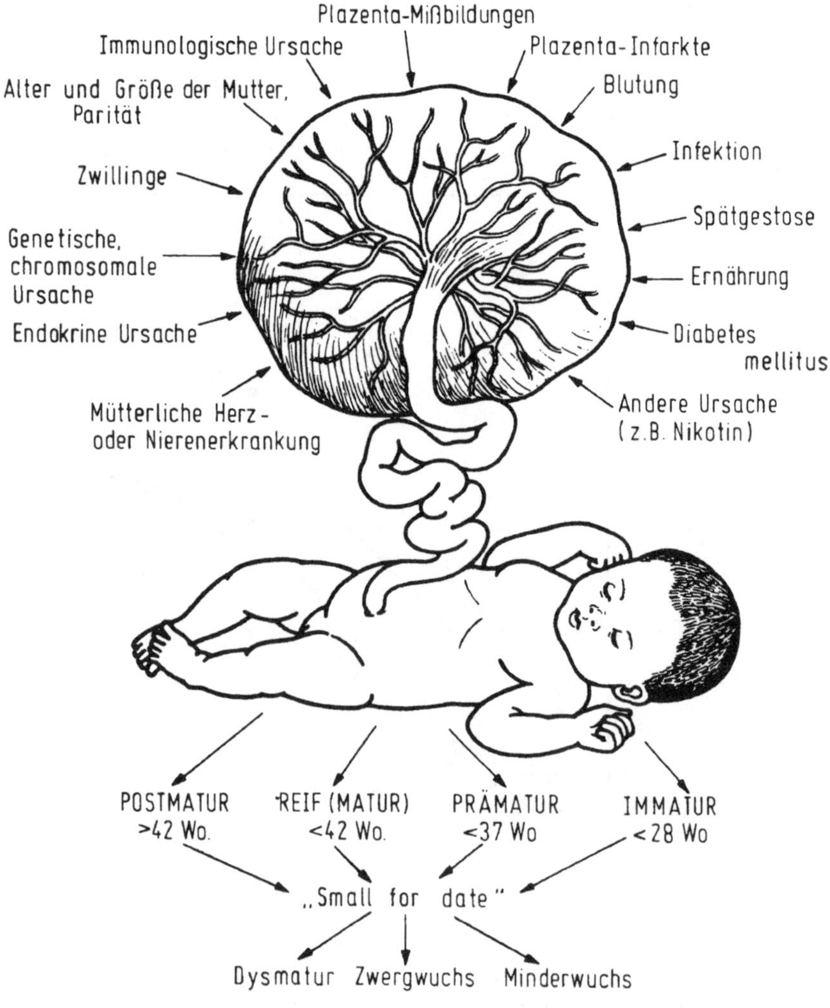

Abb. 2. Ursachen der intrauterinen Mangelentwicklung; nach ANDREWS, B.F., V. LORCHI-RACHOONKUL, R.J. SHOTT: Small-for-date Babies. Pediat. Clin. N. Amer. 17 (1970) 185

Mangelgeburt und Frühgeburt unterscheiden sich sehr hinsichtlich ihrer perinatalen Mortalität und Morbidität, ihres klinischen Verhaltens post partum und ihrer Entwicklung. Sie ähneln sich aber in bezug auf die prophylaktischen Maßnahmen, die Geburtsleitung und die klinischen Konsequenzen, s. Frühgeborenes.

Das mangelentwickelte Neugeborene entspricht in seinem Reflexverhalten dem eines reifen Neugeborenen. Die Organe zeichnen sich trotz ihrer Kleinheit durch ihre anatomische und funktionelle Reife aus, wie z.B. Lunge und Leber. So neigen die Mangelgeburten selten zu einem Membransyndrom* oder einer Hyperbilirubinämie*, wie sie für „echte" Frühgeborene typisch sind. Die Neugeborenenperiode von mangelentwickelten Kindern kann vielmehr durch eine Hypoglykämie und Hypothermie kompliziert sein. Die Hypoglykämie dürfte ihre Ursachen in den mangelhaften Glykogenreserven des Feten haben. Die hypoglykämischen Anfälle treten erst nach 24-42 Stunden post partum auf. Dann sind wahrscheinlich die noch vorhandenen Glykogenreserven verbraucht. Die neonatale Hypoglykämie kann dann zu Krampfanfällen, Koma und zerebralem Schaden führen. Die gestörte neonatale Thermoregulation soll eine Folge des durch den intrauterinen Hungerzustand bedingten Mangels an braunem Fettgewebe sein.

Diagnostik der Mangelentwicklung:
Ultraschalldiagnostik*,
Östriolausscheidung*.

Die Therapie der intrauterinen Mangelentwicklung steckt heute noch in den Anfängen: intrauterine* Ernährung, Complamin-Infusionen, Heparinisierung (LUDWIG) werden heute versucht.

Literatur

BABSON, S.G., J. KANGAS, N. YOUNG, J. BRAMHALL: Growth and development of twins of dissimilar size at birth. Pediatrics 33 (1964) 327

BERG, B.J., van den, J. YERUSHALMY: The relationship of the rate of intrauterine growth of infants of low birth weight to mortality, morbidity, and congenital anomalies. J. Pediat 69 (1966) 531

CHURCHILL, J.A.: The relationship between intelligence and birth weight in twins. Neurology, Minneap. 15(1965) 341

CLIFFORD, S.H.: Postmaturity. Advances in Pediatrics 9 (1957) 13

DANCIS, J., J.R. O'CONNEL, L.E. HOLT jr.: A grid for recording the weight of premature infants. J. Pediat. 33 (1948) 570

DRILLIEN, C.M.: The Growth and Development of the Prematurely Born Infant. Edinburgh and London, E. & S. Livingstone 1964

GRUENWALD, P.: Chronic fetal distress and placental insufficiency. Biol. Neonat. 5 (1963) 215

LUBCHENCO, L.O., C. HANSMAN, E. BOYD: Intrauterine growth in length and head circumference as estimated from live birth at gestational ages from 26 to 42 weeks. Pediatrics 37 (1966) 403

NARBOUTON, R., J.M. MICHELIN, F. ALISON, A. ROSSIER: Les enfants de faible poids de naissance nés á terme ou prés du terme. Sem. Hop., Paris 37 (1961) 1261

NORTH, A.F.: Small-for-dates neonates. Pediatrics 38 (1966) 1013

RISCHBIETH, H., A. BARRINGTON: Dwarfism. In: Treasury of Human Inheritance. Dulau & Co. London 7 (1912) 355

RUSSELL, A.: A syndrome of intrauterine dwarfism recognizable at birth with craniofacial dysostosis, disproportionately short arms and other anomalies. Proc. Roy. Soc. Med. 47 (1954) 1040

SCOTT, K.E., R.H. USHER: Fetal malnutrition: Its incidence, causes and effects. Amer. J. Obstet. et Gynec. 94 (1966) 951

SCOTT, K.E., R.H. USHER: Epiphyseal development in fetal malnutrition syndrome. New Engl. J. Med. 270 (1964) 822

SECKEL, H.P.G.: Birdheaded Dwarfs. Karger, Basel-New York 1960

SMITH, C.A.: Effect of wartime starvation in Holland upon pregnancy and its product. Amer. J. Obstet. Gynec. 53 (1947) 599

STREETER, G.L.: Weight, sitting height, head size, foot length, and menstrual age of the human embryo. Contrib. Embryol. 11 (1920) 143

USHER, R., F. McLEAN: Intrauterine growth of liveborn caucasian infants at sea-level: standards obtained from measurements in 7 dimensions of infants born between 25 and 44 weeks of gestation. J. Pediat. 74 (1969) 901

USHER, R., F. McLEAN, K. SCOTT: Judgment of fetal age. II. Clinical significance of gestational age and an objective method for ist assessment. Pediat. Clin. N. Amer. 13 (1966) 835

VERSCHUER, O., L. CONRADI: Eine Sappe mit rezessiv erblichem primordalem Zwergwuchs. Z. Menschl. Vererb. Konstitutions 22 (1938) 261

WARKANY, J., B.B. MONROE, B.S. SUTHERLAND: Intrauterine growth retardation. Amer. J. Dis. Child. 102 (1961) 249

WILSON, M.G., H.I. MEYERS, A.H. PETERS: Postnatal bone growth of infants with fetal growth retardation. Pediatrics 40 (1967) 213

WINICK, M.: Malnutrition and brain development. J. Pediat. 74 (1969) 667

WINICK, M., P. ROSSO: Head circumference and cellular growth of the brain in normal and marasmic children. J. Pediat. 74 (1969) 774

YLPPÖ, A.: Das Wachstum der Frühgeborenen von der Geburt bis zum Schulalter. Ztschr. f. Kinderh. 24 (1919) 11

Maternogene Aziditätssteigerung: s. Aziditätssteigerung.

Mazeration: Autolytische Veränderungen der im Uterus abgestorbenen und zurückgehaltenen Frucht, s. intrauteriner* Fruchttod in der zweiten Schwangerschaftshälfte.

Die Mazeration ist eine **abakterielle Autolyse** der Frucht. Sie wird hervorgerufen durch **Enzyme an der Körperoberfläche** und durch die im entleerten Mekonium enthaltenen **gallensauren Seifen.** Die Mazeration ist ein rein **aseptischer** Vorgang, der mit bakterieller Fäulnis nichts zu tun hat. Man unterscheidet:

Mazeration 1. Grades: Die Haut ist weich und grauweiß verfärbt (innerhalb von Stunden nach dem Tod).

Mazeration 2. Grades: Die Haut hebt sich in großen Blasen ab und wird in Fetzen abgestoßen (innerhalb von 1-3 Tagen nach dem Absterben).

Mazeration 3. Grades: Der Fetus sieht infolge der eingetretenen Hämolyse schmutzig graubraun aus. Die Gelenke haben ihre Festigkeit verloren, sie sind schlaff und schlottrig **(Schlottergelenke)**. Der Schädel ist infolge Lösung der Knochenverbindungen unregelmäßig zusammengesunken. Die noch nicht abgestoßene Haut ist welk, der Fetus im ganzen geschrumpft, das Gewicht erheblich verringert. Die inneren Organe, besonders Leber und Gehirn, werden verflüssigt. (Bis zur vollen Entwicklung des 3. Grades der Mazeration dauert es ungefähr 3-4 Wochen nach dem Tod der Frucht).

Die sichere Bestimmung der Zeit des Fruchttodes aus dem Grad der Mazeration ist nicht möglich, da sie **verschieden schnell eintritt**. Angedeutete Zeichen der Mazeration können auch bei **lebenden** Kindern beobachtet werden.

MBU: Abk. für Mikroblutuntersuchung, **MBU am Feten:** s. Fetalblutanalyse.

Mekoniumabgang, intrauteriner: Gefährdungszeichen des Feten, s. Sauerstoff*-Sparschaltung des fetalen Kreislaufs, Amnioskopie*, Fetal* distress.

Membransyndrom: syn. Atemnotsyndrom, idiopathisches Respiratory-distress-Syndrom, Hyaline-Membran-Krankheit. **Wichtigste Lungenfunktionsstörung des Neugeborenen,** besonders des Frühgeborenen.

Hauptkennzeichen des Membransyndroms:

1. Störung des Lungenkreislaufs,
2. Störung der alveolären Entfaltung der Lungen,
3. Gas-Diffusionsstörung in den Alveolen infolge Transsudat- und Membranbildung.

Entstehung dieser Störungen:

Hypoxie, Azidose und Unreife sind die wichtigsten pathogenetischen Befunde des Membransyndroms.

Hypoxie und Azidosé beginnen in den meisten Fällen **intrauterin** (ante partum und sub partu). Sie führen durch eine lokale Gefäßreaktion zu einer **Vasokonstriktion der Lungenarteriolen** und **-kapillaren,** dadurch kommt es zu einer **verminderten Durchblutung** des perialveolären Kapillargebietes. Das Blut, das nicht durch das Lungenkapillargebiet zum linken Herzen gelangen kann, wird als Ausgleich durch **Rechts-Links-Shunts** transportiert. Der Ort dieser Shunts ist nicht sicher, infrage kommen intrapulmonale arterio-venöse Anastomosen.

In besonders schweren Fällen des Membransyndroms folgt der Vasokonstriktion eine **Vasodilatation der Kapillaren und Arteriolen.** Durch die maximale Erweiterung dieser Gefäße und eine Gefäßparalyse kommt es zur **Stase des Blutes** und zur **intravasalen Gerinnung.**

Diese Zirkulationsstörungen haben eine **Transsudation von Plasmabestandteilen** aus den Gefäßen zur Folge. Der Flüssigkeitsaustritt aus den Gefäßen infolge hämodynamischer Faktoren wird noch verstärkt durch eine **Kapillarwandschädigung**, die durch die Hypoxie und Azidose hervorgerufen wird.

Das austretende Plasma führt zu einem interstitiellen Ödem und bildet außerdem in den Alveolen zusammen mit den Resten der durch Hypoxie und Azidose **geschädigten Alveolarepithelien hyaline Membranen und Pfröpfe.**

Durch die Schädigung der Alveolarepithelien kommt es zu einer **Synthesestörung des in den Epithelien gebildeten Anti-Atelektasefaktors** (= oberflächenaktive Substanz = **Surfactant** = Gemisch aus Lipoproteinen, Lipiden und Lezithin mit der Aufgabe, einen exspiratorischen Kollaps der Alveolen durch Senkung der Oberflächenspannung zu verhindern). Die Verminderung der oberflächenaktiven Substanz bewirkt eine Steigerung der alveolären Oberflächenspannung und eine Verminderung der Entfaltung der Lunge.

Hypoxie und Azidose führen also zu:

1. Vasokonstriktion bzw. -dilatation,
2. Alveolarepithelschädigung,
3. Kapillarendothelschädigung.

Daraus folgt:

aus 1. verminderte Durchblutung des perialveolären Kapillargebietes bzw. Blutstase (= **Hypoperfusionssyndrom**) und intravasale Gerinnung, Plasmatranssudation, **Membranbildung**;

aus 2. verminderte Synthese des Anti-Atelektasefaktors und damit gesteigerte alveoläre Oberflächenspannung, **Atelektasenbildung**;

aus 3. Verstärkung der Plasmatranssudation.

Kindliche **Unreife** verstärkt die durch Hypoxie und Azidose hervorgerufenen Störungen.

Je unreifer das Kind ist, desto geringere Grade von Hypoxie und Azidose reichen aus, um Schäden hervorzurufen.

Vorkommen: Das Membransyndrom kommt am häufigsten vor

1. bei Kindern mit **intrauteriner Hypoxie und Azidose** (ante partum oder sub partu),
2. bei Kindern, die im **Depressionszustand** geboren wurden,
3. bei **Frühgeborenen,**

> Etwa 8% aller Frühgeborenen haben ein Membransyndrom. **Je geringer das Geburtsgewicht, desto häufiger ein Membransyndrom.** Mangelgeborene sind seltener betroffen als echte Frühgeborene.

4. bei Kindern nach **vorzeitiger Lösung** der normal sitzenden Plazenta oder nach **Placenta praevia,**
5. bei **Mehrlingen,**
6. bei Kindern, die durch eine **Sectio caesarea** geboren wurden,
7. bei Kindern **diabetischer Mütter.**

Das **klinische Bild** ist gekennzeichnet durch:

Tachypnoe,
Dyspnoe mit **inspiratorischen Einziehungen** (interkostal, epigastrisch und jugular) und **exspiratorischem Stöhnen** („knorksen"),
Hypoxämie,
Azidose,
Hyperkapnie,
erhöhten Laktat/Pyruvat-Quotienten,
verminderten base excess,
verminderte Serumproteine u.a.

Typische Komplikationen:

1. Aspiration,
2. Lungenhämorrhagie,
3. Gehirnblutungen,
4. Apnoeanfälle,
5. Hyperbilirubinämie; die Gefahr des Kernikterus besteht auch bei relativ niedrigen Serum-Bilirubin-Werten.

> Beim Membransyndrom ist eine Austauschtransfusion bei einem Bilirubinspiegel von 12 mg% an indiziert.

Ferner drohen Ileus, Subileus, Pneumomediastinum und Pneumothorax.

Die **Diagnose** ergibt sich aus

1. der typischen geburtshilflichen Anamnese (s.o.),
2. dem Reifegrad des Feten,
3. der Tachypnoe,
4. der Dyspnoe,
5. dem Blut-pH-Wert,
6. den Blutgaswerten (O_2, CO_2),
7. der **Röntgenaufnahme der Lunge** mit dem typischen Befund des „retikulogranulären Musters" (= diffuse Verschattung der Lungenfelder),

> Die wichtigste diagnostische Maßnahme beim Membransyndrom ist die Röntgenaufnahme der Lungen.

8. durch den Verlauf: Beginn in den ersten Lebensstunden, rasche Entwicklung bis zum Vollbild verschiedenen Grades, nach dem 3.-4. Lebenstag Rückgang der Alarmsymptome, allmähliche Erholung.

Mit dem SILVERMANN*-Score oder dem RDS*-Score ist eine **Gradeinteilung** des Membransyndroms möglich.

Eine **pränatale Diagnostik** des Membransyndroms soll durch eine Lezithinbestimmung im Fruchtwasser möglich sein. Da Lezithin ein Bestandteil des Anti-Atelektasefaktors ist, deutet ein erniedrigter Lezithinspiegel auf eine gestörte Alveolenentfaltung hin.

Pathologisch-anatomische Befunde: Der makroskopisch führende Befund ist die **Splenisation** der Lungen (= schwere, luftleere, dunkelrote Lungen). Histologisch findet man neben **gefüllten Lungengefäßen Atelektasen** verschiedenen Grades. Die **hyalinen Membranen**, die diesem Syndrom den Namen gegeben haben, finden sich in den Alveolen, Alveolargängen und Bronchiolen; sie sind kein ständiger Befund. Es gibt membranfreie Fälle (= **congestive pulmonary failure**). In den Lungengefäßen findet man **Mikrothromben.**

Spätschäden: Die verminderte Lungendurchblutung kann sich durch therapeutische Maßnahmen **schlagartig** bessern. Die Atelektasen werden vollständig erst innerhalb von Wochen eröffnet, die Membranen werden zellulär abgebaut. Die Kinder sind anfälliger für Lungeninfektionen und haben gehäuft einen frühkindlichen Hirnschaden*.

Die **Prophylaxe** des Membransyndroms muß an zwei Punkten ansetzen:

1. die **Vermeidung der Frühgeburt** und
2. die **Vermeidung einer intrauterinen Hypoxie und Azidose.**

Durch eine **intensive Überwachung** aller gefährdeten Schwangeren kann frühzeitig die Gefahr der Frühgeburt* oder des Sauerstoffmangels erkannt und behandelt werden.

Behandlung des Membransyndroms: Die wesentlichsten Maßnahmen bestehen in der Bekämpfung der Azidose durch Pufferinjektionen und der Hypoxie durch Sauerstoffgaben, eventuell mit Beatmung; weiterhin in der Versorgung der Kinder mit Glukose als Energiequelle und in der Aufrechterhaltung einer optimalen Umgebungstemperatur.

> Mortalität bei unbehandeltem Membransyndrom: 50-75%
> Mortalität bei behandeltem Membransyndrom (Puffer- und O_2Behandlung): 25%.

a) **Pufferbehandlung**: Neben der Pufferinjektion im Kreißsaal in die Nabelschnurgefäße während der Sofort-Reanimation* haben sich zwei Behandlungsformen mit Puffersubstanzen besonders durchgesetzt:
   1. **Schnellinfusion** einer 4,2%igen Natriumbikarbonatlösung innerhalb von 30 min und
   2. **Dauerinfusion** einer Natriumbikarbonatlösung in 10%iger Glukoselösung. Die Dosierung richtet sich nach dem Blut-pH-Wert.

b) **Sauerstoffbehandlung**: Die O_2-Konzentration in der Einatmungsluft (z.B. O_2-Konzentration im Inkubator 60-80%) sollte so dosiert werden, daß der **arterielle Sauerstoffdruck zwischen 70-90 mm Hg** liegt.

> Bei höherem pO_2 des arteriellen Blutes besteht die Gefahr der **retrolentalen Fibroplasie** und **toxischer Lungenschäden.**

Um frühzeitig die Gefahr einer toxischen O_2-Konzentration im arteriellen Blut zu erkennen, muß über einen Nabelarterienkatheter häufig Blut für eine pO_2-Messung entnommen werden.

Eine **Beatmung,** eventuell als **Dauerbeatmung,** ist angezeigt bei

1. rezidivierenden Apnoeanfällen,
2. einem pO_2 im arteriellen Blut unter 50 mm Hg (auch bei einer Einatmungsluft mit 100%igem O_2),
3. einer Hyperkapnie über 80 mm Hg.

Die Indikation zur Dauerbeatmung muß sehr streng überprüft werden, da sie das Risiko einer Infektion der Luftwege enthält. Bei der verminderten Resistenz der Kinder mit Membransyndrom kann eine Infektion zu schwerer Pneumonie führen, die nur durch gezielte Prophylaxe mit Antibiotika verhindert werden kann. Allerdings kommt es häufig trotz der Antibiotikaprophylaxe zu chronisch verlaufenden bronchopulmonalen Infektionen.

Viele Fragen der Intensivbehandlung der Kinder mit Membransyndrom müssen als nicht endgültig geklärt bezeichnet werden: Die Wahl des optimalen Respirators und der am besten geeigneten Intubationstuben, die Gefahr der „Respiratorlunge" durch zu große Beatmungsvolumina, apparative Hilfen bei der Intensivüberwachung und -behandlung (Inkubator mit Temperatursteuerung, Infusionspumpen, Apnoemonitoren u.a.).

Literatur

ADAMSON, T.M., J.M. HAWKER, E.O.R. REYNOLDS, J.L. SHAW: Hypoxemia during recovery from severe hyaline membrane disease. Pediatrics 44 (1969) 168

AMBRUS, C.M., J.W. PICREN, D.H. WEINTRAUB, K.R. NISSWANDER, J.L. AMBRUS, G. RODBARD, J.C. LEVY: Studies on hyaline membrane disease. Oxygen-induced hyaline membrane disease in guinea pigs. Biol. Neonat. (Basel) 12 (1968) 246

AMBRUS, C.M., D.H. WEINTRAUB, J.L. AMBRUS: Studies on hyaline membrane disease. Therapeutic trial of urokinase-activated human plasmin. Pediatrics 38 (1966) 231

AVERY, M.E.: The lung and its disorders in the newborn infant. 2. Ed. Saunders, Philadelphia-London 1968

BARTELS, O., J. WENNER: Standardbicarbonat, pH- und CO_2-Druck im „arterialisierten" Blut gesunder Säuglinge nach der Neugeborenenperiode bis zum Ende des ersten Lebensjahres. Klin. Wschr. 43 (1965) 437

BEHRMAN, R.E.: Commentary: The use of assisted ventilation in the therapy of hyaline membrane disease. J. Pediat. 76 (1970) 169

BERG, D., J. DÖRRLER: Das Verhalten des Säure-Basen-Haushaltes am ersten Lebenstage unter besonderer Berücksichtigung der ersten Lebensminuten. Geburtsh. u. Frauenheilk. 29 (1969) 980

BLEYL, U., C.M. BÜSING, B. KREMPIEN: Pulmonale hyaline Membranen und perinataler Kreislaufschock. Virchows Arch. Abt. A Path. Anat. 348 (1969) 187

BODA, D., L. MURANYI, I. ALTORJAY, I. VERESS: Peritoneal dialysis in the treatment of hyaline membrane disease of newborn premature infants. Acta paediat. scand. 60 (1971) 90

BOSTON, R.W., F. GELLER, C.A. SMITH: Arterial blood gas tensions and acid-base balance in the management of the respiratory distress syndrome. J. Pediat. 68 (1966) 74

BOUGHTON, K., G. GANDY, D. GAIRDNER: Hyaline membrane disease. Lung lecithin. Arch. Dis. Childh. 45 (1970) 311

BRETSCHER, J.: Die geburtshilfliche Vorgeschichte von verstorbenen Kindern mit hyalinen Membranen. Pädiat. Pädol. 3 (1967) 193

BRUMLEY, G.W., W.A. HODSON, M.E. AVERY: Lung phospholipids and surface tension correlations in infants with and without hyaline membrane disease and in adults. Pediatrics 40 (1967) 13

BUTLER, N.R., D.G. BONHAM: Perinatal mortality. Livingstone, Edinburgh-London 1963

CORBET, A.J.S., E.D. BURNARD: Oxygen tension measurements on digital blood in the newborn. Pediatrics 46 (1970) 780

DAWES. G.S.: Pulmonary circulation in the foetus and new-born. Brit. med. Bull. 22 (1966) 61

EVANS, R.S., R.E. OLVER, W.J. APPLEYARD, C.G.H. NEWMAN: Effects of intragastric and intravenous sodium bicarbonate on rate of recovery from post-asphyxial acidosis in the neonate. Arch. Dis. Childh. 45 (1970) 321

FISCH, R.O., H.J. GRAVEM, R.R. ENGEL: Neurological status of survivors of neonatal respiratory distress syndrome. J. Pediat. 73 (1968) 395

GANDY, G.: Pulmonary surfactant in the perinatal period. Arch. Dis. Childh. 44 (1969) 646

GLUCK, L., M.V. KULOVICH, E.K. MOTOYAMA, H.L. SMITS, A. EIDELMAN, A. KHAZIN, C.D. COOK: A biochemical basis for the respiratory distress syndrome. Pediat. Res. 1 (1967) 290

GRANT, C.A., B. ROBERTSON: Hyaline membranes in bronchial-arteria supplied areas of the human neonatal lung. Acta Paediat. 59 (1970) 208

GRUBER, H.S., M.H. KLAUS: Intermitted mask and bag therapy: An alternative approach to respiratory therapy for infants with severe respiratory distress. J. Pediat. 76 (1970) 194

HATHAWAY, W.E., M.M. MULL, G.S. PECHET: Disseminated intravascular coagulation in the newborn. Pediatrics 43 (1969) 233

HAWORTH, S.G., S.R. SARCIA, S.S. DANIEL, L.S. JAMES: Dangers of rapid correction of pH following asphyxia. Pediat. Res. 2 (1968) 395

HEESE, H.V. de, V.C. HARRISON, M. KLEIN, A.F. MALAN: Intermitted positive pressure ventilation in hyaline membrane disease. J. Pediat. 76 (1970) 183

KARITZKY, D., W. PRINGSHEIM, W. KÜNZER: Fibrinogen and fibrinolysis in the respiratory distress syndrome: observation during the first day of life. Acta paediat. scand. 59 (11970) 281

KEUTH, U.: Das Membransyndrom der Früh- und Neugeborenen. Springer, Berlin-Heidelberg-New York 1965

KEUTH, U.: Natriumbicarbonat-Glucose-Infusion beim Membransyndrom der Früh- und Neugeborenen. Dtsch. med. Wschr. 92 (1967) 248

KEUTH, U.: Ätiologie und Pathogenese des Membransyndroms. Gegenwärtiger Stand der Erkenntnisse. Pädiat. Pädol. 4 (1968) 29

KEUTH, U.: Das Atemnotsyndrom (Membransyndrom) und seine Behandlung. Mschr. Kinderheilk. 118 (1970) 52

KEUTH, U.: Besonderheiten und Störungen der Atmung. In: OPITZ, H., F. SCHMID: Handbuch der Kinderheilkunde. Bd. 1, 2. Teil. Springer, Berlin-Heidelberg-New York 1971

KEUTH, U., H. KÖHLER: Untersuchungen zur Wirkung von Complamin beim Membransyndrom der Früh- und Neugeborenen. Mschr. Kinderheilk. 116 (1968) 255

KEUTH, U., H. RAZEGHI: Der Effekt von Complamin auf den artierellen pO_2 beim Membransyndrom und beim Aspirationssyndrom der Früh- und Neugeborenen. Mschr. Kinderheilk. 117 (1969) 81

KLEINMAN, L.I., H.G. PETERING, J.M. SUTHERLAND: Blood carbonic anhydrase activity and zinc concentration in infants with respiratory distress syndrome. New Engl. J. Med. 277 (1967) 1157

KLOOS , K.: Neue pathologisch-anatomische Befunde bei der primären Asphyxie und dem respiratory-distress-Syndrom. In: EWERBECK, H., V. FRIEDBERG: Die Übergangsstörungen des Neugeborenen und die Bekämpfung der perinatalen Mortalität. Thieme, Stuttgart 1965

KLOOS, K.: Atemstörungen der Neugeborenen, Morphologie und Pathogenese. Pädiat. Pädol. 3 (1967) 213

KLOOS, K., G. MALORNY, H. WULF: Experimentelle pulmonale hyaline Membranen. Verh. dtsch. Ges. Path. 41 (1958) 180

KLOOS, K., M. VOGEL: Korrelationspathologische Grundlagen zur Bekämpfung des Neugeobrnentodes. Dtsch. med. J. 16 (1965) 72

KLOOS, K., H. WULF: Pulmonale hyaline Membranen bei Neugeborenen. 3. Mitt.: Morphogenese und histochemische Analysen. Zbl. Path. 96 (1957) 41

KÜNZER, W., D. KARITZKY, W. PRINGSHEIM: Atemnotsyndrom und disseminierte intravasale Gerinnung. Dtsch. med. Wschr. 95 (1970) 2141

LAUWERYNS, J., T. LERUT, C. de CORNINCK: Vascalature of the lung in the neonatal respiratory distress syndrome. Arch. Dis. Childh. 42 (1967) 336

LIEBERMAN, J.: Pulmonary plasminogen-activator activity in hyaline membrane disease. Pediat. Res. 3 (1969) 11

LUDWIG, H.: Mikrozirkulationsstörungen und Diapedeseblutungen im fetalen Gehirn bei Hypoxie. Karger, Basel-New York 1968

MARKARIAN, M., J.H. GITHENS, E. ROSENBLÜT, F. FERNANDEZ, J.J. JACKSON, A.E. BANNON, A. LINDLEY, L.O. LUBCHENCO, R. MARTORELL: Hypercoagulability in premature infants with special reference to the respiratory distress syndrome and hemorrhage. I. Coagulation studies. Biology of the Neonate 17 (1971) 84

MARKARIAN, M., L.O. LUBCHENCO, E. ROSENBLÜT, F. FERNANDEZ, D. LANG, J.J. JACKSON, A.E. SANNON, A. LINDLEY, J.H. GITHENS, R. MARTORELL: Hypercoagulability in premature infants with special reference to distress syndrome and hemorrhage. II. The effect of heparin. Biology of the Neonate 17 (1971) 98

MURDOCK, A.I., L. LINSAO, M. McREID, K.S. TILAK, O.A. ULAN, P.R. SWYER: Mechanical ventilation in the respiratory distress syndrome: A controlled trial. Arch. Dis. Childh. 45 (1970) 624

NELIGAN, G., E. ROBSON, E. HEY: Hyaline membrane disease in twins. Pediatrics 43 (1969) 143

PROD'HOM, L.S., H. LEVISON, R.B. CHERRY, C.A. SMITH: Adjustment of ventilation, intrapulmonary gas exchange, and acid-base balance during the first day of life. Pediatrics 35 (1965) 662

REICH, J.: Erfolge und Mißerfolge bei systematischer Anwendung der Puffer-Einzel- und Dauerinfusionstherapie zur Behandlung der Azidose Frühgeborener im Rahmen des Atemnotsyndroms. Wiss. Zschr. Humboldt Univ. Berlin (math.-naturwiss. Reihe) 17 (1968) 601

REYNOLDS, E.O.: Hyaline membrane disease. Amer. J. Obstet. Gynec. 106 (1970) 780

REYNOLDS, E.O., N.R.C. ROBERTSON, J.S. WIGGLESWORTH: Hyaline membrane disease, respiratory distress, and surfactant deficiency. Pediatrics 42 (1968) 758

ROGNER, G., B. MAAK, J. FRENZEL: Das Verhalten der Gerinnungsfaktoren bei hypoxischen Neugeborenen unter der Puffertherapie. Zschr. Kinderheilk. 104 (1968) 218

RUDHE, U., F.R. MARGOLIN, B. ROBERTSON: A typical roentgen appearances of the lung in hyaline membrane disease of the newborn. Acta radiol. (Stockh.) 10 (1970) 57

RUDOLPH, A.J., M.M. DESMOND, R.G. PINEDA: Clinical diagnosis of respiratory difficulty in the newborn. Pediat. Clin. N. Amer. 13 (1966) 669

SILVERMANN, W.A.: Dunham's premature infants, 3rd ed. Hoeber, New York 1961
SINCLAIR, J.C.: Prevention and treatment of the respiratory distress syndrome. Pediat. Clin. N. Amer. 13 (1966) 711
STAHLMANN, M.T., A.F. MALAN, F.M. SHEPARD, W.J. BLANKENSHIP, W.C. YOUNG, J. GRAY: Negative pressure assisted ventilation in infants with hyaline membrane disease. J. Pediat. 76 (1970) 174
STRANG, L.B.: The pulmonary circulation in the respiratory distress syndrome. Pediat. Clin. N. Amer. 13 (1966) 693
TAYLOR, F.B., M.E. ABRAMS: Effect of surface active lipoprotein on clotting and fibrinolysis, and of fibrinogen on surface tension of surface active lipoprotein. Amer. J. Med. 40 (1966) 346
THIBEAULT, D.W., H. GROSSMAN, J.W.C. HAGSTROM, P.A. AULD: Radiologic findings in the lung of premature infants. J. Pediat. 74 (1969) 1
USHER, R.: Reduction of mortality from respiratory distress syndrome of prematurity with early administration of intravenous glucose and sodium bicarbonate. Pediatrics 32 (1963) 966
WEISSER, K.: Das idiopathische Atemnotsyndrom des Frühgeborenen. Anästhesist 19 (1970) 101
WENNER, J., L. BRAUN: Der Einfluß der Alkalitherapie auf Atmung und Säurebilanz des Neugeborenen mit idiopathischem Atemnotsyndrom. Pädiat. Pädol. 3 (1967) 237

Metabolisch: Aus dem Stoffwechsel entstanden.
Metabolische Azidose: s. pH-Wert, Azidose.

Mikroblutuntersuchung am Feten: s. Fetalblutanalyse.

Missed labour: s. intrauteriner* Fruchttod.

Mittelecho: Begriff aus der Ultraschalldiagnostik. Bezeichnet diejenige Echozacke bei der intrauterinen Kephalometrie* mit dem eindimensionalen Ultraschall*-Impulsechoverfahren, die auf dem Oszilloskop des Ultraschallgerätes in der Mitte zwischen den beiden Echozacken des Schädelknochens erscheint. Entsteht durch Reflektion im Bereich des 3. Ventrikels und dient zur Kontrolle der richtigen Lage des Ultraschallstrahles bei der Messung des biparietalen Durchmessers.

Morbidität: Krankheitsstand; Zahl der Erkrankten bezogen auf die Gesamtbevölkerung in einem bestimmten Zeitraum.

Morbus haemolyticus (fetalis et) neonatorum (Mhn): Pränatal beginnende Hämolyseerkrankung des Feten und des Neugeborenen durch Einwirkung inkompletter mütterlicher Antikörper; hervorgerufen durch Unverträglichkeit der Blutgruppen zwischen Mutter und Kind, am häufigsten durch Rh-Unverträglichkeit, seltener durch ABO-Gruppen-Unverträglichkeit. Die Antikörper sind Immunglobuline, die die Plazenta passieren können.

Pathogenese und Klinik: Eine unverträgliche Konstellation im Rh-System zwischen zwei Partnern liegt vor, wenn die Frau Rh-negativ und der Mann Rh-positiv ist.

Eine unverträgliche Konstellation im Rh-System liegt in etwa 15% aller Ehen in Deutschland vor.

Von diesen 15% haben etwa 5% der Mütter Antikörper. **0,2-0,6% aller Neugeborenen zeigen eine Mhn-Schädigung.**

Die Frage, weshalb nicht alle Mütter sensibilisiert werden, ist noch nicht endgültig geklärt. Wahrscheinlich spielt die Menge des aufgenommenen Blutes eine Rolle, ferner auch die ABO-Gruppenkonstellation zwischen Mutter und Kind. Es ist bekannt, daß **bei ABO-Gruppenunverträglichkeit eine Sensibilisierung viel seltener** vorkommt; dies beruht wahrscheinlich darauf, daß die eingeschwemmten Erythrozyten sofort von Anti-A- oder Anti-B-Hämolysinen zerstört werden.

Im ABO-System liegt eine unverträgliche Konstellation in etwa 24% aller Ehen vor. Eine unverträgliche Konstellation des ABO-Systems zwischen Mutter und Kind besteht in folgenden Fällen:

Mutter O – Kind A, B;
Mutter A – Kind B, AB;
Mutter B – Kind A, AB.

Erfahrungsgemäß sind am häufigsten die Kinder von O-Müttern gefährdet, und zwar am häufigsten die Kinder der Blutgruppe A.

Wenn fetale Blutkörperchen in den mütterlichen Kreislauf gelangen, so können die Blutgruppen bzw. Blutfaktoren, die die Mutter nicht besitzt, antigene Wirkung entfalten, das heißt, sie können im mütterlichen Organismus die Bildung spezifischer Antikörper verursachen (Abb. 1, 2). Zum

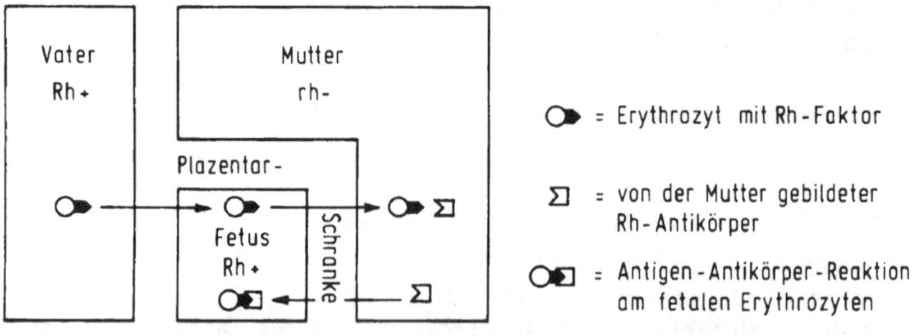

Abb. 1. Schema des Entstehungsmechanismus der Unverträglichkeit im Rh-System zwischen Mutter und Kind; nach PSCHYREMBEL, W.: Praktische Geburtshilfe. De Gruyter, Berlin 1966

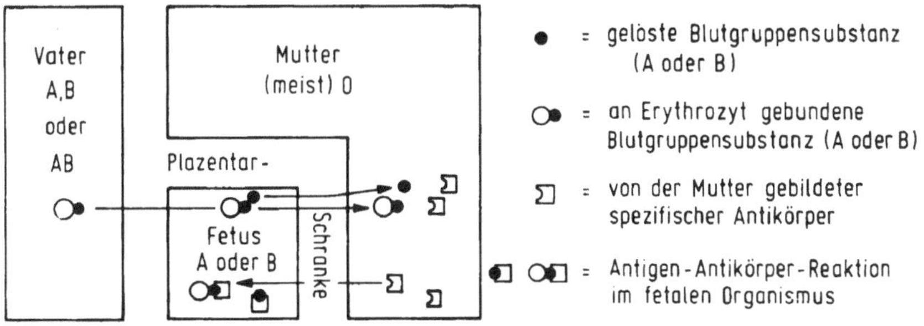

Abb. 2. Schema des Entstehungsmechanismus der Unverträglichkeit im ABO-Blutgruppen-System zwischen Mutter und Kind; nach PSCHYREMBEL, W.: Praktische Geburtshilfe. De Gruyter, Berlin 1966

Übertritt der fetalen Erythrozyten in den mütterlichen Kreislauf kommt es in der **überwiegenden Mehrzahl der Fälle kurz vor, während oder kurz nach der Geburt.** Die Einschwemmung ist am niedrigsten bei den Spontangeburten und am höchsten bei der manuellen Lösung der Plazenta, beim CREDEschen Handgriff, der Sektio oder der BRACHTschen Entwicklung der Beckenendlage. Voraussetzung einer Sensibilisierung der Mutter ist allerdings der Übertritt von Blutkörperchen in ausreichender Menge über eine ausreichende Zeit.

Die im mütterlichen Organismus gebildeten Antikörper gehen bei der nächsten Schwangerschaft diaplazentar auf das Kind über und treten mit den entsprechenden fetalen Antigenen in Reaktion. Diese führt an den Erythrozyten zur Hämolyse mit allen ihren Folgen, wobei der Schweregrad der kindlichen Erkrankung abhängig ist vom Grad der Sensibilisierung der Mutter. Man unterscheidet klinisch

drei Schweregrade des Mhn:
1. Anaemia neonatorum,
2. Icterus gravis neonatorum,
3. Hydrops universalis fetus.

Die **Anaemia neonatorum** ist eine Folge der Hämolyse, also des gesteigerten Erythrozytenzerfalls. Sie geht einher mit gesteigerter Erythropoese, das heißt mit der Ausstoßung unreifer Erythrozyten. Daher die Bezeichnung des Mhn als **Erythroblastose.**

Der **Icterus gravis neonatorum** wird durch das Bilirubin hervorgerufen, das aus dem durch Hämolyse freigewordenen Hämoglobin entsteht. Da die

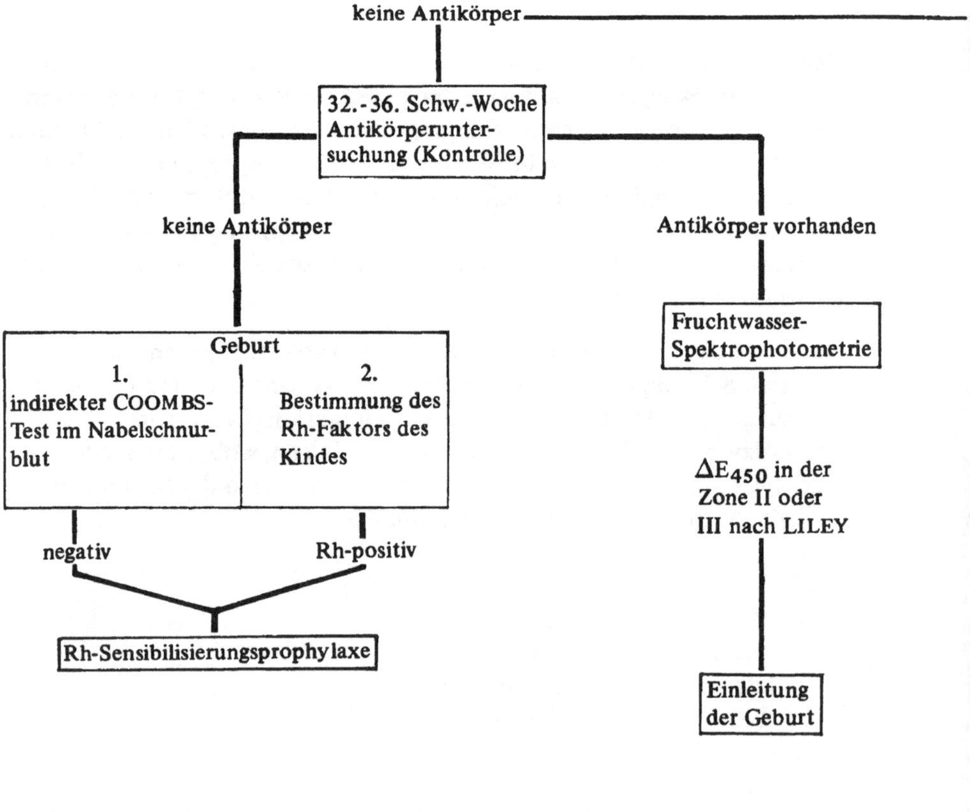

Abb. 3. Betreuungsplan für Rhesus-negative Schwangere

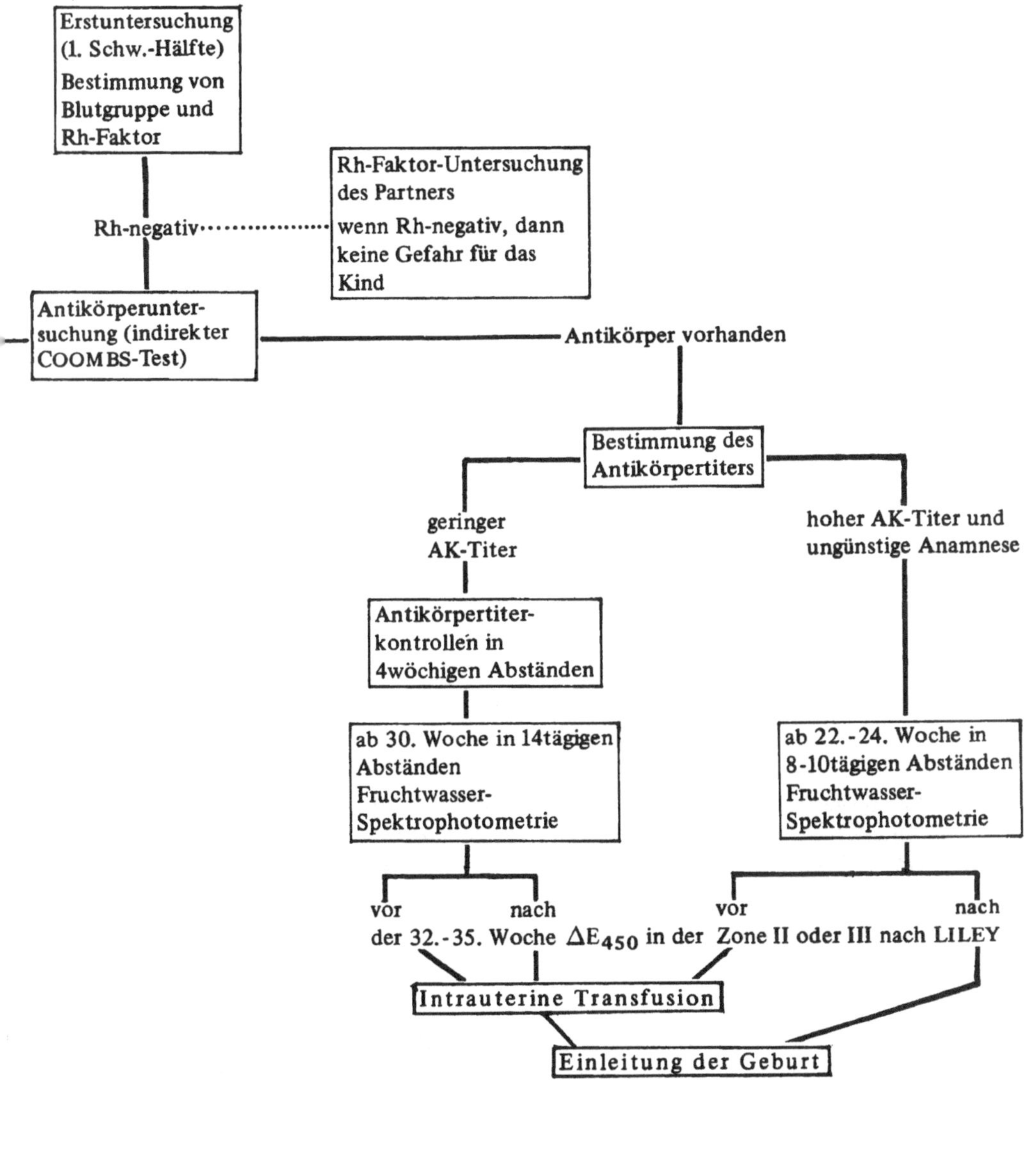
Erstuntersuchung (1. Schw.-Hälfte) Bestimmung von Blutgruppe und Rh-Faktor
Rh-negativ
Rh-Faktor-Untersuchung des Partners wenn Rh-negativ, dann keine Gefahr für das Kind
Antikörperuntersuchung (indirekter COOMBS-Test)
Antikörper vorhanden
Bestimmung des Antikörpertiters
geringer AK-Titer
hoher AK-Titer und ungünstige Anamnese
Antikörpertiterkontrollen in 4wöchigen Abständen
ab 30. Woche in 14tägigen Abständen Fruchtwasser-Spektrophotometrie
ab 22.-24. Woche in 8-10tägigen Abständen Fruchtwasser-Spektrophotometrie
vor
nach
der 32.-35. Woche ΔE_{450} in der Zone II oder III nach LILEY
vor
nach
Intrauterine Transfusion
Einleitung der Geburt

Glukuronierungsfunktion der Leber noch nicht vollständig ausgebildet ist, kommt es zum Anstau des indirekten Bilirubins. Dieses ruft im Gewebe eine Bilirubinintoxikation hervor. Wenn das Kind nicht schnellstens behandelt wird, besteht die Gefahr des **Kernikterus** (Gelbfärbung der basalen Hirnkerne) mit schweren Schädigungen der Nervenkerne. Spätfolgen je nach Schwere des Kernikterus: Schwerhörigkeit, Krämpfe, neurologische Anfälle, Intelligenzschwäche und anderes.

Der **Hydrops universalis fetus** entsteht, wenn als Folge der Antigen-Antikörper-Reaktion und der Hypoxämie ein Permeabilitätsschaden der Kapillaren mit Plasmaaustritt ins Gewebe und die serösen Körperhöhlen auftritt. Beim Hydrops bestehen immer eine hochgradige Anämie und Erythroblastose. Solche Kinder sterben meist nach wenigen Stunden, wenn sie nicht bereits als hydropische mazerierte Totgeburten mit oder ohne Leberzirrhose zur Welt kommen.

Prognose: Für eine Sensibilisierung im Rh-System gilt:

> Nicht jede Sensibilisierung ist gleichbedeutend mit der Gefährdung des Kindes.

Umgekehrt gibt es auch Unverträglichkeiten ohne nachweisbare Sensibilisierung der Mutter. Das 1. Kind ist in der Regel gesund (wenn nicht schon eine Sensibilisierung der Mutter durch vorausgegangene Injektionen oder Transfusionen Rh-positiven Blutes oder durch eine vorausgegangene Fehlgeburt erfolgte). Mit den folgenden Schwangerschaften erfährt die Schädigung der Kinder eine starke Zunahme; nach erfolgter Immunisierung bleibt die Sensibilisierungsbereitschaft der Mutter zeitlebens bestehen. Nach erfolgter Geburt eines Erythroblastosekindes ist die Prognose der folgenden Geburten bei homozygot-positivem Vater schlecht; bei heterozygotem Vater (Positiv/negativ) besteht eine 50%ige Chance für gesunde Nachkommen. Die rh-negative Mutter ist immer homozygot, da der Rh-Faktor dominant vererbt wird.

Die Prognose für einen Mhn infolge Unverträglichkeit im ABO-System ist günstig, wenn die Neugeborenen sorgfältig überwacht werden und ein zunehmender Ikterus rechtzeitig erkannt wird.

Feststellung der Unverträglichkeit und der kindlichen Schädigung in der Schwangerschaft: Bestimmung der Blutgruppe und Rhesusgruppe bei jeder Schwangeren anläßlich der ersten Schwangerenvorsorgeuntersuchung. Bei jeder Frau ist außerdem eine Suchreaktion auf inkomplette Antikörper anzuschließen (z.B. indirekter COOMBS-Test). Maßnahmen und Vorgehen bei Rhesus-negativen Schwangeren zeigt Abb. 3.

Das wichtigste diagnostische Verfahren zur Erkennung des Schweregrades der fetalen Erkrankung ist die Fruchtwasser*-Spektrophotometrie. Das Fruchtwasser wird durch eine Amniozentese* gewonnen. Die Höhe des Antikörpertiters im Blut ist im Einzelfall nicht maßgeblich für den Schweregrad der fetalen Erkrankung.

Feststellung der Unverträglichkeit zwischen Mutter und Neugeborenem:

a) Blutgruppenbestimmung der Mutter und des Kindes (ABO-System, Rh-Faktor);
b) Bestimmung des Antikörpertiters im mütterlichen Blut;
c) Durchführung des direkten und indirekten COOMBS*-Testes aus dem Nabelschnurblut.

Therapie: Postpartual: s. **Austauschtransfusion*** mit Frischblut.

Verminderung der Mortalität der Neugeborenen mit Icterus gravis von 80% auf 10-20% durch die Austauschtransfusion.

Das **pränatale** therapeutische Vorgehen bei lebensbedrohlich erscheinenden Fruchtwasserbefunden ist abhängig vom Reifegrad des Kindes. Je nach dem Schweregrad der kindlichen Schädigung wird man nach der 35. Schwangerschaftswoche die vorzeitige Entbindung anstreben. Vor dieser Zeit sind die Gefahren der Prämaturität zu groß. Daher wird in einzelnen Fällen versucht, der Gefahr der Anämie durch eine **transabdominale intraperitoneale Transfusion** des Feten in utero mit O rh-negativem Spenderblut (Bluttransfusion*, intrauterine) entgegenzutreten.

Prophylaxe: Berücksichtigung des Rh-Faktors bei allen Bluttransfusionen an Mädchen und Frauen im geschlechtsreifen Alter. Neuerdings wird eine **Rh*-Sensibilisierungsprophylaxe** durchgeführt.

Literatur

ADAMSONS, K.: Treatment of severe erythroblastosis fetalis following hysterotomy. In: KUBLI, F., W. SPIELMANN: Neuere Gesichtspunkte zur Prophylaxe. Diagnose und Therapie des Morbus haemolyticus neonatorum. Karger, Basel-New York 1966

ASPERGER, H.: Zerebralschäden beim Kind durch Rhesusinkompatibilität. Wien. klin. Wschr. 82 (1970) 506

BERG, D., J. HÜTER, O. KÄSER, F. KUBLI: Morbus haemolyticus im Rhesus-System. In: ELERT, R., K.A. HÜTER: Die Prophylaxe frühkindlicher Hirnschäden. Thieme, Stuttgart 1966

FINGER, H., P. EMMERLING: Zur Frage der Rhesus-Sensibilisierung nach Abort. Dtsch. med. Wschr. 95 (1970) 1025

FISCHER, K.: Morbus haemolyticus im ABO-System. Thieme, Stuttgart 1961

HINSELMANN, M., F. KUBLI: Rhesussensibilisierung und Morbus haemolyticus fetalis. Gynäkologe 1 (1968) 66

HOBEL, C.J.: The value of fetal scalp blood hemoglobin determination in Rh-erythroblastosis fetalis. J. Pediat. 77 (1970) 460

HOFFBAUER, H.: Die Bedeutung von Fruchtwasseruntersuchungen für die Diagnose und Therapie des Morbus haemolyticus neonatorum. Zbl. Gynäk. 43 (1956) 1707

HOFFBAUER, H.: Der Übertritt von mütterlichen Rh-Antikörpern in das Fruchtwasser und seine klinische Bedeutung. Z. Geburtsh. Gynäk. 166 (1967) 290

HOFFBAUER, H., F. LÜBKE, R.-D. MEYER, G. KROH: Beitrag zur intrauterinen Bluttransfusion bei fetaler Erythroblastose. Z. Geburtsh. Gynäk. 166 (1967) 211

HYMAN, C.B., J. KAESTER, V. HANSON, I. HARRIS, R. SEDGWICK, H. WURSTEN, A.R. WRIGHT: CNS abnormalities after neonatal hemolytic disease or hyperbilirubinemia. Amer. J. Dis. Child. 117 (1970) 395

KLEIHAUER, E., H. BRAUN, K. BERKE: Demonstration von fetalem Hämoglobin in den Erythrozyten eines Blutausstriches. Klin. Wschr. 35 (1957) 637

KUBLI, F., G. v. MURALT: Die antenatale Beurteilung der fetalen Gefährdung bei Morbus haemolyticus. Geburtsh. u. Frauenheilk. 24 (1964) 930

KUBLI, F.: Fetale Gefahrenzustände und ihre Diagnose. Thieme, Stuttgart 1966

KUBLI, F., W. SPIELMANN: Neuere Gesichtspunkte zur Prophylaxe, Diagnose und Therapie des Morbus haemolyticus neonatorum. Karger, Basel-New York 1966

LEVINE, P.: Prevention and treatment of erythroblastosis. Ann. N. Y. Acad. Sci. 169 (1970) 234

NEUMAYER, E., U. RETZKE: Der fetale HB-Gehalt im Nabelvenenblut bei Neugeborenen mit einer Rh-Inkompatibilität. Zbl. Gynäk. 92 (1970) 1118

ODELL, G.B., G.N. BRUCE STOREY, L.A. ROSENBERG: Studies on kernicterus. III. The saturation of serum proteins with bilirubin during neonatal life and its relationship to brain damage at five years. J. Pediat. 76 (1970) 12

RASMUSSEN, J.: The quantitative estimation of foetal erythrocytes in maternal blood. Acta obstet. gynec. scand. 49 (1970) 161

RETT, A.: Zur Frage der zerebralen Schädigungen nach Inkompatibilität von Blutgruppen. Wien. med. Wschr. 120 (1970) 251

RUCKSTUHL, J.: Titerverlauf und hämolytische Späteffekte der Rhesusantikörper bei Austauschtransfusion bei Neugeborenen mit rhesusbedingter hämolytischer Anämie. Helv. pediat. Acta 25 (1970) 258

SALING, E.: Die Amnioskopie, ein neues Verfahren zum Erkennen von Gefahrenzuständen des Feten bei noch stehender Fruchtblase. Geburtsh. u. Frauenheilk. 22 (1962) 830

STOLP, W., R. FRENZEL: Cord traction und feto-maternale Mikrotransfusion. Zbl. Gynäk. 92 (1970) 1603

TERRY, M.F.: A management of the third stage to reduce feto-maternal transfusion. J. Obstet. Gynaec. Brit. Cwlth. 77 (1970) 129

WIMHÖFER, H., J. SCHNEIDER, F. LEIDENBERGER: Untersuchungen über die Einschwemmung fetaler Erythrozyten in den mütterlichen Kreislauf bei Spontangeburten und geburtshilflichen Eingriffen. Geburtsh. u. Frauenheilk. 22 (1962) 589

ZIPURSKY, A., J. POLLACK, B. CHOWN, I.G. ISRAELS: Transplacental foetal haemorrhage after placental injury during delivery or amniocentesis. Lancet (1963) II, 493

Mortalität: Sterblichkeit, Zahl der Verstorbenen, bezogen auf die Gesamtbevölkerung in einem bestimmten Zeitraum.

Mortalität, perinatale (kindliche): Dieser Begriff umfaßt 1. die totgeborenen Kinder mit 35 cm Körperlänge und mehr und 2. alle lebendgeborenen Kinder, die bis zum 7. Lebenstag einschließlich versterben, bezogen auf 1000 Lebend- und Totgeborene. Der Anteil der Totgeborenen an der perinatalen Mortalität beträgt heute 40-50%.

Die perinatale Mortalität gilt heute als ein Gradmesser der geburtshilflich-klinischen Leistung und der Qualität der Schwangerenvorsorge. Sicherlich wäre die perinatale Morbidität, insbesondere der frühkindliche Hirnschaden, als Gradmesser genau so gut, wenn nicht besser geeignet. Es fehlen aber auf diesem Gebiet die notwendigen statistischen Angaben. Im Gegensatz zur Säuglingssterblichkeit hat sich die perinatale Mortalität in den letzten 70 Jahren nicht so wesentlich erniedrigt wie diese (perinatale Mortalität, bezogen auf 1000 Geborene: 1900: 40-50‰ und 1967: 26,9‰; Abb. 1; Säuglingssterblichkeit auf 1000 Lebendgeborene: 1875: 243‰, 1967: 22,9‰).

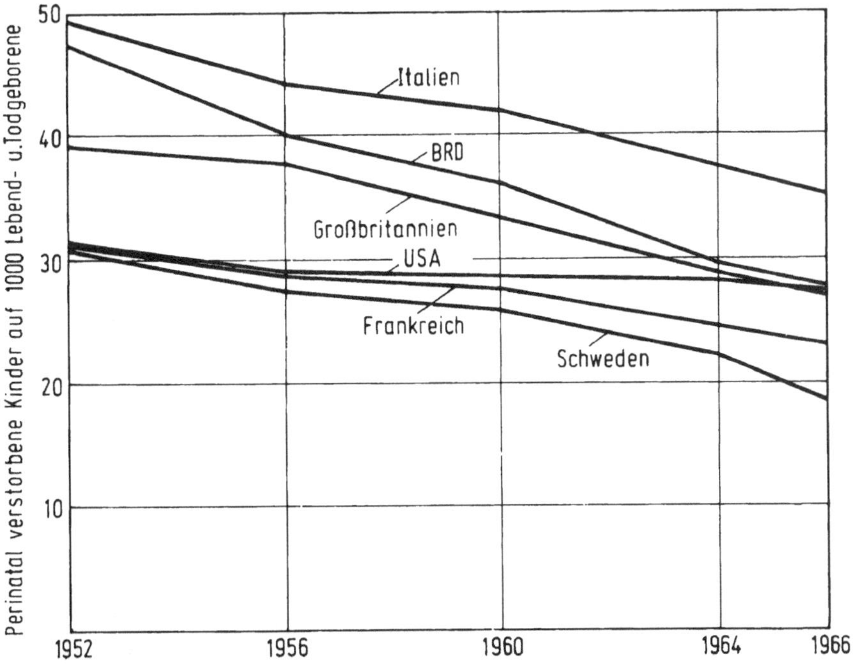

Abb. 1. Perinatale Mortalität in einigen ausgewählten Staaten 1952 bis 1965; aus: Das Gesundheitswesen der Bundesrepublik Deutschland im internationalen Vergleich, Bd. 4. Kohlhammer, Stuttgart-Mainz 1970

Bei den Bemühungen um eine nachhaltige Senkung der perinatalen Mortalität müssen vor allem die Faktoren berücksichtigt werden, die eine Gefährdung des Feten bewirken; diese sind in dem Katalog der Risikosymptome (s. Risikoschwangerschaft) zusammengefaßt. Besondere Bedeutung hat in diesem Zusammenhang die Bekämpfung der Frühgeburt, die mit etwa 40% an der perinatalen Mortalität beteiligt ist.

Bei der Aufstellung der Todesursachen (Abb. 2) perinatal verstorbener Kinder zeigt sich deutlich das Überwiegen der Todesfälle, die durch Sauerstoffminderversorgung (ante, intra und post partum) bedingt sind.

Ursache	Perinatal verstorbene Kinder bezogen auf 1000 Gesamtgeburten
Angeborene Mißbildungen	5,8
Rh-Unverträglichkeit	1,3
Tod ante partum keine Ursache gefunden	3,4
Hypoxie: ante partum	3,4
intra partum	7,1
Hypoxie intra partum und zerebrale Geburtstraumen	2,1
Zerebrale Geburtstraumen	1,0
Pneumonien	1,6
Hyaline Membranen	1,6
Pulmonalhämorrhagie	0,6
Intraventrikuläre Hämorrhagie	0,7
Neonataler Frühtod durch unbekannte Ursachen	1,0
Andere Ursachen	1,3
Keine Autopsie	2,4
Gesamtziffer	33,2

Abb. 2. Die Ursachen des perinatalen Todes in England und Wales 1958; nach BUTLER, N.R., D.G. BONHAM: Perinatal mortality, Livingstone, Edinburgh 1953

Literatur

BUTLER, N.R., E.D. ALBERMANN: Perinatal problems. Livingstone, Edinburgh 1969

BUTLER, N.R., D.G. BONHAM: Perinatal mortality. Livingstone, Edinburgh 1963

DUDENHAUSEN, J.W., E. SALING: Risikoschwangerschaft u. Risikogeburt. Erfassungen und Maßnahmen zur Mortalitätssenkung des Kindes. Mat. Med. Nordm. 22 (1970) 313

GLEICHERT, J.E.: Patterns in perinatal mortality. Amer. J. Obstet. Gynec. 107 (1970) 780

HÜTER, K.A.: Mütterliche und perinatale kindliche Letalität. In: KÄSER, O., V. FRIEDBERG, K.G. OBER, K. THOMSEN, J. ZANDER: Gynäkologie und Geburtshilfe. Bd. II. Thieme, Stuttgart 1967
HÜTER, K.A.: Gegenwärtige Situation der Schwangerenvorsorge und Vorschläge zur Verbesserung. In: SALING, E., K.A. HÜTER: Fortschritte der perinatalen Medizin, 2. Deutscher Kongreß für Perinatale Medizin, 26.-28. Juni 1969, Berlin. Thieme, Stuttgart 1971
HUNTINGFORD, P.J.: Der sich entwickelnde Plan der Schwangerenbetreuung in Großbritannien. In: SALING,, E., K.A. HÜTER: Fortschritte der Perinatalen Medizin, 2. Deutscher Kongreß für Perinatale Medizin, 26.-28. Juni 1969, Berlin. Thieme, Stuttgart 1971
JAEGER, J., K. VALDENAIRE: Perinatale Mortalität bei ehelichen und unehelichen Kindern. Fortschr. Med. 88 (1970) 218
JANISCH, H.: Senkung der perinatalen Mortalität durch Sectio caesarea. Zbl. Gynäk. 92 (1970) 502
KOLLER, Th.: Die differenzierte Bewertung der perinatalen Kindermortalität an der Baseler Univ.-Frauenklinik. Jahre 1906-1968. Büro Geb.-Gyn. (1970) 1891
LEGERLOTZ, C., G. MENKHAUS: Vergleich klinischer und pathologisch-anatomischer Diagnosen bei perinatal verstorbenen Kindern. Z. Geburtsh. Gynaek. 171 (1969) 70
PATTEN, P.I.: Perinatal mortality by birth in multiple pregnancy. Aust. N. Z. J. Obstet. Gynaec. 10 (1970) 27
REINOLD, E., E. GEORGIADES: Perinatale Mortalität und Geburtsdauer. Fortschr. Med. 87 (1969) 143
STOLL, P.: Schwangerenvorsorge in der Praxis. Lehmann, München 1967

Müttersterblichkeit: Todesfälle durch Komplikationen während Schwangerschaft, Fehlgeburt, Entbindung und Wochenbett, bezogen auf 100000 Lebendgeborene. In der Dreijahresperiode 1964-1967 betrug die Müttersterblichkeit, bezogen auf 100000 Lebendgeborene, in der Bundesrepublik Deutschland 64. Die Zahlen einiger ausgewählter europäischer Staaten zeigt die Abbildung.

Ursachen der Müttersterblichkeit (Bundesrepublik Deutschland, 1961, nach GOECKE):

Blutungen	19,8%
Gestosen	18,2%
Infektionen	16,3%
Fehlgeburten	11,4%
Sonstiges	34,3%

Da die Definition der Lebendgeborenen in einzelnen Ländern voneinander abweicht, ist ein internationaler Vergleich der Müttersterblichkeitsziffern nur mit Einschränkungen möglich. Ein weiterer Unsicherheitsfaktor ist, daß nicht alle Todesfälle, die durch Schwangerschaft, Fehlgeburt und Abtreibung bedingt sind, erfaßt werden.

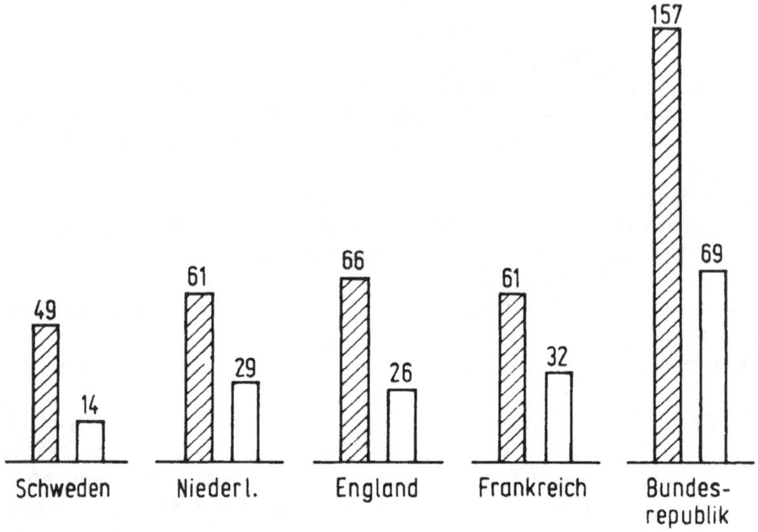

Müttersterblichkeit bezogen auf 100 000 Lebendgeborene 1955 gegenüber 1965; nach DIETEL, H., G. KEDING: Die Müttersterblichkeit, eine Richtschnur unseres Handelns. Geburtsh. u. Frauenheilk. 30 (1970) 1

Literatur

ALLEMANG, W.A.: Hemorrhage as cause of maternal mortality. Clin. Obstet. Gynec. 6 (1963) 825

ANSELMINO, K.J., E. KLAPPERICH, C.L.P. TRÜB: Untersuchungen zur Müttersterblichkeit in Deutschland. Med. Welt (Stuttg.) (1962) 567

BJERRE, B., B. ASTEDT: Maternal mortality in Sweden. Acta obstet. gynec. scand. 43 (1964) 1

DIETEL, H., G. KEDING: Zum Problem der Müttersterblichkeit. Münch. med. Wschr. 106 (1964) 57

DIETEL, H., G. KEDING: Die Müttersterblichkeit, eine Richtschnur unseres Handelns. Geburtsh. u. Frauenheilk. 30 (1970) 1

DÖRFLER, P., H. WULF: „Spezifische Müttersterblichkeit", Maßstab geburtshilflicher Leistung. Med. Klin. 54 (1959) 1496

GOECKE, H.: Über die Ursachen der Müttersterblichkeit und Möglichkeiten zu ihrer Senkung. Therapiewoche 14 (1964) 1

HARKINS, J.L.: Indirect obstetric causes of maternal mortality. Clin. Obstet. Gynec. 6 (1963) 879

HARRIS, L.J., D. DALZIEL: Experience with maternal mortality committees. Clin. Obstet. Gynec. 6 (1963) 825

HÜTER, K.A.: Mütterliche und perinatale kindliche Letalität. In: KÄSER, O., V. FRIEDBERG, K.G. OBER, K. THOMSEN, J. ZANDER: Gynäkologie und Geburtshilfe, Bd. II. Thieme, Stuttgart 1967

HUNTINGFORD, P.J.: Die mütterliche Mortalität in England und Wales. Zbl. Gynäk. 86 (1964) 1427

JANSSENS, J.: Gegenwärtige Situation der geburtshilflichen Betreuung in den Niederlanden und Vorschläge zu ihrer Verbesserung. In: SALING, E., K.A. HÜTER: Fortschritte der perinatalen Medizin. 2. Deutscher Kongreß für Perinatale Medizin, 26.-28. Juni 1969. Thieme, Stuttgart 1971

KINCH, R.A.H.: Toxemia as a cause of maternal death. Clin. Obstet. Gynec. 6 (1963) 842

PAUL, Wm.M.: Maternal mortality from infection. Clin. Obstet. Gynec. 6 (1963) 851

PRIMROSE, Th.: Maternal mortality: the non-obstetric death. Clin. Obstet. Gynec. 6 (1963) 893

RIPPMANN, E.T.: Die Narkosetodesfälle in der Geburtshilfe 1911-1963. Gynaecologia 157 (1964) 265

SCHWALM, H., H. SCHAUDIG: Die Müttersterblichkeit in Deutschland. Dtsch. med. Wschr. 83 (1958) 1684

Mutterschaftsrichtlinien: Vom Bundesausschuß der Ärzte und Krankenkassen beschlossene Richtlinien zur Sicherung einer den gesetzlichen Erfordernissen entsprechenden **ausreichenden, zweckmäßigen und wirtschaftlichen ärztlichen Betreuung** der Versicherten und ihrer Angehörigen während der Schwangerschaft und nach der Entbindung.

Die ärztliche Betreuung umfaßt:

1. Untersuchungen und Beratungen während der Schwangerschaft,
2. serologische Untersuchungen,
3. Untersuchung während des Wochenbetts,
4. notwendige vorbeugende medikamentöse Maßnahmen,
5. die Erstellung von Aufzeichnungen und Bescheinigungen.

Vgl. Mutterschutzgesetz.

Mutterschutzgesetz: Gesetzliche Bestimmungen über die Arbeitsschutzfristen für Schwangere und über die **Arbeiten**, die für alle werdenden Mütter **verboten** sind:

1. schwere körperliche Arbeit,
2. Arbeiten mit erhöhter Unfallgefahr,
3. Arbeiten, bei denen die werdende Mutter gesundheitsgefährlichen Strahlen oder Erschütterungen ausgesetzt ist,
4. Arbeiten mit ständigem Heben von 5 kg Gewicht oder gelegentlichem Heben von 10 kg Gewicht,
5. Arbeiten bei ständigem Stehen,
6. Arbeiten, bei denen die werdende Mutter sich strecken, beugen, hocken oder bücken muß,
7. Arbeiten auf Beförderungsmitteln (nach Ablauf des dritten Schwangerschaftsmonats),
8. Akkordarbeit,
9. Fließbandarbeiten,

10. Nachtarbeit oder Arbeit an Sonn- und Feiertagen (in Krankenpflege- und Badeanstalten, Gaststätten und Hotelgewerbe dürfen werdende Mütter an Sonn- und Feiertagen beschäftigt werden, wenn ihnen in der Woche eine Ausgleichs-Ruhezeit gewährt wird).

Es gelten folgende **Schutzfristen:**

Beschäftigungsverbot während der letzten 6 Wochen vor der Geburt (Hausgehilfinnen dürfen in den letzten 4 Wochen nicht beschäftigt werden).

Für Mütter nach Früh- und Mehrlingsgeburten besteht eine Schutzfrist von 12 Wochen nach der Geburt. Alle anderen Wöchnerinnen dürfen bis zum Ablauf von 8 Wochen nach der Geburt nicht beschäftigt werden.

Es besteht ein Kündigungsverbot während der Schwangerschaft bis zum Ablauf von 4 Monaten nach der Geburt.

Nabelgefäßkatheter: s. Reanimation, Austauschtransfusion.

Natriumbikarbonat-Puffer: s. Reanimation.

Neonatalsterblichkeit: s. Säuglingssterblichkeit.

Neugeborenen-Asphyxie: syn. Depressionszustand* des Neugeborenen; s.a. Asphyxie.

Neugeborenenanämie: Anämie, mit der das Kind geboren wird. Es sind also Anämien, die durch Schädigung im intrauterinen Leben, und zwar meist im letzten Drittel der Schwangerschaft, entstehen. Die beiden wichtigsten Ursachen der angeborenen Anämien sind

1. die Hämolyse und
2. der Blutverlust infolge Hämorrhagie.

Zu 1. Die Hämolyse als Ursache der angeborenen Anämien. Als wichtigste Ursachen sind hier zu nennen:

a) Blutgruppenunverträglichkeit (Morbus* haemolyticus neonatorum),
b) infektiöse Erkrankungen der Mutter: Toxoplasmose*, Zytomegalie*, Lues*,
c) Pharmaka: Medikamente, mit denen die Mutter behandelt wurde (Sulfonamide, Chloramphenicol, Phenazetin u.a.).

Zu 2. Die Blutung (Hämorrhagie) als Ursache der angeborenen Anämien (Placenta praevia, vorzeitige Lösung der normal sitzenden Plazenta). Es kommt zum Bild des posthämorrhagischen* Schocks (= posthämorrhagische Neugeborenenanämie → Neugeborenenschock).

Neugeborenes: Kind vom 1. bis 7. Lebenstag. Einteilung der Neugeborenen nach der Tragzeit:

1. Reifgeborenes: Geburt in der 37.-41. Schwangerschaftswoche
2. Frühgeborenes: Geburt in der 29.-36. Schwangerschaftswoche
3. Spätgeborenes: Geburt nach Ende der 41. Schwangerschaftswoche

Das intrauterine Leben mit seiner parenteralen Ernährung, plazentaren Atmung und geringen Temperaturschwankung endet mit der Geburt. Die Neugeborenenperiode ist gekennzeichnet durch den Übergang vom intra- zum extrauterinen Leben. Die Anpassung (**Adaptation***) an die Außenwelt, wobei die funktionell noch unreifen Organe die Plazentafunktion plötzlich übernehmen müssen, ferner die Umstellung des Kreislaufes charakterisieren die physiologischen Besonderheiten dieser Periode.

Das **Geburtsgewicht** des männlichen Neugeborenen beträgt durchschnittlich 3400 g, das des weiblichen 3200 g. Übergewichtige Kinder (4500 g und mehr) können einen Prädiabetes, latenten Diabetes oder manifesten

Diabetes mellitus der Mutter anzeigen. Untergewichtige Kinder (2500 g und weniger) sind Frühgeborene* oder Mangelgeborene. Die **physiologische Gewichtsabnahme,** die in den ersten 3-4 Tagen bis zu 10% des Geburtsgewichtes betragen darf, wird durch Stuhl- und Urinabgang, Perspiratio insensibilis und die geringe Flüssigkeits- und Nahrungszufuhr bedingt. Außerdem trägt die Ausschwemmung eines physiologisch bestehenden Ödems mit zum Neugeborenengewichtsverlust bei.

Die **Körpertemperatur** wird noch nicht in den engen Grenzen wie beim Erwachsenen gehalten, da die Wärmeregulation noch nicht voll funktionsfähig ist. Bis zur endgültigen Ausreifung des Atemzentrums kann die **Atmung** oberflächlich und bisweilen sogar unregelmäßig sein. Die funktionelle **Leberunreife und der Enzymmangel** verursachen den physiologischen Icterus neonatorum, der immer dann auftritt, wenn der Blutspiegel des indirekten Bilirubins 5 mg% überschreitet. Infolge der funktionellen Unreife der Großhirn- und Pyramidenbahnfunktionen treten in der Neugeborenenperiode typische **frühkindliche Reflexe** auf, deren Diagnose erste Hinweise auf einen Hirnschaden* lenken können.

Die Pathologie der Neugeborenenperiode ist gekennzeichnet durch **Geburtsschädigungen** (Weichteilverletzungen, Knochenverletzungen, Nervenverletzungen, Störungen der ZNS-Funktion), **Anpassungsstörungen** (Depressionszustand*, Azidose*, Hyperbilirubinämie*) und durch die unter oder nach der Geburt erworbenen **Infektionen**, die sich in den ersten Lebenstagen klinisch manifestieren.

Literatur

AKIYAMA, Y., F.J. SCHULTE, M.A. SCHULTZ, A.H. PARMELEE: Acoustically evoked responses in premature and fullterm newborn infants. Electroenceph. clin. Neurophysiol. 26 (1969) 371

AMIEL-TISON, C.: Neurological evaluation of the maturity of newborn infants. Arch. Dis. Childh. 43 (1968) 89

AVERY, M.E.: The lung and its disorders in the newborn infant. 2. Aufl. Saunders, Philadelphia 1968

BACHMANN, K.D.: Die Hypoglykämien des Neugeborenen. Monatszeitschrift f. Kinderheilk. 4 (1969) 230

BERLIN-HEIMENDAHL, S. von: Die Krankheiten des Neugeborenen und Frühgeborenen. Enke, Stuttgart 1960

BRETT, E.M.: The estimation of foetal maturity by the neurological examination of the neonate. Clinics in Devel. Med. No. 19 Publ. Spastics Soc. Med. Education London 1965

CORNBLATH, M., S.H. REISNER: Blood glucose in the neonate and its clinical significance. New Engl. J. Med. 273 (1965) 378

CORNBLATH, M., S.H. WYBREGT, G.S. BAENS, R.J. KLEIN: Symptomatic neonatal hypoglycemia. Pediatrics 33 (1964) 388

DREYFUS-BRISAC, C.: The electroencephalogram of the premature infant and the full-term newborn: normal and abnormal development of waking and sleeping patterns. In: KELLAWAY, P., J. PETERSEN: Neurological and electroencephalographic correlative studies in infancy. Grune and Stratton, New York 1964

DUBOWITZ, V., G.F. WHITTAKER, B.H. BROWN, R. ROBINSON: Nerve conduction velocity. An index of neurological maturity of the newborn infant. Develop. Med. Child. Neurol. 10 (1968) 741

EWERBECK, H.: Der Säugling. Springer, Berlin 1962

EWERBECK, H., V. FRIEDBERG: Die Übergangsstörungen des Neugeborenen und die Bekämpfung der perinatalen Mortalität. Thieme, Stuttgart 1965

FISHBEIN, M.: Birth defects. Lippincott, Philadelphia 1963

FLAMM, H.: Die pränatalen Infektionen des Menschen. Thieme, Stuttgart 1959

HARNACK, G.A. v.: Kinderheilkunde. Springer, Berlin-Heidelberg-New York 1968

HAUPT, H.: Das Neugeborene. Thieme, Stuttgart 1971

HOSEMANN, H.: Schwangerschaftsdauer und Neugeborenengewicht. Arch. Gynäk. 176 (1948) 109

JONXIS, J.H.P., H.K.A. VISSER, J.A. TROELSTRA: The adaptation of the newborn infant to extrauterine life. Stenfert & Kroese, Leiden 1968

JONXIS, J.H.P., H.K.A. VISSER, J.A. TROELSTA: Aspects of praematurity and dysmaturity. Stenfert & Kroese, Leiden 1968

JOPPICH, G., F.J. SCHULTE: Neurologie des Neugeborenen. Springer, Berlin-Heidelberg-New York 1968

KEUTH, U.: Das Membransyndrom der Früh- und Neugeborenen. Springer, Berlin-Heidelberg-New York 1965

LUDWIG, H.: Tierexperimentelle Untersuchungen über Kreislaufstörungen in der terminalen Strombahn des Gehirns und ihre Beeinflussung durch Fibrinolyse-Inhibitoren. Habilitationsschrift, München 1966

McKENDRY, J.B.J., J.D. BAILEY: The New-Born. University of Toronto Press, Thomas, Springfield III. 1965

MONTAGU, M.F.A.: Prenatal influences. Thomas, Springfield III. 1962

MÜLLER, D.: Neurologische Untersuchung und Diagnostik im Kindesalter. Springer, Wien 1968

NELIGAN, G.A., E. ROBSON, J. WATSON: Hypoglycemia in the newborn. Sequel of intrauterine malnutrition. Lancet (1963) II, 1282

PEIPER, A.: Krankheiten der Neugeborenen. VEB Thieme, Leipzig 1958

PILDERS, R., E. FORBESA, S.M. O'CONNOR, M. CORNBLATH: The incidence of neonatal hypoglycemia: a completed survey. J. Pediat. 70 (1967) 76

POTTER, E.L.: Pathology of the fetus and infant. 2. Aufl. Year Book Medical Publishers, Chicago 1962

PRECHTL, H.F.R., D.J. BEINTEMA: Die neurologische Untersuchung des Neugeborenen. Thieme, Stuttgart 1968

REUSS, A.: Physiologie und Pathologie des Neugeborenen. Urban & Schwarzenberg, München 1955

ROBINSON, R.J.: Assessment of gestational age by neurological examination. Arch. Dis. Childh. 41 (1966) 437

SALING, E.: Das Kind in der Geburtshilfe. Thieme, Stuttgart 1966

SCHAFFER, A.J.: Diseases of the newborn. 2. Aufl. Saunders, Philadelphia 1966

SCHROEDER, C., H. HECKEL: Zur Frage der Hirntätigkeit beim Neugeborenen. Geburtsh. u. Frauenheilk. 12 (1952) 992

SCHWARTZ, Ph.: Geburtsschäden bei Neugeborenen. VEB Fischer, Jena 1964

VULLIAMY, D.G.: The newborn child. Little & Brown, Boston 1967
ZAMENHOF, S.E., E. van MARTHENS, F.L. MARGOLIS: DNA (cell number) and protein in neonatal brain: Alteration by maternal dietary protein restriction. Science 160 (1968) 322

OBT: Abk. für Oxytocin*-Belastungstest.

Ödeme: s. Spätgestose.

Östriolausscheidung: Östriolmenge, die eine Schwangere in einer bestimmten Zeit, z.B. in 24 Stunden, im Urin ausscheidet.

> Die Bestimmung des Östriols gibt Auskunft über die Funktion der feto-plazentaren Einheit.

Die Östriolausscheidung im Harn wird heute zur **Überwachung von Risikoschwangerschaften**, vor allem bei Plazentarinsuffizienz, Präeklampsie und Diabetes mellitus benutzt. Über die Östrogenbiosynthese s. Plazenta*, endokrine Partialfunktion.

Zwei **Grundtatsachen** sind wichtig:

1. **Akute Gefahrensituationen des Feten** können **nicht** durch die Messung der Östriolausscheidung **erkannt** werden.

> Die Östriolausscheidung ist nur für die Überwachung des Feten bei **chronischen** Störungen in der Spätschwangerschaft geeignet.

2. Lediglich **wiederholte Bestimmungen** vermitteln eine größere Sicherheit, und zwar sind nicht Einzelwerte, sondern die **Tendenz** einer Östriolausscheidungs**kurve** maßgebend.

Jeder, der die Bestimmung der Östriolausscheidung zur Intensivüberwachung benutzt, muß sich über die **Fehlerquellen** im klaren sein:

1. Die **Urinsammlung muß vollständig sein**, d.h. zur Analyse muß der 24-Stunden-Urin aufbewahrt werden. Fehler bei der Urinsammlung stationärer Patientinnen lassen sich sicherlich eher erkennen und abstellen als bei ambulanten Patientinnen. Für die Bestimmung der Östrogene im Plasma (s. Plazenta) der Schwangeren spielt diese Fehlerquelle keine Rolle.
2. **Medikamente** (Diuretika, Laxantien) können die Bestimmung verfälschen.
3. Die **Normwerte** unterscheiden sich bei den verschiedenen Methoden.
4. Die Östriolausscheidung weist **Schwankungen während eines Tages** bis zu **50%** auf.

Richtsätze zur Östriolbestimmung (n. BRETSCHER):

1. Zur **Intensivüberwachung** bei Diabetes mellitus, Präeklampsie, Verdacht auf Mangelentwicklung.
2. Am besten bei **stationären Patientinnen.**
3. **Vor der 32. Woche einige, eventuell wöchentliche Werte** bestimmen lassen.
4. **Von der 32.-34. Woche wöchentlich zwei bis drei** Bestimmungen.
5. **Von der 34. Woche an tägliches Sammeln des Urins und zweitägige Bestimmung.** Bei suspektem Wert am 2. Tag kann die Östriolmenge im aufbewahrten Urin des 1. Tages nachträglich bestimmt werden.

Bewertung der Ergebnisse: Den Normalbereich der Östriolausscheidung zeigt die Abbildung. Bei der Beurteilung einer Östriolausscheidungskurve (Tendenz!) ist folgendes wichtig:

> Prognostisch ungünstig ist ein Abfall der Östriolausscheidung um 50% und mehr des Ausgangswertes (= **Östrogensturz**). Bei lebensfähigem Kind ist bei diesem Befund die Schwangerschaftsbeendigung zu erwägen!

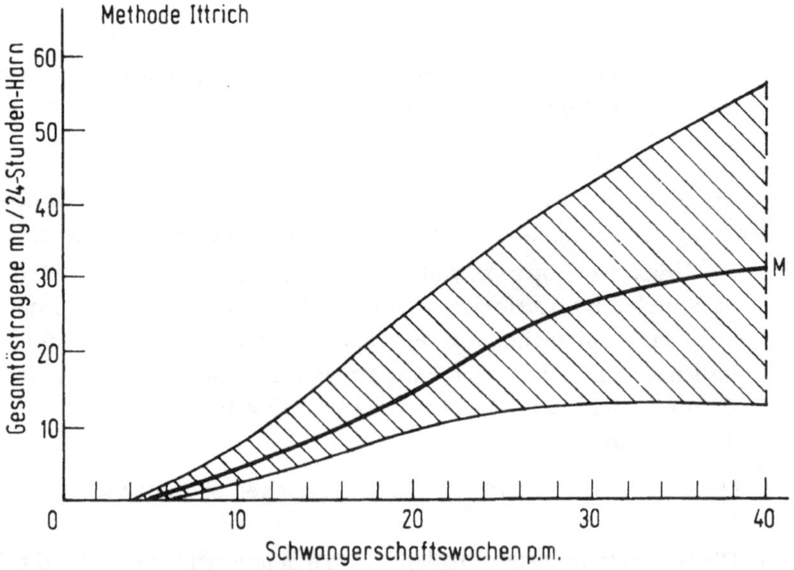

Östriol-Normalausscheidung (Ittrich) in der Schwangerschaft; nach LAURITZEN, Ch.

Werte für die Spätschwangerschaft (nach LAURITZEN):

> 20 mg/24 h	**keine kindliche Gefährdung**
< 20 mg/24 h	**intensive Überwachung** zu empfehlen, erhöhte Mortalität
< 15 mg/24 h	**Klinikaufnahme und Bettruhe** zu empfehlen, bei körperlicher Ruhe steigen die Östrogenwerte häufig wieder an.
< 5 mg/24 h	**Kind moribund oder frisch abgestorben**

Literatur

BEISCHER, N.A., J.H. EVANS, L. TOWNSEND: Studies in prolonged pregnancy. I. The incidence of prolonged pregnancy. Amer. J. Obstet. Gynec. 103 (1969) 476

BEISCHER, N.A., J.B. BROWN, M.A. SMITH, L. TOWNSEND: Studies in prolonged pregnancy. II. Clinical results and urinary excretion in prolonged pregnancy. Amer. J. Obstet. Gynec. 103 (1969) 483

BOOTH, R.T., M.J. STERN, C.WOOD, M.J.H. SHARPLES, J.H.M. PINKTERTON: Urinary hormone excretion in abnormal pregnancy. J. Obstet. Gynaec. Brit. Cwlth. 72 (1965) 229

BRETSCHER, J.: Pränatale Diagnostik. In: SCHWALM, H., G. DÖDERLEIN: Klinik der Frauenheilkunde und Geburtshilfe. Bd. 3. Urban & Schwarzenberg, München-Berlin-Wien 1970

CONTRACTOR, S.F., R. JACOBY: A rapid quantitative method for the estimation of total oestrogens in human pregnancy urine. Clin. chem. Acta 28 (1970) 317

COYLE, M.G., J.B. BROWN: Urinary excretion of oestriol during pregnancy. I. A shortened procedure. J. Obstet. Gynaec. Brit. Cwlth. 70 (1963) 219

FRANDSEN, A.V.: The excretion of oestriol in normal human pregnancy. Munksgaard, Copenhagen 1963

GALBRAITH, R.S., J.A. LOW, R.W. BOSTON: Maternal urinary estriol excretion patterns. In patients with chronic fetal insufficiency. Amer. J. Obstet. Gynec. 106 (1970) 352

GREENE, J.W., J.C. TOUCHSTONE: Urinary estriol as an index of placental function. Amer. J. Obstet. Gynec. 85 (1963) 1

GREENE, J.W., K. SMITH, C.G. KYLE, J.C. TOUCHSTONE, J.L. DUHRING: The use of pregnancies complicated by diabetes mellitus. Amer. J. Obstet. Gynec. 91 (1965) 684

GREENE, J.H. jr., R.A. BEARGIE: The use of urinary estriol excretion studies in the assessment of the high-risk pregnancy. Pediat. Clin. N. Amer. 17 (1970) 43

HICKL, E.J.: Die Überwachung von Risikoschwangerschaften mit der modifizierten Östrogenbestimmung nach van Baelen. In: SALING, E., K.A. HÜTER: Fortschritte der perinatalen Medizin. 2. Deutscher Kongreß für Perinatale Medizin, 26.-28. Juni 1969, Berlin. Thieme, Stuttgart 1971

KLOPPER, A.I., W. BILLEWICZ: Urinary excretion of oestriol and pregnandiol during normal pregnancy. J. Obstet. Gynaec. Brit. Cwlth. 70 (1963) 1029

KUBLI, F.: Die Bedeutung der mütterlichen Östriolausscheidung in der Diagnose der chronischen Plazentarinsuffizienz. In: SALING, E., K.A. HÜTER: Fortschritte der perinatalen Medizin. 2. Deutscher Kongreß für Perinatale Medizin, 26.-28. Juni 1969, Berlin. Thieme, Stuttgart 1971

LAURITZEN, Ch.: Die hormonelle Diagnostik der Plazentarinsuffizienz. In: SALING E., K.A. HÜTER: Fortschritte der perinatalen Medizin. 2. Deutscher Kongreß für Perinatale Medizin, 26.-28. Juni 1969, Berlin. Thieme, Stuttgart 1971

LEFFERT, R.L.: Urinary estrogens as a measure of fetoplacental well-being. Postgrad. Med. 47 (1970) 51

LEVITZ, M., M. SELINGER: Plasma estriol levels in class D diabetes of pregnancy. Amer. J. Obstet. Gynec. 108 (1970) 82

MACLEOD, S.C., O.M. MITTON, C.R. AVERY: Relationship between elevated blood pressure and urinary estriols during pregnancy. Amer. J. Obstet. Gynec. 109 (1971) 375

MACNAUGHTON, M.C.: Hormone excretion as a measurement of fetal growth and development.Amer. J. Obstet. Gynec. 97 (1967) 998

MACRAE, D.J., S.M. MOHAMEDALLY: Comparison between plasma oestriol and urinary oestriol levels in pregnancy. J. Obstet. Gynaec. Brit. Cwlth. 77 (1970) 1088

OSOFSKY, H.J., R.E.L. NESBITT, J.E. HAGEN: High-risk obstetrics. IV. Estrogen/ Creatinine ratios in routine urine samples as a method of screnning a high-risk obstetric population. Amer. J. Obstet. Gynec. 106 (1970) 692

OSOFSKY, H.J., R.E. LONG, E.J. O'CONNELL, L.D. MARSHALL: Estrogen excretion during pregnancy in a high-risk population. Amer. J. Obstet. Gynec. 109 (1971) 1

PERSSON, B., O.-N. LUNELL, K. CARLSTRÖM, M. FURUHJELM: Urinary oestriol excretion in strictly controlled diabetic pregnancies. Acta obstet. gynec. scand. 49 (1970) 379

RIVLIN, M.E., J.H. MESTMAN, T.D. HALL, C.P. WEAVER, G.V. ANDERSON: Value of estriol estimations in the management of diabetic pregnancy. Amer. J. Obstet. Gynec. 106 (1970) 875

TAYLOR, E.S., A. HASSNER, P. BRUNS, V.E. DROSE: Urinary estriol excretion of pregnant patients with pyelonephritis and Rh-Isoimmunisation. Amer. J. Obstet. Gynec. 85 (1963) 10

WRAY, P.M., C.S. RUSSELL: Maternal urinary oestriol levels before and after death of the foetus. J. Obstet. Gynaec. Brit. Cwlth. 71 (1964) 97

ZANDER, J.: Die bedrohte Schwangerschaft: Die Behandlung der bedrohten Schwangerschaft. Arch. Gynäk. 204 (1967) 92

ZANDER, J.: Die Hormone der Plazenta. In: KÄSER, O., V. FRIEDBERG, K.G. OBER, K. THOMSON, J. ZANDER: Gynäkologie und Geburtshilfe. Bd. II. Thieme, Stuttgart 1967

ZONDEK, B.: Hormonal diagnosis of placental dysfunction leading to fetal death. Clin. Obstet. Gynec. 3 (1960) 1083

ZONDEK, B., V. PFEIFER: Further studies on urinary oestriol excretion during pregnancy and its significance for estimation of placental function and dysfunction in advanced pregnancy. Acta obstet. gynec. scand. 38 (1959) 742

Östrogenausscheidung: s. Östriolausscheidung.

Östrogensturz: s. Östriolausscheidung, Plazentarinsuffizienz.

Oligohydramnion: Verminderung der Fruchtwassermenge unter 300 ml. Die Fruchtwassermenge am Termin beträgt bei ungestörter Schwangerschaft 800 ml (Normalbereich 300-1500 ml).

Ätiologie: Die Kenntnisse über die Entstehung des Oligohydramnions sind gering. Wichtig ist, daß die (chronische) **Plazentarinsuffizienz*** nicht selten mit einem Oligohydramnion einhergeht. Gewöhnlich findet sich dann in der Vorblase kein Fruchtwasser, was amnioskopisch leicht festgestellt werden kann. Dieser Befund deutet auf eine Gefährdung des Kindes hin und ist eine Indikation zur Geburtseinleitung. Ein Oligohydramnion soll sich ferner bei **Mißbildungen der Niere** oder der **ableitenden Harnwege** des Feten finden, wenn dadurch der Harnabfluß verhindert wird.

Diagnose: Der Bauchumfang ist geringer als normal; **Amnioskopie**: In der Fruchtblase ist kein Vorwasser. Kindsbewegungen und Wehen werden als auffallend schmerzhaft empfunden.

O_2-Sparschaltung des fetalen Kreislaufes: s. Sauerstoff-Sparschaltung.

OST: Abk. für Oxytocin*-Sensibilitätstest.

Oxytocinasebestimmung: Messung der schwangerschaftsspezifischen Oxytocinase (L-Cystin-Aminopeptidase) im mütterlichen Serum (Abb.). Die mütterliche Oxytocinase-Aktivität soll ein Indikator für den Leistungszustand der Plazenta sein. Sie wäre damit möglicherweise ein Gradmesser einer Plazentarinsuffizienz.

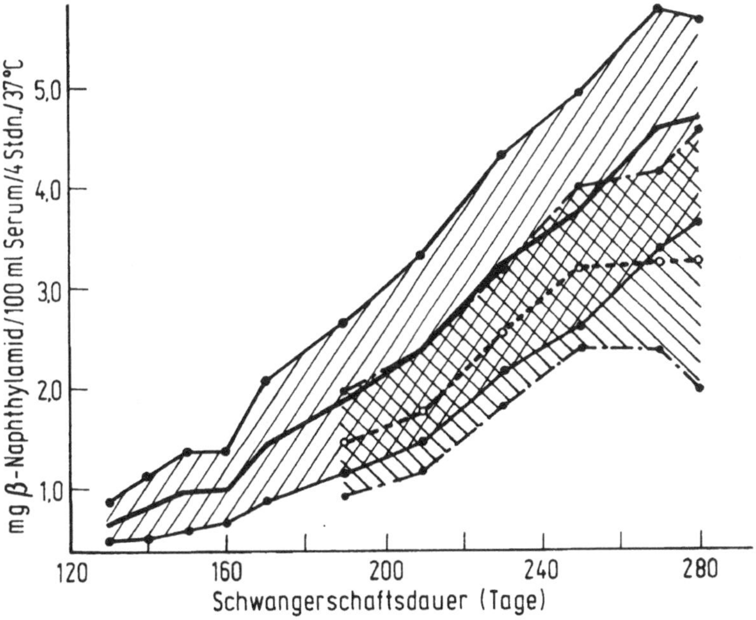

Serum-Oxytocinase-Aktivität von gesunden und präeklamptischen Schwangeren; nach SEMM, K.: Plazentarinsuffizienzdiagnostik durch Oxytocinasebestimmung. In: SALING, E., K.A. HÜTER: Fortschritte der perinatalen Medizin. 2. Deutscher Kongreß für Perinatale Medizin, 26.-28. Juni 1969, Berlin. Thieme, Stuttgart 1971

Literatur:
SEMM, K.: Die Bildungsstätte der Serum-Oxytocinase. Arch. Gynäk. 91 (1958) 57
SEMM, K., E. WAIDL: Histochemische Untersuchungen über die Serum-Oxytocinase-Bildung im menschlichen Trophoblasten. Z. Geburtsh. Gynäk. 158 (1962) 165
SEMM, K., J. BERNHARD: Zur Diagnostik des placentaren Stoffwechsels durch die Serum-Oxytocinase-Bestimmung im mütterlichen Blut. Arch. Gynäk. 199 (1963) 271

Oxytocin-Belastungs-Test (OBT): Von HAMMACHER eingeführte Methode zur Früherkennung eines O_2-Mangels in der Spätschwangerschaft infolge chronischer Plazentarinsuffizienz. Drohender O_2-Mangel bewirkt Veränderungen der fetalen Herzfrequenz (Wehenreaktionstypen*, Oszillationstypen*). Die Gefährdung wird erkannt, indem man ein Kardiotokogramm während künstlich induzierter Uteruskontraktionen anfertigt. Dosierung nach HAMMACHER: 0,005 IE Oxytocin i.v. in Minutenabständen, 10 min lang; häufig wird der OBT auch in abgewandelter Form durchgeführt: 0,01 IE Oxytocin i.v./min während 10 min. Veränderungen der fetalen Herzfrequenz in Form von Spät-Tiefs weisen auf einen drohenden O_2-Mangel hin. Über den Aussagewert dieses Testes ist noch nicht entschieden.

Literatur:
HAMMACHER, K.: Früherkennung intrauteriner Gefahrenzustände durch Elektrophonokardiographie und Tokographie. In: ELERT, R., K.A. HÜTER: Die Prophylaxe frühkindlicher Hirnschäden. Thieme, Stuttgart 1966
HAMMACHER, K.: The Clinical significance of Cardiotokography. In: HUNTINGFORD, P.J., K.A. HÜTER, E. SALING: Perinatal Medicine, 1st European Congress. Berlin 28th-30th March 1968. Thieme, Stuttgart 1969

Oxytocin-Empfindlichkeits-Test (Oxytocin-Sensivity-Test, OST): Methode zur Prüfung der Uterussensibilität.

Technik: 10 min lang werden jede Minute 0,01 IE Oxytocin i.v. gegeben. Es wird die Zeit gemessen, die bis zum Auftreten von Uteruskontraktionen vergeht. Je kürzer die Zeit ist, desto wehenbereiter ist die Uterusmuskulatur. Diese Wehenbereitschaft läßt sich also an Hand der verbrauchten Oxytocindosis ablesen. Als positiv bezeichnet man den OST, wenn nur 0,01 oder 0,02 IE zur Erzeugung von Wehen benötigt werden.

Literatur
HUSSLEIN, H., K. BAUMGARTEN, W. HOSHANSL: Der praktische Wert des Oxytocin-Sensivity-Testes. Zbl. Gynäk. 82 (1960) 49
SMYTH, C.N.: Uterine irritability. The concept and its clinical applications exemplified by the oxytocin-sensivity-test. Lancet I (1958) 237

Parazervikalblockade (PZB, PCB): Ausschaltung des Plexus pelvicus durch Injektion eines Lokalanästhetikums in das parazervikale Gewebe.

Indikationen: Zur **Schmerzverminderung** während der **Eröffnungsperiode** (Schmerzen bei der Dehnung des Gebärmutterhalses und bei den uterinen Kontraktionen), in Verbindung mit der Pudendusanästhesie auch in der **Austreibungsperiode** der Geburt.

Technik: Voraussetzung ist bei Mehrgebärenden eine Muttermundsweite von 3 cm, bei Erstgebärenden von 5 cm. Von den lateralen Scheidengewölben bei 3 und 9 Uhr wird eine Kanüle nach kranial-lateral-dorsal durch die Scheidenhaut hindurch etwa 1,5 cm weit in das Gewebe hineingeschoben (Abbildung). Mit Hilfe von **Spezialnadeln** (IOWA-Trompete, KOBAK-Nadel, WOELM-Nadel), die mit Führungshülsen versehen sind, wird die Gefahr eines tieferen Eindringens in das Beckenbindegewebe vermieden. Nach Aspiration (kein Blut!) injiziert man 10 ml eines Lokalanästhetikums (z.B. einer 1%igen Xylocain-Lösung) auf beiden Seiten. Die Wirkungsdauer beträgt je nach dem verwandten Lokalanästhetikum 80 bis 150 Minuten.

Komplikationen:
1. **Bradykardien und Azidosen des Feten** (intrauteriner Fruchttod);
2. **allergische und toxische Reaktionen der Mutter** (Paresen, Parästhesien);
3. **Hemmung der Wehentätigkeit.**

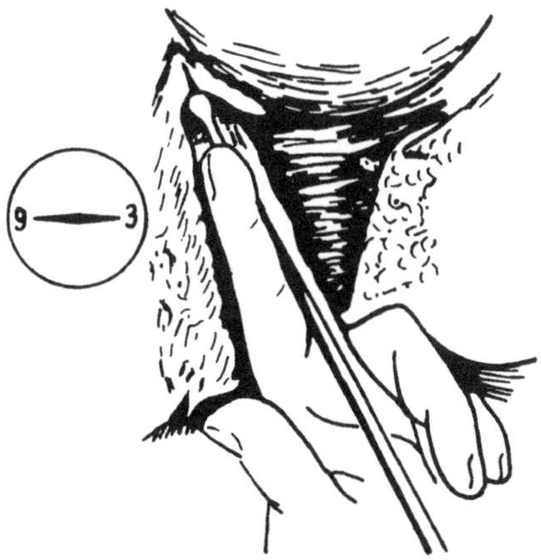

Technik der Parazervikalblockade, nach DOLFF, C., R. FRANKE, U. FREIBERGER, H. TILLMANNS: Technische Verbesserung der Parazervikalblockade und kritische Stellungnahme auf Grund neuerer Erfahrungen. Geburtsh. u. Frauenheilk. 30 (1970) 427

Wenn der Fet vor Anlegen der Parazervikalblockade sich in einem guten Zustand befand, so ist es kaum möglich, ihn durch die Parazervikalblockade in utero ernsthaft zu gefährden.

> Besteht aber beim Feten vor Anlegen der Blockade schon eine Sauerstoffminderversorgung, so kann die Parazervikalblockade eine zusätzliche Belastung bedeuten.

Daher sollte sie **nur dann angewandt werden, wenn der Zustand des Feten fortlaufend kombiniert apparativ-biochemisch** (Fetalblutanalyse und apparative Herzschlagregistrierung) **überwacht werden kann.**

Literatur

BUSCH, W., H. LÜBBERT: Zur Frage der fetalen Asphyxie nach parazervikalem Block. Z. Geburtsh. Gynäk. 172 (1970) 202

DAVIS, J.E., J.C. FRUDENFELD, K. FRUDENFELD, A.N. WEBB: Paracervical Block for Pain Relief in Labor. Obst. Gynec. 19 (1962) 195

DOLFF, C., R. FRANKE, U. FREIBERGER, H. TILLMANNS: Technische Verbesserung der Parazervikalblockade und kritische Stellungnahme auf Grund neuerer Erfahrungen. Geburtsh. u. Frauenheilk. 30 (1970) 427

EGBERT, D.S., W.C. KEETTEL, J.G. LEE: „Iowa Trumpet", Pudendal Needle Guide. J. Iowa M. Soc. 50 (1960) 499

ERIKSSON, E.: Atlas der Lokalanästhesie. Thieme, Stuttgart 1970

GOMEZ, D.F.: Paracervical Block in Obstetrics. Lancet I (1969) 1163

HICKL, E.-J., E. KIRCHNER: Parazervikalblock und fetale Herzaktion. Münch. med. Wschr. 110 (1968) 2149

HICKL, E.-J.: Der Parazervikalblock in der Geburtshilfe. In: SALING, E., K.A. HÜTER: Fortschritte der perinatalen Medizin. 2. Deutscher Kongreß für Perinatale Medizin, 26.-28. Juni 1969, Berlin. Thieme, Stuttgart 1971

JUNG, H., P. KOPECKY, F.K. KLÖCK: Die fetale Gefährdung durch die „Parazervikalblockaden". Geburtsh. u. Frauenheilk. 29 (1969) 519

KOBAK, A.J., M.S. SADOVE: Transvaginal Regional Anesthesia Simplified by a New Instrument. Obst. Gynec. 15 (1960) 387

KOBAK, A.J., M.S. SADOVE, A.J. KOBAK jr.: Childbirth Pain Relieved by Combined Paracervical and Pudendal Nerve Blocks. J. Amer. med. Ass. 183(1963) 931

MEINRENKEN, H.: Die Parazervikalanästhesie in der Geburtshilfe. Arch. Gynäk. 207 (1969) 208

NYIEJESY, I., B.L. HAWKS, J.E. HEBERT, H.G. HOPWOOD jr., H.C. FALLS: Hazards of the use of paracervical block anesthesia in obstetrics. Amer. J. Obstet. Gynec. 87 (1963) 231

OBOLENSKY, W., H. KUPFERSCHMIED: Wirkung der Parazervikalblockade auf Mutter und Kind. Gynaecologia 167 (1969) 314
ROGERS, R.E.: Fetal bradycardia associated with paracervical block anaesthesia in labor. Amer. J. Obstet. Gynec. 106 (1970) 913
ROSEFSKY, J.B., M.E. PETERSIEL: Perinatal deaths associated with mepivacaine paracervicalblock anesthesia in labor. New Engl. J. Med. 278 (1968) 530
SELEY, J.E., E.M. GOLD: Paracervical block in the management of labour. Obstet. Gynec. 27 (1966) 116
STOCKHAUSEN, H.: Über die Anwendung des parazervikalen Blocks zur Geburtserleichterung. Geburtsh. u. Frauenheilk. 27 (1967) 266
STOCKHAUSEN, H.: Die Parazervikalblockade und ihre Auswirkungen auf den Feten. Z. prakt. Anästh. Wiederbeleb. 5 (1970) 168
STOCKHAUSEN, H.: Erfahrungen mit einem neuen Lokalanästhetikum bei der Parazervikalblockade. Dtsch. Med. Wschr. 92 (1967) 2220
TERAMO, K., O. WIDHOLM: Studies of the effect of anaesthetics on foetus. Part I. The effect of paracervical block with mepivacaine upon foetal acid-base values. Acta Obstet. Gynec. Scand. 46 (1967) Suppl. 2
TERAMO, K.: Einfluß von Lokalanaesthetica auf den Feten. In: SALING, E., K.A. HÜTER: Fortschritte der perinatalen Medizin. 2. Deutscher Kongreß für Perinatale Medizin, 26.-28. Juni 1969, Berlin. Thieme, Stuttgart 1971
WESTHOLM, H., M. RICARDO, A. BERG: Experiences with paracervical block. Acta obstet. gynec. scand. 49 (1970) 335

Parazervikalblockade, kontinuierliche: Injektion eines Lokalanästhetikums in das parazervikale Gewebe zur Geburtserleichterung. Die Injektion erfolgt durch Dauerinfusion oder wiederholte Gabe kleinerer Anästhesiemengen durch beidseitig liegende Katheter. Durch diese kontinuierliche Technik sollen sowohl wiederholte Injektionen als auch die Nebenwirkungen der Parazervikalblockade* (Beeinflussung des Feten und der Wehentätigkeit) vermieden werden.

Literatur

ARABIN, H.: Die Parazervikalblockade mit Dauersonden. Geburtsh. u. Frauenheilk. 30 (1970) 438
BURCHELL, R.C., M.S. SADOVE: Continuous Paracervical Block in Obstetrics. Obstet. Gynec. 23 (1964) 112

PDP-Programm (Prämaturitäts-Dysmaturitäts-Präventions-Programm): Von E. SALING vorgelegte, detaillierte Vorschläge zur Verminderung der Frühgeburtenhäufigkeit.

Zwei Hauptansatzpunkte:

1. **Selektion** von potentiell frühgeburtgefährdeten Frauen anhand eines speziellen Risikokataloges in der allgemeinen Schwangerenberatung;
2. **Intensivbetreuung** der ausgelesenen Schwangeren

a) **ambulant** in einer speziellen PDP-Sprechstunde, wobei die Schwangere vor allem häufiger untersucht werden muß:

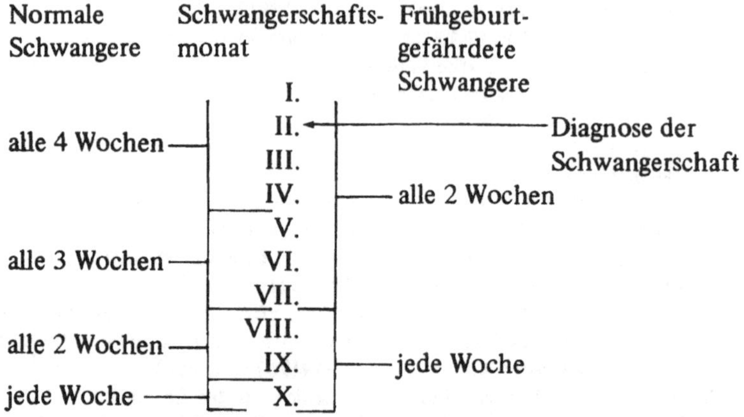

b) **sofortige Aufnahme** in die Klinik bei auch schon geringen Verdachtssymptomen für eine Frühgeburt.

Perfusion Toulousaine: Art der medikamentösen Schnellentbindung bei **drohender kindlicher Hypoxie** (Nabelschnurkomplikationen, funktionelle Wehenanomalien). In der zweiten Hälfte der Eröffnungsperiode wird die Geburt durch **Oxytocininfusion** und **intravenöse Barbituratnarkose** beendet. Meist wird die Perfusion Toulousaine in Verbindung mit einer **Vakuumextraktion** angewandt.

Die Methode ist umstritten. Dem Vorteil der schnellen Geburtsbeendigung stehen **erhebliche Nachteile** gegenüber: Zusätzliche Belastung des Kindes durch die vaginaloperative Entbindung (Vakuumextraktion aus Beckeneingang), Atemdepression des schon hypoxiegefährdeten Kindes durch Barbituratmedikation und größere Häufigkeit von Weichteilverletzungen bei den Müttern.

Literatur

GUILHEM, P., A. PONTONNIER, R. BAUX, M. MONROZIÈS, P. ARMENGAU, G. ESPAGNO, P. BENNET: L'association de la perfusion d'ocytocique à l'anesthésie au pentothal dans l'accouchement normal et pathologique. Gynéc. Obstet. 59 (1960) 173

GUILHEM, P., A. PONTONNIER, M. MONROZIÈS, C. REVAZ: La perfusion d'ocytociques associée à l'anesthésie générale au pentothal dans la souffrance foetale de la deuxième partie du travail. Gynéc. Obstét. 61 (1962) 5

HICKL, E.-J., H. JOPP, G. MARTIUS: Erfahrungen mit der Geburtsbeschleunigung durch Kombination von Allgemeinnarkose, Oxytocin-Infusion und Vacuum-Extraktion. Perfusion Toulousaine. Geburtsh. u. Frauenheilk. 26 (1966) 32

KNÜSEL, H., G.A. HAUSER: Erfahrungen mit der Schnellentbindung nach der Methode von Toulouse (Toulousaine). Gynaecologia (Basel) 165 (1968) 138
MENNEKING, E.: Perfusion Toulousaine. Erfahrungsbericht über 183 Schnellentbindungen. 38. Tagung der Deutschen Gesellschaft für Gynäkologie, Hamburg, 22.-26. 9. 1970; Arch. Gynäk. 211 (1971) 290
PONTONNIER, G., C. TOURNIER, J.-C. LAGORCE, H. DELMAS, P. JOSSERAND, P. DIJAN, E. BABANI, R. FAVRETTO: Pression amniotique, fréquence cardiaque et pH foetaux au cours de l'accouchement sous perfusion intraveineuse de Syntocinon associée à l'anesthésie générale au Pentothal. Rev. franc. Gynéc. 65 (1970) 537
REVAZ, C.: Les perfusions d'oxytociques sous anesthésie general au pentothal en cours de travail. Gynéc. Obstét. 61 (1962) 5
REVAZ, C.: Diminution de la fréquence de la césarienne en cours d'accouchement par l'introduction de la perfusion d'ocytociques sous anesthésie générale au pentothal. Gynaecologia 156 (1963) 325
REVAZ, C.: Analyse de 100 perfusions d'ocytociques sous anesthésie générale au Pentothal. Gynaecologia 158 (1964) 196
SCHWEIZER, E.: Geburt unter Allgemeinanästhesie mit Pentothal und intravenöser Infusion von Oxytozitika. Unsere Erfahrungen an der Universitäts-Frauenklinik Bern. Ther. Umsch. 24 (1967) 2

Perinatale Diagnostik: Diagnostische Methoden zur Überwachung des Feten und des Neugeborenen: Kontinuierliche Herzschlagregistrierung* mit simultaner Wehenaufzeichnung, Amnioskopie*, Fruchtwasser*-Spektrophotometrie, Fetal*-EKG, Messung der Östriolausscheidung* und Pregnandiolausscheidung im Harn, Fetalblutanalyse*, Ultraschalldiagnostik*, Zustandsdiagnostik* beim Neugeborenen, Plazentamorphologie, Blutuntersuchungen beim Neugeborenen (pH, Gaspartialdrucke, Elektrolyte, Blutzucker, Bilirubin, COOMBS-Test), Atemfrequenzregistrierung, Hauttemperaturregistrierung.

Perinatale Mortalität: s. Mortalität, perinatale.

Perinatalmedizin: Fachgebiet der Medizin, das sich mit der Klinik und Forschung von Mutter und Kind in der Perinatalperiode* befaßt. In der Perinatalmedizin arbeiten nicht nur Vertreter der beiden klassischen Fächer Geburtshilfe und Kinderheilkunde zusammen, sondern zahlreiche andere Disziplinen haben Beziehungen zu diesem jungen Gebiet (Anästhesie, Pathologie, Infektionslehre, Endokrinologie, Physiologie, Pharmakologie usw.).

Literatur

SALING, E.: Vorschläge zur Neuordnung der Geburtshilfe. Geburtsh. u. Frauenheilk. 27 (1967) 572

Perinatalogie: Ein von PFAUNDLER geprägter Begriff, gleichbedeutend mit Perinatalmedizin*.

Literatur

PFAUNDLER, M.v.: Studien über Frühtod, Geschlechtsverhältnis und Selektion. I. Zur intrauterinen Absterbeordnung. Z. Kinderheilk. 57 (1936) 185

PFAUNDLER, M.v.: Studien über Frühtod, Geschlechtsverhältnis und Selektion. II. Zum perinatalen Sterben. A. Die Todgeburten. Z. Kinderheilk. 60 (1939) 467

PFAUNDLER, M.v.: Studien über Frühtod, Geschlechtsverhältnis und Selektion. III. Zur perinatalen Sterblichkeit. B. Die Neugeborenensterblichkeit. Z. Kinderheilk. 62 (1941) 351

Perinatalperiode: Zeitraum zwischen dem Ende der 28. Schwangerschaftswoche und dem 7. Lebenstag einschließlich.

> **Das Kind in der Perinatalperiode** = Das Kind vor, während und nach der Geburt.

Unterteilungen und die Beziehungen zur Säuglingssterblichkeit zeigt die Abbildung.

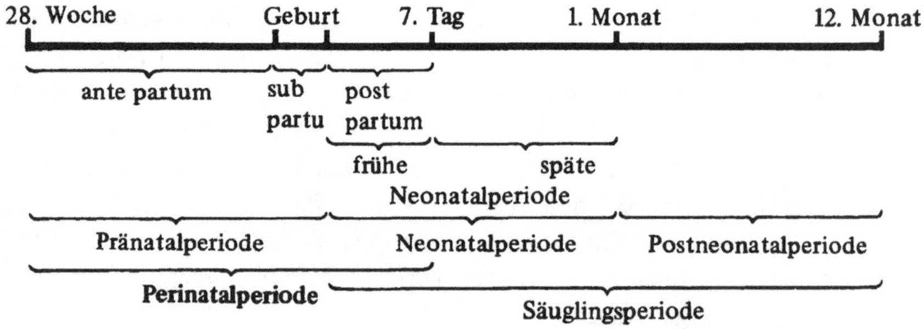

Schema der verschiedenen in der Statistik üblichen Begriffe

pH akt: s. pH-Wert.

Phosphatase, alkalische: Zu den Hydrolasen gehörendes Enzym, dessen Wirk-Optimum bei pH 7-8 liegt. Die Bestimmung hat in der Erkennung von Knochenerkrankungen und Gallenwegserkrankungen Bedeutung. In der **2. Hälfte der Schwangerschaft wird vermehrt alkalische Phosphatase gebildet**, und zwar in der Plazenta. Während die in den Knochen und in der Leber gebildete alkalische Phosphatase hitzelabil ist, wird die in der Plazenta gebildete alkalische Phosphatase nicht durch Erhitzen auf 60°C inaktiviert (= **h**itze-**s**tabile **a**lkalische **P**hosphatase = **HSAP**).

Während der normalen Spätschwangerschaft (Abbildung) steigt der HSAP-Gehalt des mütterlichen Blutes an, um innerhalb von 5-7 Tagen nach der Geburt wieder abzufallen. Bei einer **Plazentarinsuffizienz** (z.B.

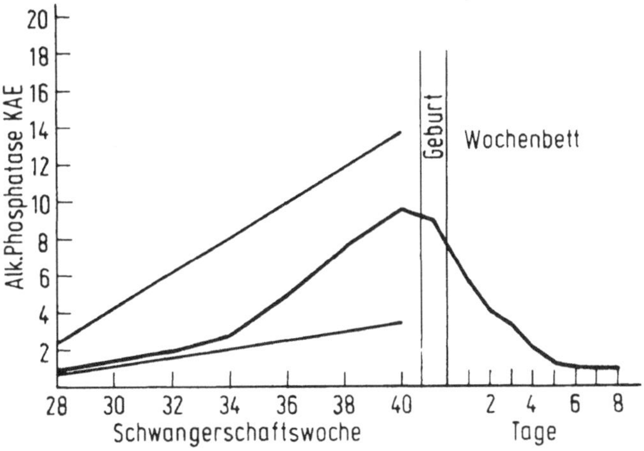

HSAP während normaler Schwangerschaft; nach HUNTER, R.J.: Serum heat stable alkaline phosphatase: An index of placental function. J. Obstet. Gynaec. Brit. Cwlth. 76 (1969) 1057

bei Präeklampsie oder Diabetes) soll der HSAP-Gehalt des mütterlichen Blutes **vermehrt** sein, wobei nicht die Einzelbestimmung, sondern der **Trend der Werte** entscheidend sein soll.

Literatur

HUNTER, R.J.: Serum heat stable alkaline phosphatase: An index of placental function. J. Obstet. Gynaec. Brit. Cwlth. 76 (1969) 1057

Phototherapie: syn. Lichttherapie*.

pHqu 40: s. pH-Wert.

pH-Wert: Negativer dekadischer Logarithmus der Wasserstoffionenkonzentration in einer Lösung, z.B. im Blut. Ableitung durch die HENDERSON-Gleichung

$$[H^+] = K \cdot \frac{[H_2CO_3]}{[HCO_3^-]}$$

([ ] = molare Konzentration; K = Dissoziationskonstante der Kohlensäure). Der Wasserstoffionengehalt des Blutes wird durch Menge und Verhältnis der darin enthaltenen Säuren und Basen bestimmt. Alle Änderungen des Säure-Basen-Haushaltes beeinflussen den pH-Wert. Eine Erhöhung der Wasserstoffionenkonzentration (= Erhöhung der Azidität = **Aziditätssteigerung**) führt zur Erniedrigung des pH-Wertes. Eine Verringerung der Wasserstoffionenkonzentration (= **Aziditätssenkung**) führt zur Erhöhung des pH-Wertes. Im Blut halten physiologische und chemische Regelmechanismen den pH-Wert in engen Grenzen. Diese Aufrechterhaltung von physiologischen pH-Werten ist lebensnotwendig, da die Zelleistungen an bestimmte pH-Bereiche gebunden sind. Die physiologische Regelung erfolgt über die Niere (Ausscheidung von H^+ oder HCO_3^-) oder die Lunge (Abatmung von CO_2). Beim Feten werden diese Funktionen von der Plazenta übernommen. Die chemische Regelung wird durch Puffersysteme (Bikarbonatpuffer, Phosphatpuffer u.a.) geleistet.

Normalwerte (kapilläres Vollblut eines Erwachsenen):
7,40 (7,35-7,45);
pH 7,34-7,30 = **Präazidose;**
pH < 7,30 = **Azidose**; pH > 7,45 = **Alkalose.**

Der pH-Wert des kapillaren Vollblutes eines Kindes **während der Geburt** (s. Fetalblutanalyse) liegt niedriger als beim Erwachsenen (Abb. 1 und 2).

Nach Einsetzen der Wehentätigkeit steigt der durchschnittliche pH-Wert von 7,31 auf 7,35 bei einer Muttermundsweite von 5-8 cm. In der Austreibungsperiode sinkt der pH-Wert von 7,34 auf 7,30 ab.

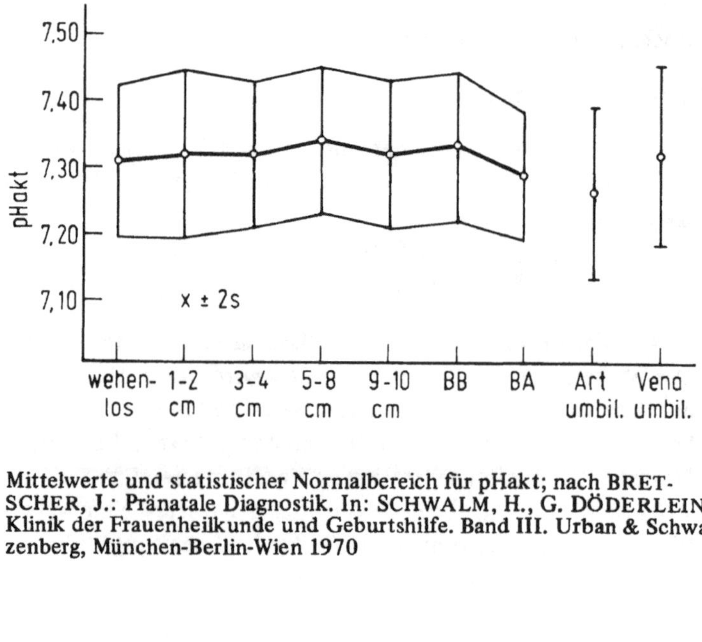

Abb. 1. Mittelwerte und statistischer Normalbereich für pHakt; nach BRETSCHER, J.: Pränatale Diagnostik. In: SCHWALM, H., G. DÖDERLEIN: Klinik der Frauenheilkunde und Geburtshilfe. Band III. Urban & Schwarzenberg, München-Berlin-Wien 1970

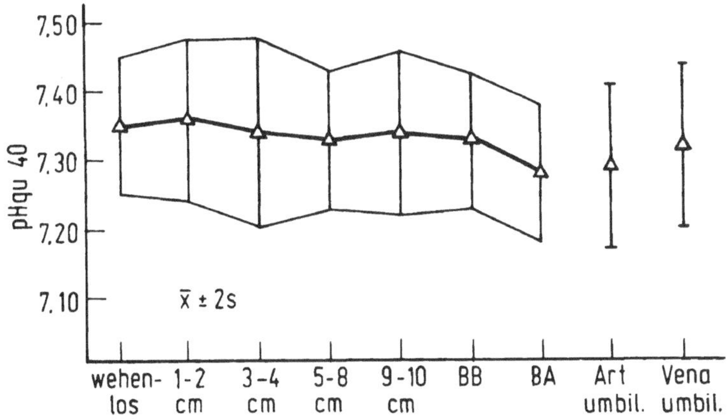

Abb. 2. Mittelwerte und statistischer Normalbereich für pHqu40; nach BRETSCHER, J.: Pränatale Diagnostik. In: SCHWALM, H., G. DÖDERLEIN: Klinik der Frauenheilkunde und Geburtshilfe. Band III. Urban & Schwarzenberg, München-Berlin-Wien 1970

pH-Werte des **Nabelschnurarterienblutes:** 7,21 (7,05-7,38);
pH-Werte des **Nabelschnurvenenblutes:** 7,32 (7,23-7,42).

Der **pH akt (= aktuelle pH-Wert)** gibt die tatsächlich vorhandene Wasserstoffionenkonzentration im Blut zum Zeitpunkt der Entnahme an. **Er repräsentiert die Gesamtazidität** (respiratorische und metabolische Komponente). Zur Differenzierung beider Komponenten wird der **pHqu40-Wert** gemessen. Dazu wird die Blutprobe mit einem Gasgemisch versetzt (äquilibriert), das dem Blut eine CO_2-Spannung von 40 mm Hg vermittelt und eine Sauerstoff-Sättigung durchführt. **Der pHqu40-Wert repräsentiert die metabolische Azidität.**

Die Differenzierung einer Aziditätssteigerung ist also durch Messung von pHakt und pHqu40 möglich (Abb. 3).

Folgende Formen der Aziditätsveränderungen werden unterschieden:

1. **respiratorische Azidose**: verminderte CO_2-Ausscheidung,
2. **metabolische Azidose**: Erhöhung des Säuregehaltes oder Erniedrigung des Basengehaltes des Blutes,

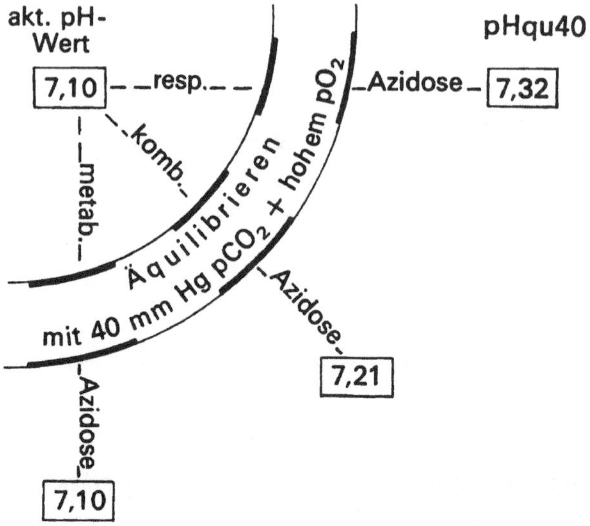

Abb. 3. Differenzierung des Azidosetypes durch Vergleich des pHakt mit pHqu40 nach SALING, E.: Das Kind im Bereich der Geburtshilfe. Thieme, Stuttgart 1966

3. **respiratorische Alkalose**: vermehrte CO_2-Ausscheidung,
4. **metabolische Alkalose**: Erhöhung des Basengehaltes oder Erniedrigung des Säuregehaltes des Blutes.

Literatur

SALING, E.: Das Kind im Bereich der Geburtshilfe. Thieme, Stuttgart 1966

SIGGAARD-ANDERSEN, O.: The acid-base status of the blood. Munksgaard, Copenhagen 1965

pH-Tief, postpartuales: s. Adaptation, perinatale.

Plazenta: Organ für den Stoffaustausch zwischen Mutter und Kind in der Schwangerschaft.

Mütterliches und kindliches Blut treten in der Plazenta in engen Kontakt, sie werden nur durch die **synzytio-kapilläre Stoffwechselmembran** (= **Plazentamembran** = Gesamtheit der fetalen, stoffwechselaktiven Zottenoberfläche) getrennt. Einerseits sind mütterlicher und kindlicher Kreislauf also streng getrennt, andererseits wird durch den engen Kontakt des Blutes ein Stoffaustausch ermöglicht.

Für das Verständnis der **respiratorischen** und **nutritiven Partialfunktionen** der Plazenta sind folgende Tatsachen wichtig:

1. Das Blutvolumen in den **fetalen Zottengefäßen** beträgt bei der reifen Plazenta **etwa 100 ml.**

2. Der Zwischenzottenraum ist kein Blutsee, sondern ein **intervillöses Kapillarsystem** (HÖRMANN).
3. Es sind verschiedene Theorien über die intervillöse Zirkulation beschrieben worden. Wesentlich ist, daß das mütterliche und das kindliche Blut in ihren Kapillaren nicht in gleicher Stromrichtung fließen, sondern daß ein **multivillöses Stromsystem** (BARTELS) vorliegt, in dem es sowohl gleichgerichtete als auch entgegengerichtete Strömungen gibt.
4. Bis heute besteht keine Klarheit über die **Zirkulation des mütterlichen Blutes** im intervillösen Kapillarsystem (BUMM, SPANNER, STIEWE, RAMSEY, BORELL). Anscheinend **fließt das Blut unter dem arteriellen Druck aus den Spiralarterien des Uterus bis gegen die Chorionplatte und kehrt dann langsam wieder zu den Venen des jeweiligen Kotyledons zurück.**
   Nach LEMTIS breitet sich das mütterliche Blut in ringförmigen, ovalären Zirkulationseinheiten (**Zirkulationsringe**) in den drei Ebenen des Raumes aus. Es ist denkbar, daß diese Zirkulationsringe, die bisher nur für Plazenten normaler Schwangerschaften nachgewiesen wurden, bei Plazenten von Risikoschwangerschaften (Diabetes, Gestose) gestört sind.
5. Das **intervillöse Kapillarsystem** der reifen Plazenta enthält **200 ml** mütterliches Blut.
6. Das **Minutenvolumen** des intervillösen Raumes beträgt bei ungestörter Schwangerschaft etwa **500 ml/min.** Bei der Präeklampsie kommt es zur Verminderung des Minutenvolumens bis auf 200 ml/min.

Die **Austauschleistung** der Plazenta ist vor allem abhängig von der **Funktion der Plazentamembran.** Die Entwicklung der Plazenta von den ersten Gefäßsprossen zu der hohen Differenzierung der Plazenta am Termin (= **Reifung der Plazenta**) ist gekennzeichnet durch eine **Verbesserung der Austauschmöglichkeiten der Plazentamembran**, die durch eine **Differenzierung der Zotten** und durch eine stetige **Vergrößerung der Zottenoberfläche** ermöglicht wird.

BECKER hat diese Reifungsvorgänge zu bestimmten **Reifezeichen** zusammengestellt:

1. **Verkleinerung des Zottendurchmessers**
2. **Umwandlung der Kapillaren in Sinusoide** unter **Verdrängung des lockeren Zottenstromas**
3. **Kernverschiebung und Brückenbildung** des Trophoblasten
4. **Verengung der Stromazottengefäße, fibröse Versteifung** ihrer Wandung

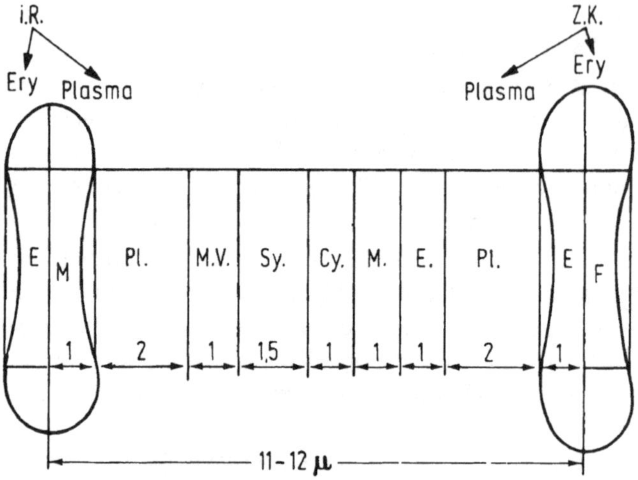

Abb. 1. Skizze der Plazentamembran und des Diffusionsweges von mütterlichen Erythrozyten (E_M) zu fetalen Erythrozyten (E_F). M.V. = Mikrovilli, Sy. = Synzytiotrophoblast, Cy. = Zytotrophoblast, M. = Mesenchymzellschicht, E. = Endothelzellen, i.R. = intervillöser Raum, Z.K. = Zottenkapillare, Pl. = Plasma; nach WULF, H. aus LEMTIS, H.: Physiologie der Plazenta. Fortschr. Geb. Gynäk. 41 (1970) 1

Primäre physiologische Bedeutung der Substanz	Transfer-Rate	Wichtigster Transfer-Mechanismus	Beispiele
Aufrechterhaltung des fetalen Lebens und der Homöostase	mg/sec	Diffusion	Wasser Sauerstoff Elektrolyte (?)
Fetale Ernährung	mg/min	Diffusion und aktiver Transport	Glukose Aminosäuren Vitamine
Modifikation des fetalen Wachstums	mg/h	langsame Diffusion (?)	Steroidhormone Polypeptidhormone
Immunologische Bedeutung	mg/Tag	Lecks, Pinozytose (?)	Gammaglobuline

Abb. 2. Schematische Einteilung der Transportfunktionen der Plazenta; nach PAGE, E.W. aus KRANTZ, K.E., F. KUBLI: Plazenta, Fruchtwasser, Eihäute. In: KÄSER, O., V. FRIEDBERG, K.G. OBER, K. THOMSEN, J. ZANDER: Gynäkologie und Geburtshilfe. Bd. II. Thieme, Stuttgart 1967

Den Aufbau der synzytio-kapillären Stoffwechselmembran zeigt Abb. 1. Die Plazentamembran ist bei der reifen Plazenta etwa 5-7 μ stark, diesen **Diffusions- und Transportweg** müssen die Nährstoffe und Gase also zwischen mütterlichem Blut und fetalem Blut zurücklegen.

Eine schematische Einteilung des transplazentaren Stoffaustausches und der **Transportmechanismen** gibt Abb. 2, einen Überblick über die Konzentrationen verschiedener Stoffe im mütterlichen und fetalen Blut erlaubt Abb. 3.

Höhere Konzentration im fetalen Plasma	Etwa gleiche Konzentrationen	Höhere Konzentration im mütterlichen Plasma
Aminosäuren	Natrium	Gesamtproteine
Reststickstoff	Chloride	Alpha- und Beta-
Kreatinin	Kreatin	Globuline
Anorganische	Harnstoff	Fibrinogen
Phosphate	Harnsäure	Gesamtlipide
Gesamtphosphate	Magnesium	Fettsäuren
Fruktose		Glukose
Laktat		Cholesterol
Serumeisen		Vitamin A
Kalzium		Vitamin E
Thiamin		
Pyridoxin		
Riboflavin		
Askorbinsäure		

Abb. 3. Verhältnis der Konzentrationen im mütterlichen und fetalen Plasma für verschiedene Substanzen; nach PAGE, E.W. aus KRANTZ, K.E., F. KUBLI: Plazenta, Fruchtwasser, Eihäute. In: KÄSER, O., V. FRIEDBERG, K.G. OBER, K. THOMSEN, J. ZANDER: Gynäkologie und Geburtshilfe. Bd. II. Thieme, Stuttgart 1967

Neben den respiratorischen und nutritiven Partialfunktionen hat die **endokrine Partialfunktion** der Plazenta größte Bedeutung (s. Plazenta, endokrine Partialfunktion).

Literatur

BARTELS, H.: Prenatal respiration. North-Holland publ. compagny, Amsterdam-London 1970

BARTELS, H., W. MOLL: A theory of the diffusion in the human placenta with special reference to oxygen. Proc. int. Union. Phys. Sci. 2 (1962) 310

BARTELS, H., H. WULF: Physiologie des Gasaustausches in der Placenta des Menschen. In: LINNEWEH, F.: Fortschritte der Pädiologie. Bd. I. Springer, Berlin 1965

BARTELS, H., W. MOLL: Passage of inert substances and oxygen in the human placenta. Pflügers Arch. Ges. Physiol. 280 (1964) 165

BECKER, V.: Funktionelle Morphologie der Placenta. Arch. Gynäk. 198 (1963) 3

BORRELL, U., I. FERNSTRÖM, A. WESTMAN: Arteriographic study of the placental circulation. Geburtsh. u. Frauenheilk. 18 (1958) 1

BUMM, E.: Über uteroplacentare Gefäße. Arch. Gynäk. 35 (1889) 520

BUMM, E.: Zur Kenntnis der Uteroplacentar-Gefäße. Arch. Gynäk. 37 (1890) 1

BUMM, E.: Über die Entwicklung der mütterlichen Placenta. Arch. Gynäk. 43 (1893) 192

CRAWFORD, J.M.: Vascular anatomy of the human placenta. Amer. J. Obstet. Gynec. 84 (1962) 1543

DAWES, G.S.: The umbilical circulation. Amer. J. Obstet. Gynec. 84 (1962) 1634

DAWES, G.S.: Foetal and neonatal physiology. Year book Med. publishers Chicago 1968

FERNSTRÖM, I.: Arteriography of the uterine artery. Acta radiol. (Stockh.) Suppl. 122 (1955) 1

FISCHER, W.M., H.R. VOGEL, G. THEWS: Der Säure-Basenstatus und die CO_2-Transportfunktion zum Zeitpunkt der Geburt. Pflügers Arch. ges. Physiol. 286 (1965) 220

FRANKEN, H.: Die menschliche Plazenta. Gefäßverlauf und Placentaschema. Ann. Univ. sarav. Med. 6 (1958) 1

GROSSER, O.: Frühentwicklung, Eihautbildung und Plazentation des Menschen und der Säugetiere. Bergmann, München 1927

HÖRMANN, G., H. LEMTIS: Die menschliche Plazenta. In: SCHWALM, H., G. DÖDERLEIN: Klinik der Frauenheilkunde und Geburtshilfe. Bd. III. Urban & Schwarzenberg, München-Berlin 1965

KRANTZ, K.E., F. KUBLI: Plazenta, Fruchtwasser, Eihäute. In: KÄSER, O., V. FRIEDBERG, K.G. OBER, K. THOMSEN, J. ZANDER: Gynäkologie und Geburtshilfe. Bd. II. Thieme, Stuttgart 1967

LEMTIS, H.: Physiologie der Plazenta. Fortschr. Geb. Gynäk. 41 (1970) 1

LEMTIS, H., U.B. v. BAZAN, U. WILHELMI, J. KOLLATH, G. POHLE, D. PUPPE: Die gerichtete Strömung des mütterlichen Blutes in der Plazenta des Menschen. Fortschr. Geb. Gynäk. 41 (1970) 53

LUDWIG, H., H. JUNKERMANN, H. KLINGELE: Oberflächenstrukturen der menschlichen Placenta im Rasterelektronenmikroskop. Arch. Gynäk. 210 (1971) 1

PAGE, E.W.: Transfer of materials across the human placenta. Amer. J. Obstet. Gynec. 74 (1957) 705

PAGE, E.W.: Physiology and biochemistry of the placenta. In: GREENHILL, J.P.: Obstetrics. 13. Aufl. Saunders, Philadelphia-London 1965

RAMSEY, E.M.: Circulation in the maternal placenta of primates. Amer. J. Obstet. Gynec. 67 (1954) 1

RAMSEY, E.M.: Vascular anatomy of the utero-placental and fetal circulation. Thomas, Springfield 1959

SCHREINER, W.E.: Die plazentaren Funktionen und ihre Störungen. Gynaecologia 161 (1966) 372

SPANNER, R.: Betrachtungen zum Placentarkreislauf des Menschen. Zbl. Gynäk. 64 (1940) 2002

SPANNER, R.: Circulation of the human placenta. Amer. J. Obstet. Gynec. 71 (1956) 350

STERNBERG, J.: Placental transfers. Modern methods of study. Amer. J. Obstet. Gynec. 84 (1962) 1731
STIEVE, H.: Über das Wachstum der menschlichen Placenta. Anat. Anz. 90 (1940) 225
STIEVE, H.: Über den Abfluß des Blutes aus dem intervillösen Raum der menschlichen Placenta. Zbl. Gynäk. 63 (1946) 1570
STRAUSS, F.: Bau und Funktion der menschlichen Placenta. Fortschr. Geburtsh. Gynäk. 17 (1964) 33
VILLEE, C.A.: Placenta and fetal membranes. Williams & Wilkins, New York 1959
WILKIN, P.: Pathologie du placenta. Masson, Paris 1965
WULF, H.: Der Gasaustausch in der reifen Plazenta des Menschen. Z. Geburtsh. Gynäk. 158 (1962) 117
WULF, H.: Der Gasaustausch in der Plazenta. Mschr. Kinderheilk. 115 (1967) 130

Plazenta, endokrine Partialfunktion: Folgende Hormone werden in der Plazenta gebildet:

1. **Choriongonadotropin** (HCG) 2. **Plazentalaktogen** (HPL) = Chorion-Somato-Mammotropin (HCSMT)	Proteohormone
3. **Progesteron** 4. **Östrogene**	Steroidhormone

Erst in jüngster Zeit wurden weitere Hormone isoliert, wie das **Chorion-Thyreotropin** (HCT) oder das **Chorion-Uterotropin** (HCU), deren Wirkungen und Bedeutung noch unerforscht sind.

Wichtig: Die in der Plazenta gebildeten Hormone (und teilweise auch ihre Vorstufen und Abbauprodukte) gelangen über die Uterusgefäße in den mütterlichen Kreislauf und über die Nabelvenen in den Blutkreislauf des Feten.

Die **Proteohormone (HCG und HPL) werden vollständig von der Plazenta selbst gebildet** (de novo-Synthese). Die **Steroidhormone werden von der Plazenta aus dem Cholesterin gebildet**, das die Mutter liefert. Der Plazenta stehen alle Enzymsysteme zur Verfügung, um aus dem Cholesterin **Progesteron, Östron** und **Östradiol** zu bilden. Nur das Enzym, das das C_{16}-Atom des Steroidmoleküls hydroxyliert und somit die letzte Stufe zur **Östriol**bildung darstellt, besitzt die Plazenta nicht. Dagegen ist die 16-Hydroxylase in der fetalen Leber und den fetalen Nebennieren zu finden. Östriolvorstufen – vom Feten selber oder aus der Plazenta stammend – werden vom Feten 16-hydroxyliert, gelangen zur Plazenta und werden dort zu Östriol aufgebaut.

Mutter, Plazenta und Fet bilden eine **funktionelle, endokrine Einheit**, die

Feto-materno-plazentare Einheit.

Da die Plazenta aber auch ohne die Anlieferung von Cholesterin Steroide aufbauen könnte (die entsprechenden Enzyme zur de-novo-Synthese aus Azetat sind nachgewiesen), ist es berechtigt, von einer

Feto-plazentaren Einheit (DICZFALUSY)

zu sprechen.

Der Begriff der feto-plazentaren Einheit oder des feto-plazentaren Systems hat große Bedeutung für die **Endokrinologie der Schwangerschaft** und für die **Überwachung des Risikofeten.**

Besprechung der einzelnen Plazentahormone:

1. **Choriongonadotropin** (angels. human chorionic gonadotropine, Abk. HCG): Glykoproteidhormon, das wahrscheinlich im Synzytiotrophoblasten gebildet wird und eine luteinisierende und follikelstimulierende Wirkung hat. Es geht in den mütterlichen Blutkreislauf über und wird im Harn ausgeschieden (Abb. 1). Die Ausscheidung des HCG im Harn ist Grundlage der biologischen (ASCHHEIM, ZONDEK) und der heute üblichen **immunologischen Verfahren zum Schwangerschaftsnachweis** im mütterlichen Urin („Schwangerschaftsteste"). Sie sind auf eine bestimmte HCG-Konzentration im Urin eingestellt und werden bei einer vorliegenden Schwangerschaft nach Erreichen dieser Konzentration im Urin **am 7.-10. Tag nach Ausbleiben der Menstruation positiv.**

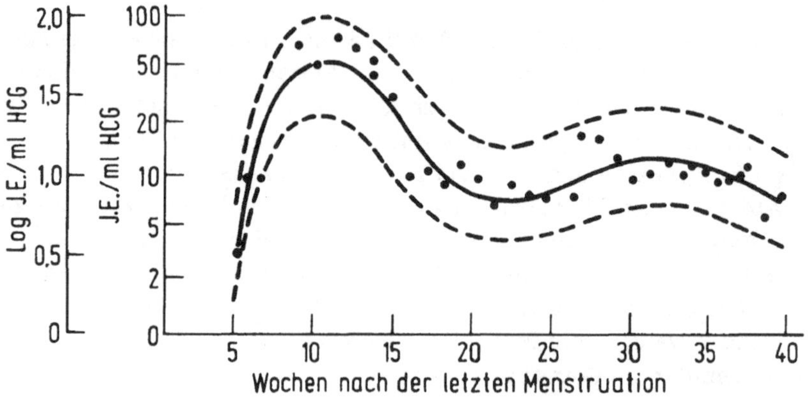

Abb. 1. Urinausscheidung von HCG bei 42 Frauen mit normaler Schwangerschaft. Mittelwerte und Standardabweichung; nach W. MacGREGOR aus KNAPSTEIN, P.: Endokrinologie der normalen Schwangerschaft. Gynäkologe 3 (1970) 55

Außerdem hat das HCG Bedeutung bei der Diagnostik der **Blasenmole**, des **Chorionepithelioms** und des **intrauterinen Fruchttodes**.
Funktion: Unterstützt die Wirkung des Corpus luteum graviditatis und regt damit die Bildung des Progesterons an.

2. **Plazentalaktogen** (angels. human placental lactogen, Abk. HPL): Proteohormon mit mammotropen und laktotropen Eigenschaften. Außerdem soll es an verschiedenen Stellen in den mütterlichen Stoffwechsel eingreifen (Fettmobilisation, Insulinfreisetzung u.a.). Die Konzentration im mütterlichen Plasma nimmt in der Schwangerschaft zu (Abb. 2). Es werden Beziehungen zwischen **Konzentrationserniedrigung und Plazentarinsuffizienz** diskutiert.

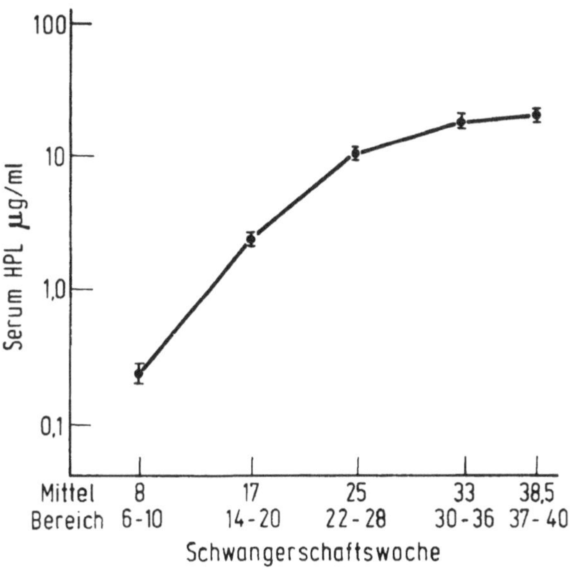

Abb. 2. Mittlere HPL-Konzentrationen im Serum bei normaler Schwangerschaft; nach SAXENA und Mitarbeitern aus KNAPSTEIN, P.: Endokrinologie der normalen Schwangerschaft. Gynäkologe 3 (1970) 55

3. **Progesteron**: Progesteron wird während der Schwangerschaft in kontinuierlich steigenden Mengen von der Plazenta an die Mutter und an den Feten abgegeben: in dem ersten Schwangerschaftsdrittel gibt die Plazenta täglich 20-280 mg ab, im letzten Schwangerschaftsdrittel 190-280 mg (ZANDER). Etwa 10-20% dieser insgesamt gebildeten Progesteron-Menge wird als **Pregnandiol im Harn der Schwangeren ausgeschieden.** Progesteron wird von der Plazenta sowohl aus Cholesterin

als auch aus Pregnenolon vollständig gebildet, diese Substanzen werden von der Mutter bereitgestellt. Folgerung:

Progesteronsynthese = plazentare Leistung.

Der Fet ist an der Bildung des Progesterons nicht beteiligt, daher ist die Messung der Pregnandiolausscheidung kein Test für die feto-plazentare Einheit, sondern die

Pregnandiolausscheidung ist ein Test allein für die Plazentafunktion.

Bedeutung des Progesterons: Die „schwangerschaftserhaltende" Wirkung des Progesterons soll auf **einer Hemmwirkung der Uterusmotilität beruhen,** wobei das Progesteron die **durch die Östrogene stimulierten kontraktilen Elemente blockieren soll.** Dieser **„Östrogen-Block"-Theorie** wird widersprochen, letztlich ist die Wirkung des Progesterons während der Schwangerschaft nicht eindeutig geklärt.

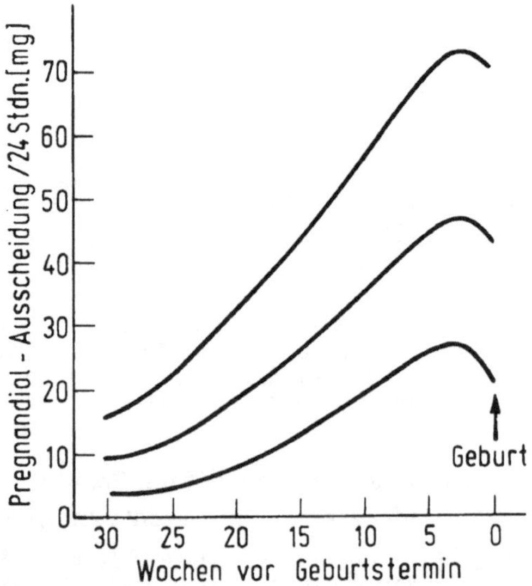

Abb. 3. Ausscheidungskurve von Pregnandiol im Urin während der normalen Schwangerschaft. Mittelwerte und Schwankungsbreite; nach RUSSELL, J. aus KNAPSTEIN, P.: Endokrinologie der normalen Schwangerschaft. Gynäkologe 3 (1970) 55

Messung der Pregnandiolausscheidung (Abb. 3): Pregnandiol ist das Hauptstoffwechselprodukt von Progesteron. Da der Fet am Aufbau des Progesterons nicht beteiligt ist, spiegelt das Progesteron die plazentare Leistung wider. Bei Frauen mit einer **Präeklampsie** werden niedrigere Werte als bei normalen Schwangeren gefunden, ohne daß eine Korrelation zwischen Schwere der Erkrankung und Pregnandiolausscheidung besteht. Für die Erkennung von **fetalen Gefährdungen** ist die Pregnandiolausscheidung **nicht** geeignet, auch nach dem Tode der Frucht können unveränderte Ausscheidungswerte gefunden werden. Während der Frühschwangerschaft scheint bei einer **drohenden Fehlgeburt** die Progesteronausscheidung einen prognostischen Wert zu haben: absinkende Werte weisen auf den Fortgang der Fehlgeburt hin.

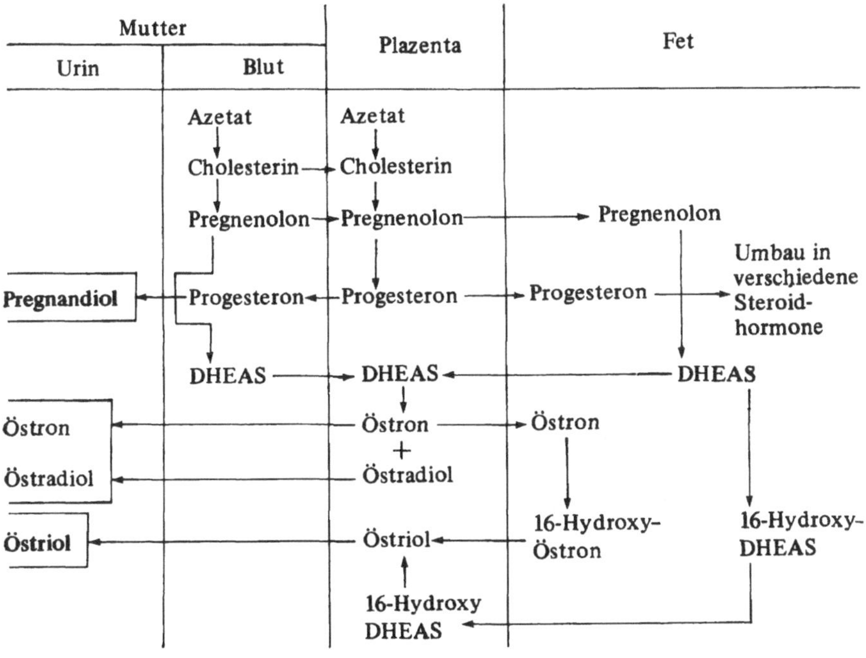

Abb. 4. Schematische Übersicht über die Synthese des Progesterons und der Östrogene

4. **Östrogene**: Die Östrogenproduktion nimmt **in der Schwangerschaft kontinuierlich zu** (Abb. 5). Am Ende der Schwangerschaft werden 10-15 mg Östron und Östradiol und 250 mg Östriol/Tag gebildet (LAURITZEN). Wie die schematisierte Übersicht (Abb. 4) zeigt, geht die Östrogensynthese in der Plazenta von DHEAS (= **Dehydro-epiandrosteron-Sulfat**) aus, das von der Mutter und dem Feten geliefert wird.

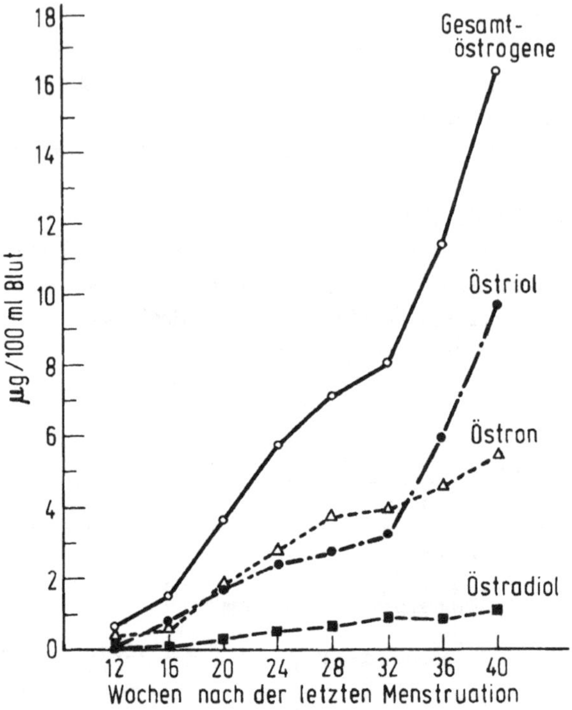

Abb. 5. Plasma-Konzentrationen der 3 wichtigsten Östrogene während der normalen Schwangerschaft; nach E. ROY aus KNAPSTEIN, P.: Endokrinologie der normalen Schwangerschaft. Gynäkologe 3 (1970) 55

Folgende physiologische Tatsachen sind wichtig:

1. Die Plazenta ist **ohne fetale Mitwirkung** in der Lage, **Östron** und **Östradiol** zu bilden.
2. Die Plazenta bedarf zur Synthese von **Östriol** Vorstufen, die **nur der Fet** bilden kann. Es handelt sich um **16-Hydroxy-DHEAS** und **16-Hydroxy-Östron.**
   Ohne die fetalen Vorstufen bildet die Plazenta kein Östriol (feto-plazentare Einheit).
3. Die Bildung der 16-Hydroxy-Formen aus Östron und DHEAS gelingt in der fetalen Leber mit Hilfe der 16-Hydroxylase.
4. Östron und Pregnenolon werden dem Feten von der Plazenta geliefert, die Bildung dort ist wiederum abhängig von der Zulieferung von Cholesterin, Pregnenolon und DHEAS von der Mutter an die Plazenta.
5. Die Östrogene werden im Harn der Schwangeren ausgeschieden (**zehnmal mehr Östriol als Östron und Östradiol**).

80% der ausgeschiedenen Östrogene entstehen aus Vorstufen, die fetaler Herkunft sind, 20% aus Vorstufen mütterlicher Herkunft.

6. Da die Hydroxylierung der Östriolvorstufen eine **fetale** Leistung und die endgültige Bildung des Östriols eine plazentare ist, gibt die **Östriolausscheidung*** im Harn der Mutter Auskunft über die **Funktion der feto-plazentaren Einheit.**

Physiologische Bedeutung der Östrogene: Unklar. Die Östrogene sollen das Wachstum des graviden Uterus fördern, und außerdem sollen die Östrogene eine Membranstabilisierung des Uterusmuskels verursachen.

Literatur

ASCHHEIM, S., B. ZONDEK: Hypophysenvorderlappenhormon und Ovarialhormon im Harn von Schwangeren. Klin. Wschr. 6 (1927) 1322

BREUER, J., W. NEUSERS, H. BREUER: Enzyme des Steroidstoffwechsels im Blut des Menschen. 1. Charakterisierung und Kinetik einer 17β-Hydroxysteroid-NAD(P)-oxydoreduktase im Serum der schwangeren Frau. Z. klin. Chem. u. klin. Biochem. 6 (1968) Heft 3

BRODY, S., G. CARRSTRÖM: Immuno-assay of human chorionic gonadotropin in normal and pathologic pregnancy. J. clin. Endocrin. 22 (1962) 564

DICZFALUSY, E., Ch. LAURITZEN: Östrogene beim Menschen. Springer, Berlin 1961

DICZFALUSY, E., P. TROEN: Endocrine functions of the human placenta. Vitam. and Horm. 19 (1961) 229

DICZFALUSY, E., O. CASSMER, C. ALONSO, M. de MIQUEL: Oestrogen metabolism in the human foetus and newborn. Recent. Progr. Hormone Res. 17 (1961) 147

DICZFALUSY, E.: Endocrine functions of the human fetoplacental unit. Fed. Proc. 23 (1964) 791

DÖRING, G.K.: Physiologie der Schwangerschaft und des Fetus. In: SCHWALM, H., G. DÖDERLEIN: Klinik der Frauenheilkunde und Geburtshilfe. Bd. III. Urban & Schwarzenberg, München 1965

GRÖSCHEL-STEWART, U.: Plazentahormone. Mat. Med. Nordm. 22 (1970) 469

HÖRMANN, G., H. LEMTIS: Die menschliche Plazenta. In: SCHWALM, H., G. DÖDERLEIN: Klinik der Frauenheilkunde und Geburtshilfe. Bd. III. Urban & Schwarzenberg, München 1965

HUBER, D.: Determination of pregnandiol in urine for diagnostic purposes. Biochem. J. 41 (1947) 609

ITTRICH, G.: Zur Bestimmung der Harnöstrogene in der Schwangerschaft. III Acta Endocrinologica Congress, Leiden 1958

JOSIMOVICH, J.B., B. KOSOR, L. BOCELLA, D.H. MINTZ, D.L. HUTCHINSON: Placental Lactogen in Maternal Serum as an Index of Fetal Health. Obstet. and Gynec. 36 (1970) 244

JUNG, H.: Zur Physiologie und Klinik der hormonalen Uterusregulation. Karger, Basel 1965
JUNG, H.: Erregungsphysiologie des Uterus. Arch. Gynäk. 202 (1965) 14
KAISER, R.: Die Pregnandiolausscheidung im Harn vor der Geburt. Arch. Gynäk. 179 (1951) 115
KAISER, R.: Über die Rückbildungsvorgänge in der Decidua während der Schwangerschaft. Arch. Gynäk. 192 (1960) 209
KAISER, R.: Über die Änderung des Oestrogen/Pregnandiol-Quotienten im Verlauf der Gravidität. Arch. Gynäk. 192 (1960) 428
KAISER, R.: Die Reaktion des mütterlichen und fetalen Endometrium auf die Hormone per Placenta. Arch. Gynäk. 198 (1963) 128
KAISER, R.: Die Gonadotropin- und Östrogenausscheidung in den verschiedenen Lebensabschnitten der Frau. Geburtsh. u. Frauenheilk. 26 (1966) 596
KLOPPER, A.I., W. BILLEWICZ: Urinary excretion of oestriol and pregnandiol during normal pregnancy. J. Obstet. Gynaec. Brit. Cwlth. 70 (1963) 1029
KNAPSTEIN, P.: Endokrinologie der normalen Schwangerschaft. Gynäkologe 3 (1970) 55
LAURITZEN, Ch., W.D. LEHMANN: HCG im Blut und Harn von Neugeborenen. Arch. Gynäk. 200 (1965) 578
LAURITZEN, Ch.: Das Choriongonadotropin. Gyn. Rdsch. 3 (1966) 81
LAURITZEN, Ch.: Die hormonelle Diagnostik der Plazentarinsuffizienz. In: SALING, E., K.A. HÜTER: Fortschritte der perinatalen Medizin. 2. Deutscher Kongreß für Perinatale Medizin, 26.-28. Juni 1969, Berlin. Thieme, Stuttgart 1971
LEMTIS, H.: Neues über mögliche Hormonbildungsstätten in der menschlichen Plazenta. In: SALING, E., K.A. HÜTER: Fortschritte der perinatalen Medizin. 2. Deutscher Kongreß für Perinatale Medizin, 26.-28. Juni 1969, Berlin. Thieme, Stuttgart 1971
MOLEN, H.J. van der: Determination of plasma progesterone during pregnancy. Clin. chem. Acta 8 (1963) 943
PÖCH, G., W. HOHLWEG: Die diagnostische Bedeutung der Pregnandiolausscheidung in der Gravidität. Zbl. Gynäk. 92 (1970) 49
ROY, E., J.R. McKAY: The concentration of oestrogens in blood during pregnancy. J. Obstet. Gynaec. Brit. Cwlth. 69 (1962) 13
SPELLACY, W.N., E.S. TEOH, W.C. BUHI, S.A. BIRK, S.A. McCREARY: Value of human chorionic somatomammotropin in managing high-risk pregnancies. Amer. J. Obstet. Gynec. 109 (1971) 588
THOMSEN, K., R. WILLEMSEN: Histochemische Untersuchungen über die Produktionsorte der Choriongonadotropine. Acta endocr. (Kbh.) 30 (1959) 161
WATTEVILLE, H.: Pregnandiol determinations in the clinic and in research. J. clin. Endocr. 11 (1951) 251
ZANDER, J., A.M. von MÜNSTERMANN: Progesteron in menschlichem Blut und Geweben. III. Progesteron in der Plazenta, in der Uterusschleimhaut und im Fruchtwasser. Klin. Wschr. 34 (1956) 944
ZANDER, J.: Die Schwangerschaft. In: LABHART, A.: Klinik der inneren Sekretion. Springer, Berlin 1957
ZANDER, J.: Die Hormonbildung in der Placenta und ihre Bedeutung für die Frucht. Arch. Gynäk. 198 (1962) 113
ZANDER, J.: Die Hormone der Plazenta. In: KÄSER, O., V. FRIEDBERG, K.G. OBER, K. THOMSEN, J. ZANDER: Gynäkologie und Geburtshilfe. Bd. II. Thieme, Stuttgart 1967

Plazentabiopsie, transabdominale: Von ALVAREZ 1961 vorgeschlagene Methode zur Gewinnung von Plazentagewebe, das mikroskopisch untersucht wird. Sie soll **vor allem in der Spätschwangerschaft** angewandt werden.

Die Plazentabiopsie, **die keine Routinemethode ist,** kann bei gezielter Fragestellung eine zusätzliche Aussage über die fetale Gefährdung geben.

Gefahr: Einschwemmung von fetalen inkompatiblen Erythrozyten in den mütterlichen Kreislauf mit folgender Sensibilisierung.

Indikationen: Die Plazentabiopsie kann zur Verlaufskontrolle dienen bei

Virusinfektionen
Diabetes mellitus
feto-materner Syphilis

Außerdem gestattet die Plazentabiopsie die sichere Diagnose der **Blasenmole**.

Prinzip: Nur durchführbar bei Vorderwandplazenta! Nach Plazentalokalisation* wird im dritten Schwangerschaftsdrittel die Punktion in der **Mittellinie dicht oberhalb des Nabels** durchgeführt. In früheren Schwangerschaftsmonaten sticht man unterhalb des Nabels durch die Bauchdecken. Die Nadelspitze soll nicht im intervillösen Kapillarsystem, sondern **im kindlichen Zottengewebe** liegen. Bei der Biopsie muß darauf geachtet werden, daß die Nadel **nicht die Chorionplatte durchsticht,** um eine Verletzung der Choriongefäße zu vermeiden. Nach Aspiration von Zottengewebe wird dieses als **Nativpräparat im Phasenkontrastmikroskop** untersucht.

Pathologische Veränderungen, die man feststellen kann:

1. **Ödem des Stromas**: Unspezifische Reaktion bei verschiedenen Erkrankungen (z.B. Erythroblastose, Syphilis, Diabetes).
2. **Synzytiotrophoblast-Proliferation**: In Mengen, die dem Schwangerschaftsalter nicht entsprechen.
3. **Vorzeitiges Altern der Plazenta.**
4. **Herdförmige Stroma-Blutungen** (seltener Befund).

Außerdem kann eine Reifediagnostik der Plazenta (**Reifestadien** nach V. BECKER) ausgeführt werden.

Literatur

ALADJEM, S.: Phase contrast microscopic observations of the human placenta from six weeks to term. Obstet. and Gynec. 32 (1968) 28
ALVAREZ, H.: La biopsia placentaria. Arch. Ginec. y Obst. Uruguay 19 (1961) 3
ALVAREZ, H.: Evolucion morphologica de las vellosidades coriales en el curso del embarazo. Obst. y ginec. Latino-am. 20 (1962) 145
BECKER, V.: Funktionelle Morphologie der Placenta. Arch. Gynäk. 198 (1962) 3
BECKER, V.: Die Placenta bei der Geburt. Fortschr. Med. 7 (1969) 132
CRABBEN, H., van der: Die Beurteilung der Placentafunktion durch DHEA-S-Belastung im Vergleich zur Kardiotokographie und Placentahistologie. Geburtsh. u. Frauenheilk. 1 (1970) 71

Plazentadickenmessung, intrauterine: Messung der Dicke der Plazenta mit Hilfe des Ultraschalls* (Impulsechoverfahren). Die Dicke normaler Plazenten im Verlauf der Schwangerschaft zeigt die Abbildung. Pathologisch verdickte Plazenten findet man bei schweren Fällen von Morbus haemolyticus fetalis, besonders dann, wenn ein generalisierter Hydrops des Feten vorliegt. Nach dem intrauterinen Tode des Kindes nimmt die Dicke der Plazenta wieder ab.

> Ist die Plazenta **dicker als 5,5 cm**, so muß mit einem beginnenden **Hydrops** gerechnet werden.

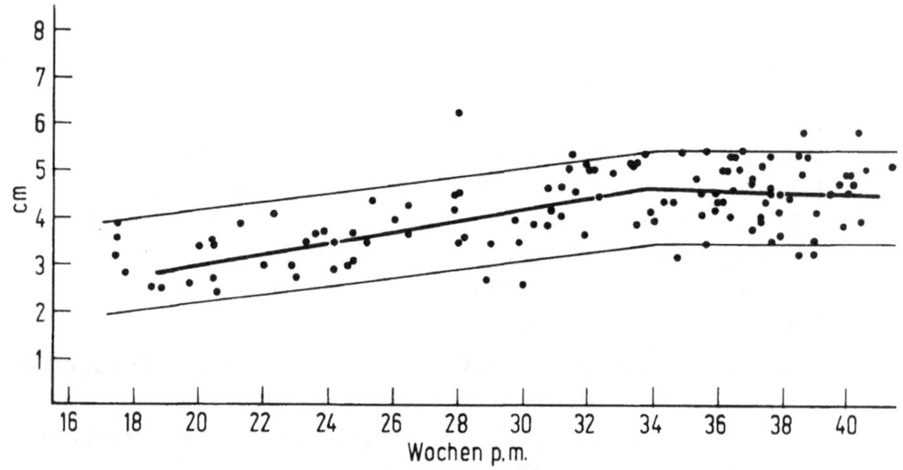

Zunahme der Plazentadicke im Verlauf der Schwangerschaft; nach HOLLÄNDER, H.J., H. MAST: Intrauterine Dickenmessung der Plazenta mittels Ultraschall bei normaler Schwangerschaft und Rh-Inkompatibilität. Geburtsh. u. Frauenheilk. 28 (1968) 662

Klinische Bedeutung: Schnelles Dickenwachstum der Plazenta geht der Ausbildung eines Hydrops fetus und dem intrauterinen Fruchttod voran (Alarmzeichen) und verlangt – je nach Schwangerschaftsalter – Geburtseinleitung oder intrauterine Transfusion.

Die Plazentadickenmessung ist kein Ersatz für die Fruchtwasser-Spektrophotometrie; es sei denn, daß die Plazenta soweit über die Vorderwand des Uterus ausgedehnt ist, daß eine Amniozentese ohne Verletzung der Plazenta nicht möglich ist.

Literatur
HOLLÄNDER, H.J., H. MAST: Intrauterine Dickenmessung der Plazenta mittels Ultraschall bei normaler Schwangerschaft und bei der Rh-Inkompatibilität. Geburtsh. u. Frauenheilk. 28 (1968) 662

Plazentalokalisation: Feststellung des Plazentasitzes an der Uteruswand. Dazu werden verschiedene Verfahren angewandt:

Ultraschall*-Impulsechoverfahren,
Ultraschall*-DOPPLER-Methode,
Thermographie,
Plazenta-Szintigraphie,
Isotopenplazentographie,
Amniographie
Angiographie,
Weichteil-Röntgenaufnahme,
Palpation.

Während die Kenntnis des Plazentasitzes bei einer normalen Schwangerschaft nur von untergeordnetem Interesse ist, haben Verfahren zur Plazentalokalisation große Bedeutung

1. bei **Blutungen in der 2. Schwangerschaftshälfte** (Verdacht auf tiefen Sitz der Plazenta, Verdacht auf Placenta praevia, Verdacht auf vorzeitige Lösung der normal sitzenden Plazenta) und
2. bei der **Amniozentese*** (Rh-Inkompatibilität, intrauterine Transfusionen, intrauterine Ernährung u.a.). Nach Plazentalokalisation ist der Erfolg der Amniozentese sicherer, außerdem werden Blutungen aus anpunktierten Plazenta- oder Nabelschnurgefäßen und feto-maternale Transfusionen mit folgender Sensibilisierung vermieden.

Häufigkeit der verschiedenen Plazentalokalisationen (nach HOFFBAUER):
Die Plazenta sitzt in 24% an der Vorderwand,
in 40% an der Vorder- und Seitenwand,
in 2% an der Seitenwand,
in 4% an der Hinterwand,
in 30% an der Hinter- und Seitenwand.

Heute haben folgende Lokalisationsmethoden Bedeutung:

1. **Ultraschalldiagnostik**: Die Plazentalokalisation mit Ultraschall* ist heute die Methode der Wahl. Sie läßt sich am schnellsten durchführen und hat das geringste Risiko. **Impulsechoverfahren**: Die Plazentalokalisation ist sowohl mit der A-Bild-Methode (Abb. 1) als auch mit der Schnittbildmethode (Abb. 2) möglich. Mit beiden Verfahren lassen sich Sitz, Ausdehnung und Dicke (s. Plazentadickenmessung) der Plazenta feststellen. **Dauerschallverfahren** (DOPPLER-Methode): Die kontinuierlich ausge-

sandten Schallwellen treffen auf sich bewegende Grenzflächen und erfahren bei der Reflexion eine Frequenzänderung, die akustisch hörbar gemacht wird. Im Bereich der Plazenta entsteht durch Überlagerung der fetalen und der mütterlichen Frequenz ein Mischton. Eine exakte Plazentarandbestimmung ist nicht möglich.

2. **Isotopenplazentographie**: Bei der Isotopenplazentographie werden der Mutter mit radioaktiven Isotopen (z.B. Jod 131, Jod 132, Jod 135, Technetium 99 m, Indium 113 m) markierte Serumproteine oder Erythrozyten intravenös injiziert. Diese Substanzen verlassen den Kreislauf der Mutter nicht, und durch Messung der **Radioaktivitätsdifferenzen über dem Abdomen** mit einem Strahlenmeßgerät ist die Abgrenzung der Plazenta möglich.

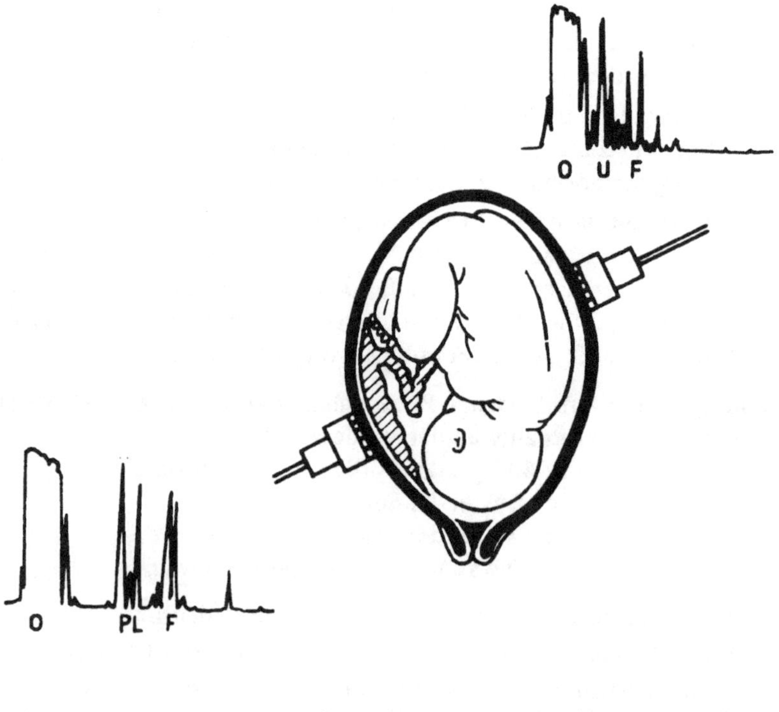

Abb. 1. Plazentalokalisation mit der A-Bild-Methode. Rechts: Reflexionen an Uterus-Fruchtwasser- und Fruchtwasser-Körper-Grenze. Links: Reflexion erst an der Plazenta-Fruchtwassergrenze. Die echofreie Strecke zwischen Bauchwand und Plazenta-Fruchtwasser-Grenze entspricht der Dicke der Plazenta. O = Sendeimpuls und Echozacke der Bauchwand, U = Uterus, F = Fetus, Pl = Plazenta-Fruchtwasser-Grenze; nach KRATOCHWIL, A.: Methoden der Plazentalokalisation. Wien. klin. Wschr. 81 (1969) 290

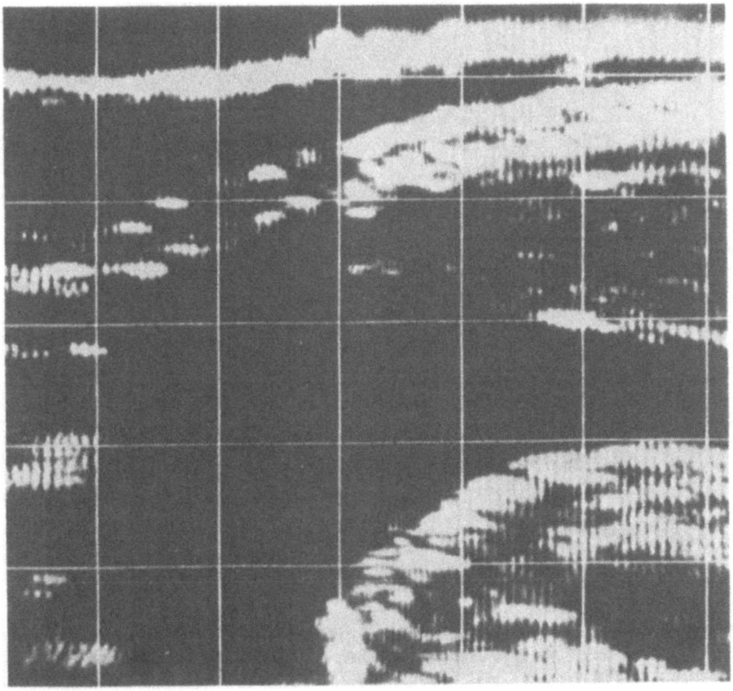

Abb. 2. Plazentalokalisation mit dem Ultraschallschnittbild; A = Bauchwand, B = Uterusvorderwand, C = vordere Plazentagrenze, D = Plazenta, E = hintere Plazentagrenze, F = kindlicher Steiß; nach HOFMANN, D., H.J. HOLLÄNDER, P. WEISER: Über die geburtshilfliche Bedeutung der Ultraschalldiagnostik. Gynaecologia (Basel) 164 (1967) 24

Heute werden am häufigsten die kurzlebigen Isotope (Technetium 99 m und Indium 113 m) mit Halbwertzeiten von 6 Stunden bzw. 100 Minuten verwandt. Durch Benutzung eines **automatischen Abtastgerätes (Szintiscanner)** bei der Registrierung der Aktivitätskonzentration ist eine Weiterentwicklung der Isotopenplazentographie, die **Plazenta-Szintigraphie** (Abb. 3-5) möglich geworden. Sie ergibt in Rücken- und Seitenlage ein genaues Abbild der Plazenta. Der meist unscharf dargestellte Plazentarand kann in seltenen Fällen ein Nachteil der Methode sein. Ein sicherer Nachteil der im **Hinblick auf die Plazentalokalisation versagerlosen** (HICKL) Methode ist, daß neben der Information über den Plazentasitz keine weiteren Erkenntnisse (Lage des Feten, biparietaler Durchmesser, Zwillingsschwangerschaft, Conjugata vera) gewonnen werden können. **Die Strahlenbelastung des Feten** (Abb. 6) ist vernachlässigbar klein, sie liegt weit unter dem Maximalwert für die zulässige Fetalbelastung (1 rad).

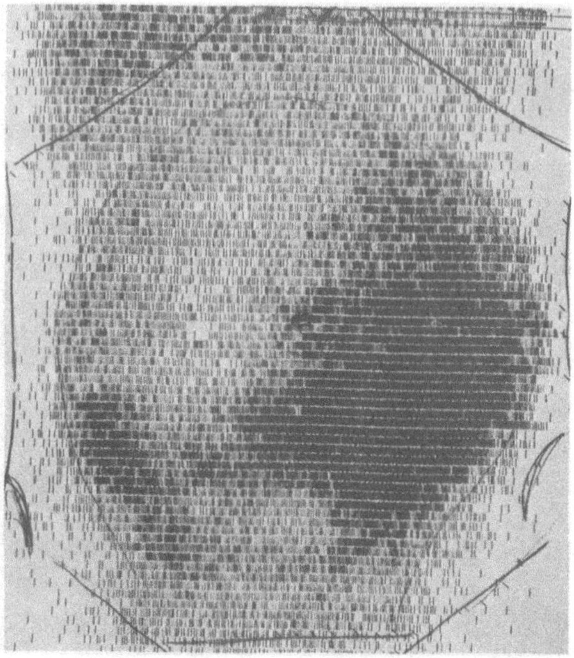

Abb. 3 u. 4. Indium 113 m – Plazentaszintigramm, oben: in Rückenlage, unten: in Seitenlage; 36. Schwangerschaftswoche; Vorder- und Seitenwandplazenta, nach KRÖNERT, E., P. DÖRDELMANN, F. WOLF: Neue Verfahren zur nuklearmedizinischen Plazentalokalisation. Arch. Gynäk. 207 (1969) 559

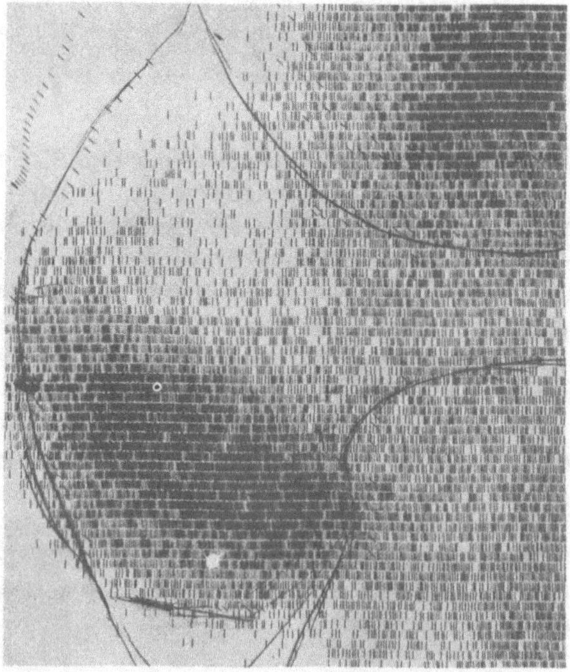

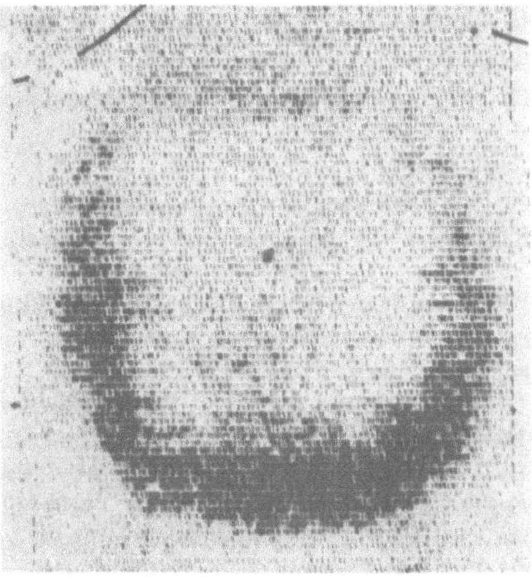

Abb. 5. Szintigramm einer Placenta praevia totalis mit Indium 113 m-markierten Serumproteinen; nach HICKL, E.J., A. DELUCCA, U. HAUBOLD: Vergleichende Untersuchungen über Plazentalokalisation mit Ultraschall und radioaktiven Isotopen. Geburtsh. u. Frauenheilk. 30 (1970) 316

Dosis (μCi)	Nuklid	Schilddrüse (mrad)	Gonaden (mrad)	Gesamtkörper (mrad)
5	^{131}J	3000–5000	7–70	20–50
5	^{132}J	13	–	0,5
100	^{51}Cr	–	–	10
500	^{99m}-Tc	–	4	2
1000	^{113m}In	–	7–8	–
Röntgenaufnahme 2 Ebenen		–	1000–2000	–

Abb. 6. Fetale Strahlenbelastung; nach KRÖNERT, E., P. DÖRDELMANN, F. WOLF: Neue Verfahren zur nuklearmedizinischen Plazentalokalisation. Arch. Gynäk. 207 (1969) 539

3. **Thermographie**: Es werden Temperaturunterschiede, die sich durch verschieden große Durchblutung der einzelnen Organe ergeben, festgestellt. Die Plazenta als stark durchblutetes Organ hat eine höhere Temperatur als ihre Umgebung. Die Lokalisation der Plazenta mit Hilfe der Thermographie ist häufig nicht eindeutig.

Literatur

ABRAMOWSKI, P., P. KOPECKY: Zur Ultraschalldiagnostik der Hinterwandplazenta unter Berücksichtigung von Phantomversuchen. Geburtsh. u. Frauenheilk. 29 (1969) 745

AIERS, M., D.C. EVERED, A.H. SMITH: Placental localization by the use of 132-J-Human Serum Albumin and by ultrasonic scanning. A comparative Study. J. Obstet. Gynaec. Brit. Cwlth. 76 (1969) 220

BEAZLEY, J.M., J.C. MATHEWS, E.P. LEAVER: Placental localization using 99 m-Technetium labelled serum albumin. J. Obstet. Gynaec. Brit. Cwlth. 75 (1968) 470

BIRNBAUM, S.J., D.A. KLIOT: Thermoplacentography: placental localization by infrared sensing technics. Obstet. and Gynec. 25 (1965) 515

BROWNE, J.C.McC., N. VEALL: A methode of locating the placenta in the intact human uterus by means of radioactive sodium. J. Obstet. Gynaec. Brit. Emp. 57 (1950) 566

CROSSLEY, J., M.G. ELDERS, K.M. MUIR: Placental localization using Cr tagged erythrocytes. J. Obstet. Gynaec. Brit. Cwlth. 75 (1968) 474

GLASS, H.I., J. JACOBY, B. WESTERMAN, C.J. CLARK, R.N. ARNOT, H.G. DIXON: Placental localization by inhalation of radioactive carbon monoxide. J. Nucl. Med. 9 (1968) 71

GOTTESFELD, K.R., H.E. THOMPSON, J. HOLMES, E.S. TAYLOR: Ultrasonic placentography – a new method for placental localization. Amer. J. Obstet. Gynec. 96 (1966) 538

GREBE, S.F.: Zur Lokalisation der Plazenta mit Radioisotopen. Nucl. Med. (Stuttg.) 6 (1967) 93

GROS, Ch., J.P. WALTER, P. DELLENBACH: Indications respectives de la thermographie placentaire et de la radiographie du placenta. J. Radiol. 48 (1967) 1

HAUBOLD, U.: Plazenta-Lokalisation mit Radioisotopen. Visum 1 (1969) 19

HERNADY, T., G. NEUBAUER: Isotopenplacentographie. Fortschr. Röntgenstr. 109 (1968) 4

HIBBARD, B.M.: Placental localization using radioiodinated serum albumin (RISA). J. Obstet. Gynaec. Brit. Cwlth. 68 (1961) 481

HICKL, E.-J., A. DELUCCA, U. HAUBOLD: Vergleichende Untersuchungen über Plazentalokalisation mit Ultraschall und radioaktiven Isotopen. Geburtsh. u. Frauenheilk. 30 (1970) 316

HINSELMANN, M.: Ultraschalldignostik in der Geburtshilfe. Dtsch. med. Wschr. 94 (1969) 955

HOFFBAUER, H.: Über die Ultraschalldiagnostik der Plazenta. In: SALING, E., K.A. HÜTER: Fortschritte der perinatalen Medizin. 2. Deutscher Kongreß für Perinatale Medizin, Berlin, 26.-28. Juni 1969. Thieme, Stuttgart 1971

HOFMANN, D.: Neue Möglichkeiten der Ultraschalldiagnostik in der Gynäkologie und Geburtshilfe. Fortschr. Med. 84 (1966) 689

HOFMANN, D., H.J. HOLLÄNDER, P. WEISER: Über die geburtshilfliche Bedeutung der Ultraschalldiagnostik. Gynaecologia (Basel) 164 (1967) 24

HOFMANN, D., H.J. HOLLÄNDER: Die Anwendung des Ultraschallschnittbildgerätes VIDOSON in der Gynäkologie u. Geburtshilfe. Electromedica 4 (1968) 105
HOFMANN, D., H. MAST, H.J. HOLLÄNDER: Die Bedeutung der Plazentalokalisation mittels Ultraschall für die Amniocentese. Geburtsh. u. Frauenheilk. 27 (1967) 1199
HUNT, K.M.: Placental localization using the Doptone pulse recorder. J. Obstet. Gynaec. Brit. Cwlth. 76 (1969) 144
JACOBI, H., R.N. ARNOT, K. JEYASINGH, H.I. GLAS, J.C.M. BROWNE: Placental localization using technetium 99 m-Labelled Albumin. Obstet. and Gynec. 33 (1969) 358
JOHNSON, P.M., D.G. BRAGG, J.J. SCIARRA: Placental localization: a comparison of radiopharmaceutic and thermographic methods. Amer. J. Roentgenol. 96 (1966) 681
JOHNSON, P.M., J.J.SCIARRA, E.E. STICKLEY: A new radiopharmaceutical for placentography. Radiology 83 (1964) 346
JOHNSON, W.L., M.R. SMITH, L.L. BREWER: Observations of placental blood flow with a Doppler flowmeter. Amer. J. Obstet. Gynec. 100 (1968) 1125
KLEIN, E.W., H.G. HOPWOOD jr.: Isotop localization and scanning of the placenta. Amer. J. Roentgenol. 94 (1965) 844
KOBAYASHI, H., L.M. HELLMAN, L. FILLISTI, E. CROMB: Placental localization by ultrasound. Obstet. and Gynec. 106 (1970) 279
KOHORN, E.I., S.R.H. WALKER, J. MORRISON, S. CAMPBELL: Placental localization, a comparison between ultrasonic compound scanning and radioisotope scanning. Amer. J. Obstet. Gynec. 103 (1969) 868
KRATOCHWIL, A.: Ultraschalldiagnostik in Geburtshilfe und Gynäkologie. Thieme, Stuttgart 1968
KRATOCHWIL, A.: Die Ultraschallschnittbilduntersuchung in der Gynäkologie. Geburtsh. u. Frauenheilk. 28 (1968) 634
KRATOCHWIL, A.: Die Ultraschall-Plazentalokalisation. Gynaecologia (Basel) 165 (1968) 308
KRATOCHWIL, A.: Methoden der Plazentalokalisation. Wien. klin. Wschr. 81 (1969) 290
KRÖNERT, E., P. DÖRDELMANN, F. WOLF: Neue Verfahren zur nuklearmedizinischen Plazentalokalisation. Arch. Gynäk. 207 (1969) 559
LARSON, S.M., W.B. NELP: Visualization of the placenta by radioisotope photoscanning using technetium 99 m-labelled albumin. Amer. J. Obstet. Gynec. 93 (1965) 950
McAFFEE, J.G., H.S. STERN, G.F. FUEGER, M.S. BAGGISH, G.B. HOLZMAN, I. ZOLLE: Tc-99 m labelled serum albumin for scintillation scanning of the placenta and other vascular systems. J. Nucl. Med. 5 (1964) 936
MISHKIN, F., I.C. REESE, J. DUDDELSTUN, J. CARTER, P. DUBOIS: Placenta localization by scanning with 113 m-In. Nucl. Med. (Stuttg.) 9 (1968) 336
NELP, W.B., S.M. LARSON: Diagnosis of placenta by photoscanning with albumin labelled with Tc 99 m. J. Amer. med. Ass. 200 (1967) 148
PAUL, J.D., E.E. GAHRES, S.N. ALBERT, W.D. TERREL jr., S.M. DODEK: Placental localization using Cr-51-tagged erythrocytes. Obstet. and Gynec. 21 (1963) 33
ROBERTSON, E.G., D.G. MILLAR, M.J. DAY: Placental localization by „Colorscan" using iodine 132 labelled human serum albumin. J. Obstet. Gynaec. Brit. Cwlth. 75 (1968) 636

RUMMEL, W., E. KRÖNERT, J. WEISHAAR: Vergleichende Untersuchungen über Plazentalokalisation mit Thermographie und Isotopen. Geburtsh. u. Frauenheilk. 31 (1971) 147

SCHEER, K.E., J. HEEP, W. MAIER-BORST, W.J. LORENZ, H. SINN, O. KRAUSS: Placentographie mit kurzlebigen Radionukliden. Nucl. Med. 8 (1969) 15

SCHMID, J., E. MARONI, J.H. MÜLLER, W.E. SCHREINER: Die Lokalisation der Plazenta mit Technetium-99 m. Geburtsh. u. Frauenheilk. 27 (1967) 1196

STERN, H.S., D.A. GOODWIN, H.N. WAGNER jr.: Cardiac and placental scanning with Indium-113 m. J. Nucl. Med. 8 (1967) 351

VRETTOS, A.S., E. NAGAPANOS, P. COSTAMIS, D. BINOPOULOS: Isotopic placentographie using 51 Cr tagged erythrocytes. Amer. J. Obstet. Gynec. 93 (1965) 957

WALKER, R.H.S., E.I. KOHORN: Placental localization by scintillation scanning using 99 m-Technetium labelled human serum albumin. J. Obstet. Gynaec. Brit. Cwlth. 75 (1968) 464

WEINBERG, A., G. SHAPIRO, D.F. BRUHN: Isotopic placentography. Amer. J. Obstet. Gynec. 87 (1963) 203

WERCH, A., J.A. BURDINE jr.: Accuracy of radionuclide localization of the placenta. Amer. J. Obstet. Gynec. 103 (1969) 354

WIEDERMANN, M., O. CHARAMZA, F. GAZAREK, J. KRIKAL, J. KUBA, V. HUSAK: Szintigraphische Lokalisation der Plazenta unter Anwendung des mit Technetium (Tc-99 m) markierten Albumins. Fortschr. Röntgenstr. 106 (1967) 381

WÜRTHNER, Kl., H. LEVEN, D. GRÄSSLIN: Über die Strahlenbelastung bei der Verwendung von In-113 m zur Plazentadarstellung. Fortschr. Röntgenstr. 112 (1970) 478

Plazentarinsuffizienz (syn. Plazentare Dysfunktion): Die Bezeichnung Plazentarinsuffizienz gehört zu den neueren Begriffen in der Geburtshilfe. Er fand Eingang in das geburtshilfliche Schrifttum, seit man sich intensiver mit den Problemen der fetalen und neonatalen Physiologie und Pathophysiologie befaßt. Zu den ersten Arbeiten auf diesem Gebiet gehören die von BOTELLA-LLUSIA und seiner Schule (1961).

Definition: Plazentarinsuffizienz bedeutet Leistungsschwäche der Plazenta. Sie liegt vor, wenn die Plazenta nicht imstande ist, die heranwachsende Frucht mit den für sie notwendigen Ernährungs- und Aufbaustoffen zu versorgen.

Die Plazentarinsuffizienz ist die wichtigste Ursache für die Schädigung des Feten. Die Folgen der chronischen Plazentarinsuffizienz sind Untergewichtigkeit und Wachstumsretardierung, bei stärkerem Grade und längerem Andauern der Schädigung das Absterben des Feten.

Die große Bedeutung der Plazentarinsuffizienz besteht darin, daß sie die **Ursache von 25-40% aller perinatalen kindlichen Todesfälle** ist (nach KRANTZ und KUBLI).

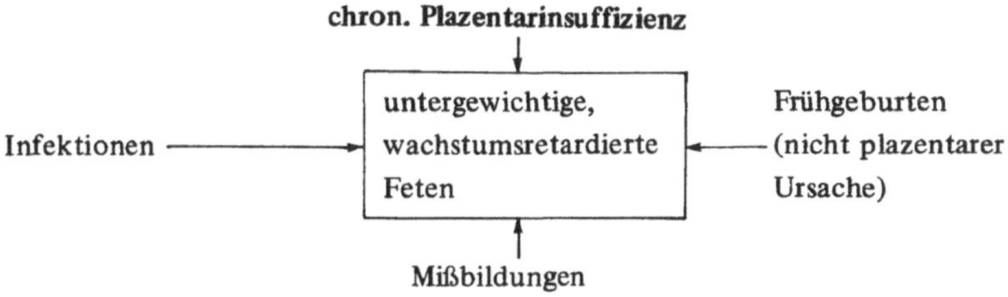

Abb. 1. Die 4 Hauptursachen für untergewichtige, wachstumsretardierte Feten: chronische Plazentarinsuffizienz, Frühgeburt, Infektionen und Mißbildungen

Einteilung:

1. nach den **Stoffen**, die infolge Plazentarinsuffizienz **vermindert ausgetauscht** werden. Die beiden wichtigsten sind die **Atemgase** und die **Bau- und Energiestoffe** für den Feten. Man unterscheidet danach:
   a) die **respiratorische** Plazentarinsuffizienz,
   b) die **nutritive** Plazentarinsuffizienz;
2. nach der **Zeit,** über die die Plazentarinsuffizienz andauert: Die Plazentarinsuffizienz kann über längere Zeit (eine Reihe von Wochen) und auch über nur kurze Zeit (Tage, Stunden, Bruchteile von Stunden) bestehen. Dabei sind die auf den Feten ausgeübten Wirkungen verschieden. In diesem Sinne unterscheidet man eine **chronische, subakute** und **akute** Form der Plazentarinsuffizienz (GRUENWALD).

Chronische Plazentarinsuffizienz: Die chronische Form, die eine Reihe von Wochen andauert, ist dadurch gekennzeichnet, daß die **nutritive** Funktion der Plazenta gestört ist, d.h. die **Ernährung** des Feten und damit sein **intrauterines Wachstum** sind gestört.

Die **chronische** Plazentarinsuffizienz führt zum fetalen Krankheitsbild der **intrauterinen Mangelernährung.** Die Folge ist eine **Retardierung des fetalen Wachstums.**

Als **„intrauterin retardierte" Kinder** oder **„mangelentwickelte" Kinder** werden gewöhnlich diejenigen Kinder bezeichnet, die bei Geburt **am Termin** (oder fast am Termin) **2500 g oder weniger** wiegen. Diesen Zustand des mangelentwickelten Kindes bezeichnet man auch als **Dysmaturität.** Vgl. dazu **Frühgeburt.**

Gleichbedeutend sind die Begriffe „intrauterine Dystrophie", „intrauterine somatische Retardierung", im anglo-amerikanischen Schrifttum „small for date infants", „intrauterin growth retardation", „chronical foetal distress", „pseudomaturity". Eine einheitliche Terminologie besteht leider noch nicht.

Die Begriffe chronische Plazentarinsuffizienz und intrauterine Mangelernährung werden praktisch gleichgesetzt.

Meist besteht bei mangelentwickelten Kindern zugleich eine **Exsikkose.** Der transplazentare **Gas**austausch ist bei der chronischen Plazentarinsuffizienz häufig nicht gestört, jedoch kann es im Verlauf einer chronischen Plazentarinsuffizienz neben der verminderten nutritiven Funktion sehr rasch auch noch zu einem Versagen der **respiratorischen** Funktion, also des Gasaustausches, kommen. Wir sprechen dann von einer globalen plazentaren Dysfunktion, die zu einer **Hypoxie** und damit zur **tödlichen Asphyxie** führt.

Ursachen: Die Grundlage der **anatomischen** Kennzeichnung der chronischen Plazentarinsuffizienz sind nach V. BECKER die Vorgänge, die die synzytio-sinusoidalen Austauschflächen (Stoffwechselmembranen) der Plazenta quantitativ vermindern.

> „Die anatomisch erkennbare Plazentarinsuffizienz besteht in einer **Behinderung der Austauschfläche**".

Allgemein ist bekannt, daß der Histologe in über 50% aller totgeborenen Kinder „gar nichts" findet. V. BECKER fügt sicher mit Recht hinzu: „Der Histologie aber keinen Platz bei der Erkennung der Plazentarinsuffizienz einräumen zu wollen, ist eine zu pessimistische Konsequenz aus häufiger Enttäuschung".

Die anatomischen Zeichen, die bei chronischer Plazentarinsuffizienz beobachtet werden können, hat V. BECKER in der folgenden Übersicht zusammengestellt.

Nach der heutigen Vorstellung ist die **primäre** Ursache der chronischen Plazentarinsuffizienz eine **Zirkulationsstörung,** und zwar eine **Verminderung der Blutzufuhr** von der Mutter zur Plazenta infolge **Störung der utero-plazentaren Blutzirkulation.**

Den experimentellen Nachweis, daß eine chronische Mangeldurchblutung der Plazenta von seiten der Mutter eine Mangelentwicklung des Feten zur Folge haben kann, lieferte WIGGLESWORTH. Durch Drosselung der utero-plazentaren Gefäße konnte er fetale Dystrophien erzeugen.

Als Folge dieser Durchblutungsstörung, deren Ursache nicht genügend bekannt ist, kommt es zur **Verkleinerung der stoffwechselaktiven Austauschoberfläche** in der Plazenta, und zwar

a) weil die Plazenta im Wachstum zurückbleibt, also klein und untergewichtig ist = „kleine Plazenta", „hypoplastische Plazenta". Unter-

A. Anatomisch-klinische Zeichen

Ungunst der Nidation
Placenta praevia
Vorzeitige Lösung
Randsinusblutung
Mangeldurchblutung der Utero-Plazentargefäße

B. Anatomische Zeichen im Gewebe

1. Trophoblastunterwertigkeit
   enzymopenische Form?
   („zelluläre inborn errors" → habituelle Aborte?)
2. Verminderung der synzytio-sinusoidalen Stoffwechselmembranen

I. Trimenon:	II.-III. Trimenon:
Abort	zu kleine Plazenta
„plazentare Zwerge"	Frühgeburt
	Maturitas praecox placentae

3. Behinderung des Austausches
   – mütterliche Seite –
   Blut- und Fibringerinnung im IVR: Verödungsherde
   (Quantitätsprinzip)
   Utero-plazentare Zirkulationsinsuffizienz
4. Ungenügende fetale Vaskularisierung
   – fetale Seite –
   Unreife: Maturitas retardata placentae
   Behinderung: Fibrose
   Kollagenisierung
   Zottenfibrin
   Entzündlich bedingte Functio laesa:
   Endarteriitis obliterans
   Avaskularität der Peripherie
5. Sonderfälle
   Teilmolenbildung
   Tumor

Abb.2. Anatomische Zeichen der Plazentarinsuffizienz: Verkleinerung der Austauschflächen (nach V. BECKER)

gewichtige Plazenten sind meist insuffizient. Sie sind ein häufiger Befund bei fetaler Mangelentwicklung. Nach GRUENWALD ist das Gewicht der Plazenta eines mangelentwickelten Kindes um ein Drittel geringer als das Gewicht der Plazenta eines normal gewichtigen Kindes;

b) weil ein **Teil des funktionstüchtigen Plazentagewebes zerstört** wird: vermehrte **Infarktbildung** (besonders bei Spätgestosen), verstärkte Fibrinablagerungen im intervillösen Kapillarsystem (HÖRMANN), ischämische Nekrosen u.a.

Nach W. Busch wiesen **zwei Drittel der untersuchten Plazenten von dystrophen Neugeborenen chronische Durchblutungsstörungen in Form von alten Infarkten** auf. Dabei war in 13% die Plazenta subtotal infarziert, in 22% zu einem Drittel infarziert, und in 30% wurden ein bis zwei alte Infarkte gefunden. In der Kontrollgruppe fand sich lediglich in einer Plazenta ein kleiner Infarkt.

Mütterliche Zustände, die zur Mangeldurchblutung der Plazenta und damit zur chronischen Plazentarinsuffizienz und zur Mangelentwicklung des Feten führen:

An erster Stelle sind hier die **Präeklampsien** mit ihrer **Infarktplazenta** zu nennen. Die klassischen Zusammenhänge zwischen steigendem Hypertonus und abnehmender Uterusdurchblutung sind seit langem bekannt. Die Minderdurchblutung der Plazenta ist in diesem Fall bedingt durch den allgemeinen Spasmus der Arteriolen und der Präkapillaren, der dieses Krankheitsbild kennzeichnet.

Die weitaus häufigste Zahl fetaler Mangelentwicklungen findet sich bei der hypertensiven Präeklampsie.

An zweiter Stelle stehen die **Zwillings-(Mehrlings-)Schwangerschaften,** bei denen sich derjenige Zwilling schlechter entwickelt, der über den kleineren Anteil der Plazenta ernährt wird. Mehrlingsschwangerschaften stehen nach Gruenwald sogar an erster Stelle aller Zustände, die für eine chronische Plazentarinsuffizienz disponieren. Weiter werden genannt: Übertragung, Blutungen in der 2. Schwangerschaftshälfte und Rhesus-Inkompatibilität. Kubli nennt ferner „reproduktive Insuffizienz" (Schwangerschaften nach Sterilität), **Diabetes mellitus,** Nikotinabusus und niedriger sozio-ökonomischer Status.

Beim Diabetes haben wir es zwar meist mit überschweren Kindern zu tun, was gar nicht in die klassische Symptomatik der chronischen Plazentarinsuffizienz hineinpaßt. Es wird trotzdem heute angenommen, daß der intrauterine Fruchttod bei Diabetes die Folge einer langsam sich entwickelnden, also chronischen Plazentarinsuffizienz ist.

Eine chronische Plazentarinsuffizienz kann auch dann auftreten, wenn keine der oben genannten disponierenden Zustände vorliegt. Nach Kubli sind diese sogenannten „symptomlosen" Formen gar nicht so selten.

Diagnostik der chronischen Plazentarinsuffizienz: Für die klinische Praxis kommen die folgenden Methoden infrage:

1. **Messung der Östriolausscheidung im mütterlichen 24-Stunden-Urin.** Mit Östriolbestimmungen lassen sich in erster Linie **langsam** sich

anbahnende Gefahrenzustände des Feten erkennen. Daher ist diese Methode ganz besonders zur Diagnostik der **chronischen** Plazentarinsuffizienz geeignet. Die Menge des im mütterlichen 24-Stunden-Urin ausgeschiedenen Östriols hat in den drei letzten Schwangerschaftsmonaten eine hohe Aussagekraft sowohl für das Leben und Wohlergehen des Feten als auch für die Leistung der Plazenta.

Maßgeblich ist allein die Tendenz einer **Verlaufskurve. Einzelwerte nützen nichts.**

Der Fet ist akut gefährdet

1. bei **niedrigem Kurvenverlauf** (im Bereich von 10 mg in 24 Stunden) und
2. bei plötzlichem Abfall der Östrogenwerte = „**Östrogensturz**" (Abb. 3).

> Der **Östrogensturz** tritt mindestens **einige Tage bis eine Woche (und länger) vor dem Absterben des Feten auf.**

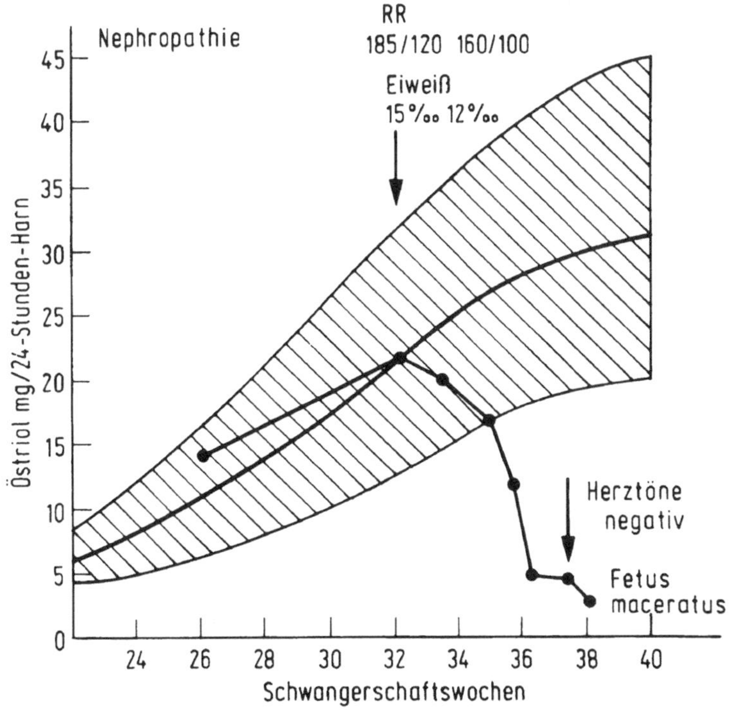

Abb. 3. Abfall der Östrogenwerte („Östrogensturz") bei einer Spätgestose; nach LAURITZEN, Ch.

Die Messung der Östriolausscheidung ist nicht geeignet, das Auftreten einer zusätzlichen **respiratorischen** Insuffizienz zu erfassen, die für den Feten akut lebensgefährdend ist und eine sofortige Geburtseinleitung notwendig macht. Für diesen Zweck eignet sich wesentlich besser

2. die **Amnioskopie*** und die **Fruchtwasser*-Spektrophotometrie nach Amniozentese*** und der
3. **Belastungstest des Feten bzw. der Plazenta** nach HAMMACHER, s. Oxytocin-Belastungstest.
4. Außerdem kann die **Messung des fetalen Kopfwachstums** mittels Ultraschall Aufschluß über die Auswirkung der chronischen Plazentarinsuffizienz geben, s. Kephalometrie.

Subakute Plazentarinsuffizienz: Sie steht in ihrem Verlauf und ihren Erscheinungen zwischen der chronischen (= Störung der nutritiven Funktion der Plazenta) und der akuten Plazentarinsuffizienz (= Störung der **respiratorischen** Funktion der Plazenta). Sie beginnt vor der Geburt und kann einige Tage bestehen. Das beste klinische Beispiel ist die **Übertragung***.

Akute Plazentarinsuffizienz: Die akute Plazentarinsuffizienz ist die Plazentarinsuffizienz **während der Geburt.** Mit akut ist in diesem Falle nicht gemeint, daß die Plazentarinsuffizienz innerhalb von wenigen Minuten entsteht, sondern daß sie sich **aus einer vorher ungestörten Situation heraus entwickelt,** was auch **Stunden** dauern kann. Ihr Hauptkennzeichen ist im Gegensatz zur chronischen Plazentarinsuffizienz die Störung der **respiratorischen** Funktion der Plazenta: Der Gasaustausch wird vermindert, der Fet wird hypoxisch. Die Begriffe akute Plazentarinsuffizienz und intrauterine Asphyxie werden praktisch gleichgesetzt.

> **Die akute Plazentarinsuffizienz führt zum fetalen Krankheitsbild der intrauterinen Asphyxie.**

Die akute Plazentarinsuffizienz hat viele **Ursachen.** Sie kann fetal, plazentar und maternal bedingt sein. Die wichtigsten Mittel zur Diagnostik dieser Sauerstoffmangelsituation sind

wiederholte **Fetalblutuntersuchungen** (pH-Bestimmungen) und die **apparative Herzschlagregistrierung,** mit der das Verhalten der fetalen Herzfrequenz zuverlässig kontrolliert werden kann.

Ein Musterbeispiel der akuten Plazentarinsuffizienz ist die **vorzeitige Lösung der normal sitzenden Plazenta.** Je nach dem Grade der Ablösung wird der Austausch über die Plazenta akut vermindert bis ganz unterbrochen. Die Folge ist die intrauterine Asphyxie des Feten. Ein wichtiges weiteres Beispiel: Häufig entwickelt sich unter der Geburt aus einer schon über Wochen bestehenden **chronischen** Plazentarinsuffizienz sehr rasch eine akute Plazentarinsuffizienz mit tödlicher intrauteriner Asphyxie.

Literatur

BECKER, V.: Funktionelle Morphologie der Plazenta. Arch. Gynäk. 198 (1963) 3

BOLTE, A., K.D. BACHMANN, G. KÜHN: Die fetalen Herzaktionspotentiale und ihre diagnostische Bedeutung. Arch. Gynäk. 203 (1966) 133

BOTELLA-LLUSIA, J., J.A. CLAVERO NUNEZ: El sindrome de la insufficiencia placentaria y su significacionpara la obstetricia practica. Acta ginec. (Madr.) 12 (1961) 563

BREHM, H., O. KÄSER, E. HALBERSTADT: Peripartuale Notfallsituation von seiten der Mutter. In: KÄSER, O., V. FRIEDBERG, K.G. OBER, K. THOMSEN, J. ZANDER: Gynäkologie und Geburtshilfe. Bd. II. Thieme, Stuttgart 1967

BUSCH, W.: Intrauterine fetale Mangelentwicklungen. Münch. med. Wschr. 111 (1969) 2392

CLAVERO, J.A., J. BOTELLA-LLUSIA: Measurement of the villus surface in normal and pathologic placentas. Amer. J. Obstet. Gynec. 86 (1963) 234

CLIFFORD, S.H.: Postmaturity – with placental dysfunction. J. Pediat. 44 (1954) 1

DICZFALUSY, E., Ch. LAURITZEN: Östrogene beim Menschen. Springer, Berlin 1961

GRUENWALD, P.: Chronic fetal distress and placental insufficiency. Biol. Neonat. 5 (1963) 215

HAMMACHER, K.: Die kontinuierliche elektronische Überwachung der fetalen Herztätigkeit vor und während der Geburt. In: KÄSER, O., V. FRIEDBERG, K.G. OBER, K. THOMSEN, J. ZANDER: Gynäkologie und Geburtshilfe. Bd. II. Thieme, Stuttgart 1967

HÖRMANN, G.: Die Fibrinoidisierung des Chorionepithels als Konstruktionsprinzip der menschlichen Plazenta. Z. Geburtsh. Gynäk. 164 (1965) 263

HÖRMANN, G., H. LEMTIS: Die menschliche Plazenta. In: SCHWALM, H., G. DÖDERLEIN: Klinik der Frauenheilkunde und Geburtshilfe. Urban & Schwarzenberg, München-Berlin 1965

KRANTZ, K.E., F. KUBLI: Die Plazentarinsuffizienz und ihre Diagnose. In: KÄSER, O., V. FRIEDBERG, K.G. OBER, K. THOMSEN, J. ZANDER: Gynäkologie und Geburtshilfe. Bd. II. Thieme, Stuttgart 1967

KUBLI, F.: Fetale Gefahrenzustände und ihre Diagnose. Thieme, Stuttgart 1966

KUBLI, F., H. BUDLIGER: Beitrag zur Morphologie der insuffizienten Plazenta. Geburtsh. u. Frauenheilk. 23 (1963) 37

KUBLI, F.: Der intrauterine Fruchttod in der zweiten Hälfte der Schwangerschaft. In: KÄSER, O., V. FRIEDBERG, K.G. OBER, K. THOMSEN, J. ZANDER: Gynäkologie und Geburtshilfe. Bd. II. Thieme, Stuttgart 1967

KUBLI, F.: Intrauterine Asphyxie und die Erkennung fetaler Gefahrenzustände. In: KÄSER, O., V. FRIEDBERG, K.G. OBER, K. THOMSEN, J. ZANDER: Gynäkologie und Geburtshilfe. Bd. II. Thieme, Stuttgart 1967

KUBLI, F.: Die chronische Plazentarinsuffizienz. Gynäkologe 1 (1968) 53

SCOTT, K.E., R. USHER: Fetal malnutrition: its incidence, causes, effects. Amer. J. Obstet. Gynec. 94 (1966) 951

WIGGLESWORTH, J.S.: Foetal growth retardation. Brit. Med. Bull. 22 (1966) 13

Plazentarinsuffizienz-Syndrom: Klinischer **Oberbegriff**, der alle Krankheitserscheinungen umfaßt, die sich aus einer Plazentarinsuffizienz ergeben können. Es ist daher unzweckmäßig, **Teilerscheinungen** der Plazentarinsuffizienz wie z.B. die CLIFFORDschen Zeichen als Ausdruck einer Übertragung* mit dem Begriff der Plazentarinsuffizienz **gleichzusetzen**.

Plazentaszintigraphie: s. Plazentalokalisation.

Posthämorrhagischer Schock: Schockzustand des Neugeborenen nach Blutverlust mit den drei Kardinalsymptomen
Blässe,
fehlende Atmung und
Bradykardie.

Der posthämorrhagische Schock kann bei allen in der Abbildung aufgezählten Zuständen vorkommen.

Jedem Geburtshelfer sind die z.T. sehr hohen kindlichen Verluste bei Blutungen in der Spätschwangerschaft bekannt. Aus der Literatur ergeben sich folgende Zahlen:

Ursache	Perinatale Sterblichkeit der Kinder infolge Verblutung
Placenta praevia	10-17%
Vorzeitige Lösung der normal sitzenden Plazenta	20-50%
Nabelschnurzerreißung	58-83%

Der posthämorrhagische Schock macht eine sofortige Bluttransfusion des Kindes unmittelbar nach der Geburt notwendig. Je nach Schwere des Schockzustandes und der Höhe des Blutverlustes empfiehlt OEHLERT, 20-30 ml Blut pro kg Körpergewicht in die Nabelvene zu transfundieren.

Von welchem Hb-Wert an spricht man von einer Neugeborenenanämie? Am Ende der intrauterinen Entwicklungszeit besitzt das Neugeborene im Nabelschnurvenenblut einen durchschnittlichen Hb-Gehalt von etwa 16 g% und 4,5 Millionen Erythrozyten/mm^3.

> Untere Grenze des Normalbereiches = 15 g% = 90% Hb des Normalwertes. Hb-Werte, die darunter liegen, sind pathologisch.

Dabei ist zu beachten, daß diese Zahlen nur für die unmittelbare Neugeborenenperiode gelten. Bereits am Ende der 1. Lebenswoche gehen die physiologischen Hb-Werte zurück.

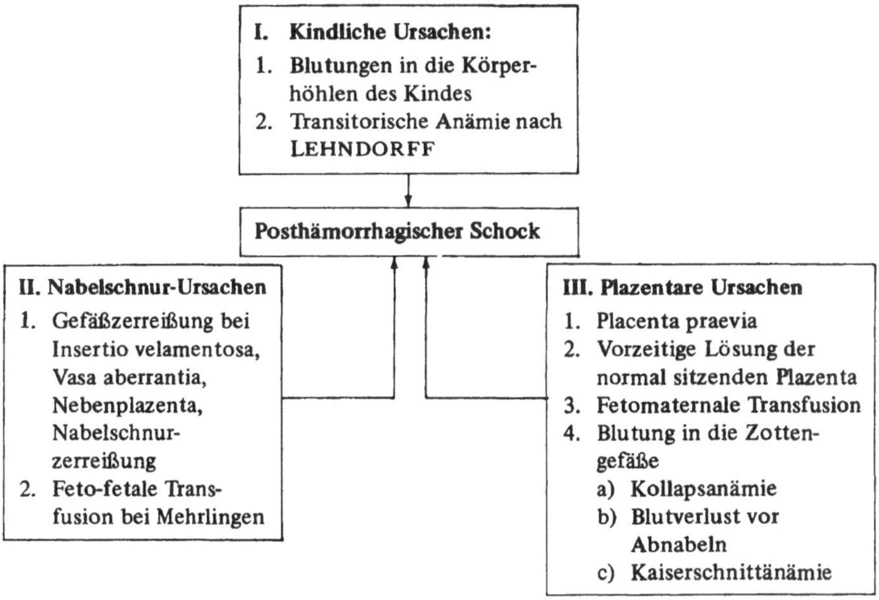

Übersicht über die wichtigsten Ursachen des posthämorrhagischen Schocks; nach HICKL, E.-J., aus PSCHYREMBEL, W.: Praktische Geburtshilfe. De Gruyter, Berlin 1966

Es ist gar nicht so lange her, daß man bei Blutungen in der Spätschwangerschaft, also vor allem bei Blutungen infolge Placenta praevia und vorzeitiger Lösung, in erster Linie an die Gefahr für die Mutter dachte. Erst in neuerer Zeit gelang es nachzuweisen, daß ein Teil des vaginal ausfließenden Blutes vom Kind stammt (NOVAK 1953). Das war möglich, nachdem die Methoden zur Erkennung fetaler Erythrozyten und zum Nachweis fetalen Hämoglobins (HbF) entwickelt worden waren.

Literatur

BARRY, A.P.: Accidental haemorrhage abruption placentae, clinical features. J. Irish Med. Ass. 51 (1962) 144

BENZ, B., O. PREISLER, K. BETKE: Über das Vorkommen von kindlichem Blut im retroplacentaren Hämatom. Klin. Wschr. 35 (1957) 1089

BROMBERG, Y.M., M. SALZBERGER, A. ABRAMOV: Foetal blood in genital hemorrhage due to Placenta Praevia and Abruptio Placentae. Lancet I (1957) 67

CRAWFORD, R.M.C., A.M. SUTHERLAND: Placentography in antepartum haemorrhage. J. Obstet. Gynaec. Brit. Cwlth. 68 (1961) 545

FOOTE, W.R., W.D. FRASER: Placenta praevia, critical appraisal of 8 years management. Amer. J. Obstet. Gynec. 80 (1960) 11

HICKL, E.-J.: Das Krankheitsbild der fetomaternalen Transfusion. Münch. med. Wschr. (1964) 71
HOCHULI, E.: Antepartale Blutungen, im besonderen Placenta Praevia. Gynaecologia 151 (1961) 75
HOGG, G.R., R. FRIESEN: Abnormal umbilical cord with fetal arterial hemorrhage. Amer. J. Obstet. Gynec. 83 (1962) 1251
KIRKMAN, H.N., H.D. RILEY jr.: Posthemorrhagic anemia and shock in the newborn due to hemorrhage during delivery; report of 8 cases. Pediatrics 24 (1959) 92
KLEIHAUER, E., H. BRAUN, K. BETKE: Demonstration von fetalem Haemoglobin in den Erythrocyten eines Blutausstrichs. Klin. Wschr. 35 (1957) 637
KOCH, Fr.: Über eine nichthämolytische Anämie bei Neugeborenen; zugleich ein Beitrag zum posthämorrhagischen Schock des Neugeborenen. Münch. Med. Wschr. 100 (1958) 1482
LEHNDORFF, H.: Anämische Zustände bei Neugeborenen. Wien. Med. Wschr. 112 (1962) 533
MACAFEE, C.H.G., G. MILLAR, G. HARLEY: Maternal and fetal mortality in Placenta Praevia. J. Obstet. Gynaec. Brit. Cwlth. 69 (1962) 691
NOVAK, Fr.: Posthaemorrhagic shock in newborns during labor and after delivery. Acta Med. Jugoslavica 7 (1953) 280
OEHLERT, G., J.E. MOHRMANN, K.F. MICHEL: Untersuchungen zur Placentapassage fetaler Blutelemente. Zbl. Gynäk. 40 (1960) 1544
OEHLERT, G., K.F. MICHEL, J.E. MOHRMANN: Fetales Hämoglobin im retroplacentaren Hämatom. Arch. Gyn. 192 (1960) 656
WEIPPL, G., D. GAMPER: Posthämorrhagische Neugeborenenanämie. Wien. klin. Wschr. 72 (1960) 614

Präazidose: Geringgradig gesteigerte Azidität im Blut; pH-Werte zwischen Normbereich und azidotischem Bereich werden als **präpathologisch** (= präazidotisch) bezeichnet.

	Mutter	Fet
Normalbereich	7,40 ± 0,05	7,30 ± 0,05
Präazidose	**7,34 - 7,30**	**7,25 - 7,20**
Azidose	unter 7,30	unter 7,20

Vgl. Azidose, pH-Wert, Fetalblutanalyse.

Präeklampsie: s. Spätgestose.

Prägestose: s. Spätgestose.

Pregnandiolausscheidung: s. Plazenta, endokrine Partialfunktion.

Prenatal care: Amerik. Bezeichnung für Schwangerenvorsorge*.

Probezange: In Sektiobereitschaft wird ein Zangen- oder Vakuumextraktionsversuch in Intubationsnarkose gemacht. Indikationen: Geburtsstillstand in der späten Eröffnungs- oder Austreibungsperiode und beginnende fetale Aziditätssteigerung.

Literatur

KUBLI, F., M. HINSELMANN, H. RÜTTGERS, A. CASTANO-ALMENDRAL: Probezange. Arch Gynäk. 211 (1971) 291

Propfgestosen: s. Spätgestose

Prostaglandine: Hormonähnliche Substanzen, die im Körper aus Fettsäuren synthetisiert werden und in zahlreichen Geweben (Endometrium, Hirn, Lunge, Samenblase, Pankreas, Nieren u.a.) vorkommen. Die heute bekannten 14 Prostaglandine sind 2-kettige Kohlenstoffverbindungen; nach der Anordnung der Seitenketten und Doppelbindungen unterscheidet man die **4 Grundtypen A, B, E, F**.

Die **physiologischen Wirkungen** der Prostaglandine sind mannigfaltig und weitgehend ungeklärt. Besondere Bedeutung scheinen die Wirkungen der Prostaglandine im **reproduktiven System** zu besitzen. Ihre Wirkungen in der Samenflüssigkeit sind nicht bekannt; auffallend ist jedoch, daß im Samen von Männern unfruchtbarer Ehen der Prostaglandin-E-Gehalt vermindert ist. Die Prostaglandine führen zur **Kontraktion der Längsmuskulatur des Eileiters**; bei der Menstruationsblutung kommt es zur Freisetzung von Prostaglandin E aus dem Endometrium, das dann die Uterusmotilität beeinflussen soll. Die Muskulatur des **schwangeren Uterus** reagiert auf Prostaglandine immer mit Kontraktionen.

Therapeutisch werden die Prostaglandine voraussichtlich vor allem zur Wehenauslösung bei Geburtseinleitung und zur Auslösung von Aborten angewandt werden. Erste Versuche in diesen beiden Richtungen zeigten gute Erfolge.

Literatur

BYGDEMANN, M., S.U. KWON, T. MUHKERJEE, N. WIQVIST: Effect of intravenous infusion of prostaglandin E_1 and E_2 on motility of the pregnant human uterus. Amer. J. Obstet. Gynec. 102 (1968) 317

KARIM, S.M.M., K. HILLIER, R.R. TRUSSELL, R.C. PATEL, S. TAMUSANGE: Induction of labour with prostaglandin E_2. J. Obstet. Gynaec. Brit. Cwlth. 77 (1970) 200

LIPPERT, T.H.: Die Prostaglandine im reproduktiven System. Dtsch. med. Wschr. 96 (1971) 916

ROTH-BRANDEL, U., M. BYGDEMAN, N. WIQVIST, S. BERGSTRÖM: Prostaglandins for induction of therapeutic abortion. Lancet I (1970) 190

Proteine im Fruchtwasser: s. Fruchtwasserdiagnostik.

Proteinurie: s. Spätgestose*.

Pudendusanästhesie: Geburtserleichternde Methode durch Ausschaltung des Nervus pudendus, dem wichtigsten sensiblen Nerv des Dammes.

Technik:

a) **Transvaginal** (Abbildung): Durchstechen der Scheidenhaut mit einer etwa 10 cm langen Kanüle etwa 1/2 cm unterhalb der Spina ischiadica. Vorschieben der Kanüle und Infiltration des Gewebes mit 10 ml eines Lokalanästhetikums (z.B. 1%ige Xylocain-Lösung). Vor jeder Injektion muß aspiriert werden, um eine intravasale Injektion auszuschließen.

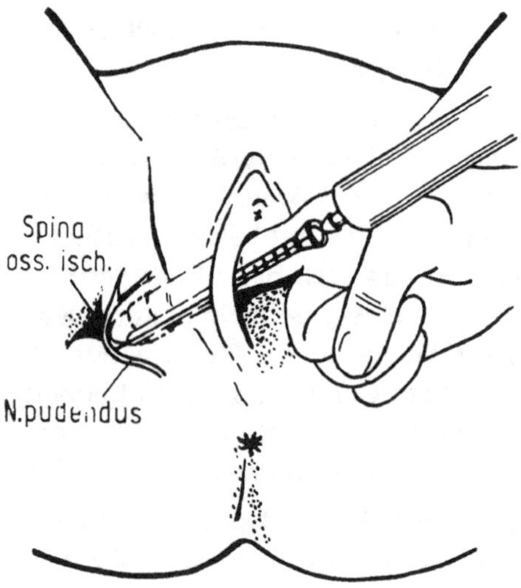

Vaginale Pudendusanästhesie; nach PSCHYREMBEL, W.: Praktische Geburtshilfe. De Gruyter, Berlin 1966

b) **Perineal**: Während die innere Hand die Spina ischiadica vaginal oder rektal tastet, wird mit der anderen Hand von dem Mittelpunkt der Linie zwischen Anus und Tuber ischiadicum eine 8-12 cm lange Kanüle auf die Spina ischiadica zugeschoben. Nach Aspiration Infiltration des dortigen Gewebes mit 10 ml eines Lokalanästhetikums (z.B. 1%ige Xylocain-Lösung).

Indikationen: Schmerzbekämpfung in der Austreibungsperiode, Naht von Episiotomien, Naht von Scheidenhaut- und Dammrissen.

Literatur
BECK, L., H. STOCKHAUSEN: Die transvaginale Pudendus-Anästhesie mit Hilfe neuer Spezialnadeln. Geburtsh. u. Frauenheilk. 26 (1966) 932
CRAWFORD, J.S.: Principles and practice of obstetric anaesthesia. Blackwell, Oxford 1965
DAVIS, J.E., J.C. FRUDENFELD, K. FRUDENFELD, A.N. WEBB: The combined paracervical-pudendal block anesthesia for labor and delivery. A review of 2100 private cases. Amer. J. Obstet. Gynec. 89 (1964) 366
KOBAK, A.J., E.F. EVANS, G.R. JOHNSON: Transvaginal pudendal nerve block. Amer. J. Obstet. Gynec. 71 (1956) 981
KOBAK, A.J., M.S. SADOVE: Combined paracervical and pudendal nerve blocks – a simple form of transvaginal regional anesthesia. Amer. J. Obstet. Gynec. 81 (1961) 72
SALING, E.: Ein neues Instrument zur Durchführung der Pudendusanästhesie. Geburtsh. u. Frauenheilk. 26 (1966) 425
SEEDS, A.E. jr., P. STEIN-MESSINGER, J.H. DORSEY: Paracervical and pudendal block – results of a double blind evaluation. Obstet. and Gynec. 20 (1962) 462
STOCKHAUSEN, H., A. CHRYSSIKOPULOS: Erfahrungsbericht über die transvaginale Pudendus-Anästhesie in der Geburtshilfe bei 5634 Patientinnen. Geburtsh. u. Frauenheilk. 28 (1968) 963
TAFEEN, C.H., H.L. FREEDMANN, H. HARRES: Combined continuous paracervical and continuous pudendal nerve block anesthesia in labor. Amer. J. Obstet. Gynec. 100 (1968) 53

Pufferbase: angels. buffer base, Abk. BB; Summe der für die Pufferung maßgebenden Anionenbasen (Bikarbonat, Hämoglobin, Proteine) im Vollblut. Eignet sich zur Beurteilung der respiratorischen Komponente des Säure*-Basen-Haushaltes. **Normalwerte** im Kapillarblut einer erwachsenen Frau 48 mval/l (45-51 mval/l), im Nabelschnurvenenblut 37,2 mval/l (30,8-43,7 mval/l).

Pufferlösungen: s. Reanimation, Säure-Basen-Stoffwechsel.

Pufferung: s. Säure-Basen-Stoffwechsel, Reanimation.

RdS: Abk. für Respiratory distress Syndrom, s. Membransyndrom.

RDS-Score: Punkteschema zur Schweregradeinteilung des Atemnotsyndroms beim Neugeborenen (Abbildung). Bei diesem Schema werden nur klinische Zeichen ausgewertet. Daher kann es vor allem dort benutzt werden, wo objektive Laborwerte nicht zur Verfügung stehen. Zwischen dem Punkteergebnis und dem arteriellen pH sowie den Blutgaswerten bestehen gute statistische Korrelationen.

Score	0	1	2
Atemzüge (pro min)	60	60–80	80 oder apnoische Phasen
Zyanose	keine	bei Luftatmung	bei 40%iger O_2-Atmung
Einziehungen (inter-, subkostal, suprasternal)	keine	angedeutete	mäßige bis schwere
Brummen (exspiratorisch)	kein	mit Stethoskop hörbar	ohne Stethoskop hörbar
Lufteintritt* (bei Schreien)	klar	verzögert oder abgeschwächt	kaum hörbar

* Qualität des inspiratorischen Atemgeräusche, in der mittleren Axillar-Linie gehört

Abb. RDS-Score

Die unmittelbar nach der Geburt festgestellte Punktezahl des RDS-Scores läßt keine prognostische Aussage zu. Dagegen gilt für das Ergebnis in der 12.-18. Lebensstunde:

über 8 Punkte: mit dem Tode des Kindes ist zu rechnen,
unter 6 Punkten: das Kind wird voraussichtlich überleben,
7 Punkte: Prognose ungewiß.

Literatur

DOWNES, J.J., D. VIDYASAGAR, G.M. MORROW, T. R. BOGGS jr.: Respiratory distress syndrome of newborn infants. I. New clinical scoring system (RDS-Score) with acid-base and blood-gas correlations. Clin. Pediat. 9 (1970) 325

Reanimation des Neugeborenen: Behandlung des Neugeborenen im Depressionszustand (DZ) bei gestörter perinataler Adaptation. Man unterscheidet aus organisatorischen Gründen die **Sofort-Reanimation** (Reanimation unmittelbar nach der Geburt am Bett der Mutter oder im Kreißsaal) von der **Langzeit-Reanimation** (in einer Intensiv-Neugeborenen-Einheit).

Wann muß mit der Notwendigkeit einer Sofort-Reanimation gerechnet werden? Oder:

> Wann muß alles für eine **Sofort-Reamination vorbereitet** werden?

Bei jeder Risikoschwangerschaft und Risikogeburt, insbesondere bei

1. intrauteriner Azidose oder Präazidose,
2. vaginaloperativer Entbindung,
3. Frühgeburt,
4. Gabe von größeren Mengen Analgetika an die Mutter,
5. Geburt bei Narkose der Mutter,
6. Placenta praevia, vorzeitiger Lösung.

Voraussetzung einer gezielten Sofort-Reanimation:

> Ausführung der Zustandsdiagnostik* des Neugeborenen mit dem Ergebnis: mittelgradiger oder schwerer DZ.

Faustregel:

> Bei jedem in mittelgradigem oder schwerem DZ geborenen Kind ist eine einmalige „blinde" Sofortinjektion (d.h. ohne vorherige pH-Bestimmung) einer Pufferlösung indiziert.

Indikation zur Sofort-Reanimation (d.h. für Maßnahmen unmittelbar am Bett der Mutter)

a) nach klinischen Gesichtspunkten (= Zustandsdiagnostik*):

APGAR-Punkte	Neugeborenen-Index (WULF)	Hauptschema-Punkte (SALING)	Klin. Bedeutung	Reanimations-maßnahmen
7 - 10	6 - 8	7 - 12	lebensfrisch	Absaugen der ob. Atemwege
5 - 6	4 - 5	5 - 6	leichter DZ	endotracheales Absaugen, Masken- oder Rachentubus-beatmung, (Hautreize)
0 - 4	0 - 3	0 - 4	mittelgradiger bis schwerer DZ	endotracheales Absaugen, endotracheale Beatmung, Pufferinjektion, evtl. Volumenersatz

b) nach pH-Werten: Entweder **intrauterin durch FBA** festgestellte **mittelgradige** (pHqu40 7,14-7,10) oder **schwere** (pHqu40 unter 7,10) **metabolische Azidose.** Oder durch pH-Messung des **Nabelschnurblutes** (nach BRETSCHER und SALING) erkannte mittelgradige oder schwere Azidose.

	pH akt	pHqu40
Nabelschnurarterie		
normal	7,27 - 7,20	7,19 - 7,22
Präazidose	7,19 - 7,12	7,22 - 7,16
Azidose	<7,12	<7,16
Nabelschnurvene		
normal	7,33 - 7,26	7,32 - 7,26
Präazidose	7,25 - 7,20	7,25 - 7,20
Azidose	**<7,20**	**<7,20**

Folgende Maßnahmen müssen ergriffen werden:

a) Absaugen und Freihalten der Atemwege
b) Pufferinjektion
c) Beatmung

d) medikamentöse Zusatztherapie
e) evtl. Volumenersatz
f) Herzmassage
g) Verhütung von Abkühlung

Jeder Geburtshelfer muß heute die **künstliche Beatmung und die Puffertherapie** beherrschen.

Absaugen: Mundhöhle, Nasen-Rachenraum und Trachea werden durch eine **Mundabsaugevorrichtung** mit Katheter von Schleim und Fruchtwasser gesäubert. Die **Reinigung der Trachea** wird unter **Sicht-Kontrolle mit dem Laryngoskop** vorgenommen. Zu empfehlen ist auch, den **Magen** abzusaugen (wegen sekundärer Aspiration).

Besonders bei Risikoneugeborenen* sollte der Magen abgesaugt werden (Frühgeborene, Sektiokinder, Kinder diabetischer Mütter u.a.)

Pufferinjektion: Die Injektion von Pufferlösung hat den Sinn, die Azidose durch Bindung der H^+Ionen zu vermindern bzw. auszuschalten. Die Puffermengen kann man 1. **nach berechneten Mengen** oder 2. nach Mengen dosieren, die der klinischen Erfahrung entsprechen.

Zu 1. Zur Berechnung der Puffermenge, die man injizieren muß, benutzt man folgende Formel:
mval benötigter Puffer = Basendefizit × 0,3 × kg Körpergewicht.
Zu2. Die Berechnung der benötigten Puffermenge hat eigentlich nur theoretischen Wert. **Praktisch** wird man meist eine bekannte Dosierung wählen (4 ml der unten beschriebenen Pufferlösung/kg Körpergewicht), wobei man aus Erfahrung weiß, um wieviele Einheiten durch diese Injektion der pH-Wert angehoben wird. Nach einer pH-Wert-Kontrolle kann dann über eine weitere Puffertherapie entschieden werden.

Heute kommen zwei Puffersubstanzen infrage: 1. der **Tris-Puffer** und 2. der **Natriumbikarbonat-Puffer.**

Zu 1. **Tris-Puffer** (Tham-Puffer): Injektion von einer 7%igen Tris-Pufferlösung mit Zusatz von 8%iger Glukose, und zwar 4 ml/kg Körpergewicht. Die Pufferlösung wird hergestellt aus 2 ml des 40%igen Tris-Puffer-Konzentrates und 10 ml einer 10%igen Glukoselösung. Bei einem Kind mit einem Gewicht von 3000 g werden die so hergestellten 12 ml injiziert (**4 ml pro 1000 g**). Injektionsdauer 3-6 Minuten. Diese Dosis hebt den pHqu40 um 0,1 bis 0,15 Einheiten. Wichtig:

Tris-Puffer muß in die blutführende Nabelvene injiziert werden. Anschließend muß die Nabelvene ausgestrichen werden.

Der Tris-Puffer wirkt unabhängig von der Lungenfunktion. Er neutralisiert Kohlensäure (Tris + $H^+HCO_3^- \rightleftharpoons$ Tris - H^+ + HCO_3^-), indem er H^+-Ionen bindet und Bikarbonat erzeugt. Die gepufferten Anteile (Tris - H^+) werden renal ausgeschieden und wirken diuretisch. **Vorteile** des Tris-Puffers sind, daß er kein Natrium enthält und eine gute intrazelluläre Pufferwirkung besitzt. **Nachteile** des Tris-Puffers sollen sein: Depression der Atemregulation, Hypoglykämien, Hyperkaliämien. Konzentrierte Lösungen sollen Gefäßschäden verursachen.

Zu 2. **Natriumbikarbonat-Puffer**: Injektion einer 8%igen Natriumbikarbonatlösung in die Nabelvene, und zwar 4 ml/kg Körpergewicht. Natriumbikarbonat ist der biologisch wichtigste Puffer. Bei gestörter Atemfunktion kommt es infolge der Natriumbikarbonat-Pufferung zur intrazellulären

Aziditätssteigerung, da das bei der Pufferung entstehende CO_2 nicht abgeatmet werden kann.

Nach SALING soll folgendermaßen vorgegangen werden:

1. Zur **Sofortinjektion** beim noch nicht abgenabelten Kind wird in die noch blutführende Nabelvene Tris-Puffer injiziert.
2. Ist dann die **Atmung (spontan oder apparativ) in Gang gekommen** und besteht weiterhin eine metabolische Azidität, so wird Natriumbikarbonat gegeben.

> Bei einem schweren DZ sollten sofort nach der Geburt ein **Nabelschnurarterienkatheter** und ein **Nabelschnurvenenkatheter** geschoben werden. Dann erfolgt die **Puffertherapie über den Venenkatheter.** Über den **Nabelschnurarterienkatheter** wird Blut für die pH-Diagnostik entnommen.

Beatmung:

Wann? Wenn 2 min post partum noch keine Spontanatmung in Gang gekommen ist.

Womit? Zur Sofort-Reanimation wird reiner Sauerstoff verwandt. Damit ist der höchste Sauerstoffpartialdruck im Blut zu erreichen.

Wodurch? Bei Kindern in einem leichten DZ durch einen doppelläufigen Rachentubus (SALING) oder mit einer Gesichtsmaske, bei der der große Totraum ein bedeutender Nachteil ist. Bei Kindern in mittelgradigem oder schwerem DZ muß die Beatmung **endotracheal** erfolgen. Dazu ist es notwendig, den Kehlkopfeingang mit einem Laryngoskop für Neugeborene einzustellen und einen Trachealtubus (COLE) einzuführen.

> Die Intubationsbeatmung ist die sicherste Art der Beatmung.

Wie? a) Die **Mund-zu-Mund-Beatmung ist ein äußerster Notbehelf** und darf nur noch in extremen Notsituationen angewandt werden.

b) **Beatmung mit Beatmungsgeräten**: Nach BRETSCHER können bei der künstlichen Beatmung folgende Überdrucke zur Lungenentfaltung angewendet werden:
1. Atemzug (Abb. 1): Bei einem Überdruck von 60 cm Wassersäule wird die Lunge mit einem Volumen von 40 ml Luft gefüllt.
2. Atemzug (Abb. 2): Bei einem Überdruck von 40 cm Wassersäule wird ein Volumen von 35 ml Luft eingeatmet.
3. Atemzug (Abb. 3): Bei 30 cm Wassersäule Überdruck wird ein Atemvolumen von 30 ml Luft gefördert.

Nach den ersten Atemzügen, mit denen die Lungen entfaltet werden, muß der Druck auf **20-25 cm Wassersäule** reduziert werden; damit werden etwa 20-25 ml Luft eingeatmet.

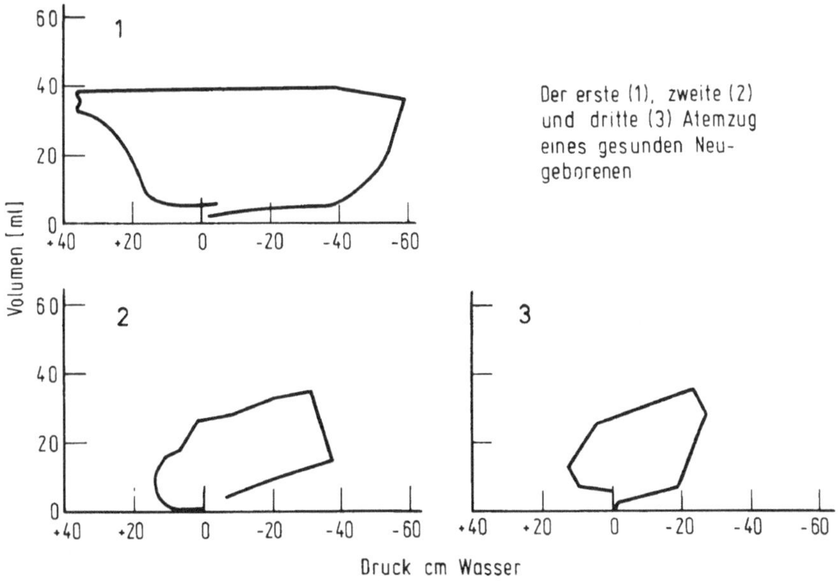

Abb. 1 - 3. Atemschleifen (= Druck-Volumen-Kurven) des ersten (Abb. 1), des zweiten (Abb. 2) und des dritten (Abb. 3) Atemzuges des Neugeborenen; nach KARLBERG aus BRETSCHER, J.: Die primäre Reanimation Neugeborener. Praxis 57 (1968) 294

Es stehen folgende Beatmungsgeräte zur Verfügung (Zusammenstellung nach WULF):

1. **Wechseldruckbeatmung:**

   Typ Baby-Pulmotor PETERS (Draeger)

Atemdruck	+ 18 bis + 20 cm H_2O fixiert
	- 12 bis - 15 cm H_2O fixiert
Atemfrequenz	30-50/min automatisch
Atemgas	100% O_2

   Typ Beatmungsgerät SEMM (Wisap)

Atemdruck	+ 1 bis + 30 cm H_2O steuerbar
	- 1 bis - 30 cm H_2O steuerbar
Atemfrequenz	variabel
Atemgas	Luft oder 100% O_2

   Typ Beatmungsgerät SALING (Auer-Gesellschaft)

Atemdruck	+ 20, + 30, + 40 cm H_2O	variabel
	- 10 cm H_2O	fixiert
Atemfrequenz	steuerbar	
Atemgas	Luft oder 100% O_2	

2. **Überdruckbeatmung** (und assistierte Dauerbeatmung)

   Typ Bird-Respirator (Godart)

Atemdruck	bis + 40 cm H_2O variabel
Atemfrequenz	steuerbar
Atemgas	Luft oder 100% O_2

Medikamentöse Zusatztherapie:

a) **Morphinantagonisten**: Wurden der Mutter während der Geburt Opiate (z.B. Dolantin) gegeben, so soll das mit einer Atemdepression geborene Kind 0,1 mg Lorfan i.v. oder 0,2 mg i.m. erhalten.

b) **Zentrale Analeptika sind zwecklos.**

c) **Vasodilatatoren**: Zur Aufhebung der Vasokonstriktion der Lungen-Strombahn: z.B. Alupent, Perphyllon (0,1-0,2 ml i.m.).

Volumenersatz: Bei einem Kind in schwerem DZ ohne reduzierte pH-Werte muß man an einen **posthämorrhagischen* Schock** denken (z.B. bei Placenta praevia, feto-maternaler Makrotransfusion, feto-fetaler Transfusion, vorzeitiger Lösung der Plazenta u.a.).

Sofortige Bluttransfusion: 20-30 ml/kg Körpergewicht in die Nabelvene; evtl. Plazentablut.

Reanimierte Kinder müssen weiter intensiv überwacht werden.

Die laufende Kontrolle von Atmung und Körpertemperaturen ist für Kinder nach geglückter Reanimation und Frühgeborene von lebenswichtiger Bedeutung. Die Langzeit-Reanimation ist für die Vermeidung zerebraler Spätschäden von entscheidendem Wert.

Literatur

APGAR, V.: Proposal for a new method of evaluation of the newborn infant. Anesth. Analg. 32 (1953) 260

BACHMANN, K.D., L. BECK, H.W. EWERBECK, H. WULF: Empfehlungen für die optimale Versorgung des Neugeborenen. In: EWERBECK, H., R. ELERT, V. FRIEDBERG: Prophylaxe und Therapie perinataler Fruchtschäden – Stillprobleme. Thieme, Stuttgart 1967

BALLABRIGA, A., A. MORGAS, A. GALLAET-CATALA, N. BARAT: Respiratory pathology in the immediate postnatal period. Acta paediat. scand. 59 (1970) 497

BERG, D., M. MÜLLING, C. MARCKS, E. SALING: Beitrag zur Pufferwahl bei der Behandlung der Neugeborenen-Azidose unter besonderer Berücksichtigung des Puffereinflusses auf die Atmung. Arch. Gynäk. 206 (1968) 215

BERG, D.: Sofortmaßnahmen zur Reanimation asphyktischer Neugeborener. Gynäkologe 1 (1968) 89

BLEICH, H.L., W.B. SCHWARTZ: Tris buffer (THAM). An appraisal of its physiologic effects and clinical usefullness. New Eng. J. Med. 274 (1966) 782

BRADY, J.P., P.M. DUNN: Chemoreceptor reflexes in the newborn infant: Effect of CO_2 on the ventilatory response to hypoxia. Pediatrics 45 (1970) 206

BRETSCHER, J.: Über die Reanimation asphyktischer Neugeborener. Gynaecologia 157 (1964) 215

BRETSCHER, J.: Bericht über die Reanimation von 110 intubierten Neugeborenen. Arch. Gynäk. 200 (1964) 30

BRETSCHER, J.: Die Gefahren der Schädigung bei der primären Reanimation. Z. Geburtsh. Suppl. 169 (1968) 44

BRETSCHER, J.: Die primäre Reanimation Neugeborener. Praxis 57 (1968) 294

COHEN, S.M., W.A. OLSEN: Drugs that depress the newborn infant. Pediat. Clin. N. Amer. 17 (1970) 835

COOK, C.D., R.B. CHERRY, D. O'BRIEN, P.J.E. KARLBERG, C.A. SMITH: Studies of respiratory physiology in the newborn infant. I. Observations on normal premature and full-term infants. J. Clin. Invest. 34 (1955) 975

COSBY, R.S., D.A. SWAN, M. MAYO, D.L. ROBERTS, T.R. RICHARDSON: Respiratory effects of Tris (THAM) in acidosis and alcalosis. Clin. Pharmacol. Ther. 5 (1964) 185

DAILY, W.J.R., H.B.P. MEYER, P. SUNSHINE, P.C. SMITH: Mechanical ventilation of newborn infants: III. Historical comments and development of a scoring system for selection of infants. Anesthesiology 34 (1971) 119

DAILY, W.J.R., P. SUNSHINE, P.C. SMITH: Mechanical ventilation of newborn infants. V. Five years' experience. Anesthesiology 34 (1971) 132

DANIEL, S.S., K. ADAMSONS, L.S. JAMES: Lactate and pyruvate as an index of prenatal oxygen deprivation. Pediatrics 37 (1966) 942

DOWNES, J.J.: Mechanical ventilation of the newborn. Anesthesiology 34 (1971) 116

EWERBECK, H.: Tris-Pufferbehandlung der Stoffwechselacidose bei der toxischen Gastroenteritis des Säuglings und beim atemgestörten Neugeborenen („fetal-distress"-Syndrom). Dtsch. med. Wschr. 90 (1965) 1989

FINNEGAN, L.P., C.S. McBRINE, N.L. STEG, M.L. WILLIAMS: Respiratory distress in the newborn. Amer. J. Dis. Childh. 119 (1970) 212

FISCHER, W.M., W. TOUSSAINT: Über den Säure-Basen-Haushalt beim Neugeborenen: Untersuchungen in den ersten Lebensminuten. Arch. Gynäk. 199 (1963) 182

GUPTA, J.M., G.W. DAHLENBURG, J.A. DAVIS: Changes in blood gas tensions following administration of amine buffer THAM to infants with respiratory distress syndrome. Arch. Dis. Childh. 42 (1967) 416

HELMRATH, T.A., A. HODSON, T.K. OLIVER: Positive pressure ventilation in the newborn infant: The use of a face mask. J. Pediat. 76 (1970) 202

HENSCHLER, D.: Trispuffer (THAM) als Therapeutikum. Dtsch. med. Wschr. 88 (1963) 1328

JARRE, W., W. KETTERLE, H. REINWEIN: Zur Behandlung des respiratory-distress-syndrome bei Frühgeborenen mit Tris und Netzmittel. Helv. paediat. Acta 1 (1965) 27

JARRE, W., W. KETTERLE, H. REINWEIN: Zur Behandlung des Respiratory-Distress-Syndroms bei Frühgeborenen mit Tris-(hydroxymethyl)-Aminomethan (THAM) und Netzmittel. Helv. paediat. Acta 20 (1965) 27

KALAPPA, R., K. UELAND, J.M. HANSEN, M. ENG, J.T. PARER: Maternal acid-base status during cesarean section under thiopental, N_2O and succinylcholine anesthesia. Amer. J. Obstet. Gynec. 109 (1971) 411

KAPLAN, S.A.: Tris-(hydroxymethyl)-aminomethane (THAM) – a new buffer for therapeutic use. Amer. J. Dis. Childh. 103 (1962) 1

KARLBERG, P.J.E.: Breathing and its control in premature infants. In: LANHAM, J.T.: Physiology of prematurity. Josiah Macy Jr. N.Y. 1958

KEUTH, U.: Das Membransyndrom der Früh- und Neugeborenen. Springer, Berlin-Heidelberg-New York 1965

KEUTH, U.: Natriumbicarbonat-Glucose-Infusion beim Membransyndrom der Früh- und Neugeborenen. Dtsch. med. Wschr. 92 (1967) 248

KEUTH, U.: Ätiologie und Pathogenese des Membransyndroms. Gegenwärtiger Stand der Erkenntnisse. Pädiat. u. Pädol. 4 (1968) 29

KEUTH, U.: Therapie des Membransyndroms beim Früh- und Neugeborenen. Mschr. Kinderheilk. 116 (1968) 598

KITTERMANN, J.A., R.H. PHIBBS, W.H. TOOLEY: Catherization of umbilical vessels in newborn infants. Pediat. Clin. N. Amer. 17 (1970) 895

KRAUSS, A.N., A.F. ALBERT, M.M. KANNAN: Contamination of umbilical catheters in the newborn infant. J. Pediat. 77 (1970) 695

KRESS, D., H. GORBACH, K. SEMM: Die Abhängigkeit der Perfusionsgröße von der Alveolarentfaltung nach verschiedenen Beatmungsmethoden. Modellversuche an fetalen Kalbslungen. Geburtsh. u. Frauenheilk. 31 (1971) 126

LOEWENICH, V. v.: Apparative Überwachung des Neugeborenen. Gynäkologe 2 (1969) 99

NAHAS, G.G., W.L. LUMPKIN: The clinical pharmacology of THAM (Tris-[hydroxymethyl]-aminomethane). Clin. Pharmacol. Ther. 4 (1963) 784

POCHEDLY, C., S. MUSIKER: Twin-to-twin transfusion syndrome. Postgrad. Med. 47 (1970) 172
ROBERTON, N.R.C.: Apnoea after THAM administration in the newborn. Arch. Dis. Childh. 45 (1970) 206
SALING, E.: Über die Wirksamkeit älterer und neuer Asphyxiebehandlungsmethoden. Geburtsh. u. Frauenheilk. 20 (1960) 325
SALING, E.: Neue Untersuchungen über die Wirkung atmungsanregender Medikamente auf das Neugeborene. Geburtsh. u. Frauenheilk. 21 (1961) 237
SALING, E.: Zustandsdiagnose beim Neugeborenen unmittelbar nach der Geburt. Gynaecologia 160 (1965) 133
SALING, E.: Das Kind im Bereich der Geburtshilfe. Thieme, Stuttgart 1966
SALING, E., J. BRETSCHER: Pufferinjektion in die Vena umbilicalis des noch nicht abgenabelten Neugeborenen. Geburtsh. u. Frauenheilk. 28 (1968) 63
SALING, E.: Fortschritte in der Wiederbelebung von Neugeborenen. Therapiewoche 8 (1968) 1924
SALING, H.: Die Wirksamkeit der Mund-zu-Mund-Beatmung in der Behandlung asphyktischer Neugeborener. Dissertation, Berlin 1960
SEMM, K., D. KRESS: Die Bedeutung der Relation von Druck mal Zeit bei der Entfaltung atelektatischer Neugeborenenlungen. Arch. Gynäk. 199 (1963) 279
SINCLAIR, J.C., K. ENGEL, W.A. SILVERMAN: Early correction of hypoxemia and acidemia in infants of low birth weight: a controlled trial of oxygen breathing, rapid alkali infusion, and assisted ventilation. Pediatrics 42 (1958) 565
SINIOS, A.: Die Mortalität der Frühgeborenen vor und nach Einführung der Behandlung des Atemnotsyndroms. Mschr. Kinderheilk. 119 (1971) 32
STERN, L., A.D. RAMOS, E.W. OUTERBRIDGE, P.H. BEAUDRY: Negative pressure artifical respiration: Use in treatment of respiratory failure of the newborn. Canad. Med. Ass. J. 102 (1970) 595
STRAUSS, J.: Tris-(hydroxymethyl)-amino-methane (THAM): A pediatric evaluation. Pediatrics 41 (1968) 667
TULZER, W.: Die Bedeutung pränatal verabreichter Medikamente für Früh- und Neugeborene. Wien. klin. Wschr. 82 (1970) 304
USHER, R.H.: The respiratory distress syndrome of prematurity. I.: Changes in potassium in the serum and the electrocardiogram and effects of therapy. Pediatrics. 24 (1959) 562
WENNER, J., L. BRAUN: Der Einfluß der Alkalitherapie auf Atmung und Säurebilanz des Neugeborenen mit idiopathischem Atemnotsyndrom. Pädiat. u. Pädol. 3 (1967) 237
WULF, H.: Die Behandlung des asphyktischen Neugeborenen. Therapiewoche 19 (1969) 2345
ZIMMERMANN. W.E.: Der Trispuffer in klinischer Anwendung. Dtsch. med. Wschr. 88 (1963) 1305

Reifebestimmung des Feten:

– Bilirubin im Fruchtwasser: s. Fruchtwasserdiagnostik.
– biparietaler Durchmesser: s. Kephalometrie.
– Fruchtwasser-Zelldiagnostik: s. Fruchtwasserdiagnostik.
– R-Zacken-Amplitude: s. Fetal-EKG.

Reifebestimmung des Neugeborenen:

– Gewicht: s. Neugeborenes.

Respiratorisch: Von der Atmung abhängig.
R.e Azidose: s. pH-Wert, Azidose.

Respiratory-distress-Syndrom, idiopathisches: s. Membransyndrom.

Rh-Inkompatibilität: s. Morbus haemolyticus neonatorum.

Rh-Sensibilisierungsprophylaxe: Verhinderung der Rh-Sensibilisierung der Rh-negativen Mutter.

Die Sensibilisierung der Rh-negativen Mutter (= Anregung zur Antikörperbildung durch Aufnahme von Rh-positiven Erythrozyten) ist die Ursache des Morbus* haemolyticus. Der häufigste **Anlaß zum Eindringen kindlicher Erythrozyten** in den Kreislauf der Mutter ist die Geburt. Transfusions- oder injektionsbedingte Sensibilisierungen durch blutgruppenungleiches Blut sind heute selten. Während der Geburt (vor allem während der Austreibungsperiode und Plazentalösung) kommt es zu kleinsten **Einrissen der Plazentazotten,** dadurch wird ein **Übertritt kindlicher Erythrozyten in das mütterliche Blut** möglich. Handelt es sich dabei um einen Übertritt Rh-positiver kindlicher Erythrozyten in Rh-negatives Blut, so kann dadurch eine Sensibilisierung ausgelöst werden. Zwar gibt es auch in der Schwangerschaft schon Erythrozytenübertritte, die Menge reicht zur Sensibilisierung aber meist nicht aus. Häufigkeit und Größenordnung fetaler Bluteinschwemmungen in den mütterlichen Kreislauf während der Geburt zeigt die Abbildung. **Spezielle Blutausstrichfärbemethoden** vom mütterlichen Blut, die eine größere Säurefestigkeit des fetalen Hämoglobin (HbF) gegenüber dem Erwachsenen-Hämoglobin (HbA) ausnutzen, erlauben eine qualitative und quantitative Auswertung der übergetretenen Erythrozyten.

Fetal-Erythrozyten	Zahl der Frauen
keine	191 = 26,7%
unter 0,01‰	288 = 40,2%
0,01–0,1‰	156 = 21,8%
0,1–2,0‰	70 = 9,7%
mehr als 2,0‰	11 = 1,5%
Summe	716

Nachweis fetaler Erythrozyten im mütterlichen Blut nach der Geburt bei 716 Frauen. Die Promille-Werte der HbF-Zellen beziehen sich auf die mütterlichen Erythrozyten. 0,1‰ entspricht dabei etwa 0,5 ml eingeschwemmten kindlichen Blutes. 2,0‰ etwa 10 ml usw.; nach SCHELLONG, G.: Rh-Erythroblastose. Fortschritte und Prophylaxe, Diagnostik und Therapie. Die Kapsel, Scherer, Eberbach, Baden (1969) 939

Nicht alle Rh-negativen Frauen, bei denen es zum Übertritt von fetalen Rh-positiven Erythrozyten gekommen ist, **werden sensibilisiert.** Es ist heute noch unbekannt, welche Faktoren letztlich über die Sensibilisierung entscheiden.

Häufigkeit der Rhesussensibilisierung (nach MARONI u. Mitarbeitern):

1. **Während einer Schwangerschaft**: Die Gefahr, bei Rhesuskonstellation im Verlauf einer normalen Schwangerschaft sensibilisiert zu werden, liegt unter 1%.
2. **Nach einer Geburt**: Etwa 7% aller rhesusnegativen Mütter bilden Rhesusantikörper nach Geburt eines rhesuspositiven Kindes; besteht zudem **AB0-Blutgruppenverträglichkeit zwischen Mutter und Kind**, so erhöht sich die Gefahr auf etwa 10-11%; besteht eine AB0-Blutgruppenunverträglichkeit, so vermindert sich das Risiko auf etwa 2%.
3. **Nach einem Abort oder einer Interruptio**: Die Ausräumung eines inkompletten Abortes oder einer intakten Schwangerschaft führt in maximal 1-3% zur Sensibilisierung der Mutter. Bei einem Spontanabort ist die Gefahr einer Sensibilisierung geringer.

Verhütung der Sensibilisierung:

> Die Sensibilisierung kann verhütet werden, wenn der Mutter nach der Geburt eines Rh-positiven Kindes oder nach einer Kürettage ein Immunglobulin-Anti-D in ausreichender Menge injiziert wird.

Dadurch werden die fetalen Erythrozyten im Blut der Mutter zerstört, und es kommt nicht zur Antikörperbildung. Das Immunglobulin-Anti-D wird aus der Gamma-Globulinfraktion von Spenderseren gewonnen, die einen hohen Rh-Antikörpergehalt haben.

Auf das Prinzip der Rh-Sensibilisierungsprophylaxe kam man durch folgende Überlegungen:

1. Das Risiko einer Rh-Sensibilisierung ist nur gering, wenn im **AB0-Blutgruppensystem eine inkompatible Konstellation zwischen Mutter und Kind** besteht, d.h. wenn die Mutter Antikörper des AB0-Systems gegen die kindlichen Blutgruppeneigenschaften besitzt. Diese Antikörper bewirken eine schnelle Zerstörung der in die Mutter übergetretenen kindlichen Erythrozyten, und damit wird die antigene Eigenschaft des Rh-Faktors ausgeschaltet.
2. Aus der Diphteriebehandlung ist bekannt, daß in Gegenwart eines Antikörpers das entsprechende Antigen nicht wirkt (= **Immunosuppression**).

Heute wird die routinemäßige Anwendung von Immunglobulin-Anti-D bei jeder Rh-negativen Frau empfohlen, die ein Rh-positives Kind geboren hat oder bei der eine Kürettage wegen eines Abortes nach dem 3. Schwangerschaftsmonat vorgenommen wurde. Dabei soll man die Anwendung nicht von dem positiven oder negativen Nachweis fetaler Zellen im mütterlichen Blut abhängig machen. Allerdings besteht nur dann Aussicht auf Erfolg, wenn die intramuskuläre oder intravenöse Injektion von Immunglobulin-Anti-D **innerhalb 72 Stunden post partum oder nach der Kürettage** erfolgt. 200 (bis 300) Mikrogramm Immunglobulin-Anti-D reichen aus, um einen Schutz bei Einschwemmungen bis zu 10 ml fetalen Blutes zu geben. Bei größeren Transfusionen (mehr als 10 ml = **Makrotransfusionen**) scheint die Dosierung von 200-300 Mikrogramm unzureichend zu sein. Als Richtsatz gilt: Pro eingeschwemmtem ml Blut sollte die Dosis um 20 Mikrogramm erhöht werden. Ob bei Makrotransfusionen von 100-200 ml, in Extremfällen bis 250 ml, durch eine Erhöhung der Immunglobulin-Anti-D-Dosis ein wirksamer Schutz vor der Sensibilisierung erreicht werden kann, ist nicht endgültig entschieden. Einzelbeobachtungen sprechen für diese Ansicht. Häufigkeit der Makrotransfusionen: 1 auf 1000 bis 1500 (HOFFBAUER). An vielen Kliniken wird routinemäßig bei allen Rh-negativen Frauen mit einem Rh-positiven Kind ohne Nachweis und Auszählung der fetalen Zellen im mütterlichen Blut die Rh-Sensibilisierungsprophylaxe durchgeführt. Um die geringe Zahl von Frauen mit Makrotransfusionen zu erfassen (besonders bei komplizierten Entbindungen), müßte man eigentlich – evtl. mit einfachen Screening-Tests – routinemäßig Blutausstriche zur Zählung der fetalen Zellen machen.

Literatur

CLARKE, C.A.: Prevention of Rh-Haemolytic Disease. Brit. med. J. 4 (1967) 7

CLAYTON, E.M., D.H. WALLER, E.B. FOSTER, R.B. DUDLEY: Antepartum and postpartum use for passive Rh antibodies. Amer. J. Obstet. Gynec. 107 (1970) 704

DONOHUE, W.L., E.J. WAKE: Effect of AB0 Incompatibility on Pregnancy-Induced Rh-Isoimmunization. Canad. Med. Ass. J. 90 (1964) 1

FINN, R., C.A. CLARKE, W.T.A. DONOHOE, R.B. McCONNELL, P.M. SHEPPARD, D. LEHANE, W. KULKE: Experimental Studies on the Prevention of Rh Haemolytic Disease. Brit. med. J. 1 (1961) 1486

FINN, R., D.T. HARPER, S.A. STALLINGS, J.R. KREVANS: Transplacental hemorrhage. Transfusion 3 (1963) 114

FREDA, V.J., J.G. GORMAN, W. POLLACK: Successfull Prevention of Experimental Rh Sensitization in Man with an Anti-Rh-Gamma$_2$-Globulin Antibody Preparation: A Preliminary Report. Transfusion 4 (1964) 26

FREDA, V.J., J.G. GORMAN, W. POLLACK: Prevention of Rh Isoimmunization in Obstetrics with Rh-Immunoglobulin. A Progress Report. Int. J. Gynaec. Obstet. 4 (1966) 169

FREDA, V.J., J.G. GORMAN, W. POLLACK: Suppression of the Primary Rh Immune-Response with Passive Rh IgG Immunoglobulin. New Engl. J. Med. 277 (1967) 1022

HAERING, M.: Über die Prophylaxe mit Anti-D-Globulinen zur Verhinderung der Rhesus-Sensibilisierung. Gynaecologia 163 (1967) 415

HAERING, M., H. van der CRABBEN: Der Abbau Rh-positiver Erythrocyten durch Anti-Rh_0-(D)-Seren. Klin. Wschr. 48 (1970) 311

HAMILTON, E.: Prevention of Rh Isoimmunization by Injection of Anti-D Antibody. Obstet. and Gynec. 30 (1967) 812

HINDEMANN, P.: Experimentelle und klinische Untersuchungen über eine transabdominale Späteinschwemmung fetaler Erythrozyten in den mütterlichen Kreislauf. Geburtsh. u. Frauenheilk. 26 (1966) 1359

KATZ, J.: Transplacental Passage of Fetal Red Cells in Abortion; Increased Incidence after Curettage and Effect of Oxytocic Drugs. Brit. med. J. 4 (1969) 84

KLEIHAUER, E., H. BRAUN, K. BETKE: Demonstration von fetalem Hämoglobin in den Erythrocyten eines Blutausstrichs. Klin. Wschr. 35 (1957) 637

MARONI, E., F. NEUENSCHWANDER, W.E. SCHREINER, H. SCHWYTER: Die Rhesusprophylaxe. Praxis (1970) 690

MATTHEWS, C.D., A.E.B. MATTHEWS: Transplacental Haemorrhage in Spontaneous and Induced Abortion. Lancet (1969) I, 694

PREISLER, O., J. SCHNEIDER: Versuche, die Sensibilisierung rh-negativer Frauen durch antikörperhaltige Seren zu verhindern. Geburtsh. u. Frauenheilk. 24 (1964) 124

SCHNEIDER, J., O. PREISLER: Die Prophylaxe der Rhesus-Sensibilisierung mit Immunoglobulin-Anti-D. Ärztl. Forschung 21 (1967) 414

SCHNEIDER, J.: The Present Situation in the Prevention of Rh-Sensitization. In: HUNTINGFORD, P.J., K.A. HÜTER, E. SALING: Perinatal Medicine. 1st European Congress Berlin, 28th-30th March 1968. Thieme, Stuttgart 1969

SCHNEIDER, J.: Überlegungen zum gegenwärtigen Stand der Rhesus-Prophylaxe mit Immunglobulin-anti-D. Fortschr. Med. 89 (1971) 13

SCHNEIDER, J., G.A. LUDWIG: Eine neue Zählmethode zur quantitativen Erfassung kleinster Mengen fetaler, in den mütterlichen Kreislauf eingeschwemmter Erythrozyten. Klin. Wschr. 41 (1963) 563

STENCHEVER, M.A., I.J. DAVIES, R. WEISMANN, S. GROSS: Rh_0(D) immune globulin: A double blind clinical trial. Obstet. and Gynec. 106 (1970) 316

SULLIVAN, J.F., N.H. PECKHAM, E.R. JENNINGS: Rh-isoimmunization. Its incidence, timing, and relationship to fetal-maternal hemorrhage. Amer. J. Obstet. Gynec. 98 (1967) 877

THOMSEN, K., D. KREBS, B.-R. LOOK, H.E. ZIMMERMANN: Über den Einfluß der Geburts- und Nachgeburtsleitung auf den Übertritt fetaler Erythrozyten. Fortschr. Med. 85 (1967) 179

VOIGT, J.C. R.P. BRITT: Feto-maternal Haemorrhage in Therapeutic Abortion. Brit. med. J. 4 (1969) 395

WADE, M.E., R.O. GORDON, M.S. WITCHELL: Chemical Suppression of primary and anamnestic maternal immunization in Rh-incompatible pregnancies. Amer. J. Obstet. Gynec. 106 (1970) 286

WIMHÖFER, H., J. SCHNEIDER, F. LEIDENBERGER: Untersuchungen über die Einschwemmung fetaler Erythrozyten in den mütterlichen Kreislauf bei Spontangeburten und geburtshilflichen Eingriffen. Geburts. u. Frauenheilk. 22 (1962) 589

Rh-Unverträglichkeit: s. Morbus haemolyticus neonatorum.

Risikogeburt: Geburt mit Symptomen, die auf eine erhöhte Gefährdung hinweisen, und zwar
des **Feten allein**,
des **Feten und der Mutter** oder
der **Mutter allein**.

Es gibt **zwei Arten von Risikogeburten**:

1. Schon während der Schwangerschaft bestanden Risikosymptome:

Alle Risikoschwangerschaften werden zu Risikogeburten!

2. Die Risikosymptome treten erst während der Geburt auf, z.B.
mekoniumhaltiges Fruchtwasser,
Alteration der kindlichen Herztöne,
suspekte Herzfrequenzmuster,
Blutdruckerhöhung bei der Kreißenden,
Blutung,
protrahierter Geburtsverlauf (Geburt bereits 12 Stunden im Gange)
u.a.

Eine Risikogeburt verlangt die **Intensivüberwachung** des Feten. Die größte Sicherheit für den Feten bietet die **kombiniert apparativ-biochemische Überwachung**; s. Herzschlagregistrierung, Fetalblutanalyse.

Literatur

DUDENHAUSEN, J.W., E. SALING: Risikoschwangerschaft und Risikogeburt. Erfassung und Maßnahmen zur Mortalitätssenkung des Kindes. Mat. Med. Nordm. 22 (1970) 313

EWERBECK, H., K.A. HÜTER: Erfassung und Betreuung von Risikofällen während Schwangerschaft, Geburt und Neugeborenenperiode. Empfehlungen der Deutschen Gesellschaft für Perinatale Medizin. Thieme, Stuttgart 1969

HICKL, E.-J.: Die Überwachung des Kindes in der Schwangerschaft und unter der Geburt. Therapiewoche 19 (1969) 2355

STOLL, P.: Diagnose der Risikogeburt. Dtsch. Ärztebl. 67 (1970) 2703

Risikoneugeborenes: Hierzu rechnen sowohl Neugeborene mit fetalen Risikosymptomen als auch Neugeborene, deren Mütter während der Schwangerschaft oder Geburt Risikosymptome aufwiesen.

Zur Gruppe der Risikoneugeborenen zählen:

1. Neugeborene mit einer fetalen Azidose
2. Neugeborene im Depressionszustand (APGAR-Schema $\leqslant$ 6 Punkte, SALING -Hauptschema $\leqslant$ 6 Punkte)
3. Neugeborene mit einem Gewicht unter 2500 g oder über 4500 g
4. Neugeborene von Müttern mit einer mittelgradigen oder schweren Spätgestose oder Übertragung (CLIFFORD-Syndrom I - III)
5. Neugeborene nach Geburt durch Sektio oder vaginale Operationen
6. Morbus haemolyticus neonatorum (Neugeborene mit Icterus praecox)
7. Neugeborene nach Placenta praevia, vorzeitiger Lösung der normal sitzenden Plazenta oder vorzeitigem Blasensprung
8. Mehrlinge
9. Neugeborene diabetischer Mütter

Literatur

EWERBECK, H., R. ELERT, V. FRIEDBERG: Prophylaxe und Therapie perinataler Fruchtschäden – Stillprobleme. Thieme, Stuttgart 1967

EWERBECK, H., K.A. HÜTER: Erfassung und Betreuung von Risikofällen während Schwangerschaft, Geburt und Neugeborenenperiode. Empfehlungen der Deutschen Gesellschaft für Perinatale Medizin. Thieme, Stuttgart 1969

SISSON, T.R.C.: Risks to the newborn. Clin. Pediat. 9 (1970) 375

Risikoschwangerschaft: Schwangerschaft, bei der entweder eine Gefährdung

des **Feten allein,**
des **Feten und der Mutter** oder
der **Mutter allein**

besteht. Obwohl der Begriff Risikoschwangerschaft somit Mutter und Kind umfaßt, wird er – ähnlich dem der perinatalen Mortalität – heute häufig auf das Kind allein bezogen.

> Es ist eine der Hauptaufgaben der Schwangerenvorsorge, die Schwangeren mit Risikosymptomen zu erfassen, um sie der Risikovorsorge, d.h. einer **Intensivüberwachung** zuzuführen.

Risikoschwangerschaften machen etwa 20-30% aller Schwangerschaften aus.

Risikofälle in der Schwangerschaft:

1. **Spätgestose*** (RR von 140/90 mm Hg und mehr, Proteinurie von 0,5 g°/oo und mehr, mittelgradige und schwere Ödeme, Gewichtszunahme um 500 g und mehr in einer Woche)
2. **Übertragung*** = Terminüberschreitung um 7 Tage und mehr
3. **Morbus* haemolyticus fetalis**
4. **Diabetes* mellitus** (manifest oder latent)
5. Drohende oder in Gang befindliche **Frühgeburt*** (einschließlich Zervixverschlußinsuffizienz)
6. Anamnestische Hinweise, wie vorausgegangene Früh- oder Totgeburten, Zustand nach Sektio oder schwierigen vaginalen operativen Entbindungen
7. Alte Erst- (ab 30 J.) oder Mehrgebärende (ab 40 J.), junge Erstgebärende (unter 20 J.)
8. Organerkrankungen (Herz und Kreislauf, Lungen, Leber, Nieren, Schilddrüse u.a.)
9. Schwere Schwangerschaftsanämie (Hb unter 8 g%)
10. Lageanomalien (Beckenendlage, Querlage), Mißverhältnis zwischen kindlichem Kopf und Becken, Mehrlingsschwangerschaft, Beckenanomalien
11. Adipositas (15 kg und mehr Übergewicht, „Norm" – Gewicht in kg = Größe über 100 cm minus 10% der Differenz: $x = (\text{Größe} - 100) - \frac{(\text{Größe} - 100)}{10}$
12. Infektionskrankheiten (Syphilis, Tuberkulose, Toxoplasmose, Listeriose, Viruskrankheiten u.a.)
13. Mißverhältnis zwischen Größenzunahme des Uterus und Schwangerschaftsdauer
14. Blutungen in der 2. Schwangerschaftshälfte

Außer den genannten Risikosymptomen gibt es einige wenige, seltenere Zustände mit erhöhtem Risiko, die von der Schwangerenvorsorge nicht erfaßt werden können: Es sind pathologische Zustände, die akut auftreten und **keine frühen Symptome** machen (z.B. Gerinnungsstörungen, vorzeitige Lösung der Plazenta, Nabelschnurkomplikationen). Die Bedeutung dieser akuten Komplikationen ist früher sicherlich überschätzt worden. Nach WAGNER und SALING, die retrospektiv Schwangerenvorsorgeaufzeichnungen perinatal verstorbener Kinder überprüften, bestehen in diesen Fällen in 99% Hinweise auf eine erhöhte fetale Gefährdung (Abb. 1 und 2).

Gestosezeichen		48,1%
Erstgebärende $<$20 J. oder $\geqslant$30 J. Mehrgebärende $\geqslant$40 J. Vielgebärende $\geqslant$V.-para		46,4%
Suspekte geburtsh. Anamnese	$\geqslant$2 Aborte Totgeburt Frühgeburt Zust. n. Sektio Sonstiges	45,4%
Blutung in der 2. Schwangerschaftshälfte		19,1%
Beckenendlage		17,7%
Verdacht auf Frühgeburt		11,6%
Diabetes mellitus	manifest anamnest. Anhalt	8,9%
Organerkrankungen der Mutter		8,5%
schwere Anämie der Mutter		6,8%
Adipositas		5,5%
Morbus haemolyt. fetalis/neonat.		4,8%
Zwillingsschwangerschaft		4,1%
Mißverh. zwischen Uterusgröße und Schw.-Dauer		4,1%
Zervixverschlußinsuffizienz		3,1%
amnioskopisch festgestellter Mekoniumabgang		1,7%
Verdacht auf Infektionskrankheiten der Mutter		0,7%
keine Risikofaktoren		0,7%

Abb. 1. Häufigkeit der verschiedenen Risikofaktoren bei 293 Müttern von 300 perinatal verstorbenen Kindern; nach WAGNER, K., E. SALING: Art und Häufigkeit von Risikofaktoren bei Schwangeren mit perinatalen Todesfällen. Fortschr. Med. 89 (1971) 605

Die wichtigsten Maßnahmen zur **Intensivüberwachung** des erhöht gefährdeten Feten bei einer Risikoschwangerschaft sind:

1. Häufigere Schwangerenuntersuchung, evtl. stationäre Aufnahme
2. Optische Fruchtwasserdiagnostik (Amnioskopie*, Amniozentese*)
3. Fruchtwasser-Spektrophotometrie
4. Apparative Herzschlagregistrierung* (Kardiotokographie), Oxytocin*-Belastungstest
5. Intrauterine Kephalometrie*
6. Harnöstrogenbestimmungen* bei der Mutter

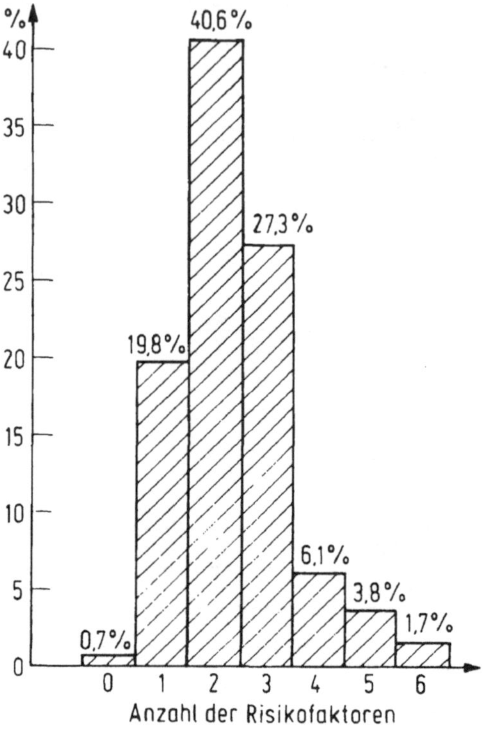

Abb. 2. Anzahl der während der Schwangerschaft festgestellten Risikofaktoren bei 293 Müttern von 300 perinatal verstorbenen Kindern; nach WAGNER, K., E. SALING: Art und Häufigkeit von Risikofaktoren bei Schwangeren mit perinatalen Todesfällen. Fortschr. Med. 89 (1971) 605

7. Amplitudenmessung des R-Potentials beim Fetal*-EKG
8. Biochemische und zytologische Fruchtwasserdiagnostik*
9. Zuziehung anderer Fachärzte, insbesondere eines Internisten, Augenarztes, Pädiaters

Literatur

BUTLER, N.R., E.D. ALBERMANN: Perinatal Problems. Livingstone, Edinburgh 1969

BUTLER, N.R., D. G. BONHAM: Perinatal mortality. Livingstone, Edinburgh 1963

DUDENHAUSEN, J.W., E. SALING: Risikoschwangerschaft und Risikogeburt. Erfassung und Maßnahmen zur Mortalitätssenkung des Kindes. Mat. Med. Nordm. 22 (1970) 313

ECHT, C.R., L. COHEN: The management of high-risk pregnancies. Amer. J. Obstet. Gynec. 107 (1970) 947

EWERBECK, H., K.A. HÜTER: Erfassung und Betreuung von Risikofällen während der Schwangerschaft, Geburt und Neugeborenenperiode. Empfehlungen der Deutschen Gesellschaft für Perinatale Medizin. Thieme, Stuttgart 1969

HICKL, E.-J.: Die Überwachung des Kindes in der Schwangerschaft und unter der Geburt. Therapiewoche 19 (1969) 2355

HICKL, E.-J., A. DELUCCA, K.-H. GERBAULET, R. GOEBEL, K. WINKLER: Die Intensivüberwachung der Risikoschwangerschaft. Münch. med. Wschr. 111 (1969) 2533

HÜTER, K.A.: Schwangerenvorsorge (Prenatal Care) Routine- und Risikovorsorge. Gynäkologe 3 (1970) 60

NESBITT, R.E.L., R.H. AUBRY: High-risk obstetrics II. Value of semiobjective grading system in identifying the vulnerable group. Amer. J. Obstet. Gynec. 103 (1969) 972

WAGNER, K., E. SALING: Art und Häufigkeit von Risikofaktoren bei Schwangeren mit perinatalen Todesfällen. Fortschr. Med. 89 (1971) 605

Rötelnembryopathie, Rötelnfetopathie (Embryopathia, Fetopathia rubeolica): Durch das Rötelnvirus hervorgerufene Embryopathie und Fetopathie.

Pathognomonisch für die in utero abgelaufenen Rötelninfektionen ist das klassische **GREGG-Syndrom**: Linsenkatarakt (Blindheit), Herzfehler, Milchzahndefekte, Innenohrschäden (Innenohrtaubheit), Mikrozephalie und intrakranielle Verkalkungen (geistige oder motorische Retardierung).

Die Gefährdung des Feten durch eine Rötelnerkrankung der Mutter besteht während der ganzen Schwangerschaft.

Übertragung bei Kindern und Erwachsenen vorwiegend durch **Tröpfcheninfektion,** seltener durch Kontaktinfektion.

Diaplazentare Infektion der Frucht (→ Rötelnembryopathie, Rötelnfetopathie) ist nur möglich, wenn bei der Schwangeren eine **Virämie** vorliegt. Die Gefahr für das Kind ist umso größer, je früher die Infektion erfolgt. Untersuchungen der Kinder von Müttern, die während der Schwangerschaft eine Rötelninfektion durchgemacht hatten, zeigten in Abhängigkeit vom Zeitpunkt der Rötelninfektion folgende Häufigkeit von Mißbildungen:

Infektion im 1. Monat	33-50% Embryopathien
Infektion im 2. Monat	25% Embryopathien
Infektion im 3. Monat	10% Embryopathien
Infektion im 4. Monat	4% Fetopathien
Infektion im 5.-10. Monat	geringgradig erhöhte Zahl an Fruchtschädigungen.

Noch bis vor kurzem nahm man an, daß im zweiten und dritten Schwangerschaftsdrittel Rötelninfektionen nicht zu Fruchtschädigungen führen würden. Entgegen dieser früheren Anschauung muß betont werden, daß **Infektionen während der ganzen Schwangerschaft zu Schäden** führen können.

> **In der Schwangerenvorsorge muß jede Schwangere auf die großen Gefahren der Rötelninfektion während der ganzen Schwangerschaft** nachdrücklichst hingewiesen werden.

Die Gefährdung der Frucht, nachdem die Schwangere Kontakt mit einer an Röteln erkrankten Person hatte, ist abhängig von der Immunitätslage der Schwangeren. **Bei einer vor der Schwangerschaft durchgemachten Rötelninfektion (= seropositiv) ist die Wahrscheinlichkeit eines kindlichen Schadens geringer.** Diese Immunitätslage ist bei dem hohen Durchimmunisierungsgrad der Bevölkerung der häufigste Fall. Ein Überblick über den Antikörper-Nachweis in den verschiedenen Altersgruppen gibt die folgende Tabelle (nach ANTONIADIS und Mitarbeitern):

Altersgruppe	seronegativ in % Titer < 1 : 10
0 - 30 Tage	6
1 - 6 Monate	37
7 - 12 Monate	89
1 - 5 Jahre	62
6 - 11 Jahre	49
12 - 15 Jahre	36
16 - 20 Jahre	29
21 - 40 Jahre	8
41 - 60 Jahre	3
> 60 Jahre	4

Laboratoriumsdiagnose:

a) Nach **Kontakt** mit einer an Röteln erkrankten Person (**die Rötelninfektion der Kontaktperson sollte serologisch gesichert werden!**):

   Es sind zwei Blutentnahmen nötig. Die erste so früh wie möglich nach dem Kontakt. Dabei muß bedacht werden:

   > Mit einer eventuellen Virusausscheidung seit einer Woche vor Exanthemausbruch (Abb.) muß gerechnet werden (= Infektiosität).

   Die zweite Blutentnahme soll 2-3 Wochen später erfolgen.

   Durch Vergleich der beiden Antikörper-Titer kann man beurteilen, ob eine Infektion stattgefunden hat und damit die Gefahr einer Embryopathie oder Fetopathie besteht.

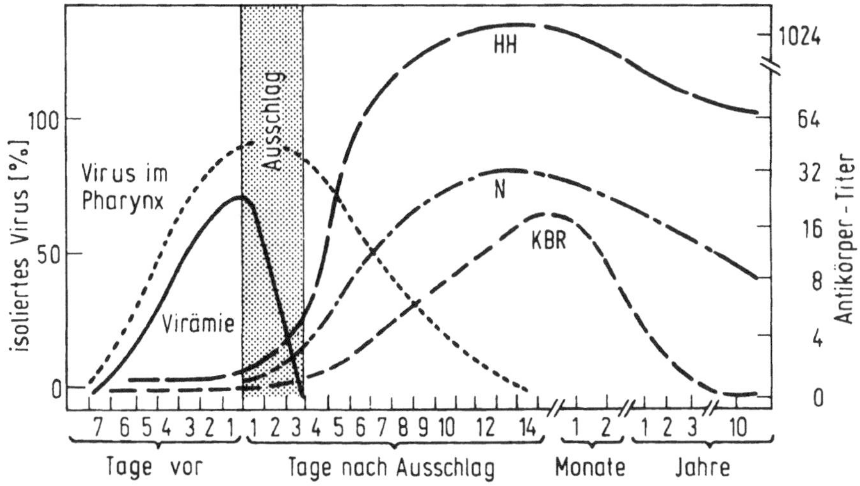

Schematische Darstellung der Virusausscheidung und der Antikörperbildung bei Röteln; HH = Hämagglutinationshemmungstiter, N = Neutralisationstiter, KBR = Komplementbindungsreaktion; nach PRINZIE, A.: Röteln, Rötelnembryopathie und Rötelnimpfstoff. Dtsch. med. Wschr. 96 (1971) 1367

Der Antikörper-Nachweis wird geführt, um eine kindliche Gefährdung zu erkennen und nicht, um über eine Röteln-Prophylaxe (Gamma-Globulin) zu entscheiden.

Beim **Vergleich der beiden Antikörper-Titer** ergeben sich folgende Beurteilungen:

	Erste Blutprobe	Zweite Blutprobe	Bewertung
1.	ohne Antikörper		Frucht gefährdet
2.	ohne Antikörper	ohne Antikörper	ohne aktuelle Gefahr; die Schwangere bleibt weiter durch Kontakt gefährdet
3.	ohne Antikörper	mit Antikörpern	gesicherte Infektion, Frucht gefährdet
4.	mit Antikörpern	Antikörper-Titeranstieg um mehr als das 4-fache	gesicherte Infektion, Frucht gefährdet

5. mit Antikörpern	Antikörper-Titer bleibt gleich oder steigt um weniger als das 4-fache an	Infektion bleibt fraglich; bei der Bewertung ist der **Zeitraum zwischen Kontakt und erster Blutentnahme** maßgebend: a) **Zeitraum größer als eine Woche:** Infektion bleibt fraglich; Antikörper-Titer kann sowohl auf eine frühere Infektion als auch auf den Kontakt mit folgender akuter Infektion zurückgeführt werden. b) **Zeitraum kleiner als eine Woche:** Befund spricht eher für eine frühere Infektion.

b) **Nach Exanthemausbruch bei der Schwangeren:** Zur Beurteilung, ob bei der Mutter eine Rötelninfektion oder eine andere Krankheit mit Exanthem vorliegt, sind ebenfalls zwei Blutentnahmen nötig. Die erste Blutentnahme sofort nach Exanthemausbruch, die zweite etwa zwei bis drei Wochen später.

> Ein vierfacher Titeranstieg im Hämagglutinations-Hemmungstest (HAH) zwischen den beiden Blutentnahmen ist für eine akute Infektion beweisend.

Bei der Rötelnerkrankung in utero gibt es keine Therapie. Daher ist die Prophylaxe entscheidend wichtig.

Die drei Gebote der Rötelnprophylaxe:

1. **Fernhalten der Schwangeren in der ganzen Schwangerschaft von jeder Möglichkeit einer Rötelninfektion = dringendstes Gebot!**
2. **Rechtzeitige Gamma-Globulin-Prophylaxe:**
   a) Die Schwangere hatte Kontakt mit einer an Röteln erkrankten Person; es wird Blut für den HAH abgenommen. Ohne das serologische Ergebnis abzuwarten:
   Prophylaktische Sofortmaßnahme: Gamma-Globulin-Injektion; Dosierung nach Körpergewicht:
   Gewicht bis 70 kg – 35 ml i.m.
   Gewicht über 70 kg – 0,5 ml pro kg Körpergewicht.
   Die Injektion erfolgt jeweils tief i.m. zur halben Dosis in jede Glutäalseite.

> Die Behandlung muß **innerhalb von 48 Stunden**, spätestens jedoch bis zum 5. Tag nach dem Kontakt bei der Mutter erfolgen.

Durch Gaben von Gamma-Globulin soll die Inkubationszeit allerdings verlängert werden. Die Infektion wird abgeschwächt. Es empfiehlt sich, in achttägigen Abständen während vier Wochen jeweils die halbe Initialdosis nachzuspritzen.

b) Nach **Auftreten einer Virämie (Exanthem) hat eine Gamma-Globulin-Prophylaxe keinen Sinn mehr.**

3. **Prophylaxe durch Impfung** mit Rötelnimpfstoff (= in ihrer Virulenz abgeschwächte, lebende Viren = **aktive Immunisierung**). Über den optimalen Zeitpunkt zur Rötelnimpfung besteht keine Einigkeit. Es wird vorgeschlagen, **alle Mädchen vor der Pubertät aktiv zu immunisieren.** Über die Dauer der Schutzwirkung der aktiven Immunisierung kann noch **nichts Endgültiges** berichtet werden. Da es also nicht gesichert ist, daß der Impfschutz genügend lange vorhält, um während der geschlechtsreifen Zeit noch ein wirksamer Schutz zu sein, ist diese Maßnahme fragwürdig.

Besser wäre es, daß junge Frauen, die noch keine Röteln durchgemacht haben (= seronegativ), vor der Schwangerschaft geimpft werden. Daher sollte zur **Schwangerschaftsvorbereitung** („geplante Elternschaft") **auch ein Antikörpertest auf Rötelnantikörper** gehören.

Wenn die Frau schwanger ist, darf sie auf keinen Fall mehr geimpft werden. (Bei geimpften Frauen, die einen Abort hatten, wurden Viren im Körper des Embryos festgestellt!)

Da man sich bei der Impfung geschlechtsreifer Frauen der stets drohenden Gefahr der Impfschädigung einer evtl. vorhandenen Frucht aussetzt, ist heute als **praktische** Methode die

Wöchnerinnen-Impfung

zu empfehlen. Dabei werden **alle Frauen (seronegative und seropositive)** im Wochenbett nach der Geburt ihres ersten Kindes aktiv immunisiert. Die seropositiven Frauen erreichen durch die post-partum-Impfung eine Steigerung der Immunität (Booster*-Effekt).

Literatur

ANTONIADIS, G., I. KOUTSOULERIS, H. TIMM: Nachweis von hämagglutinationshemmenden Anti-Körpern gegen das Rötelnvirus in Berlin-West. Zbl. Bakt. I. Abt. Orig. 216 (1971) 286

BRODERSEN, M., R. HAAS, H. SCHMITZ, S. VERES-MOLNAR, J. FISCHER, L. KÖRNER: Der Gehalt von Virus-Anti-Körpern im Gamma-Globulin. Dtsch. med. Wschr. 95 (1970) 1229

CHIN, J., A.J. EBBIN, M.G. WILSON, E.H. LENNETTE: Rubella immunization and pregnancy. J. Amer. med. Ass. 215 (1971) 632

DIETEL, H.: Röteln und Schwangerschaft. Münch. med. Wschr. 113 (1971) 685

FENNER, O.: Serologie der Röteln. diagnostik 3 (1970) 312

FENNER, O.: Röteln und Rötelnembryopathie. Münch. med. Wschr. 111 (1969) 1532

GOETZ, O., P. PELLER: Rötelninfektion während der Gravidität und Schwangerschaftsabbruch. Med. Klin. 65 (1970) 1620

PRINZIE, A.: Röteln, Rötelnembryopathie und Rötelnimpfstoff. Dtsch. med. Wschr. 96 (1971) 1367

THEOPOLD, W.: Röteln-Epidemiologie, Diagnostik und Prophylaxe. Dtsch. Ärztebl. 68 (1971) 858

WEISE, H.-J.: Probleme der Rötelnimpfung. Fortschr. Med. 88 (1970) 721

RUNGEsches Zeichen: s. Übertragung

SABIN-FELDMANN-Test: s. Toxoplasmose.

Säuglingssterblichkeit: Sterblichkeit aller Kinder, die noch nicht das 1. Lebensjahr vollendet haben, bezogen auf 1000 Lebendgeborene. Die Säuglingssterblichkeit (s. Abb. 1 bei Perinatalperiode) wird unterteilt in:

1. **Frühsterblichkeit** (= Neonatalsterblichkeit = Sterblichkeit während der ersten vier Lebenswochen = 70% der Säuglingssterblichkeit). Heute wird schon häufig die **frühe Neonatalsterblichkeit** (= Sterblichkeit während der ersten 7 Lebenstage) von der **späten Neonatalsterblichkeit** (= Sterblichkeit nach dem 7. Tag bis zum Abschluß des 1. Lebensmonats) getrennt.

2. **Spätsterblichkeit** (= Postneonatalsterblichkeit = Sterblichkeit nach dem ersten Lebensmonat bis zur Vollendung des ersten Lebensjahres).

Die Senkung der Säuglingssterblichkeit in den letzten 100 Jahren (Reichsgebiet 1875: 243; Bundesgebiet 1967: 22,9) ist sicherlich ein großer Erfolg der verbesserten Lebensverhältnisse und der modernen Medizin.

Andererseits ist der Rückstand der Bundesrepublik Deutschland gegenüber vergleichbaren Industrienationen (Abb. 1) auffallend. Bemühungen um eine weitere Senkung der Säuglingssterblichkeit müssen sich vor allem auf eine Verminderung der Sterblichkeit in den ersten Lebenstagen richten. Die Todesfälle in diesem Zeitraum (frühe Neonatalsterblichkeit) sind heute für die Gesamt-Säuglingssterblichkeit entscheidend (Abb. 2).

Verschiedene Faktoren beeinflussen die Säuglingssterblichkeit; einige seien erwähnt: Güte der Schwangerenvorsorge, Anteile der Hausentbindungen, regionale Unterschiede, unterschiedliche Sozialstruktur, Unehelichkeit, Frühgeburten, Alter der Mutter, Kinderzahl, Geburtenabstand. Einen Überblick über die Todesursachen gibt Abb. 3.

Literatur

GLEISS, J.: Soziologische Untersuchungen über die Säuglingssterblichkeit im Ruhrgebiet. Westdeutscher Verlag, Köln-Opladen 1960

GÖBEL, H.: Die Kindersterblichkeit in der Bundesrepublik nach Todesursachen. Dtsch. Med. Wschr. 95 (1970) 890

GOECKE, H., C. LEGERLOTZ: Mütterliche und kindliche Letalität in Zusammenhang mit Schwangerschaft, Geburt und Wochenbett. Hippokrates 37 (1966) 516

KÖSTER, R.: Die Säuglingssterblichkeit in Deutschland. Entwicklung, Nomenklatur, Ursachen und Probleme. Ärztl. Mitt. 59 (1962) 2606

LEUTNER, R.: Mütter- und Säuglingssterblichkeit in der Bundesrepublik Deutschland. Fortschr. Med. 85 (1967) 399

MAIER, W.: Die Säuglingssterblichkeit, das Alter der Mütter und die Kinderzahl. Arch. Gynäk. 200 (1965) 633

SCHWARZ, K.: Säuglingssterblichkeit in der Bundesrepublik Deutschland. Ergebnisse neuerer Untersuchungen. Fortschr. Med. 87 (1969) 539

Land	Säuglingssterblichkeit auf 1000 Lebendgeborene 1967	Durchschnitt 1951–1955	Minderung der Säuglingssterblichkeit 1967 gegenüber der durchschnittlichen Sterblichkeit 1951–1955 in %
Chile	99,8	131,7	76
Kolumbien	78,3	109,4	72
Mauritius	70,5	81,3	87
Mexiko	63,1	87,0	73
Jugoslawien	62,1	114,5	54
Portugal	59,2	91,0	65
Panama	42,7	53,8	79
Venezuela	42,0	72,0	58
Polen	38,1	92,4	41
Ungarn	37,0	68,6	54
Griechenland	34,3	42,5	81
Italien	33,2	58,3	57
Bulgarien	33,1	91,1	36
Österreich	26,4	51,3	51
West-Berlin	25,6	50,1	51
Singapur	24,8	63,0	39
Irland	24,4	40,2	61
Nord-Irland	23,5	36,6	64
Belgien	22,9	43,7	52
Tschechoslowakei	22,9	49,4	46
Bundesrepublik Deutschland	22,9	46,6	49
USA	22,4	27,5	81
Kanada	22,0	34,7	63
Schottland	21,0	32,9	64
Israel	20,8	32,2	57
Frankreich	20,7	43,5	82
England und Wales	18,3	26,9	68
Australien	18,3	23,3	79
Neuseeland	18,0	26,0	69
Schweiz	17,5	28,5	61
Dänemark	15,8	27,4	58
Japan	14,9	48,5	31
Finnland	14,8	32,4	46
Norwegen	14,8	22,6	65
Island	13,4	22,0	61
Holland	13,4	22,1	61
Schweden	12,9	19,3	67

Abb. 1. Säuglingssterblichkeit einiger Staaten, geordnet nach der Höhe der Säuglingssterblichkeit; aus: World Health Statistica Report. Vol 23, No. 9, 1970

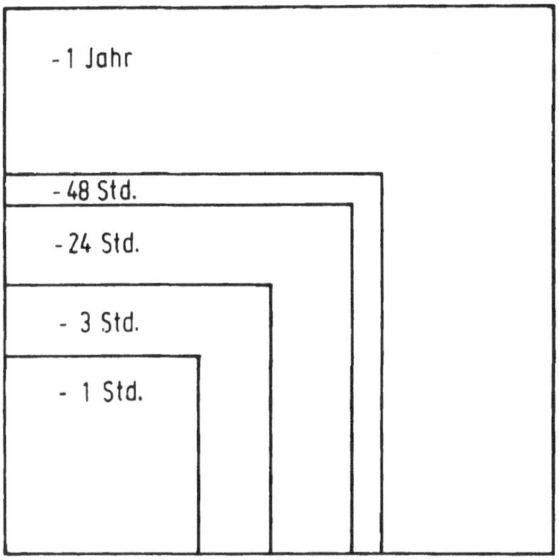

Abb. 2.
Anteile der Sterblichkeitsraten in verschiedenen Zeitabschnitten der Säuglingssterblichkeit 1960; Zahlenangaben nach SCHWARZ, K.: Säuglingssterblichkeit in der Bundesrepublik Deutschland. Ergebnisse neuerer Untersuchungen. Fortschr. Med. 87 (1969) 539

Todesursachen	auf 100 000 Lebendgeborene
infektiöse und parasitäre Krankheiten	112 (1%)
Krankheiten der Atmungsorgane	901 (11%)
darunter: Pneumonie	686 (8%)
Krankheiten der Verdauungsorgane	317 (4%)
darunter: entzündliche Darmkrankheiten	234 (3%)
Mißbildungen	982 (12%)
Geburtsverletzungen	806 (10%)
Asphyxie	592 (7%)
chronische Ernährungsstörungen	266 (3%)
angeborene Lebensschwäche und Frühgeburt	3 523 (38%)
Mehrlingsgeburt	471 (5%)
Unfälle, Vergiftungen, Gewalteinwirkungen	160 (2%)
darunter: mechan. Ersticken	99 (1%)
übrige Todesursachen	703 (9%)
insgesamt	8 833 (100%)

Abb. 3. Verteilung der Todesursachen der gestorbenen Säuglinge 1960 in der Bundesrepublik Deutschland ohne Hamburg; Zahlenangaben nach SCHWARZ, K.: Säuglingssterblichkeit in der Bundesrepublik Deutschland. Ergebnisse neuerer Untersuchungen. Fortschr. Med. 87 (1969) 539

Säure-Basen-Stoffwechsel: Gesamtheit aller Vorgänge, die die **Wasserstoffionenkonzentration** in den Körperflüssigkeiten beeinflussen.

Die Wasserstoffionenkonzentration wird aus Vereinfachungsgründen als pH-Wert (negativer dekadischer Logarithmus der H^+-Ionenkonzentration) angegeben. Die Beziehungen zwischen H^+-Ionenkonzentration und pH-Wert zeigt Abb. 1.

H^+-Ionenkonzentration		pH
1	1×10^{0}	0
0,1	1×10^{-1}	1
0,01	1×10^{-2}	2
0,001	1×10^{-3}	3
0,0001	1×10^{-4}	4
...	...	..
0,000 000 1	1×10^{-7}	7
...	...	..
0,000 000 000 000 01	1×10^{-14}	14

Abb. 1. Zusammenhänge zwischen Wasserstoff-Ionenkonzentration und pH-Wert.

Die pH-Skala hat die Werte 0 - 14. In einer neutralen Lösung liegt ein pH-Wert von 7 vor (**Neutralpunkt**). Werte von 7-0 zeigen eine vermehrte H^+-Ionenkonzentration an (**saurer Bereich**) und Werte von 8-14 eine verminderte H^+-Ionenkonzentration (**basischer = alkalischer Bereich**).

Magensaft	0,7 - 3,0
Darmsaft	6,3 - 7,5
Galle	6,2 - 8,5
Vaginalsekret	3,2 - 4,2
Blutplasma	7,40 ± 0,05
Fruchtwasser	7,1 ± 0,2
Liquor cerebro-spinalis	7,35 ± 0,02

Abb. 2. pH-Werte verschiedener Körperflüssigkeiten

Der Wasserstoffionengehalt der einzelnen Körperflüssigkeiten (Abb. 2) wird durch Mengen und Verhältnis der darin enthaltenen Säuren (= **Wasserstoffdonatoren** = geben in wässriger Lösung H^+-Ionen ab) und Basen (= **Wasserstoffakzeptoren** = nehmen in wässriger Lösung H^+-Ionen auf) bestimmt.

Sehr wichtig ist, daß einzelne Körperflüssigkeiten eine Konstanz der H^+-Ionenkonzentration zeigen (= **Homöostase**).

Nur eine **geringe Abweichung** vom Normwert im Blut (Azidose*, Alkalose) ist mit dem Leben vereinbar.

Die Hauptschwankungen der H^+-Ionenkonzentration im Blut werden verursacht durch:

1. **Flüchtige Säuren** = stammen aus dem Gasstoffwechsel:
   $CO_2 + H_2O \rightleftharpoons H_2CO_3 \rightleftharpoons H^+ + HCO_3^-$
2. **Nichtflüchtige Säuren** = werden von nicht gasförmigen Bestandteilen gebildet (Milchsäurerest, organischer Säurerest, Phosphorsäurerest).

Daneben spielt bei den pH-Schwankungen die exogene Säurezufuhr mengenmäßig nur eine geringe Rolle. Unter physiologischen Bedingungen tritt der Anfall nichtflüchtiger H^+-Ionen weit hinter dem Anfall flüchtiger H^+-Ionen zurück. Nur bei pathologischen Zuständen (z.B. diabetische Stoffwechselentgleisung oder Plazentarinsuffizienz) sind organische Säurewerte Hauptquelle der H^+-Ionen.

Obwohl im Intermediärstoffwechsel ständig H^+-Ionen entstehen, wird die Wasserstoffionenkonzentration der Körperflüssigkeit in bestimmten Grenzen gehalten. Die Reaktion der Körperflüssigkeiten ändert sich also weniger als der Zufuhr oder dem Entzug an H^+-Ionen entspricht. Dieser Effekt beruht auf der sogenannten **Pufferung.**

Definitionen:

1. **Puffer(substanzen)**: Sie enthalten eine schwache Säure und das Salz dieser Säure oder eine schwache Base und das Salz dieser Base. Nach Zusatz eines Puffers zu einer Säure reagieren die H^+-Ionen der Säure mit dem Anion des Puffers:
   $H^+Cl^- + Na^+HCO_3^- \rightleftharpoons Na^+Cl^- + H^+HCO_3^- \rightarrow CO_2 + H_2O$

Durch Zusatz des Puffers wird das freie H^+-Ion der Säure gebunden und damit die H^+-Ionenkonzentration der Lösung vermindert.

2. **Gepufferte Lösung**: Lösung, deren Reaktion sich auf Zusatz kleiner Mengen einer Säure oder einer Base nicht oder nur unwesentlich ändert.

Im **Blut sind drei Puffersysteme** wirksam:

1. **Kohlensäure**-Hydrogenkarbonat-System

2. **Phosphorsäure**/Dihydrogenphosphat bzw. Dihydrogenphosphat/ Hydrogenphosphat
   ($H_3PO_4 \rightleftharpoons H^+ + H_2PO_4^-$; $H_2PO_4^- \rightleftharpoons H^+ + HPO_4^{2-}$)
3. **Protein**-Protein-Anionen-System (z.B. Hämoglobin)

Das **Kohlensäure-Hydrogenkarbonat-System** folgt der Gleichung:

$$H_2CO_3 \rightleftharpoons H^+ + HCO_3^-$$

In der Lunge kann sich das folgende Gleichgewicht einstellen:

$$H_2CO_3 \rightleftharpoons CO_2 + H_2O$$

Das CO_2kann **abgeatmet** werden. Durch die Elimination von CO_2 (=Elimination des gasförmigen Restes der Kohlensäure = 1. Teil der **Säureelimination**) kann der pH-Wert des Blutes schnell reguliert werden.

Das H_2CO_3/HCO_3^--System kann **kurzfristig kleine Korrekturen von pH-Veränderungen vornehmen.** Größere Korrekturen sind über dieses System nicht möglich, weil es nur zu etwa 6% an der Gesamtpufferwirkung des Blutpuffers beteiligt ist.

Das **Phosphat-Puffer-System** ist nur mit etwa 1% an der Pufferkapazität des Blutes beteiligt. Die Elimination nicht gasförmiger Säurereste geschieht in der Niere.

Die Hauptpufferwirkung geht von den **Proteinen** aus. Die Eiweißkörper der Erythrozyten machen dabei etwa 80% der Pufferung aus, die Eiweißkörper des Serums rund 13%. Bei **Feten** gilt die Besonderheit:

Sowohl die **Elimination flüchtiger** als auch die **nichtflüchtiger Säurereste** geschieht **beim Feten** zum überwiegenden Teil **durch die Plazenta.**

Nur ein ganz geringer Anteil der nichtgasförmigen Säurereste wird über die **fetale Niere** in das **Fruchtwasser** ausgeschieden.

Das Säure-Basen-Gleichgewicht im Blut wird also reguliert durch Funktionen der Niere, der Lunge und – während der Schwangerschaft – der Plazenta. Durch diese Regulationen sind **respiratorische** (= atmungsabhängige) und **metabolische** (= stoffwechselbedingte) Beeinflussungen des Säure-Basen-Gleichgewichtes möglich. Der **respiratorische Anteil** des Säure-Basen-Stoffwechsels wird durch den pCO_2-Wert (CO_2-Partialdruck) gut erfaßt; außerdem kann er durch den Bikarbonatgehalt des Plasmas, den Puffergehalt* oder den Basenüberschuß* des Vollblutes ausgedrückt werden. Pufferbasen, Basen-Überschuß bzw. -Defizit (= negativer Basenüberschuß) und aktueller Bikarbonatgehalt können dem SIGGAARD-ANDERSEN-ENGEL-Nomogramm (Abb. 3) entnommen werden; dafür benötigt man den pHakt und je einen pH-Wert der mit höheren und niedrigeren CO_2-Spannungen äquilibrierten Blutprobe. Der **metabolische Anteil** wird durch das Standard-Bikarbonat, den pHqu40-Wert oder den non-respiratory-pH nach SIGGAARD-ANDERSEN angezeigt.

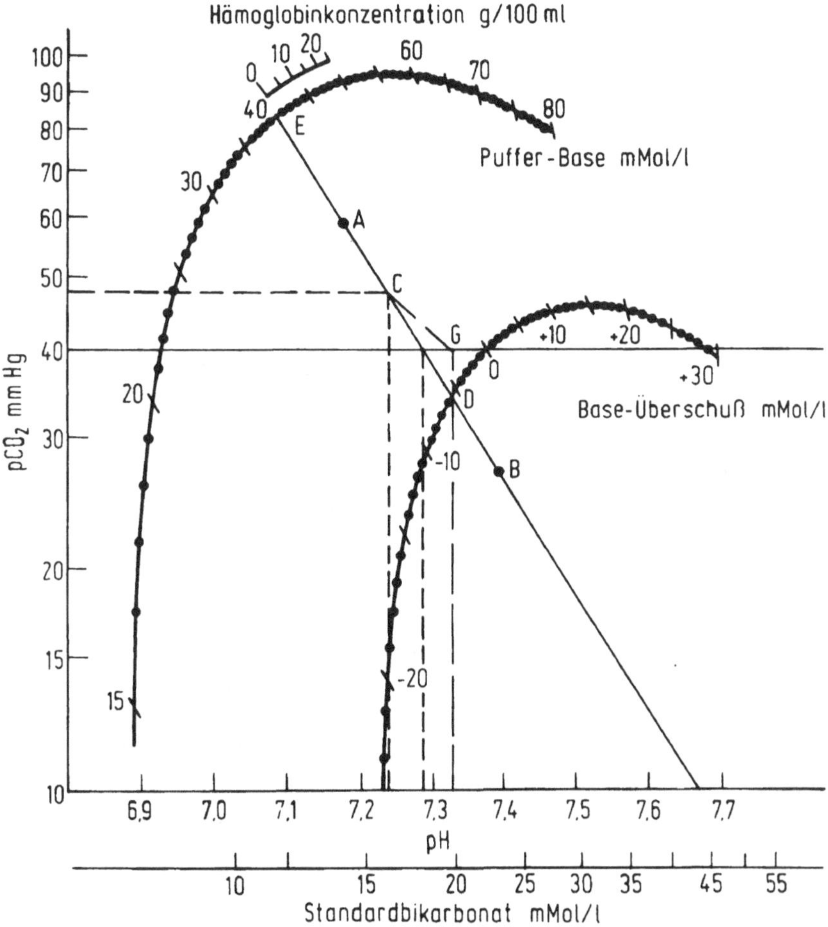

Abb. 3. Säure-Basen-Nomogramm nach SIGGAARD-ANDERSEN und ENGEL. Beispiel: Die Punkte A und B werden durch Äquilibrierung der Blutprobe mit höheren und niedrigeren CO_2-Drucken in Verbindung mit den entsprechenden pH-Werten bestimmt. Mit dem aktuellen pH-Wert wird der Punkt C ermittelt. F = Standardbikarbonat (20,0 mäq/l), D = Basen-Überschuß (–6 mäq/l), E = Pufferbase (40 mäq/l); nach QUARZ, W.: Tuberkulosearzt 16 (1962) 204

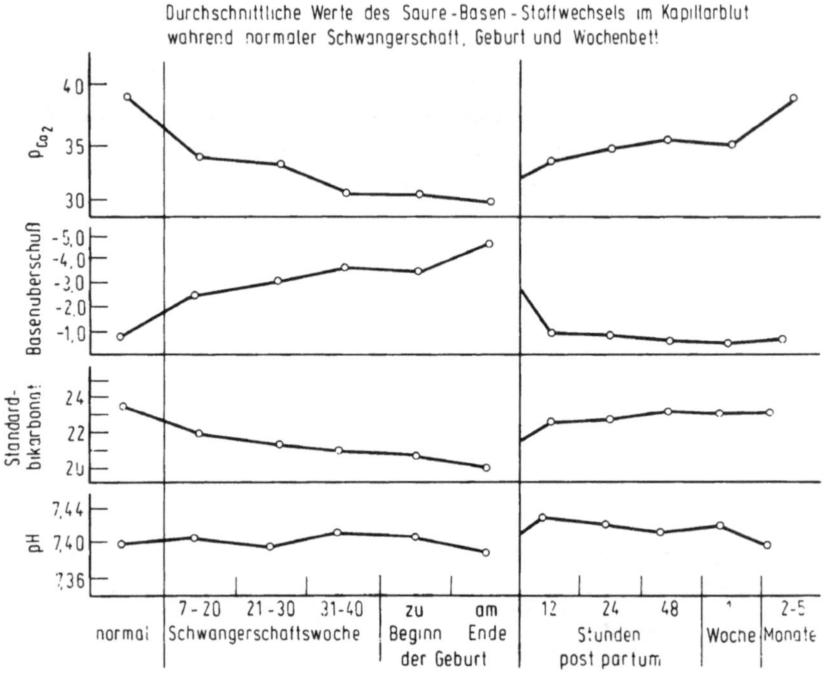

Abb. 4. Veränderungen des mütterlichen Säure-Basen-Stoffwechsels während der Schwangerschaft, Geburt und Wochenbett; nach MACRAE, D.J.: Maternal Influence on Foetal Acid-Base Balance. Proc. roy. Soc. Med. 61 (1968) 490

In der **Schwangerschaft** kommt es zur Belastung des Säure-Basen-Stoffwechsels (Abb. 4). Im mütterlichen Blut besteht eine Hypokapnie, die durch Progesteron hervorgerufen werden soll. Dies führt zu einer geringen kompensierten respiratorischen Alkalose (= „**Schwangerschaftsalkalose**"). Zu Beginn der Wehentätigkeit kommt es zu einer metabolischen Aziditätssteigerung im mütterlichen Blut (= „**metabolische Geburtsazidose**"), wohl infolge einer Sauerstoffmangelsituation der gesteigert arbeitenden Uterusmuskulatur. Diese azidotischen Stoffwechsellage der Mutter beeinflußt den Feten (= „**Infusionsazidose**", WULF) und erklärt nach heutigem Stand des Wissens das Verhalten der pH*-Mittelwerte in fetalen Blutproben während der Geburt.

Der Säure-Basen-Stoffwechsel des Feten während der Schwangerschaft ist noch nicht genügend erforscht. Einzelne Untersucher haben in fetalen Blutproben (die vor Beginn von Geburtsvorgängen entnommen wurden) weder eine pH- noch eine CO_2-Verschiebung feststellen können.

Literatur
ALBERT, M.S., R.W. WINTERS: Acid-Base Equilibrium of Blood in Normal Infants. Pediatrics 37 (1966) 728
DAVENPORT, H.W.: The ABC of Acid-Base Chemistry. Univ. Chicago Press, Chicago 1958
ELKINTON, J.R.: Clinical Disorders of Acid-Base Regulation. Med. Clin. N. Amer. 50 (1966) 1325
NAHAS, G.G.: Current Concepts of Acid-Base Measurement. Ann. N.Y. Acad. Sci. 133 (1966) 1
ROBINSON, J.R.: Fundamentals of Acid-Base Regulation. Blackwell, Oxford 1965
SIGGAARD-ANDERSEN, O., K. ENGEL: A New Acid-Base Nomogram. An Improved Method for the calculation of the Relevant Blood Acid-Base Data. Scand. J. clin. Lab. Invest. 12 (1960) 177
SIGGAARD-ANDERSEN, O.: The acid-base status of the blood. Munksgaard, Copenhagen 1965
WINTERS, R., K. ENGEL, R.B. DELL: Acid-Base Physiology in Medicine. A Self-Instruction Program. Radiometer/London Company, Cleveland-Copenhagen 1967
WULF, K.-H.: Wechselbeziehungen zwischen Mutter und Kind unter der Geburt. Fortschr. Med. 86 (1968) 741

Säurehoch, postpartuales: s. Adaptation, perinatale.

SALING-Zahlenstatus: s. Zustandsdiagnostik.

Sauerstoff-Sparschaltung des fetalen Kreislaufes: Arbeitshypothese von SALING (1966) zur Erklärung pathophysiologischer Abläufe in der Spätschwangerschaft und während der Geburt (Abb. 1). Bei schleichender Abnahme der Sauerstoffzufuhr werden in Organen, die für das intrauterine Leben nicht unbedingt lebensnotwendig sind (Lunge, Milz, Thymus, Nebennieren, Nieren, Pankreas, Muskulatur, Haut, Magen-Darm-Trakt), die Gefäße verengt und damit Durchblutung und Sauerstoffzufuhr vermindert.

Die eingesparte Sauerstoffmenge steht den lebenswichtigen Organen (Gehirn, Herz, Plazenta) zur Verfügung.

Dabei soll die lokale Hypoxie am Darm eine Hyperperistaltik hervorrufen, als deren Folge der Mekoniumabgang angesehen wird.

Durch die verminderte Durchblutung weitläufiger Gebiete des fetalen Kreislaufes bei O_2-Mangel nimmt der gesamte O_2Verbrauch des Feten bei O_2-Mangel ab. Dieses Phänomen wies DAWES im Tierversuch nach. Die Sauerstoff-Sparschaltung des fetalen Kreislaufs ähnelt der **Zentralisation des Kreislaufs beim Schockzustand des Erwachsenen.** In den mit Sauerstoff nur notdürftig versorgten Körperabschnitten wird Energie durch

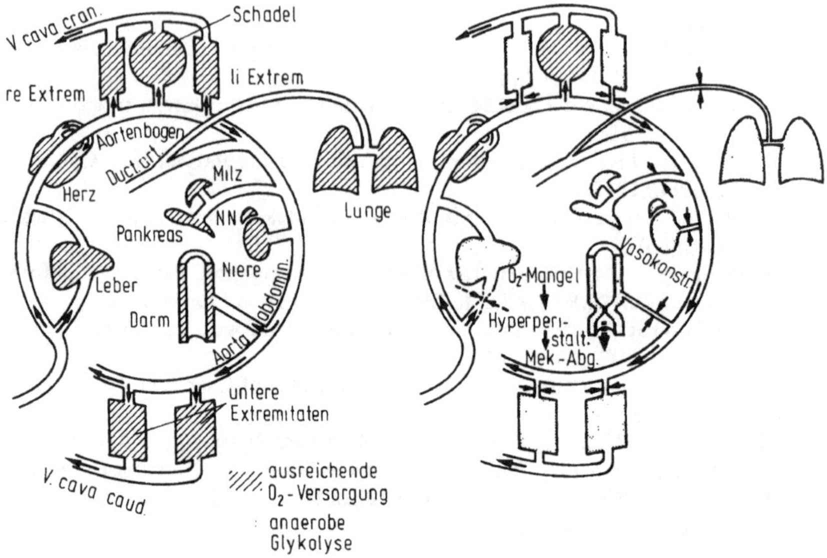

Abb. 1. Schematische Darstellung der Durchblutung verschiedener fetaler Körperabschnitte bei ungestörter O_2-Anlieferung (links) und bei herabgesetzter Versorgung (rechts; O_2-Sparschaltung des fetalen Kreislaufes); nach SALING, E.: Das Kind im Bereich der Geburtshilfe. Thieme, Stuttgart 1966

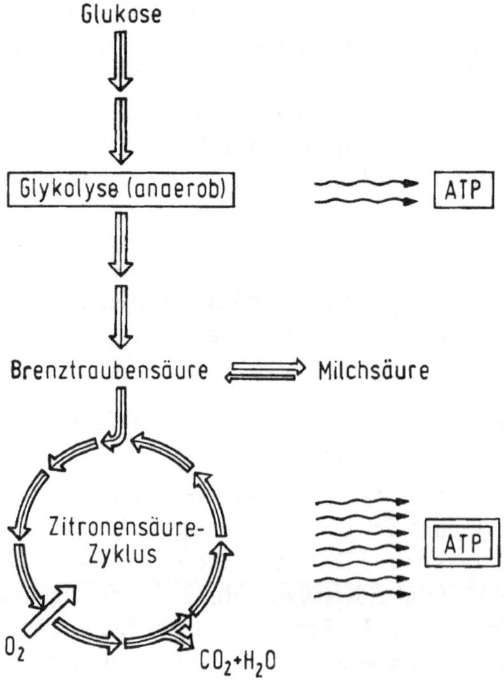

Abb. 2.
Schema des Glukoseabbaues unter normoxischen und hypoxischen Verhältnissen; nach STOLL, W.: Die Reanimation des Neugeborenen. Der Kinderarzt 18 (1970) 10

Abbau von Glukose zu Milchsäure (**anaerobe Glykolyse**) gewonnen (Abb. 2). Die entstandene Milchsäure wird mit Hilfe der dort noch bestehenden verminderten Durchblutung in den zentralen Teil des Kreislaufs ausgeschwemmt. Dadurch entsteht dort allerdings eine Aziditätssteigerung und – sobald die Pufferkapazität reduziert ist – eine **primär-metabolische Azidose.**

Literatur

JAMES, L.St., I.M. WEISBROT, C.E. PRINCE, D.A. HOLADAY, V. APGAR: The acid-base status of human infants in relation to birth asphyxia and onset of respiration. J. Pediatr. 52 (1958) 379

SALING, E.: Neue Gesichtspunkte über den Ablauf fetaler Hypoxien. Vortrag vor der Gesellschaft für Geburtshilfe und Gynäkologie in Berlin am 19. 3. 1965. Ref.: Zbl. Gynäk. 88 (1966) 76

SALING, E.: Die O_2-Sparschaltung des fetalen Kreislaufes. Geburtsh. u. Frauenheilk. 26 (1966) 413

SALING, E.: Das Kind im Bereich der Geburtshilfe. Thieme, Stuttgart 1966

SALING, E.: Oxygen-conserving adaptation of foetal circulation. In: APLEY, J.: Modern Trends in Paediatrics 3. Butterworths, Glasgow 1970

SCHOLANDER, P.F.: Experimental Studies on Asphyxia in Animals. In: WALKER, J., A.C. TURNBULL: Oxygen Supply to the human Fetus. Blackwell, Oxford 1959

Schädeldurchmesser, biparietaler: s. Kephalometrie.

Schlag-zu-Schlag-Methode: s. Kardiotokographie, instantane* Herzschlagregistrierung.

Schnittbildmethode: syn. zweidimensionales Ultraschall*-Impulsecho-verfahren.

Schock, posthämorrhagischer: s. posthämorrhagischer Schock.

Schutzimpfung in der Schwangerschaft: Eine Infektionsprophylaxe kann bei der Schwangeren wegen eines möglichen oder eines erfolgten Kontaktes mit einem Kranken nötig werden. Dabei muß von den beiden Grundsätzen ausgegangen werden, daß

1. die Schwangere und die Frucht durch die Impfung nicht gefährdet werden und daß
2. das Immunabwehrsystem der Schwangeren geschwächt ist.

Die **Impftabelle** (nach O. GÜNTHER) gibt einen Überblick über Empfehlungen für verschiedene Schutzimpfungen:

	aktive Impfung	passive Impfung
Tetanus	ja	ja**
Diphtherie	bedingt	ja*
Typhus, Paratyphus	bedingt	nein
Cholera	ja	nein
Tuberkulose	nein	nein
Poliomyelitis	SALK ja	
	SABIN (ja)	ja*
Tollwut	ja	ja*
Pocken	bedingt	ja**
Gelbfieber	bedingt	
Masern	bedingt	ja**
Röteln, Grippe, Mumps	nein	ja* **

* Gammaglobulin ** Hyperimmunglobulin

Literatur

GÜNTHER, O.: Schutzimpfung in der Gravidität. Therapiewoche 19 (1969) 2296

GÜNTHER, O.: Schutzimpfungen in der Schwangerschaft. Gynäkologe 3 (1970) 83

GÜNTHER, O.: Schutzimpfungen in der Schwangerschaft. Fortschr. Med. 89 (1971) 28, 109, 159

STICKL, H.: Die Impfung der Schwangeren und des Neugeborenen, einschließlich Rötelnprophylaxe. In: SALING, E., K.A. HÜTER: Fortschritte der perinatalen Medizin. 2. Deutscher Kongreß für Perinatale Medizin, Berlin, 26.-28. Juni 1969, Thieme, Stuttgart 1971

Schwangerenernährung: Eine ausgewogene Schwangerenernährung ist eine wesentliche Voraussetzung für einen komplikationslosen Schwangerschaftsverlauf und für eine normale intrauterine Entwicklung des Kindes. Als grobe Richtgröße für den Kalorienbedarf der Schwangeren gilt: in der ersten Schwangerschaftshälfte 2200 bis 2500 kcal/Tag; in der zweiten Schwangerschaftshälfte 2500 bis 2800 kcal/Tag. Der Aufbau der Frucht und der Gewebszuwachs der Mutter bedingen neben der Wasserretention die **Gewichtszunahme der Schwangeren, die bis zum Ende der Schwangerschaft 8-12 kg betragen darf** (Abb. 1). Während übergewichtige Frauen vermehrt gestosegefährdet sind, kommt es bei unterernährten Frauen gehäuft zu Fehl-, Früh- und Totgeburten (Abb. 2). Eine normale Gewichtszunahme in der Schwangerschaft ist das wichtigste Kriterium, die beste Kontrolle für eine zweckmäßige Ernährung.

Neben der Zufuhr der richtigen Kalorienmenge sind die Auswahl und die zweckmäßige Abstimmung der Nahrungsmittel wichtig. 15-20% der zugeführten Kalorienmengen sollten durch Eiweiß, wovon 2/3 tierischer Herkunft sein sollten, 25% durch Fett und 55-60% durch Kohlenhydrate gedeckt werden. Proteinunterernährung gefährdet die Schwangerschaft,

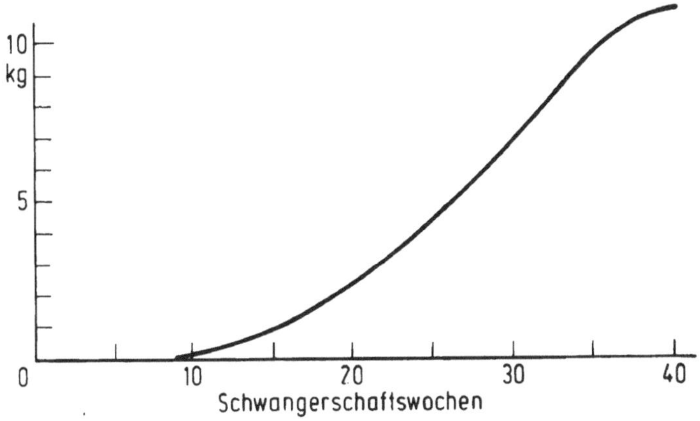

Abb. 1. Mittlere Gewichtszunahme in der Schwangerschaft; nach HELLER, L.: Die Ernährung der Schwangeren. Gynäkologe 3 (1970) 73

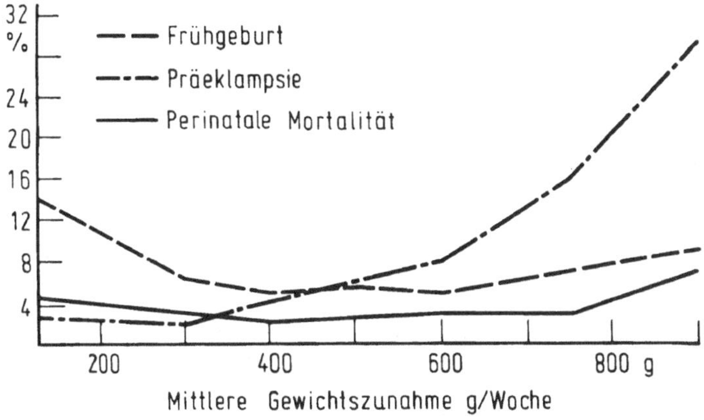

Abb. 2. Abhängigkeit von Frühgeburt, Gestose und perinataler Mortalität von der mittleren Gewichtszunahme in g/Woche; nach HELLER, L.: Die Ernährung der Schwangeren. Gynäkologe 3 (1970) 73

in der Frühschwangerschaft kommt es bei Proteinmangel zu Aborten, zwischen der Eiweißzufuhr in der Spätschwangerschaft und der Entwicklung des Kindes scheinen Zusammenhänge zu bestehen. Daneben spielt die Zufuhr von Kalzium (wünschenswert sind 1,5 g/Tag) und Eisen (wünschenswert in der zweiten Schwangerschaftshälfte 15 mg/Tag) eine entscheidende Rolle. Heute deckt die normale Kost der Schwangeren nur zu 60-80% die wünschenswerte Menge der Eisenzufuhr ab. Eine **systematische Eisenprophylaxe** ist sehr zu empfehlen.

	A I.E.	B_1 mg	B_2 mg	B_6 mg	Niacin mg	C mg	D I.E.
Schwangerschaft bis 5. Monat	5000	1,7	2,0	2	8–10	100	400
Schwangerschaft ab 6. Monat	6000	2,1	2,0	5	12	100	400
Stillperiode	8000	2,3	2,5	10	12–15	120	400–800

Angaben der DGE, ergänzt

Abb. 3. Vitaminbedarf in der Schwangerschaft; nach HELLER, L.: Probleme der Schwangerenernährung heute und morgen. Wissenschaftliche Schriftenreihe, Heft 5, Pfrimmer, Erlangen 1970

Der Bedarf an Vitaminen ist in der Schwangerschaft erhöht (Abb. 3). Echte Avitaminosen sind in hochentwickelten Ländern selten, Hypovitaminosen häufiger. Ausreichende Vitaminzufuhr ist für die optimale Entwicklung des Kindes aber notwendig, es gibt Anhaltspunkte für Zusammenhänge zwischen Vitaminmangel in der Schwangerschaft und kindlichen Mißbildungen. Die Einnahme von Vitaminpräparaten ist daher zu unterstützen, Vitaminüberdosierungen sind nur bei den Vitaminen A und D zu befürchten.

Literatur

HELLER, L.: Die Ernährung der Schwangeren. Gynäkologe 3 (1970) 71

HELLER, L.: Probleme der Schwangerenernährung heute und morgen. Wissenschaftliche Schriftenreihe, Heft 5, Pfrimmer, Erlangen 1970

HÜTER, K.A., H. BUCHENAU: Ernährung der werdenden Mutter. Bundesausschuß für Volkswirtschaftliche Aufklärung, Köln 1966

Schwangerenvorsorge: Regelmäßige ärztliche Untersuchung und Beratung der Schwangeren. Der Wert der alle Schwangeren umfassenden **Routinevorsorge** liegt heute vor allem in der Erfassung der Fälle mit Risikosymptomen. Diese Risikoschwangerschaften* (etwa 20-30% aller Schwangeren) müssen der **Risikovorsorge** zugeführt werden. Das Ziel der Schwangerenvorsorge ist die Senkung

1. der mütterlichen Erkrankungen in der Schwangerschaft;
2. der Müttersterblichkeit*;
3. der Frühgeborenenzahl;
4. der perinatalen Mortalität* und
5. der kindlichen Morbidität.

Je intensiver (häufiger und qualitativ besser) die Schwangerenvorsorge ist, desto eher wird dieses Ziel erreicht.

Die Häufigkeit der Untersuchungen in der **Routinevorsorge** unterliegt großen Schwankungen. Während beispielsweise in Schweden 20 Untersuchungen empfohlen und durchgeführt werden, sind in der BRD 10 ärztliche Konsultationen festgesetzt (Abb. 1, 2). Davon werden im Durchschnitt 5-6 durchgeführt.

SALING empfiehlt, die Abstände und Häufigkeiten der Routineuntersuchungen folgendermaßen festzulegen:

In den ersten 4 Monaten (1.-4.) alle 4 Wochen,
in den folgenden 3 Monaten (5.-7.) alle 3 Wochen,
in den folgenden 2 Monaten (8.-9.) alle 2 Wochen,
in dem letzten Monat (10.) jede Woche.

Da die erste Untersuchung naturgemäß erst im zweiten Monat erfolgt, würde damit die Routine-Schwangerenvorsorge 15 Untersuchungen umfassen.

In der **Risikovorsorge** muß die Zahl der Schwangerenuntersuchungen erhöht werden. Alle Risikofälle (s. Risikoschwangerschaft) gehören in diese intensive Schwangerenvorsorge. Diese Anstrengungen sind gerechtfertigt, da Frauen, deren Kinder in der perinatalen Periode sterben, fast ausnahmslos Risikosymptome zeigen.

Neben der ärztlichen Untersuchung gehört zur Schwangerenvorsorge die Aufklärung der Schwangeren über den Verlauf der Schwangerschaft, den Geburtsvorgang, die Beratung über Ernährung und Hygiene, über Medikamenteneinflüsse auf die Frucht und arbeitsrechtliche Bestimmungen.

Untersuchung	Woche
1.	1. Trimester
2.	16.
3.	20.
4.	24.
5.	28.
6.	31.
7.	34.
8.	36.
9.	38.
10.	40.

Abb. 1. Untersuchungsfolge während der Routinevorsorge; nach HÜTER, K.A.: Schwangerenvorsorge (Prenatal care). Routine- und Risikovorsorge. Gynäkologe 3 (1970) 60

Schwanger-schaftswoche	Zusätzliche Untersuchungen	Regelmäßige Untersuchungen (bei jeder Konsultation)
	Allgemeinuntersuchung	**Kontrolle** von
	insbesondere von	Blutdruck, Gewicht, Urin
	Herz, Kreislauf, Lungen	(Eiweiß, Zucker, Sediment)
Erstes	Bestimmung von	
Trimester	**Blutgruppe und**	
	Rhesus-Faktor	
	Luessuchreaktion	
	Rotes Blutbild	**Fahndung** nach
	Beckenaustastung	Ödemen
		Bakteriurie (Streifentest)
16.		Varizen
20.		**Geburtshilfliche**
24.		**Untersuchung**
28.	**Rotes Blutbild**	einschließlich der vaginalen
31.		Untersuchung zum Aus-
34.		schluß einer Zervixverschluß-
36.		insuffizienz
	Rotes Blutbild	**Ab 6. Schwangerschaftsmonat**
38.	**Beckenaustastung**	Kontrolle von fetalen Herz-
40.	Überprüfung der	tönen und Kindsbewegungen
41.	**Geburtsbereitschaft der**	
42.	**Zervix** (pelvic scoring)	
	Amnioskopie in zwei-	
	tägigen Abständen	

In Verdachtsfällen: Serologische Kontrolle auf Toxoplasmose und/oder Listeriose

Abb. 2. Art der Schwangerenvorsorgeuntersuchung; nach HÜTER, K.A.: Schwangerenvorsorge (Prenatal care). Routine- und Risikovorsorge. Gynäkologe 3 (1970) 60

Literatur

AHVENAINEN, E.K.: A Study of the causes of perinatal death. Acta obstet. gynec. scand. 39 (1960) 438

ANSELMINO, K.J., L. BECK, A. BUNTSCHUK: Über den Rückgang der Kindersterblichkeit bei der hypertensiven Spätgestose seit Anwendung der blutdrucksenkender Medikamente und vermehrter Schwangerenbetreuung. Geburtsh. u. Frauenheilk. 24 (1964) 923

BANNER, E.A., H.K. BEUTLER: Intrauterine deaths. Obstet. and Gynec. 12 (1958) 661

BICKENBACH, W.: Die Erhaltung kindlichen Lebens in Schwangerschaft und Geburt. Arch. Gynäk. 189 (1957) 28

BULFIN, M.J.: Preventable perinatal deaths – results of a study in Suburban Cook Conty Hospitals for 1960. Obstet. and Gynec. 20 (1962) 247

BUTLER, N.R., D.G. BONHAM: Perinatal mortality. Livingstone, Edinburgh-London 1963

DÖDERLEIN, G.: Zweckmäßige Organisation der Schwangerenberatung. Zbl. Gynäk. 77 (1955) 673

DÖDERLEIN, G.: Schwangerenberatung. Therapiewoche 7 (1957) 223

DÖDERLEIN, G., F. HOLLWICH: Beobachtungen bei systematischer ärztlicher Schwangerschaftsvorsorge. Zbl. Gynäk. 83 (1961) 413

DONELLY, J.F., J.R. ABERNATHY, R.N. CREADICK, Ch.E. FLOWERS, B.E. GREENBERG, H.B. WELLS: Fetal, parental and environmental factors associated with perinatal mortality in mothers under 20 years of age. Amer. J. Obstet. Gynec. 80 (1960) 663

DUDENHAUSEN, J.W., E. SALING: Risikoschwangerschaft und Risikogeburt. Erfassung und Maßnahmen zur Mortalitätssenkung des Kindes. Mat. Med. Nordm. 22 (1970) 313

GLEISS, J.: Biologische und soziale Faktoren bei der Genese der Frühgeburt. Enke, Stuttgart 1955

HOSEMANN, H.: Ist Schwangerenfürsorge notwendig. Dtsch. med. Wschr. 78 (1953) 1283

HOSEMANN, H.: Zur Frage der Müttersterblichkeit. Med. Klin. (1959) 245

HÜTER, K.A.: Untersuchungen über Art und Umfang der Schwangerenvorsorge und deren Einfluß auf das Schicksal von Mutter und Kind. Geburtsh. u. Frauenheilk. 24 (1964) 380

HÜTER, K.A.: Schwangerschaftsvorsorge (Prenatal care), Routine- und Risikovorsorge. Gynäkologe 3 (1970) 60

HUGHES, T.D.: Adequate antenatal care and the prevention of eclampsia and severe toxemia. Med. J. Aust. (1955) II, 616

KÄSER, O.: Der Einfluß sozialer Faktoren auf die kindliche perinatale Mortalität. Zbl. Gynäk. 80 (1958) 1158

KRAATZ, H.: Die bisherige geburtshilfliche Situation (Fürsorge und Vorsorge – Klinik- und Hausgeburt – Spontangeburt und operative Entbindung). Z. ärztl. Fortbild. 58 (1964) 717

KRONE, H.A.: Gegenwärtige Situation der Schwangerenvorsorge und Vorschläge zur Verbesserung. In: SALING, E., K.A. HÜTER: Fortschritte der perinatalen Medizin. 3. Deutscher Kongreß für Perinatale Medizin, Berlin. 26.-28. Juni 1969. Thieme, Stuttgart 1971

LINDGREEN, C., P. NORMAN, L. VIBERG: The causes of perinatal death. Acta obstet. gynec. scand. 41 (1962) 268

MORRIS, N.: Untersuchung und Beratung der schwangeren Frau. In: KÄSER, O., V. FRIEDBERG, K.G. OBER, K. THOMSEN, J. ZANDER: Gynäkologie und Geburtshilfe, Bd. II. Thieme, Stuttgart 1967

SCHEURER, W.: Der Einfluß der Schwangerenfürsorge und der sozialen Schichtung auf mütterliche und kindliche Komplikationen. Gynaecologia 14 (1956) 1

SCHWARTZ, S.: Prenatal care, prematurity, and neonatal mortality. Amer. J. Obstet. Gynec. 83 (1962) 591

SOMMER, K.H.: Diagnostik und ärztliche Beratung in der Schwangerschaft. In: SCHWALM, H., G. DÖDERLEIN: Klinik der Frauenheilkunde und Geburtshilfe. Urban & Schwarzenberg, München-Berlin 1965

STEWART, A.M.: Environmental hazards of pregnancy. J. Obstet. Gynaec. Brit. Emp. 66 (1959) 739

THALHAMMER, O.: Ursachen der Frühgeburtlichkeit und Möglichkeiten der Prophylaxe. Wien. med. Wschr. 110 (1960) 399
WAGNER, K., E. SALING: Art und Häufigkeit von Risikofaktoren bei Schwangeren mit perinatalen Todesfällen. Fortschr. Med. 89 (1971) 605
ZIMMER, F.: Untersuchungen über Art und Umfang der Schwangerenbetreuung. Arch. Gynäk. 195 (1961) 398

Schwangerschaftsalkalose: s. Säure-Basen-Stoffwechsel.

Schwangerschaftsvarizen: Entstehung von ampullären oder zylindrischen Erweiterungen einer Venenstrecke mit krankhaftem Umbau der Gefäßwand während der Schwangerschaft, vor allem während wiederholter Schwangerschaft.

> Schwangerschaftsvarizen entstehen zum überwiegenden Teil im **ersten** und **zweiten Trimenon**, nur zum geringen Teil im dritten.

Ätiologie:

1. Die **physiologische Hypervolämie in der Schwangerschaft** (20-30% größeres Plasmavolumen in der 32.-36. Schwangerschaftswoche gegenüber Nichtschwangeren) beansprucht besonders das venöse Gefäßbett.
2. **Lokal-strömungsdynamische Faktoren** (z.B. Behinderung des venösen Abflusses durch Kompression der Beckenvenen) in der unteren Körperhälfte.
3. **Endokrine Ursachen:**
   a) Das während der Schwangerschaft **vermehrt produzierte Progesteron** hat einen Relaxationseffekt auf die venösen Gefäße.
   b) Die **Östrogene** beeinflussen das Gefäßwandretikulum und die Wasserbindungsfähigkeit der Grundsubstanz.

Therapie:

1. **Kompressionsbehandlung mit Bandagentechnik:** Fuß und Unterschenkel mit einer 8 cm und einer 10 cm breiten, elastischen Binde kreuzweise bandagieren; Oberschenkel: Klebebinde in zirkulären Touren, darüber 12 cm breite, elastische Binde kreuzweise; Kniegelenke: weiche Gelenkbinde. **Zweizug-Kompressionsstrümpfe** sind ebenfalls geeignet. **Stützstrümpfe:** ungeeignet.
2. **Sklerosierungsbehandlung:** In der Schwangerschaft nur für Ausnahmefälle (drohende Ruptur eines Venenknotens) sinnvoll, da **während der Schwangerschaft die oben erläuterten ätiologischen Faktoren auch nach einer Sklerosierungsbehandlung weiter bestehen bleiben** und zu **Frührezidiven** führen.

3. **Medikamentöse Zusatzbehandlung:** Es werden Präparate verwandt, die vor allem **Aescin** und die beiden **Flavonoide Rutin** und **Hesperidin** enthalten. Diese haben einen experimentell gesicherten **antiödematösen** Effekt und bewirken eine **Resistenzsteigerung** der Kapillar- und Venolenwand. Pharmakologen beurteilen die Wirkung dieser Substanzen vorsichtig. **„Die Kritik der Pharmakologen steht in eindrucksvollem Kontrast zur Häufigkeit der Verordnung von Aescin- und Flavonoidpräparaten bei venösen Beschwerden"** (LUDWIG).

> Werden venotonisch wirkende Präparate verordnet, so dürfen sie **keine Zusätze** enthalten (Abb.), die für eine **Langzeittherapie in der Schwangerschaft nicht geeignet** sind.

Ausschließlich Gesamt-Extrakte der Roßkastanie enthalten:
Venostasin (20 mg/Kapsel)

Reine Aescinpräparate:
Reparil (20 mg resorbierbares Aescin/Dragee)

Reine Flavonoidpräparate:
Venoruton 300 (300 mg O-(betahydroxyaethyl)-rutosid/Kapsel)

Aescin/Flavonoid-Kombinationspräparate:
Pentavenon, Rexiluven (+ 0,5 mg Dihydroergocristinmethansulfonat/Dragee bzw. 1 ml)
Varico-sanol, Vasoforte, Venoplant, Venoreparil.

Ein Aescin- bzw. Rutin-freies Präparat ist
Glyvenol (400 mg Aethyl-3,5,6-tri-O-benzyl-D-glucofuranosid/Kapsel)

Cumarine enthalten:
Esberiven (0,02 g ad 20 ml oder 0,5 mg/Dragee), Medivarsin, Venotonic

Digitaloide enthalten:
Essaven (Crataegi e fruct. spir. sicc. 10 mg/Kapsel)
Ariven (Extr. Oleandri e fol. spir. sicc. ca. 25 mg/Dragee)
Noricaven (Fol. u. Fruct. Crataegi āā 0,007 g/Dragee)

Analgetica enthalten:
Ariven S (Propyphenazon 200 mg/Dragee)
Venopyronum (Phenopyrazon 200 mg/Dragee)

Analeptica enthalten:
Veno-SL (Hydroxyaethyltheophyllin 25 mg/Kapsel)
Venyl (Hydroxyaethyltheophyllin 2 mg/Kapsel)
Perivar (Spartein. sulfur.-Adrenalin, wasserfrei 21,2 mg + Spartein. sulfur. 284 mg, entspr. 300 mg Sparteinsulfat und 7,5 mg Adrenalin)

Präparate zur medikamentösen Zusatzbehandlung bei Varicosis e graviditate und Zusätze, die für eine Langzeitbehandlung in graviditate nicht geeignet sind; nach WISCHHÖFER, E., aus LUDWIG, H.: Varicosis e graviditate. Gynäkologe 2 (1970) 166

Literatur

APPEL, W.: Die Therapie thromboembolischer Erkrankungen in der Schwangerschaft und im Wochenbett. Gynäkologe 2 (1970) 189

FEGAN, W.G., D.E. FITZGERALD: The Diagnosis and Treatment of venous insufficiency in Pregnancy. J. Obstet. Gynaec. Brit. Cwlth. 73 (1966) 222

FLORIAN, E., J. FLORIAN: Experimentelle Befunde zur Pathophysiologie der Schwangerschaftsvaricosis. Zbl. Phlebologie 6 (1969) 95

FOOTE, R.: Varicose Veins. Butterworth & Co., London 1949

GÖLTNER, E., J. BABENERD: Das venöse Gefäßsystem in der Schwangerschaft. Gynäkologe 2 (1970) 163

GOODRICH, S., E. WOOD: Peripheral venous distensibility and velocity of venous blood flow during pregnancy or during oral contraceptive therapy. Amer. J. Obstet. Gynec. 90 (1964) 740

GRUSS, J.D., O. VOGT: Zur Ätiologie und Therapie der primären Varikose. Münch. med. Wschr. 108 (1966) 200

HAID-FISCHER, F., H. HAID: Venenfibel. Thieme, Stuttgart 1965

KAPPERT, A.: Klinische Untersuchungen über die Schwangerschaftsvarikosis. Zbl. Phlebologie 2 (1969) 81

LUDWIG, H.: Die venöse Rückstromgeschwindigkeit unter verschiedenen Bedingungen. Zbl. Phlebologie 2 (1963) 24

LUDWIG, H.: Schwangerschaftsvarikosis. Zbl. Gynäk. 35 (1964) 1209

LUDWIG, H.: Varicosis e graviditate. Fortschr. Med. 17 (1965) 693

LUDWIG, H.: Phlebologie in der Geburtshilfe und Gynäkologie. Phlebologische Empfehlungen an den Gynäkologen. 139. Tagung der Mittelrheinischen Gesellschaft für Gynäkologie und Geburtshilfe, Frankfurt, 9.12.1969, Ref. Geburtsh. u. Frauenheilk. 30 (1970) 660

LUDWIG, H.: Varicosis e graviditate. Ätiologie, Symptomatologie, Komplikationen und Behandlungsmaßnahmen. Gynäkologe 2 (1970) 166

SEIDEL, W.: Operative Therapie der Varizen. Gynäkologe 2 (1970) 186

SIGG, K.: Varikosis und Thrombose bei Schwangerschaft, Geburt und Wochenbett. Zbl. Gynäk. 1 (1963) 254

SIGG, K.: Varizen, Ulcus cruris und Thrombose. Springer, Berlin-Heidelberg-New York 1968

SIGG, K.: Technik der Sklerosierungsbehandlung bei Varikosis. Gynäkologe 2 (1970) 179

Sekundäre Depression: Depressionszustand* des Neugeborenen, der sich erst einige Zeit (etwa 10 min) nach der Geburt entwickelt. Neben einem pH-Abfall infolge der Laktateinschwemmung im fetalen Kreislauf (s. postpartuales Säurehoch*) sollen nach SALING an der Entstehung der sekundären Depression Kinine und andere toxische Substanzen beteiligt sein.

Die sekundäre Depression wird durch die **Sauerstoff*-Sparschaltung des fetalen Kreislaufes** erklärt. Jedes Kind, das pränatal einen O_2-Mangel erleidet, reagiert auf diesen mit einer Vasokonstriktion in den lebenswichtigen Organen. In diesen Kreislaufgebieten kommt es durch den **O_2-Mangel zur anaeroben Glykolyse** und damit zur **Milchsäureproduktion.** Außerdem entstehen durch die **gestörten Kreislaufverhältnisse Kinine und andere**

toxische Substanzen. Nach der Geburt und **Reanimation** des Kindes wird die **Vasokonstriktion der Kreislaufperipherie aufgehoben**, und damit kommt es zum Ausschwemmen der dort entstandenen Substanzen.

SFT: Abk. für SABIN-FELDMANN-Test, s. Toxoplasmose.

SIGGAARD-ANDERSEN-Nomogram: s. Säure*-Basen-Stoffwechsel.

	Grad 0	Grad 1	Grad 2	**Punkte**	
Oberer Thorax	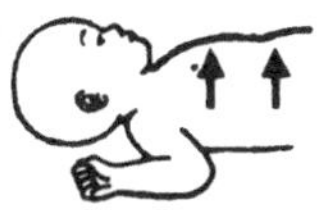 Gleichlaufend	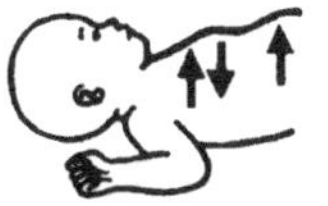 Verzögerung im Inspirium	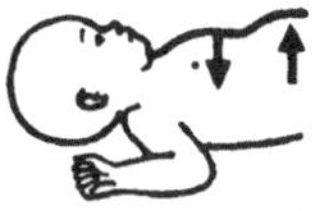 „See-Saw" *)		
Unterer Thorax	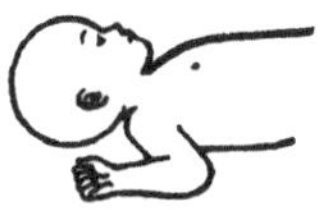 Keine Einziehungen	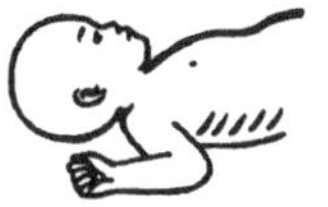 Eben sichtbar	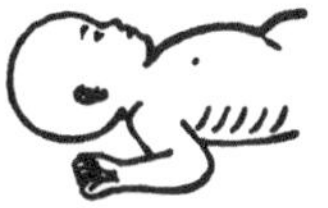 Deutlich		
Xiphoid-einziehungen	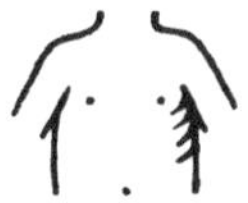 Keine	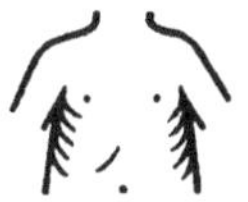 Eben sichtbar	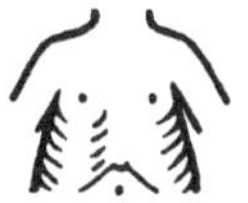 Deutlich		
Exspir. Brummen	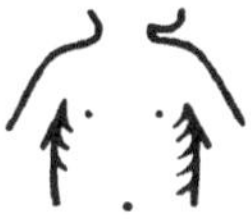 Kein	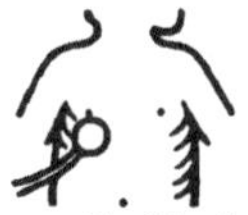 Nur mit Stethoskop zu hören	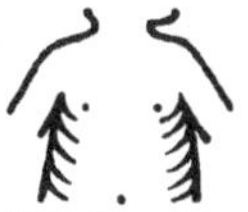 Mit dem Ohr zu hören		
Nasenöffnung erweitert	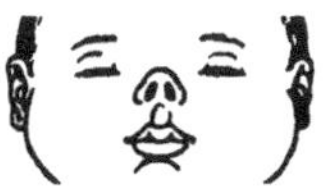 Nicht	 Geringfügig	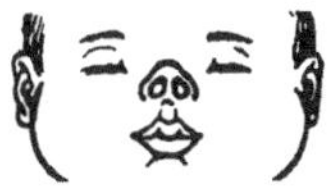 Deutlich		
			Summe:		

*) Sinken des oberen Thorax mit Heben des Abdomens

SILVERMANN-Schema; nach LAJOSI, F.: Untersuchungsschemata für Neugeborene. Der Kinderarzt 19 (1971) 5

SILVERMANN-Schema: Punkteschema (Abbildung) zur klinischen Bewertung von Atemstörungen Neu- und Frühgeborener. **Ergebnis:**
0 - 2 Punkte – keine pulmonale Insuffizienz
3 - 7 Punkte – leichte bis mittelgradige pulmonale Insuffizienz
8 - 10 Punkte – schwere pulmonale Insuffizienz

Literatur

LAJOSI, F.: Untersuchungsschemata für Neugeborene. Der Kinderarzt 19 (1971) 5
SILVERMANN, W.A.: Dunham's premature infants. Hoeber, New York 1961

Slow-Starter: Zeigt eine Kreißende über 24 Stunden im Wechsel regelmäßige, spontane Wehentätigkeit mit Perioden uteriner Inaktivität ohne nennenswerten Geburtsfortschritt, so liegt ein slow-Starter (= Langsam-Starter) vor. WEICHE und SCHNEIDER fanden in einem Kollektiv von 4000 Kreissenden 2,3% slow-Starter. Bei über der Hälfte von diesen wurde aus maternellen, fetalen oder gemischten Indikationen eine operative Entbindung nötig. BROWNE beobachtete bei 21,5% seiner slow-Starter mekoniumhaltiges Fruchtwasser bei der Amnioskopie.

Literatur

BROWNE, A.D.H.: Diskussionsbemerkung beim 1. Europäischen Kongreß für Perinatale Medizin, Berlin, 28.-30. März 1968. Thieme, Stuttgart 1969
WEICHE, V., D. SCHNEIDER: Slow-Starter als geburtshilfliches Problem. 38. Tagung der Deutschen Gesellschaft für Gynäkologie, Hamburg, 22.-26. Sept. 1970

Spätgestosen (EPH-Gestosen):

Zur Terminologie und Einteilung: Weder der Name noch die Einteilung des Krankheitsbildes können zutreffend begründet werden, solange seine Ätiologie nicht geklärt ist.

Die in Deutschland am meisten benutzte Bezeichnung ist die der **Spätgestose,** ein übergeordneter Begriff, der nur aussagt, daß es sich um eine Krankheit handelt, die im Zusammenhang mit der Spätschwangerschaft auftritt. Der im anglo-amerikanischen Schrifttum bisher übliche Name „Toxikose" oder „Toxämie" wurde neuerdings vom Committee of Terminology of the American College of Obstetricians and Gynecologists (ACOG) mit Recht abgelehnt. Bis heute wurde noch kein fetales oder plazentares „Toxin" im Zusammenhang mit der Spätgestose nachgewiesen.

Die am weitesten verbreitete Nomenklatur und Klassifikation ist seit Jahrzehnten die des American Comittee on Maternel Welfar, die vom ACOG neuerdings modifiziert wurde.

Der Text lautet (in der Übersetzung und Kommentierung von KYANK und SCHOLZ) folgendermaßen:

Ödeme: Generalisierte und exzessive Speicherung von Flüssigkeit im Gewebe mit Schwellung der Extremitäten (Beinödeme allein nicht ausreichend!) und des Gesichts, nachweisbar noch nach 12stündiger Bettruhe, oder rapide Gewichtszunahme von mehr als 2 kg/Monat.

Bei alleinigen Ödemen wurde das durchschnittliche Kindsgewicht erhöht gefunden, die Frühgeburten- und Totgeburtenrate waren nicht erhöht. Die Bedeutung der Ödeme als Gestosesymptom ist somit nicht sicher geklärt. Sie treten bei Gestosen jedoch gehäuft auf und dürften in generalisierter Form nicht ohne Einfluß auf den mütterlichen Organismus sein, so daß es nach unseren heutigen Erkenntnissen berechtigt ist, generalisierte Ödeme als Gestosesymptom zu werten.

Hypertonie: Systolisch 140 mm Hg und mehr oder relativer Anstieg um 30 mm Hg oder diastolisch 90 mm Hg und mehr oder relativer Anstieg um 15 mm Hg, nachweisbar noch nach mindestens 6stündigem Intervall, gemessen bei Bettruhe, möglichst in linker Seitenlage.

Proteinurie: Mehr als 0,3 g/l im 24stündigen Sammelurin oder 1 g/l und mehr in einer Harnprobe (Mittelstrahl- und Katheterurin), bei 2maliger Bestimmung im Abstand von mindestens 6 Stunden.

Pathogenetische Gliederung der Spätgestose

A. Nichthypertensive Spätgestosen (Prägestosen)

Schwangerschaftsproteinurie und/oder Schwangerschaftsödem: Die selten vorkommende alleinige schwangerschaftsbedingte Proteinurie oder das alleinige schwangerschaftsbedingte generalisierte Ödem werden im ACOG-Vorschlag als Schwangerschaftsproteinurie bzw. Schwangerschaftsödem bezeichnet und damit von den hypertensiven Gestosen getrennt aufgeführt.

B. Hypertensive Spätgestosen

1. **Präeklampsie (essentielle Spätgestose):** Auftreten einer Hypertonie und Proteinurie oder von Ödemen oder beidem nach der 20. Schwangerschaftswoche, ausgelöst durch die Schwangerschaft selbst, insbesondere bei Erstgebärenden vorkommend.
2. **Eklampsie:** Auftreten von Krampfanfällen oder Koma bei Präeklampsie, seltener bei Pfropfgestose.
3. **Propfgestose:** Verschlechterung einer chronischen essentiellen oder renalen Hypertonie um systolisch 30 mm Hg oder diastolisch 15 mm Hg und mehr und/oder Hinzutreten einer Proteinurie oder generalisierter Ödeme oder beider sowie anderer Präeklampsiesymptome während der Schwangerschaft.
4. **Transitorische Hypertonie (transient hypertension):** Entwicklung einer Hypertonie nach der 20. Woche oder am ersten Tag post partum ohne weitere Präeklampsiesymptome bei früher normotensiver Patientin.

Normalisierung des Blutdrucks innerhalb von 10 Tagen post partum. Es kann sich dabei um eine Präeklampsie oder um eine chronische Hypertonie handeln. Eine sichere Differenzierung ist nicht möglich.

5. **Chronische hypertensive Erkrankungen:** Chronische Hypertonie gleich welcher Ursache, vor Eintritt der Gravidität oder vor der 20. Woche oder noch 6 Wochen post partum nachweisbar.

6. **Unklassifizierbare Gestose:** Infolge unzureichender Information nicht klassifizierbare hypertensive Gestosen. Bei guter Schwangerenberatung müßte diese Gruppe klein sein.

Auf dem ACOG-Vorschlag sowie dem von CHESLEY und früheren Vorschlägen von KYANK und SCHOLZ basierend kann die Gliederung der **Schweregrade** wie folgt vorgenommen werden:

Präeklampsie (definitionsgemäß polysymptomatisch!):
Leicht: Wenn die Symptome der schweren Form nicht erreicht werden.
Schwer: Wenn eines der folgenden Symptome erreicht wird:
1. RR systolisch 160 mm Hg bzw. diastolisch 110 mm Hg und mehr.
2. Proteinurie 3 g/l im 24-Stunden-Harn und mehr oder 0,5 g/l in Einzelproben.
3. Oligurie (unter 400 ml/24 Stunden).
4. Zerebrale oder visuelle Störungen.
5. Epigastrische Beschwerden, Nausea und Erbrechen.
6. Lungenödem oder Zyanose.

Die **transitorische** oder **chronische Hypertonie** kann ebenfalls in leichte und schwere Formen mit dem Grenzwert von 160/110 mm Hg unterteilt werden.

Bei den **Pfropfgestosen** sollte man auf eine Differenzierung nach dem Schweregrad verzichten, da sie sowieso eine schwere Komplikation der Schwangerschaft darstellen.

Für die Auswertung und Vergleichbarkeit von Gestosestatistiken ist es ratsam, einem Vorschlag von HOCHULI folgend die Gestosen in **in-graviditate-** und **sub-partu-**Fälle getrennt aufzuführen.

Im deutschen Sprachbereich bemüht sich die Organisation Gestose (OG) unter E.T. RIPPMANN um eine einheitliche Terminologie und Einteilung des Krankheitsbildes der Spätgestosen. Unter der Bezeichnung **EPH-**

Gestose wurde ein Vorschlag ausgearbeitet, der von den drei Kardinalsymptomen ausgeht:

1. **Monosymptomatische EPH-Gestosen**
   Symptom
   a) Ödeme (E) = **E-** Gestose
   b) Proteinurie (P) = **P-** Gestose
   c) Hypertonie (H) = **H-** Gestose
2. **Polysymptomatische EPH-Gestosen**
   Kombination von zwei oder mehr Symptomen
3. **Drohende Eklampsie = Imminente Eklampsie = Eclampsia imminens,** Abkürzung **EI**
   Schwere Fälle von EPH-Gestosen mit rascher Verschlechterung des Allgemeinzustandes und der Symptome (Blutdruckanstieg, zerebrale, motorische, neurologische, gastrointestinale Symptome) oder mit Koma, jedoch ohne Krämpfe.
4. **Eklampsie = Eklamptischer Anfall = Eclampsia convulsiva,** Abkürzung **EC** = EPH-Gestose (mono- oder polysymptomatische) **mit Krampfanfällen.**

Zeitpunkt des ersten Auftretens der EPH-Gestose:

1 Ante partum AP (Angabe der Schwangerschaftswoche)
2 Intra partum IP
3 Post partum PP (Angabe der Tage nach der Geburt)

Der **Schweregrad der Erkrankung** kann zusätzlich mit dem von GOECKE vorgeschlagenen **Gestose-Index (GI)** angegeben werden (z.B. bei Aufnahme, bei Behandlungsübernahme, häufig während der Schwangerschaft). Indexzahl 1-11 nach Bewertung der Einzelsymptome. Zeichen einer drohenden oder manifesten Eklampsie sind gesondert zu vermerken.

		0	1	2	3	Datum	Datum
E	**Ödeme nach Bettruhe**	keine	tibiale	generalisierte	–		
P	**Proteinurie** g°/oo nach ESBACH	<0,5	>0,5 - 2	>2 - 5	>5		
H	**Blutdruck** systolisch	<140	>140 - 160	>160 - 180	>180		
	Blutdruck diastolisch	< 90	> 90 - 100	>100 - 110	>110		
					Gestose-Index		

Nach dem heutigen Stand der Erkenntnisse muß eine pathogenetische Einteilung der hypertensiven Spätgestosen in drei Teile gegliedert sein (die in Klammern stehenden Gruppen beziehen sich auf die Einteilung der ACOG, siehe S. 277, 278):

I. **Essentielle**, d.h. schwangerschaftsbedingte („echte" oder „reine") **Spätgestosen** (Gruppe 1 und der überwiegende Teil der Gruppe 2)
II. **(Auf)pfropfgestosen** (Gruppe 3)
III. **Nicht aufgepfropfte präexistente Gefäß- und Nierenerkrankungen (chronisch hypertensive Erkrankungen)** (Gruppe 5)

In der von der ACOG modifizierten Einteilung wurde zwischen die Gruppen 3 und 5, also die chronisch hypertensiven Erkrankungen mit Pfropfung (3) und ohne Pfropfung (5), eine neue Gruppe (4) eingeschoben, die **transitorische Hypertonie,** deren Differenzierung, ob zu Gruppe 1 oder 5 gehörig, nicht sicher möglich ist. Außerdem wird der großen Gruppe der **hyper**tensiven Spätgestosen eine kleine Sondergruppe von „**nicht**hypertensiven Spätgestosen" (sog. Prägestosen) gegenübergestellt, mit denen die Fälle von **alleiniger Schwangerschaftsproteinurie** und **alleinigem Schwangerschaftsödem** erfaßt werden. – Chronische Neuerkrankungen **ohne** Hochdruck werden in dieser Einteilung nicht registriert.

A. Klinik der Präeklampsie und Eklampsie

Klinik der Präeklampsie (= essentielle EPH-Gestose): Im Vordergrund stehen im wesentlichen drei Symptome, die **Kardinalsymptome**, die gemeinsam das Krankheitsbild beherrschen, aber auch getrennt voneinander vorkommen können:

1. **Hypertonie** 2. **Proteinurie** 3. **Ödeme**	} **Symptomentrias** der **Präeklampsie**

Diese Symptomatik wird weitgehend erklärt durch das zentrale Geschehen, das die Präeklampsie (und Eklampsie) kennzeichnet, nämlich die allgemeine **Vasokonstriktion,** d.h. die Konstriktion der Arteriolen und der kapillaren Gefäße. Die Ursache ist unbekannt.

Die Symptome der Präeklampsie treten (abgesehen von der Blasenmole) **erst nach der 20. Schwangerschaftswoche, meist erst nach der 24.-30. Schwangerschaftswoche** auf.

In etwa **75-85% der Präeklampsien** und **Eklampsien** handelt es sich um **Erstgebärende.**

In bezug auf den Gesamtdurchschnitt ist die Präeklampsie

bei **Hydramnion**	doppelt so häufig,
bei **Hydrops fetus**	3-4mal so häufig,
bei **Mehrlingsschwangerschaften**	5-6mal so häufig,
bei **Blasenmole**	3-8mal so häufig.

Das Vorkommen der Präeklampsie bei Blasenmole zeigt, daß es auch zu gestotischen Erscheinungen kommen kann, wenn keine Frucht mehr vorhanden ist.

1. **Hypertonie:** Bei einer normal verlaufenden Schwangerschaft bleibt der systolische Blutdruck weitgehend konstant, während der diastolische Blutdruck in der Frühschwangerschaft abfällt und dann langsam wieder ansteigt, um am Ende der Schwangerschaft um einige mm Hg über seinem Normalwert zu liegen.

   Bei etwa 95% aller Präeklampsiefälle ist der Blutdruck erhöht. Die obere Grenze des normalen Blutdrucks beträgt 135/85 mm Hg. Der Wert 140/90 mm Hg ist ein kritischer Grenzwert.

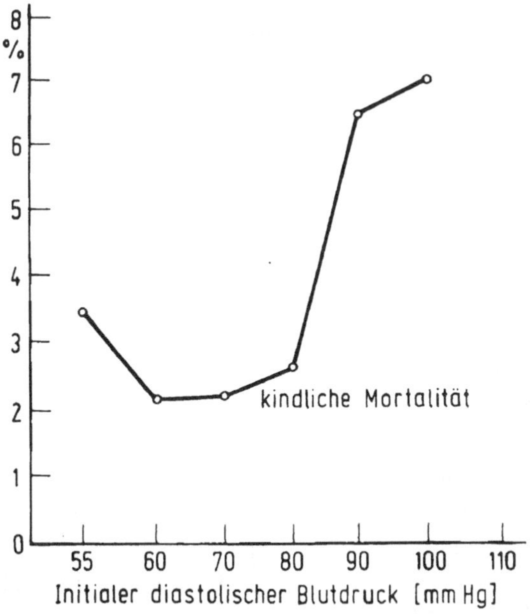

Abb. 1. Effekt des diastolischen Blutdrucks auf die kindliche perinatale Mortalität; nach BROWNE, J.C.M., aus HOCHULI, E.: Die Spätgestose (Schwangerschaftstoxicose, EPH-Syndrom). Gynäkologe 3 (1970) 89

> Bei einer Schwangeren mit einem Blutdruck von **140/90 mm Hg** liegt eine **Präeklampsie** vor. Die Schwangere muß behandelt werden.

Der Bluthochdruck ist die wichtigste Manifestation des allgemeinen Gefäßspasmus. Als direkter Gradmesser des Gefäßspasmus gilt der **diastolische** Blutdruck. Steigt der diastolische Blutdruck um mehr als 10 mm Hg, so ist dies ein deutlicher Hinweis auf eine drohende Gefahr. Schon bei einem diastolischen Blutdruck von 90 mm Hg ist die **perinatale Mortalität** erhöht (Abb. 1).

Es ist notwendig, den Blutdruck schon so früh wie möglich in der Schwangerschaft sorgfältig zu messen, besonders auch, um später **vergleichbare Ausgangswerte** zu haben. Jede Steigerung des Blutdrucks an den pathologischen Grenzwert von 140/90 mm Hg heran ist ein warnender Hinweis auf die gefährlichste Schwangerschaftskrankheit für Mutter und Kind, die Spätgestose. Damit wird der **Blutdruckapparat** zum **wichtigsten Instrument der Schwangerenvorsorge.**

2. **Proteinurie**: Bei jeder normalen Schwangerschaft besteht eine erhöhte Durchlässigkeit der Kapillaren (also auch der Glomerulumschlingen). Daher wird auch bei jeder normalen Schwangerschaft Eiweiß in den Primärharn abgesondert. Dabei sind die Eiweißkörper mit dem niedrigsten Molekulargewicht anteilmäßig am stärksten vertreten, also vorwiegend die **Albumine.** Sie können die Kapillarwände der Glomerula leichter passieren als die höher molekularen Globuline. **Der Eiweißgehalt unter 0,5 g°/oo Esbach[1] im 24-Stunden-Harn einer Schwangeren ist noch als physiologisch anzusehen.**

   Die Erfahrung hat gezeigt, daß ein zunehmend schwerer Verlauf einer Spätgestose durchaus nicht immer mit einer Erhöhung der Eiweißausscheidung im Urin parallel geht (HÜTER).

   Die Verminderung von Eiweiß im Blutserum fördert zusätzlich die **Ödembildung,** da mit zunehmender Hypalbuminämie das Wasserbindungsvermögen des Blutes abnimmt.

   Proteinurie in den **ersten Monaten** der Schwangerschaft bedeutet so gut wie immer eine **Nierenerkrankung,** die bei der Schwangeren schon vor ihrer Schwangerschaft bestand (präexistente Krankheit). Bei Frauen, die gesund in die Schwangerschaft hineingehen und dann an einer Spätgestose erkranken, tritt die Proteinurie meist als letztes der 3 Kardinalsymptome auf.

[1] In Deutschland wird die Bestimmung nach Esbach (zumindest in der Schwangerenvorsorge) wegen der einfachen Ausführungsmöglichkeit bevorzugt.

Zwischen der Höhe der Proteinurie und der **perinatalen Mortalität** bestehen enge Beziehungen (Abb. 2).

ø – Spuren Eiweiß	2,32%
unter 1 g/l	5,56%
1–2 g/l	7,56%
2 g/l oder mehr	39,02%

Abb. 2. Perinatale Mortalität und Proteinurie; nach BROWNE, J.C.M., aus HOCHULI, E.: Die Spätgestose (Schwangerschaftstoxicose, EPH-Syndrom). Gynäkologe 3 (1970) 89

3. **Ödeme**: Vermehrte Wasserretention im interstitiellen Gewebe (= Zunahme der extrazellulären Flüssigkeit). Erst wenn 5-6 Liter im Gewebe gespeichert sind, werden Ödeme fühlbar und sichtbar. Nur bei **häufiger** und **regelmäßiger Schwangerenuntersuchung lassen sich Ödeme frühzeitig erkennen und der Behandlung zuführen.**

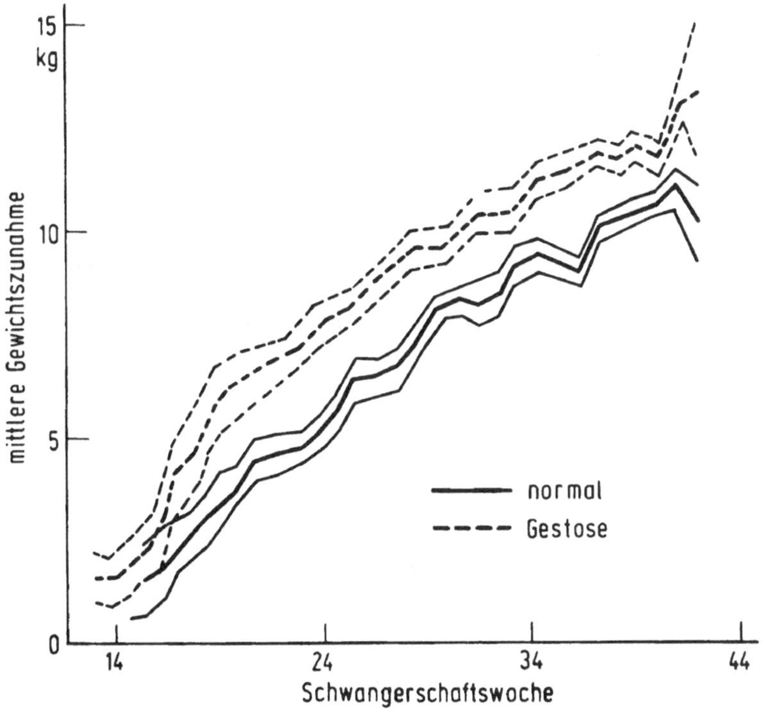

Abb. 3. Durchschnittliche wöchentliche Gewichtszunahme bei gesunden und an Gestose erkrankten Schwangeren; nach HÜTER, K.A., F. EHLERS, B. SCHELTE, aus HOCHULI, E.: Die Spätgestose (Schwangerschaftstoxicose, EPH-Syndrom). Gynäkologe 3 (1970) 89

> Man muß mit Nachdruck betonen, daß die **Gewichtszunahme in der 2. Schwangerschaftshälfte nicht mehr als 2 kg/Monat bzw. nicht mehr als 500 g/Woche betragen darf** (Abb. 3)!

Unter den 3 **Kardinalsymptomen** der Präeklampsie sind

die **Ödeme**	das **Früh**symptom
die **Blutdruckerhöhung**	das **Haupt**symptom
die **Proteinurie**	das **Spät**symptom.

Symptome der schweren Präeklampsie (= drohende Eklampsie): Bei den schweren Präeklampsien treten neben den drei Kardinalsymptomen zahlreiche weitere Symptome vor allem des Gehirns (und des Augenhintergrundes), der Niere und der Leber auf. Alle Symptome beruhen auf Gewebshypoxie infolge ausgedehnter Gefäßspasmen.

Zerebrale Symptome: (Starke) Kopfschmerzen, Schwindelgefühl, Sehstörungen (s.u.), Benommenheit bis zur Bewußtlosigkeit. Diese zerebralen Symptome findet man meist nur kurz vor einem eklamptischen Anfall.

Sehstörungen: Augenflimmern, Doppeltsehen, Nebligsehen, Skotome bis zur schwersten Form der Sehstörung, der Amaurose. Die Amaurose, die kortikal-zerebralen Ursprungs ist, kann zu irreversiblen Störungen führen.

Die **Augenhintergrunds-Kontrolle** ist ein anerkannt wichtiges diagnostisches Mittel zur Unterscheidung zwischen essentiellen Spätgestosen und Pfropfgestosen. Diese Unterscheidung ist während der Schwangerschaft schwierig und gelingt in den meisten Fällen erst nach der Entbindung. Andererseits ist diese Unterscheidung aber gerade während der Schwangerschaft wichtig, da die Prognose für das Kind bei Frauen mit Pfropfgestose wesentlich schlechter ist als die bei Frauen mit essentieller Spätgestose.

NEUBAUER und LIETZ haben von 1949 bis 1958 bei Frauen mit Spätgestosen den Augenhintergrund zweimal oder häufiger mit dem Elektrospiegel kontrolliert. Die Autoren kamen zu folgenden Schlüssen:

Die **Zunahme der Netzhautveränderungen geht mit dem Anstieg des Blutdruckes parallel.** (Ein Blutdruckanstieg von 20 mm Hg führt bei einer Schwangeren in jedem Fall zu einer deutlich meßbaren Vasokonstriktion.)

Mit dem Schweregrad der Gestose nehmen die krankhaften Netzhautgefäßveränderungen deutlich zu.

Die Entwicklung organischer arterioler Wandveränderungen bei der **Präeklampsie** hängt **nicht nur vom Schweregrad der Erkrankung**, sondern vor allem auch von ihrer **Dauer** ab.

Bei den **Pfropfgestosen** ist die Zunahme der krankhaften Augenhintergrundsveränderungen mit dem Schweregrad der Erkrankung noch ausgesprochener als bei den Präeklampsien.

Für die frühzeitige Differenzierung der Pfropfgestosen ist jedoch eine weitere Beobachtung wichtig, die sich aus unseren Untersuchungen ergibt:

> **Wird bei einer klinisch leichten Präeklampsie ein krankhafter Netzhautgefäßbefund erhoben, so liegt mit großer Wahrscheinlichkeit eine Pfropfgestose vor.**

Die Häufigkeit der **perinatalen Kindersterblichkeit** zeigt eine engere Beziehung zum Augenhintergrundsbefund als zur klinischen Einstufung des Einzelfalles.

Früh- und Mangelgeburten sind bei pathologischem Augenhintergrund doppelt so häufig.

Nur langjährige Zusammenarbeit mit einem erfahrenen Ophthalmologen bietet dem Frauenarzt die Möglichkeit, aus den Augenhintergrundsbefunden seiner Patientinnen wertvolle Schlüsse zu ziehen (Abb. 4). Dies gilt für die Erkennung der Pfropfgestosen in besonderem Maße. Regelmäßige **Augenhintergrundskontrolle** sollte auch **nach allen nicht leichten Präeklampsien ein Jahr lang nach der Entlassung der Patientin aus der Klinik erfolgen.**

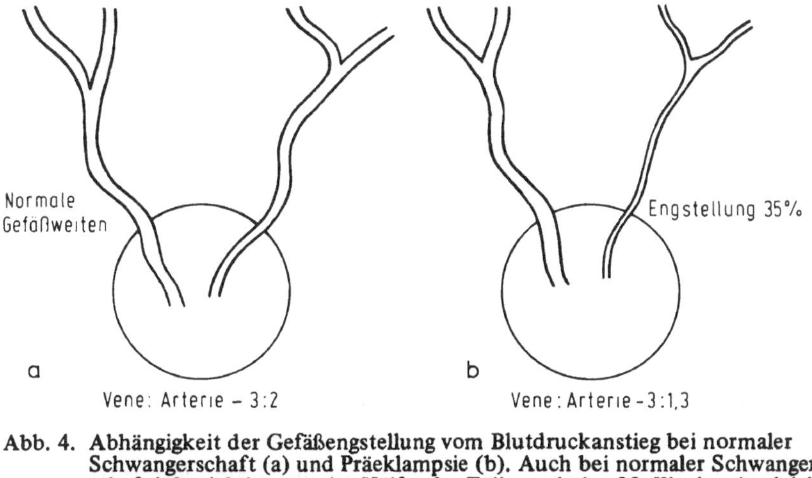

Abb. 4. Abhängigkeit der Gefäßengstellung vom Blutdruckanstieg bei normaler Schwangerschaft (a) und Präeklampsie (b). Auch bei normaler Schwangerschaft läßt sich in etwa der Hälfte der Fälle nach der 28. Woche eine leichte Engerstellung der Netzhautarterien feststellen. Maßstabgerechte Darstellung der Kaliber von Vene und Arterie bei normalem Verhalten (3:2) und bei 35%iger Vasokonstriktion (3:1,3); nach WAGENER, P.W., G.E. CLAY, J.F. GIPNER: Transact. Amer. Ophthalm. Soc. 45 (1947) 57

Nach Untersuchungen von PIETRUSCHKA weisen erhebliche **Augenhintergrundsveränderungen** mit Blutungen, Exsudaten und Ödemen auf das Vorliegen einer **Pfropfgestose**, alleinige **Vasokonstriktion** auf eine echte **Spätgestose** hin.

Nierenfunktionsstörungen: Infolge des Arteriolenspasmus ist die Niere im Vergleich zur normalen Schwangerschaft vermindert durchblutet, was sich funktionell und eventuell auch morphologisch vor allem am **Glomerulumapparat** auswirkt: Der Plasmafluß und die glomeruläre Filtration sind oft bis auf 50% reduziert. Die Natriumkonzentration im Harn ist meist vermindert. Die Harnstoffclearence kann auf 50-70% des Normalwertes absinken. Bei schweren Fällen kann es zur **Niereninsuffizienz** mit **Oligurie** und **Anurie** kommen.

Leberfunktionsstörungen: Nach KYANK ist der Prozentsatz der abnorm ausfallenden Leberfunktionsproben im Vergleich zu normalen Schwangeren bei Präeklampsien erhöht. Die nicht selten geklagten **epigastrischen Schmerzen** werden z.T. als Symptom der Leberschädigung aufgefaßt.

Gastrointestinale Störungen: Sie spielen nur eine untergeordnete Rolle; Übelkeit, Brechreiz, Magenschmerzen, Erbrechen (wahrscheinlich aufgrund der zerebralen Hypoxie).

Pathologische Anatomie: Morphologische Erscheinungen findet man vor allem an Niere, Leber und Plazenta, in schweren Fällen auch am Gehirn.

Niere: Die morphologischen Erkenntnisse an der Niere (und an der Leber) wurden in den letzten 10-15 Jahren besonders durch die **intravitale Biopsie** und die **Elektronenmikroskopie** gefördert.

Die erhobenen Befunde ermöglichen die Unterscheidung zwischen einer essentiellen Spätgestose und einer präexistenten chronischen Hypertonie schon während der Schwangerschaft. LOPEZ-LLERA und RUBIO z.B. konnten eine Übereinstimmung zwischen klinischer Diagnose und Nierenbiopsiebefund bei Präeklampsie-Eklampsie in etwa 90% feststellen.

> **Nierenbioptische Kontrolluntersuchungen** nach der Entbindung haben ergeben, daß sich diese **morphologischen Veränderungen** in den weitaus meisten Fällen **rasch zurückbilden.**

Für **essentielle Spätgestosen** sprechen Veränderungen an den Glomerula: Schwellung der Endothelzellen und der interkapillären Zellen, subendotheliale und intraendotheliale Ablagerungen amorpher Substanzen (wahrscheinlich Fibrin). Die Kapillarlumina sind verengt. Auch am Tubulusapparat finden sich Schädigungen, z.B. an den Henleschen Schleifen, die als Ursache der Hyperurikämie angesehen werden.

Bei den präexistenten Hypertonien bzw. den Pfropfgestosen findet man ebenfalls derartige Glomerulumveränderungen. Im Vordergrund stehen hier aber **Gefäßsklerosen** als Hinweis auf die präexistente Erkrankung. Die Gefäßsklerosen bilden sich nach der Entbindung nicht zurück.

Damit bestätigt sich die schon vor diesen objektiven Ergebnissen vielfach vertretene Ansicht: **Funktionsstörungen von seiten der Niere,** die bei Gestosepatientinnen **nach der Entbindung** auftreten, haben ihre Ursache fast immer in einer **präexistenten Erkrankung.**

Leber: Intravitale Leberbiopsien im Frühstadium der Präeklampsie ergeben keinen besonderen Befund (GRULL und Mitarb.). Gelegentlich finden sich Erweiterungen der Disséschen Räume (SPANIO). Dagegen finden sich bei Obduktion von Eklampsietodesfällen in 80-90% charakteristische pathologische Befunde. Sie haben ihre Ursache in der Minderdurchblutung des Organs aufgrund des Arteriolenspasmus. Makroskopisch: Große blasse Leber mit unscharfen rötlichen Bezirken und Blutungsherden unter der Leberkapsel. Mikroskopisch: Verstopfung der peripheren Kapillaren durch Fibrinthromben und, als Folge, umschriebene Nekrosen der Zellbalken. Hämorrhagische Herde im Bereich der nekrotischen Zellbalken. Die Fibrinthromben in den Gefäßen der Peripherie entstehen durch Eindringen von Gewebsthrombokinase in die Blutbahn.

Aus den Gegenüberstellungen dieser Befunde – im Frühstadium der Präeklampsie (fast) keine Befunde – im Stadium schwerster Präeklampsie bzw. Eklampsie ausgedehnte charakteristische pathologische Befunde – ergibt sich, daß die schon von jeher beschriebenen Befunde der „Eklampsieleber" nur die Folge und nicht die Ursache der Krankheit sein können. Damit ist eine seit Jahrzehnten diskutierte Frage endgültig beantwortet.

Plazenta: Die pathologisch-anatomischen Befunde sind in der Hauptsache eine **vermehrte Infarktbildung**, ferner verstärkte Fibrinablagerungen im intervillösen Kapillarsystem, Thrombosen und durch Bindegewebe entstandene Obliterationen in den Zottenkapillaren (HÖRMANN und LEMTIS). Die Plazentarinfarkte sind keine echten Infarkte; es handelt sich um den Verschluß intervillöser Räume durch fibrinöse Thromben. Die Präeklampsieplazenta kann derart ausgedehnt mit Infarkten verschiedenen Alters durchsetzt sein, daß die **stoffwechselaktive Oberfläche der Plazenta bis auf die Hälfte verkleinert ist.** Diese morphologischen Veränderungen sind die Ursache der chronischen **Plazentarinsuffizienz*** und damit der hohen Gefährdung des Feten bei Präeklampsie.

Ätiologie: Die Ursache der Spätgestose ist bis heute nicht geklärt.

M. BERGER und Mitarb. wiesen im Tierexperiment nach, daß Drosselung der Blutzufuhr zum Uterus (plazentare Ischämie) Anstieg des Blutdrucks bis zum Hochdruck zur Folge hat. Es liegt die Annahme nahe, daß bei

Minderdurchblutung der Plazenta pressorische Substanzen in den Kreislauf abgegeben werden.

Hunter und Howard gelang es, blutdrucksteigernde Substanzen (Hysterotonin) in der Dezidua und dem Fruchtwasser gestosekranker Frauen nachzuweisen.

Häufigkeit: Sie wird bei der Präeklampsie sehr unterschiedlich angegeben, nämlich in den verschiedenen Ländern zwischen 3,6 und 24,3% (Friedberg). Im klinischen Krankengut, bezogen auf die Geburtenzahl, werden 3-10% für Präeklampsien und 0,05-0,1% für Eklampsien angegeben (nach Kyank). Im allgemeinen kann man sagen, daß die Präeklampsiefälle bei der mehr und mehr sich durchsetzenden Schwangerenvorsorge in weitaus höherer Zahl als früher erfaßt werden und daß Eklampsien auch in großen Kliniken selten vorkommen.

Prognose: Bei den Präeklampsien ist die mütterliche Mortalität praktisch gleich 0. Die perinatale Mortalität liegt etwa bei 5%. Besonders gefährdet ist das kindliche Leben bei Pfropfgestosen. – Bei der Eklampsie liegt die Müttersterblichkeit heute bei etwa 3-5%, die perinatale Mortalität beträgt etwa 20% bei hoher Frühgeburtenrate.

Prophylaxe: Die beste Prophylaxe der Präeklampsie ist die konsequent betriebene Schwangerenvorsorge, die einen möglichst hohen Prozentsatz der Schwangeren eines Bereiches erfassen soll. Bei der Schwangerenvorsorge kommt es vor allem anderen darauf an, daß jeder Mitwirkende auf die **Früherkennung und Früherfassung der Risikofälle,** das sind in allererster Linie die **Spätgestosen,** eingestellt ist. Bei leichten Fällen ist eine ambulante Behandlung möglich, wobei die gesundheitliche Beratung, die Diätbehandlung und die Behandlung mit Diuretika eine große Rolle spielen.

Mittelschwere und schwere Fälle müssen einer systematischen klinischen Behandlung zugeführt werden.

Eklampsie: Eklamptischer Anfall = Klonisch-tonische Krämpfe in tiefer Bewußtlosigkeit.

Alarmierende Vorzeichen: Starke Kopfschmerzen, Augen- und Magensymptome.

Nach allgemeiner Unruhe, fibrillären Zuckungen der Gesichtsmuskeln, Zitterbewegungen der Hände, Arme und Füße, Weitwerden der Pupillen treten zunächst **tonische Krämpfe** auf: Zusammenballen der Hände, Aufeinanderbeißen der Zähne (Vorsicht, Zungenbiß!), Atemstillstand, blaue Verfärbung des Gesichts. Die tonischen Krämpfe gehen dann plötzlich in **klonische Zuckungen** über, die den ganzen Körper erfassen: Die Krampfende schlägt mit Armen und Beinen um sich, Krämpfe der Nackenmuskulatur werfen den Kopf nach hinten, Krämpfe der Rückenmuskulatur spannen die Wirbelsäule wie einen Bogen. Die Patientin hat Schaum vor dem Munde (erhöhte Speichelsekretion). Nach etwa einer Minute löst sich der Krampfzustand mit einem tiefen, schnarchenden Atemzug, die Patientin bleibt jedoch meist noch einige Zeit bewußtlos. Die Reflexe sind im Anfall erloschen, der Blutdruck ist maximal erhöht (drahtharter Puls).

> Statistisch **steigt** die **Mortalität mit jedem Anfall,** und es ist die Aufgabe des Geburtshelfers, **jeden weiteren Anfall zu verhüten.**

Differentialdiagnostisch muß bei der Eklampsie an Epilepsie, Tetanie, echte Urämie, Meningitis und Coma diabeticum gedacht werden.

B. Therapie der Präeklampsie und Eklampsie

I. Behandlung der leichten Präeklampsie (= der **leichten EPH-Gestose**): Fälle von leichter Präeklampsie, die längere Zeit, d.h. mehrere Wochen oder Monate vor dem Entbindungstermin erfaßt werden, kann man **zunächst ambulant** behandeln. Bedingung für die ambulante Behandlung ist, daß Blutdruck, Gewicht und Eiweißausscheidung im Urin in kurzen Abständen kontrolliert werden.

> Entscheidend wichtig ist es, die **Patientin auf die ernste Bedeutung dieser ersten Zeichen** hinzuweisen und sie anzuhalten, alle **Verordnungen genau zu befolgen,** sich **mindestens zweimal wöchentlich vorzustellen** und **jede Verschlechterung** (Zunahme der Ödeme, Kopfschmerzen usw.) **sofort zu melden.**

Normalisieren sich die Symptome nicht innerhalb von etwa 10 Tagen, so ist jetzt die **stationäre Behandlung** unbedingt erforderlich. Bessern sie sich, so ist fortlaufende Beobachtung, evtl. auch die prophylaktische Gabe eines Diuretikums, z.B. 1mal tägl. 1 Tabl. Esidrix, notwendig.

> Die **stationäre Behandlung muß gefordert** werden bei
> 1. erfolgloser ambulanter Behandlung
> 2. Erfassung auch leichter Fälle kurz vor dem Entbindungstermin
> 3. schwerer Präeklampsie und drohendem eklamptischen Anfall

Allgemeines: Ein außerordentlich wirksames Mittel ist die **Bettruhe.** Sie sollte bei der Gruppe der leichten Präeklampsiefälle **zumindest vorübergehend** eingehalten werden. Durch Bettruhe werden die Plazenta- und die Nierendurchblutung sowie die Glomerulumfiltration gesteigert (FRIEDBERG). Orthostatisch bedingte Ödeme werden vermieden.

Diät: Arm an Kalorien (1500-2000) und Kochsalz, reich an Eiweiß, Vitaminen und Kalium (HÜTER).

Von großer Bedeutung ist die **ausreichende Eiweißzufuhr.** Eine schwangere Frau benötigt etwa 100 g Eiweiß/Tag. Bei Proteinurie muß die Eiweißzufuhr gesteigert werden. Zu empfehlen sind vor allem Milchprodukte, insbesondere Quark (ungesalzen), ferner Fisch, Fleisch, Eier. Ungenügende Eiweißzufuhr wirkt sich auch nachteilig auf das Kind aus.

Eingeschränkt werden sollte bei den heutigen Ernährungsgewohnheiten die **Fettzufuhr. Flüssigkeitsbeschränkung** wird heute bei kochsalzarmer Diät nicht mehr für so wichtig gehalten. Man empfehle aber der Patientin, nicht zu trinken, wenn sie keinen Durst hat. Empfehlenswert sind Obst-, Saft- und Reistage.

Bettruhe und Diät genügen erfahrungsgemäß, um bei der Mehrzahl der Fälle die Gestose-Symptome innerhalb weniger Tage zu bessern oder zu beseitigen. Wenn die Symptome mit Bettruhe und Diät allein nicht abklingen, beginnt man mit der **medikamentösen Behandlung.**

Stehen abnormer Gewichtsanstieg und Ödeme im Vordergrund, während der Blutdruck nur wenig erhöht ist, so empfiehlt es sich, zunächst nur **diuresefördernde Mittel** zu geben.

> Sobald die **Ödeme ausgeschwemmt** sind, **normalisiert sich häufig der Blutdruck** ohne zusätzliche blutdrucksenkende Mittel.

Folgende Medikamente kommen zur Anwendung:

1. **Diuretika**: Bei der leichten Präeklampsie verwendet man nur **Benzothiadiazin-Derivate und Analoga („Saluretika").**
   Präparate (möglichst **morgens** bis **mittags** verabreichen!)
   Esidrix: 1-3mal tgl. 1 Tabl. zu 25 mg
   Navidrex: 1-2mal tgl. 1 Tabl. zu 0,5 mg
   Hygroton: 3mal pro **Woche** 1/2-1 (-2) Tabl. zu 100 mg; besonders zu empfehlen, da die diuretische Wirkung über 1-2 Tage anhält.
   Lasix: 1mal tgl. 1 Tabl. zu 40 mg, nach Mobilisierung der Ödeme 1 Tabl. (40 mg) jeden 2. Tag. Substanz mit der stärksten und schnellsten Wirkung, kann auch i.v. gegeben werden (1 Amp. enthält 20 mg in 2 ml).

Normalisiert sich nach Ausschwemmung der Ödeme der Blutdruck nicht, so werden zusätzlich

2. **Antihypertonika** gegeben. Es kommen zwei Gruppen infrage: die **Rauwolfia-Alkaloide,** Reinalkaloid **Reserpin** (Präparat z.B. Serpasil) und die **Hydralazine** (Präparat z.B. Nepresol).

   Man verordnet zunächst das relativ schwach wirksame

   Serpasil in kleinen Dosen 0,25-0,5 mg tägl. (= 1-2 Tabl. oder 15-30 Tropfen). Oft kommt man damit aus, sonst Steigerung auf 1,0-1,5 mg (= 4-6 Tabl.) tägl. Als Erhaltungsdosis genügen 0,25-0,5 mg (1-2 Tabl. oder 15-30 Tropfen) täglich. Um die Zahl der Tabletten zu verringern, kann man Serpasil i.m. geben: 1mal tägl. 1 ml (1 mg).

   Läßt sich der Blutdruck mit Serpasil allein nicht beeinflussen, geht man über auf **Nepresol,** und zwar zunächst auf das Kombinationspräparat
   Adelphan (1 Tabl. = 0,1 mg Serpasil + 10 mg Nepresol): 3mal 1 bis 3mal 4 Tabl. tägl. oder, wenn eine wesentlich stärkere Wirkung notwendig ist,
   Nepresol: 2-3mal tägl. 1 Tabl. zu 25 mg.

   Sobald der Blutdruck unter 140/90 mm Hg absinkt, wird mit der Dosierung heruntergegangen.

3. **Sedativa** (z.B. Valium, Luminaletten). Sie sind bei leichten Gestosefällen nur erforderlich, um der Frau, die sich hierbei gewöhnlich wohlfühlt, das Einhalten der Bettruhe zu erleichtern.

Lassen sich die Gestosesymptome durch die ambulante Therapie nicht innerhalb von 10 Tagen bessern, so ist sofortige **Klinikeinweisung** nicht mehr zu umgehen.

II. Behandlung der schweren Präeklampsie (schwere EPH-Gestose) und der drohenden Eklampsie:

Ziele:

1. **Verhinderung des eklamptischen Anfalls durch zentrale Dämpfung**
2. **Blutdrucksenkung**
3. **Ausschwemmen der Ödeme, Inganghalten der Diurese, Steigerung der Diurese bei verminderter Harnausscheidung**

Die medikamentöse Behandlung der schweren Präeklampsie, der drohenden Eklampsie und der Eklampsie erfolgt hauptäschlich durch **i.v. Injektionen.** Es empfiehlt sich, möglichst schon zu Beginn der Behandlung eine Infusion anzulegen. Dazu benutzt man eine Plastikkanüle (z.B. die Braunüle) oder (besser) einen **Venenkatheter.**

Die Anwendung eines Venenkatheters (Kavakatheter, Vena-cava-Katheter) gilt heute als Methode der Wahl bei akut-schweren Fällen, deren Behandlung sich über mehrere Tage hinzieht. Vorteile des Kavakatheters: jederzeit kann der **zentrale Venendruck** gemessen werden. Ferner: die infundierten Lösungen werden sofort mit einer größeren Blutmenge vermischt, so daß die Intimareizung wegfällt.

Zentraler Venendruck (ZVD): Durchschnittswert: 4,5 (3-6) cm H_2O. Niedrigere Werte bedeuten eine **Hypovolämie,** höhere Werte weisen auf eine Überfüllung des extraarteriellen Schenkels hin (**Hypervolämie**), sie können aber auch durch eine rechtsseitige Herzinsuffizienz bedingt sein. Der zentrale Venendruck ist wichtig für die Beurteilung der Flüssigkeitszufuhr.

1. **Zentrale Dämpfung = Antikonvulsive Therapie**:

   Magnorbin: Sterile wässrige Lösung von askorbinsaurem Magnesium. Zufuhr von Magnesiumionen dämpft die perzeptiven, motorischen und vegetativen Funktionen des ZNS und senkt den Tonus der glatten und der quergestreiften Muskulatur. Magnesiumaskorbat wirkt **stark krampflösend,** leicht blutdrucksenkend, verbessert die Hirndurchblutung und die Sauerstoffausnutzung.

   Dosierung von Magnorbin: Alle 1-2 Tage 0,5-1 g (5-10 ml der 10%igen oder 5 ml der 20%igen Lösung) i.m. oder **langsam** i.v., falls erforderlich, über einen längeren Zeitraum,
   bei schweren Fällen, insbesondere bei **drohendem, eklamptischen Anfall**: langsam 2-4 g (10-20%ig) i.v. oder als „**Dämpfungstropf**", wie er beim eklamptischen Anfall angelegt wird.

   Bei **besonders unruhigen Patientinnen,** bei denen die genannten zentral dämpfenden Medikamente keine ausreichende Wirkung haben, gibt man mit gutem Erfolg **Distraneurin.**

2. **Blutdrucksenkung = Hypotensive Therapie**: Bei der schweren Eklampsie kommen nur Hydralazin-Präparate (z.B. Nepresol) infrage.

   Bemerkungen zur i.v.-Verabreichung von Nepresol: Um einen schonenden allmählichen Blutdruckabfall zu erreichen, empfiehlt es sich, Nepresol in fraktionierten Dosen zu verabreichen.

   Zubereitung der Nepresol-Lösung für eine Tropfinfusion: Der Inhalt einer Nepresol-Trockenampulle wird in 2 ml des beigefügten Lösungsmittels gelöst und in einer 20 ml-Spritze in 18 ml 5%-Glukose- oder Laevulose-Lösung verdünnt. 1 ml dieser Lösung enthält 1,25 mg Nepresol.

   Die so vorbereitete Nepresol-Lösung wird dann durch den Schlauch einer laufenden Infusion folgendermaßen gegeben:

   Man spritzt zu Anfang einmal 1-2 ml dieser Mischung = 1,25-2,5 mg Nepresol ganz langsam i.v., danach, **unter dauernder Blutdruckkontrolle,** in Abständen von 5-10 min mehrere Male je 1,25 mg Nepresol i.v., **bis der Blutdruck deutlich absinkt** und sich auf einen neuen Wert einstellt. Dann wird zunächst 15-20 min abgewartet, ob der Blutdruck noch weiter absinkt. Ist das nicht der Fall, werden weitere Dosen von 1,25 mg Nepresol langsam i.v. gespritzt.

Dabei gilt folgender **Grundsatz: Die Blutdrucksenkung darf nicht mehr als 20% innerhalb einer Stunde betragen** (z.B. von 200/120 mm Hg auf 160/95 mm Hg im Maximum).

Ferner: Unter den Wert von **140/90 mm Hg** soll der Blutdruck nicht gesenkt werden.

3. **Ausschwemmen der Ödeme, Inganghalten der Diurese, Steigerung der Diurese bei verminderter Harnausscheidung:**

> Bei allen schweren Fällen von Präeklampsie und Eklampsie ist eine forcierte Diurese mit Hilfe **osmotischer Diuretika** (intravenöse Infusion von Mannit- oder Sorbitlösungen) unumgänglich notwendig.

Präparate: Mannit, Mannitol, Sorbit, Osmofundin.
Die Wirkung der osmotischen Diuretika kann wesentlich unterstützt werden durch Gaben von
Rheomacrodex (10%ig, NaCl-frei), ein niedermolekulares Dextranpräparat, das einen ausgezeichneten Volumeneffekt hat, d.h. es bewirkt eine Plasmaexpansion, bringt dadurch die Mikrozirkulation in Gang und sorgt für eine stärkere Durchblutung der Nieren. Da niedermolekulare Dextrane relativ schnell ausgeschieden werden, ist die Wirkung von Rheomacrodex nur kurz.

Diuresetropf:

200 ml Mannitol- (10%ig) (oder Sorbit-)lösung (10%ig) 300 ml Rheomacrodex (10%ig, NaCl-frei)	Die Tropfenzahl/min ist so einzustellen, daß **mindestens 40 ml Harn/Stunde** ausgeschieden werden.

Überwachung des Feten bei Präeklampsie: Es ist eine seit langem bekannte Erfahrung, daß das Leben des Kindes in hohem Maße gefährdet ist, wenn die Mutter an Präeklampsie erkrankt.

> Die **perinatale Mortalität** des Feten in utero beträgt bei **Präeklampsie und Eklampsie** etwa **20%.**

Ursache ist vor allem die **schlechte intrauterine Versorgung des Feten:** Beim präeklamptischen Zustand der Mutter kommt es infolge Mangeldurchblutung des Uterus und damit der Plazenta zu einer **mangelhaften Sauerstoffversorgung** des Feten, die solange anhält, wie der präeklamptische Zustand der Mutter besteht. Es ist von größter Bedeutung, daß wir seit einigen Jahren in der Lage sind, durch den Einsatz neuer Verfahren die Gefahrenzustände des Kindes in utero zu erkennen und zu überwachen.

Dabei ist zu unterscheiden zwischen der Überwachung des Feten
in der Spätschwangerschaft und
während der Geburt

A. **Überwachung in der Spätschwangerschaft**

1. **Optische Fruchtwasserdiagnostik:**
   a) Amniozentese*
   b) Amnioskopie*

   Der Einsatz von a) und b) ist erst von der 32. Schwangerschaftswoche an sinnvoll, da frühestens von diesem Zeitpunkt an aus einem pathologischen Fruchtwasserbefund Konsequenzen gezogen werden können (vorher sind die Überlebenschancen des Kindes wegen des hohen Unreifegrades zu gering). SALING empfiehlt, bei allen **mittelschweren** Fällen von Präeklampsie mit der Amnioskopie am Ende der 36. Schwangerschaftswoche und in allen **schweren** Fällen schon am Ende der 32. Woche zu beginnen.

   Ist ausnahmsweise die Amnioskopie nicht durchführbar (z.B. Zustand nach Portioplastik), so wird eine Amniozentese ausgeführt.

   Die amnioskopische Fruchtwasserdiagnostik muß **jeden 2. Tag durchgeführt** werden. Wird **grünverfärbtes** oder klares Fruchtwasser mit **Mekoniumflocken** festgestellt, so muß unverzüglich die **Fruchtblase eröffnet** und die **Geburt eingeleitet** werden.

   Indikationen für den Beginn mit der Amnioskopie oder Amniozentese:
   Blutdruck von 140/90 und darüber
   Proteinurie von 0,5 g‰ nach Esbach und mehr
   Gewichtszunahme von 500 g/Woche und darüber
   Mittelgradige oder schwere Ödeme

2. **Kephalometrie***.
3. **Kardiotokographie:** mit oder ohne Belastung, s. Herzschlagregistrierung, Oxytocin-Belastungstest.
4. **Bestimmung der Harnöstrogene:** s. Östriolausscheidung.

B. **Überwachung während der Geburt**

1. **Fetalblutanalyse***.
2. **Kardiotokographie:** s. Herzschlagregistrierung.

III. Behandlung der Eklampsie = des eklamptischen Anfalls in der Klinik:

Ziele der Behandlung:

1. **Unterbrechung des Krampfanfalls und Verhinderung weiterer Krampfanfälle** = erste und wichtigste Maßnahme.
2. **Für genügende O_2-Zufuhr sorgen: Atemwege freimachen** und **Beatmung.**
   Während der **Krampfanfälle atmet** die Patientin **überhaupt nicht,** im **Koma atmet sie ungenügend.** Dies hat zur Folge:
   generalisierte Hypoxie bzw. Anoxie
   respiratorische Azidose
   metabolische Azidose
   Zunahme des Hochdrucks

   Weitere Gefahren:

die **3** häufigsten **Todesursachen** bei **Eklampsie**	**Hirnblutung** **Herzstillstand** **Regurgitation** und **Aspiration** von **Mageninhalt**

3. **Blutdrucksenkung**
4. **Steigerung der Harnausscheidung – Diuretische Maßnahmen**

Zu 1. **Unterbrechung des Krampfanfalls und Verhinderung weiterer Krampfanfälle:** Bei einer Eklamptischen im Anfall (oder kurz vor oder kurz nach einem Anfall) geht man in der Klinik folgendermaßen vor:

Magnorbin: langsam 2-4 g (10-20 ml 20%ig, 2-4 Ampullen) i.v.

Inzwischen ist die Infusionslösung zur **zentralen Dämpfung = „Dämpfungstropf"** vorbereitet, der jetzt in jedem Fall angelegt wird.

Dämpfungstropf: 25 ml **Magnorbin** (20%ig)
500 ml Mannitol (10%ig)

Tropfgeschwindigkeit: etwa 13 Tropfen/min. Laufzeit etwa 13 Stunden.

Reicht die Wirkung des Dämpfungstropfes nicht aus, so gibt man **zusätzlich noch 1 g Magnorbin langsam i.v.** (1 Amp. zu 5 ml der 20%igen Lösung) in etwa 1stündigem Abstand, bis die zentrale Dämpfung erreicht ist.

Achtung! Magnesiumverbindungen haben **toxische Wirkungen** (Hemmung des ZNS und der motorischen Endplatte, Atemstörungen, Verschwinden der Reflexe). Die Reflexe (z.B. der **Patellarreflex**) müssen stündlich geprüft werden! Die **Atemfrequenz** darf nicht unter 14/min absinken. Die **Urinausscheidung** muß mindestens 30 ml/std betragen. – Überdosierungserscheinungen werden durch **Kalzium**gaben prompt behoben!

Bei einer **sehr unruhigen Eklampsiepatientin** mit **besonders hoher Anfallsbereitschaft** versucht man **Distraneurin in 0,8%iger Lösung,** das den eklamptischen Zustand öfter, aber durchaus nicht immer, **kupiert.**

Distraneurin (Chlorethiazol, Thiazolderivat) ist bei eklamptischen Erregungszuständen anderen Substanzen überlegen und kann bei exakter Dosierung als i.v. Dauerinfusion gegeben werden. Chlorethiazol wirkt leicht blutdrucksenkend. Hohe Überdosierungen können zu Atemdepressionen führen (künstliche Beatmung).

Distraneurintropf = 500 ml 0,8%ige **Distraneurin**lösung. **Dosierung** (nach B. SCHOLZ, Rostock): 100 ml im Strahl einlaufen lassen, wonach die Patientin in einen ruhigen Schlaf fällt. Danach Tropfenfolge: erste halbe Stunde 60 Tr/min, in der folgenden 3/4 Stunde 40 Tr/min, danach 15-20 Tr/min (Erhaltungsdosis, die nach Bedarf erhöht werden kann). Die Distraneurinbehandlung kann über 1-2 Tage fortgesetzt werden.

Dem Distraneurintropf dürfen keine anderen Medikamente zugesetzt werden!

Bei schwersten Fällen, wenn mehrere Anfälle kurz nacheinander auftreten, empfiehlt sich die **Muskelrelaxation**, zunächst mit **Succinyl**-Injektionen (20-50 mg i.v.), bei nicht ausreichendem Erfolg mit dem langwirkenden **Imbretil** (Dosierung zwischen 0,05 und 0,08 mg/kg Körpergewicht, Wirkung hält gewöhnlich 2-4 Stunden an); anschliessend wird sofort entbunden.

Muskelrelaxantien dürfen nur angewandt werden, wenn die Patientin **intubiert und beatmet** wird!

Zusätzliche Maßnahmen:

Bei der Infusionsbehandlung der Eklampsie muß die **Flüssigkeitsein- und -ausfuhr exakt** gemessen werden!

Dauerkatheter einführen! Zur vollen Erfassung der ausgeschiedenen Harnmenge ist der Dauerkatheter unumgänglich notwendig. Seine Nachteile müssen dabei in Kauf genommen werden.

Grundsätzlich hat sich die zugeführte Menge an Flüssigkeit an der ausgeschiedenen Flüssigkeitsmenge zu orientieren. Dazu legt man am besten einen sogenannten **Bilanzbogen** an, auf dem die stündlichen Ausfuhr- und Einfuhrmengen eingetragen werden.

Merke:

Oligurie: Harnausscheidung unter 16 ml/Stunde
Anurie: Harnausscheidung unter 4 ml/Stunde

Bestehen massive Ödeme, muß die Flüssigkeitszufuhr zu Anfang eingeschränkt werden.

Zu 2. **Für genügende O_2-Zufuhr sorgen: Freimachen und Freihalten der Atemwege.**

Die Atemwege der bewußtlosen Eklamptischen müssen so schnell wie möglich freigemacht und danach freigehalten werden. Dieses Ziel erreicht man am einfachsten, indem man einen **Nasenkatheter** (= „Nasensonde") von einem Nasenloch aus einschiebt. Durch den Katheter werden die oberen Luftwege vom Nasenloch über Pharynx, Hypopharynx bis zur Stimmritze frei, was in den meisten Fällen ausreicht.

Anschließend **„Bronchialtoilette"**: Sorgfältiges **Absaugen des Schleimes** aus Mund, Rachen und Bronchien (Vorsicht, Fingerbiß!) mit Hilfe eines Trachealkatheters. Diese Maßnahme gehört zu den Routinemaßnahmen und muß mehrmals täglich wiederholt werden. Auch **Beatmungsinhalation** (mehrmals täglich) mit bronchodilatatorischen Aerosolen ist zu empfehlen (Vorbeugung vor Lungenkomplikationen).

Bei hochgradiger Atemnot, wenn ein Anfall dem anderen in kurzen Abständen folgt, ist die Methode der Wahl zur Freimachung der Luftwege die **Relaxation** der Patientin mit **endotrachealer Intubation und künstlicher Beatmung.**

Die Tracheotomie dürfte heute nur noch sehr selten notwendig werden.

Ernährung der Eklamptischen: Während der Phase des komatösen Zustandes, der 1-2 Tage (aber auch länger) dauern kann, sollte man die Patientin nicht ganz ohne Nahrungszufuhr lassen. Es genügen 1000-1200 kcal, die parenteral zugeführt werden müssen. Die Infusionslösungen sollen hochprozentige Zuckerlösungen, Eiweiß und Elektrolyte enthalten.

Als **Ernährungstropf** ist folgende Zusammensetzung zu empfehlen:
500 ml Lävulose (10%ig) + 25 g Lävulose DTI
Tropfgeschwindigkeit: 80 Tropfen/min
Tropfdauer etwa 2 Stunden

Eiweiß führt man am einfachsten als **Humanalbumin** zu, z.B. in Form des Human-Albumin, Behringwerke.

Elektrolyte: Fehlende Elektrolyte müssen exakt ersetzt werden. Maßgeblich sind die im Serum und Harn gefundenen Elektrolytwerte.

Ist das Krampfstadium durchbrochen, wird auf orale Sondenernährung (salzarm, reich an Fermenten) übergegangen.

Allgemeine Maßnahmen und Laboruntersuchungen: Lagerung in möglichst ruhigem, abgedunkelten Zimmer. Geräusche jeder Art sind möglichst zu vermeiden. Bereitlegen eines **Mayo-Tubus** oder eines **Gummikeils** zur Vermeidung von Zungenbissen.

Augenhintergrund untersuchen lassen.
Laufende **Blutdruckkontrolle.**
Genaue **Bilanzierung des Wasserhaushalts** (Bilanzbogen).
Serum- und Harnelektrolyte müssen täglich, unter Umständen mehrmals täglich, bestimmt werden. Das Defizit muß durch entsprechende Zusätze zu den Infusionen ersetzt werden.

Häufige Kontrolle des Venendrucks: Es müssen sowohl die gefährliche Volumenüberdosierung als auch die Exsikkose vermieden werden.

Ferner sind in kurzen Abständen zu bestimmen: Hämatokrit (= Indikator für die Schwere des Krankheitsbildes), Harnstoff-N und Kreatinin im Serum, ferner die BSG und ganzes Blutbild.

Laufende **Kreislaufüberwachung**, evtl. Herzstützung durch Glykoside.
Eventuell Antibiotikagaben, um Lungenkomplikationen vorzubeugen.

Liegt eine **metabolische Azidose** vor, so wird sie mit Tromethamin i.v. (THAM, Tris, Pehanorm) behandelt.

Na-haltige Puffer (Natriumbikarbonat) sind kontraindiziert.

Geburtshilflich aktives Vorgehen bei Präeklampsie, drohender Eklampsie und Eklampsie in der Spätschwangerschaft und unter der Geburt:
Die Therapie bei der **Präeklampsie** ist so lange wie möglich konservativ.

Die Schwangere wird der Risikovorsorge* (= Intensivüberwachung) zugeführt. Voraussetzung für aktives Vorgehen ist die ausreichende Reife des Feten.

Für das klinische Vorgehen bei **drohender Eklampsie oder Eklampsie** ist das kindliche Gewicht, das mit Hilfe der intrauterinen **Kephalometrie*** abgeschätzt werden kann, mit entscheidend. Beträgt das Gewicht des Kindes weniger als 1800-2000 g (das entspricht einem Schwangerschaftsalter von **32-35 Wochen**), so sind die Überlebenschancen des Kindes bei Schwangerschaftsbeendigung zu diesem Termin wegen der Unreife zu gering. Es muß daher konservativ vorgegangen werden. Beträgt das Gewicht mehr als 1800-2000 g, ist eine Geburtseinleitung zu erwägen. Entschei-

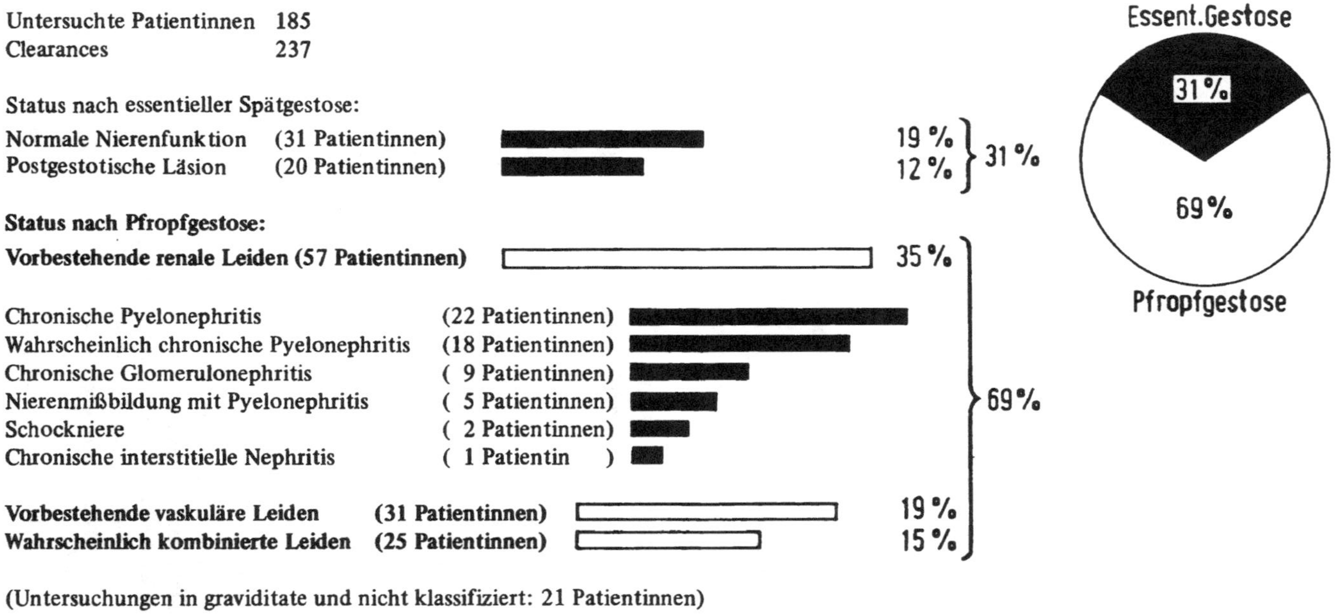

Abb. 5. Ergebnisse nach schwerer Präeklampsie (1954-1963). Aus der Frauenklinik St. Gallen: Prof. Dr. O. KÄSER. (1964-1969) Aus der Geb.-gyn. Abt. Münsterlingen: Dr. E. HOCHULI; nach HOCHULI, E.: Die Spätgestose (Schwangerschaftstoxicose, EPH-Syndrom). Gynäkologe 3 (1970) 89

dend wichtig ist, daß die Kreißende der Intensivüberwachung unterliegt (Fetalblutanalyse*, apparative Herzschlagregistrierung*).
Die alte traditionelle Regel, im eklamptischen Anfall keine Sektio durchzuführen, sondern damit bis 24 (-72) Stunden nach Abklingen des Anfalles zu warten, gilt heute als überholt. Wenn man so lange wartet, ist das Kind meist tot. Heute geht man folgendermaßen vor:

Nach **kurzer konservativer Behandlung** bzw. sobald man die Patientin unter Kontrolle zu haben glaubt, wird sie entbunden. Man versucht zunächst den vaginalen Weg: Oxytocin-Infusion nach vorheriger Dilatation der Zervix und Blasensprengung. Spricht die Frau auf den Einleitungsversuch nicht an, wird die **Sektio** ausgeführt.

Die Eklampsie ist heute eine seltene Krankheit. Der Geburtshelfer, der sich nicht speziell mit den Fragen der Therapie befaßt, sollte rechtzeitig den Anästhesisten, Internisten und den Nephrologen zur Festlegung der Therapie zuziehen.

Nachuntersuchungen bei Spätgestosen: Sie sind notwendig,

1. um festzustellen, ob der Spätgestose eine **präexistente** (vaskuläre oder renale) hypertensive Erkrankung zugrundelag, oder ob es sich um eine reine (essentielle) Spätgestose handelte. Nach Angaben in der Literatur macht der Anteil der präexistenten Erkrankungen etwa 50% der hypertensiven Spätgestosen aus (Abb. 5).
2. um etwaige **Restschäden** (vor allem der Niere) bei den **reinen** Gestosen zu erfassen (Restschäden bei reinen Gestosen sind selten).

Die Nachuntersuchungen dürfen erst nach Abklingen aller schwangerschaftsbedingten Erscheinungen vorgenommen werden, d.h. etwa **3 Monate nach der Entbindung.** Sie umfassen hauptsächlich die Kontrolle des Blutdrucks, des Augenhintergrundes, ferner die Nieren-Clearence, evtl. die Nierenbiopsie, Isotopen-Nephrogramm und i.v.-Pyelographie. Derartig spezielle Untersuchungen gehen über den Rahmen einer geburtshilflichen Klinik hinaus und werden in Zusammenarbeit mit einer Inneren Klinik durchgeführt.

Literatur

ADAMS, E.M.: Familial aspects of pre-eclampsia and hypertension in pregnancy. Lancet (1961) II, 1375

ADAMS, R.H., F.J. LUIBEL: Observations of hepatic function and liver biopsies in acute toxemia of pregnancy. Gastroenterology 44 (1963) 490

AGARWAL, L.P., S.R. CHAWLA, R.P. SAXENA: Ophtalmodynamometry in toxemias of pregnancy. Amer. J. Obstet. Gynec. 74 (1957) 521

ALEXANDER, S.A., J.P. DOWNS: Influence of weight gain in pregnancy. Amer. J. Obstet. Gynec. 66 (1953) 1161

ALTCHEK, A.: Renal biopsy and its clinical correlation in toxemia of pregnancy. Circulation 30, Suppl. II (1964) 43

ALVAREZ, R.R. de, G.E. BRATVOLD, G.T. HARDING: The renal handling of sodium and water in normal and toxemic pregnancy.Amer. J. Obstet. Gynec. 78 (1959) 375
ANDERSON, W.R., D.G. McKAY: Electron microscope study of the trophoblast in normal and toxemic placentas. Amer. J. Obstet. Gynec. 95 (1966) 1134
ANSELMINO, K.S., L. BECK, A. BUSCHBECK: Über den Rückgang der Kindersterblichkeit bei der hypertensiven Spätgestose seit Anwendung blutdrucksenkender Medikamente und vermehrter Schwangerenbetreuung. Geburtsh. u. Frauenheilk. 24 (1964) 923
ANTIA, F.B., T.P. BHARADWAJ, M.C. WATSA, J. MASTER: Liver in normal pregnancy, pre-eclampsia, and eclampsia. Lancet (1958) II, 776
ARESIN, L.: Neurologische, psychische und elektroencephalographische Störungen bei Schwangerschaftstoxikosen. Z. ärztl. Fortbild. 55 (1962) 146
ARTNER, J.: Vegetative Reaktionslage in der Schwangerschaft und bei Schwangerschaftsstörungen. Z. Geburtsh. Gynäk. 157 (1961) 39
ASSALI, N.S.: Acute Toxemia of Pregnancy. In: RIPPMANN, E.T.: Die Spätgestose (EPH-Gestose). Internationales Symposium, Basel, April 1969. Schwabe, Basel-Stuttgart 1970
BACH, H.: Zwillingsgeburten und Schwangerschaftstoxikosehäufigkeit. Arch. Gynäk. 196 (1962) 618
BARTHOLOMEW, R.A., E.D. COLVIN, W.H. GRIMES, J.S. FISH, W.M. LESTER, W.H. GALLOWAY: Criteria by which toxemia of pregnancy may be diagnosed from unlabelled formalin fixed placenta. Amer. J. Obstet. Gynec. 82 (1961) 277
BEAUDRY, L.H., J.N. SUTHERLAND: Birth weights of infants of toxemic mothers. J. Pediat. 56 (1960) 505
BECK, L.: Die Therapie der Spätgestose mit blutdrucksenkenden Arzneimitteln. Geburtsh. u. Frauenheilk. 17 (1957) 1010
BERGER, M., D. CAVANAGH: Toxemia of pregnancy – The hypertensive effect of acute experimental placental ischemia. Amer. J. Obstet. Gynec. 87 (1963) 293
BERGER, M., R.J. BOUCEK: Irreversible uterine and renal changes induced by placental ischemia (rabbit). Amer. J. Obstet. Gynec. 89 (1964) 230
BERGER, M.: Zur Einteilung der Spätgestosen. Gynaecologia (Basel) 166 (1968) 449
BIENIARZ, J.: Die hämodynamische Auffassung der Ätiopathogenese von Spätgestosen und pathologischen Geburtsblutungen. Zbl. Gynäk. 79 (1957) 1368
BONICA, J.J.: Anaesthetic management of parturients with toxemia. Clinical Anesthesia 3 (1965) 6
BORELL, U., I. FERNSTRÖM, L. OHLSON, N. WIQVIST: Influence of uterine contractions on the uteroplacental blood flow at term. Amer. J. Obstet. Gynec. 93 (1965) 44
BORK, F.: Zur Behandlung schwerster Eklampsieformen. Dtsch. Gesd.wes. 20 (1965) 387
BOWER, D.: The influence of diatery salt intake on Pre-Eclampsia. J. Obstet. Gynaec. Brit. Emp. 71 (1964) 123
BRANDSTETTER, F., E. SCHUELLER: Die Clearanceuntersuchung in der Gravidität. Karger, Basel-New York 1956
BREHM, R.: Zur Therapie der Spätgestosen. Z. Geburtsh. Gynäk. 173 (1970) 31
BREWER, Th.: Metabolic toxemia of late pregnancy: a disease of malnutrition. Thomas, Springfield 1966
BREWER, Th.: Human pregnancy nutrition: a clinical view. Obstet. and Gynec. 30 (1967) 505

BROCKLEHURST, J.G., R. ROSS: Familial eclampsia. J. Obstet. Gynaec. Brit. Emp. 67 (1960) 971

BROSEUS, J.: A study of the spiral arteries of the decidua basalis in normotensive and hypertensive pregnancies. J. Obstet. Gynaec. Brit. Cwlth. 71 (1964) 222

BROWNE, J.C.M., N. VEALL: The maternal placental blood flow in normotensive and hypertensive women. J. Obstet. Gynaec. Brit. Emp. 60 (1953) 141

BROWNE, F.J.: Aetiology of pre-eclamptic toxemia and eclampsia. Fact and theory. Lancet (1958) II, 5

BUTLER, N.R., D.G. BONHAM: Perinatal mortality. The first report of the British Perinatal Mortality Survey. Livingstone, Edinburgh 1963

BUTLER, N.R., E.D. ALBERMAN: Perinatal problems. The second report of the British Perinatal Mortality Survey. Livingstone, Edinburgh 1969

CARTER, B.F., W.B. CHERNY, C. CRENSHAW: Serotonine studies in abnormal pregnancies. Amer. J. Obstet. Gynec. 84 (1962) 913

CHESLEY, L.C., J.E. ANNITTO, R.A. COSGROVE: Long-term follow-up study of eclamptic women: Fifth periodic report. Amer. J. Obstet. Gynec. 101 (1968) 886

CLAIREAUX, A.E., G.A.B. CLEMENTSON: Perinatal mortality in toxemia of pregnancy. In: Eclampsia and pre-eclampsia in pregnancy. Karger, Basel 1961

CRETTI, A.: Wie kann den Schwierigkeiten in der antihypertensiven Behandlung von Spätgestosen vorgebeugt werden? Zbl. Gynäk. 88 (1966) 770

DIECKMANN, W.J., Ch. P. McCARTNEY: Kidney biopsies in multiparous patients with vascular renal disease in pregnancy. Amer. J. Obstet. Gynec. 75 (1958) 634

DUFFUS, G.M., M.E. TUNSTALL, J. MacGILLIVRAY: Intravenous chlormethiazole in pre-eclamptic toxemia in labour. Lancet (1968) I, 335

EGGERS, H., J. KÜLZ, K.-D. WAGNER, B. SCHOLZ: Klinische, röntgenologische, elektroencephalographische und psychologische Untersuchungen zur körperlich-psychischen Entwicklung von Kindern gestosekranker Mütter. Z. Kinderheilk. 99 (1967) 175

ENOLD, D.: Anästhesieverfahren bei Eklampsie. Zbl. Gynäk. 35 (1963) 537

ERB, H., G.A. HAUSER: Oestrogen- und Pregnandiolausscheidung bei hypertensiver Spätgestose. Zbl. Gynäk. 84 (1962) 474

FLOWERS, Ch.E., W.E. EASTERLING, F.D. WHITE, J.M. JUNG, J. Th. FOX: Magnesium sulfate in toxemia of pregnancy. Obstet. and Gynec. 19 (1962) 315

FRIEDBERG, V.: Über die Ödementstehung in der Schwangerschaft. Geburtsh. u. Frauenheilk. 19 (1959) 563

FRIEDBERG, V.: Über die Bedeutung der Leberfunktionsprüfungen in der Schwangerschaft. Geburtsh. u. Frauenheilk. 22 (1962) 109

FRIEDBERG, V.: Über die perinatale Sterblichkeit der Neugeborenen bei Präeklampsie. Geburtsh. u. Frauenheilk. 24 (1964) 649

FRIEDBERG, V.: Diskussionbeitrag über die Nomenklatur der Spätgestosen. Gynaecologia (Basel) 164 (1967) 329

FRIEDBERG, V., E. HOCHULI: Schwangerschaftstoxikose. In: KÄSER, O., V. FRIEDBERG, K.G. OBER, K. THOMSEN, J. ZANDER: Geburtshilfe und Gynäkologie, Bd. II. Thieme, Stuttgart 1967

FRITZSCH, W., D. LAMM, M. BIRNBAUM, C. BACH, H. NEUMANN, W. FLACH: Diagnostik und Therapie der nicht konvulsiven Spätgestosen an der Universitäts-Frauenklinik der Charité. Zbl. Gynäk. 91 (1969) 369

GAVALLER, I., E. OROSZ, I. SERE: Die Eklampsie und später sich manifestierende neurologische Schädigungen der Nachkommenschaft. Zbl. Gynäk. 81 (1959) 713

GAVALLER, V., A. DOMINGUEZ: Apoplektische Blutungen in der Schwangerschaftstoxikose. Path. et Microbiol. (Basel) 24 (1961) 595

GIBSON, G.B., R. PLATT: Incidence of hypertension after toxemia of pregnancy. Brit. med. J. (1959/II) 159

GILLESPIE, E.C.: Principles of uterine growth in pregnancy. Amer. J. Obstet. Gynec. 59 (1950) 949

GIROTTI, H., G.A. HAUSER: Anteil der Spätgestose an der mütterlichen Letalität. In: RIPPMANN, E.T.: Die Spätgestose (EPH-Gestose). Schwabe, Basel-Stuttgart 1969

GOECKE, C., G. SCHWABE: Vorschlag einer Stadien-Einteilung der Gestose. Zbl. Gynäk. (1965) 1439

GOECKE, C.: Pathogenese und Klinik der Spätgestose (EPH-Gestose). Med. Klin. 65 (1970) 1957

GRUENWALD, P.: Problems in the pathologic study of the placenta. In: JONXIS, J.H.P., H.K.A. VISSER, J.A.T. ROELSTRA: Aspects of praematurity and dysmaturity. Stenfert Kroese, Leiden 1968

GRULL, I., S. MUNOZ-DELAGO, R. MORA-RESTREPO: Biopsias de higado y puebas de función hepática en toxemias del embarazo. Rev. colomb. obstetr. ginec. 9 (1958) 149

GUILHEM, P., A. PONTONNIER, G. MOREAU, J.M. SUC, G. PONTONNIER: La ponction-biopsie du rein dans les syndromes vasculo-rénaux de la grossesse. II. Corrélations anatomo-cliniques. Gynéc. et Obstét. 63 (1964) 45

HAUSER, G.A.: Gereimtes und Ungereimtes über Spätgestosen. Gynaecologia (Basel) 166 (1968) 187

HAUSER, G.A., H. KNÜSEL: Zur Unterscheidung zwischen Pfropfgestosen und reinen Gestosen. In: RIPPMANN, E.T.: Die Spätgestose. Schwabe, Basel-Stuttgart 1969

HELLER, L.: Über die Kochsalzzufuhr während der Schwangerschaft und bei Gestosen. Med. Klin. 63 (1968) 1496

HILFRICH, H.J., G. MARTIN, U. NEEB: Über die Anwendung einer EPH-Formel. In: RIPPMANN, E.T.: Die Spätgestose (EPH-Gestose), Internationales Symposium, Basel, April 1969. Schwabe, Basel-Stuttgart 1970

HOCHULI, E.: Die Spätgestose (Schwangerschaftstoxikose, EPH-Syndrom). Gynäkologe 3 (1970) 89

HÖRMANN, G., H. LEMTIS: Die menschliche Plazenta. In: SCHWALM, H., G. DÖDERLEIN: Klinik der Frauenheilkunde und Geburtshilfe. Urban & Schwarzenberg, München-Berlin 1965

HOPPER, J. jr., M.G. PARQUHAR, H. YAMAUCHI, H.D. MOON, E.W. PAGE: Renal lesions in pregnancy. Clinical observations and light and electron microscopic findings. Obstet. and Gynec. 17 (1961) 271

HÜTER, K.A., F. EHLERS, B. SCHELTE: Untersuchungen über die Gewichtszunahme in der Schwangerschaft. Geburtsh. u. Frauenheilk. 25 (1965) 385

HUNTER, Ch.A., W.F. HOWARD: A pressor substance (hysterotonin) occurring in toxemia. Amer. J. Obstet. Gynec. 79 (1960) 838

ISHIKAWA, E.: The kidney in the toxemias of pregnancy. 7th Conf. Int. Soc. Geograph. Pathol. London 1960

JANISCH, H.: Zur Ätiologie und Therapie der Spätgestosen. Z. Geburtsh. Gynäk. 173 (1970) 20

KÄSER, O.: Die Bedeutung renaler Erkrankungen, namentlich der chronischen Pyelonephritis für die Schwangerschaftstoxikose. Geburtsh. u. Frauenheilk. 18 (1958) 335

KAKU, M.: Placental polysaccharide and the etiology of the toxemia of pregnancy. J. Obstet. Gynaec. Brit. Emp. 148 (1953) 60

KNÜSEL, H., G.A. HAUSER, H. ETTER, W. HORAT: Die Bedeutung des Isotopennephrogramms und des Renovasogramms für die Erfassung der Pfropfgestosen. Schweiz. med. Wschr. 96 (1966) 973

KÖNIG, P.A.: Enzym-Muster und Enzymfunktion in jungen und reifen Plazenten sowie bei Gestose. Med. Welt 18 (1967) 3121

KREMLING, H., C. GOECKE, A. HEIDLAND: Nachuntersuchungen bei Spätgestose. Med. Welt 18 (1967) 1244

KUBLI, F., O. KÄSER, M. HINSELMANN: Diagnostic management of chronic placental insufficiency. In: Proceedings of the International Symposium on the Feto-Placental Unit, Mailand 1968. Excerpta Medica, Amsterdam 1969

KUMAR, D.: Chronic placental ischemia in relation to toxemias of pregnancy. Amer. J. Obstet. Gynec. 84 (1962) 1323

KYANK, H., B. SCHOLZ: Kritische Beobachtungen zur Einteilung der Spätgestosen. Zbl. Gynäk. 196 (1962) 468

KYANK, H., E. SCHUBERT, A. GYÖNGYÖSSY: Auswertung der Eklampsie-Sammelstatistik der Jahre 1957 bis 1960 aus 72 deutschen Frauenkliniken. Ein Vergleich mit der ungarischen Sammelstatistik aus 97 Kliniken der Jahre 1959 bis 1961. Geburtsh. u. Frauenheilk. 23 (1963) 961

KYANK, H.: Über die modernen Gestosetheorien. Münch. med. Wschr. 107 (1965) 663

KYANK, H., M. GÜLZOW: Erkrankungen während der Schwangerschaft. VEB Thieme, Leipzig 1966

KYANK, H., B. SCHOLZ: Stellungnahme zur Nomenklatur und Klassifikation der Spätgestosen (EPH-Gestosen). Zbl. Gynäk. 93 (1971) 1016

LEGRAIN, M., J. GUEDON: Renseignements apportés par la ponction-biopsie rénale dans la compréhension des néphropathies gravidiques. Bull. Soc. méd. Hôp. Paris 114 (1963) 939

LOPEZ-LLERA, M.: General and regional haemodynamic factors in the etiology of toxemic syndrome. In: RIPPMANN, E.T.: Die Spätgestose (EPH-Gestose). Schwabe, Basel-Stuttgart 1970

LUBCHENCO, L.O., C. HANSMANN, M. DRESSLER, E. BOYD: Intrauterine growth as estimated from liveborn birthweights at 24 to 42 weeks of gestation. Pediatrics 32 (1963) 793

LUDWIG, H.: Hämostaseologie-Probleme in der geburtshilflich-gynäkologischen Forschung und Klinik. Arch. Gynäk. 207 (1969) 270

LUDWIG, H.: Fibrin oder Fibrinoid in der menschlichen Plazenta? Österreichische und Bayerische Jahrestagung für Gynäkologie und Geburtshilfe, Bad Reichenhall 1969

McKAY, D.G.: The placenta in experimental toxemia of pregnancy. Obstet. and Gynec. 20 (1962) 1

MAUTNER, W., J. CHURG, E. GRISHMAN, S. DACHS: Pre-eclamptic nephropathy: An electron microscopic study. Lab. Invest. 11 (1962) 518

MÉRIEL, P., P. GUILHEM, J.M. SUC, G. MOREAU, G. PONTONNIER: La néphropatie dysgravidique. Structure et ultrastructure. Corrélations anatomo-cliniques. Presse méd. 72 (1964) 3327

MORRIS, N., A. HART: Effective uterine blood-flow during exercise in normal and pre-eclamptic pregnancies. Lancet (1956) II, 481

MORRIS, R.H., P VASSELLI, F.K. BELLER, R.T. McCLUSKEY: Immunofluorescent studies of renal biopsies in the diagnosis of toxemia of pregnancy. Obstet. and Gynec. 24 (1964) 32

MÜHE, E.: Die Ätiologie der Schwangerschaftsspätgestosen als immunologische Abwehrreaktion der Mutter gegen individualfremde Antigene der Plazenta. Z. Geburtsh. Gynäk. 172 (1970) 80

NEUBAUER, H., J. LIETZ: Retinopathia hypertensiva gravidarum. Ein Beitrag zur Differenzierung der Pfropfgestose. Geburtsh. u. Frauenheilk. 22 (1962) 313

NORIEGA-GUERRA, L., M. LOPEZ-LLERA, T.N. ARÉVALO, G. SOLÓRZANO-ROA: A study of uterine contractility in the toxemias of pregnancy. Amer. J. Obstet. Gynec. 103 (1969) 244

PFAU, P., F. TAEGER: Das Urineiweiß in der normalen und gestörten Schwangerschaft. Versuch einer Zuordnung von Eiweißausscheidung zum klinischen Verlauf der Erkrankung bei Spätgestosen. Arch. Gynäk. 192 (1960) 336

PIETRUSCHKA, G.: Ophthalmologische Befunde bei Spätgestosen. Zschr. ärztl. Fortbildg. 56 (1962) 1275

PIRANI, C.L., V.E. POLLAK, R. LANNIGAN, G. FOLLI: The renal glomerular lesion of pre-eclampsia: electron microscopic studies. Amer. J. Obstet. Gynec. 87 (1963) 1047

POLLAK, V.E., R.M. KARK: The toxemias of pregnancy and the renal lesions of pre-eclampsia. Amer. J. Med. 30 (1961) 181

PRITCHARD, J.A., R. WEISMAN jr., O.D. RATNOFF, G.J. VOSBURGH: Intravascular hemolysis, thrombocytopenia and other hematologic abnormalities associated with severe toxemia of pregnancy. New Engl. J. Med. 250 (1954) 79

QUIGLEY, J.K.: Hydatidiform mole and toxemic of pregnancy. Amer. J. Obstet. Gynec. 74 (1957) 1059

RIPPMANN, E.T.: Diagnose, Prophylaxe, Therapie und Nachsorge der Spätgestose (EPH-Komplex). Schweiz. med. Wschr. 98 (1968) 995

RIPPMANN, E.T.: Präeklampsie oder Schwangerschafts-Spätgestose? Epikritische abschließende Betrachtung der Beiträge 1-23 zur Diskussion über die Spätgestose. Gynaecologia (Basel) 167 (1969) 478

RIPPMANN, E.T.: Die Spätgestose (EPH-Gestose). Internationales Symposion an der Universitäts-Frauenklinik Basel, April 1969. Schwabe, Basel-Stuttgart 1970 1970

ROGERS. St.F., Ch.E. FLOWERS, J.A. ALEXANDER: Aggressive Toxemia Management. Obstet. and Gynec. 33 (1969) 724

SALING, E.: Diagnostik der intrauterinen Asphyxie und Azidose. In: EWERBECK, H., V. FRIEDBERG: Die Übergangsstörungen des Neugeborenen und die Bekämpfung der perinatalen Mortalität. Thieme, Stuttgart 1965

SCHMIDT-MATTHIESEN, H.: Die fibrinolytische Aktivität von Endometrium und Myometrium, Dezidua und Plazenta, Kollum- und Korpuskarzinomen. Physiologie, Pathologie und klinisch-therapeutische Konsequenzen. Fortschr. Geburtsh. Gynäk. 31 (1967) 1

SCHNEIDER, C.L.: Fibrin embolism (disseminated intravascular coagulation) and the aetiology of eclampsia. J. Obstet. Gynaec. Brit. Cwlth. 58 (1951) 538

SCHOLZ, B.: Die Spätgestosen an der Universitäts-Frauenklinik Rostock der Jahre 1960 und 1961. Zschr. ärztl. Fortbildg. 56 (1962) 1265

SCHOLZ, B., H. KYANK: Der Gestaltswandel im Krankheitsbild der Eklampsie. Zbl. Gynäk. 84 (1962) 113

SCHREIER, P.G., J.G. ADAMS, H.B. TURNER, M.J. SMITH: Toxaemia of pregnancy as an aetiological factor in hypertensive vasculare disease. J. Amer. med. Ass. 159 (1955) 105

SOPHIAN, J.: Toxaemias of pregnancy. Butterworth & Co., New York-London 1953

SUC, J.M., G. MOREAU, P. GUILHEM, G. PONTONNIER: La biopsie rénale dans les néphropathies gravidiques. Acquisitions récentes micro-électroniques et histochimiques. Actualités néphrologiques de l'Hôpital Necker, Flammarion, Paris 1965

THALER, H.: Nierenveränderungen bei Schwangerschaft. Eine Auswahl von 100 bioptisch untersuchten Fällen. Wien. Klin. Wschr. 82 (1970) 421

THOMSEN, K.: Zur Morphologie und Genese der sogenannten Placentarinfarkte. Arch. Gynäk. 185 (1954) 221

THOMSEN, K.: Plazentabefunde bei Spätgestosen und ihre ätiologische Zuordnung. Arch. Gynäk. 185 (1955) 478

VAHRSON, H., H.J. SCHWARZ: Zur Anwendung β-adrenergischer Substanzen in der Therapie schwerer Gestosen ohne Gefährdung des Kindes. Geburtsh. u. Frauenheilk. 31 (1971) 536

VEDRA, B., S. HORSKÁ: Der Tages- und Nachtrhythmus der Veränderungen von Körpergewicht und Elektrolytenausscheidung in der physiologischen Schwangerschaft und bei Spätgestose. Arch. Gynäk. 208 (1969) 1

VENNING, E.H., L.T. PRIMROSE, L.C.S. CALIGARIS, I. DRYENFURTH: Aldosterone excretion in pregnancy. J. clin. Endocr. 17 (1957) 473

VILLASANTA, U.: Thromboembolic disease in pregnancy. Amer. J. Obstet. Gynec. 93 (1965) 142

WAGNER-KOLB, D., R. FISCHER: Die Präeklampsie als Hinweis auf die Möglichkeit einer chronischen Nierenerkrankung. Geburtsh. u. Frauenheilk. 31 (1971) 560

WENTWORTH, P.: Placental infarction and toxemia of pregnancy. Amer. J. Obstet. Gynec. 99 (1967) 318

WETTERFORS, A.: Albumin, investigations into the metabolism, distribution and transfer of albumin under normal and certain pathological conditions, with special reference to the gastrointestinal tract. A clinical and experimental study. Acta med. scand. Suppl. 177 (1965) 430

WITTLINGER, H.: Erfahrungen mit einem Schema zur Einteilung der Spätgestosen anhand von 6000 Geburten. In: RIPPMANN, E.T.: Die Spätgestose (EPH-Gestose). Internationales Symposium, Basel, April 1969. Schwabe, Basel-Stuttgart 1970

Spätsterblichkeit: s. Säuglingssterblichkeit.

Spät-Tief: s. Wehenreaktionstypen.

Sparschaltung des fetalen Kreislaufes: s. Sauerstoff-Sparschaltung.

Standard-Bikarbonat: Bikarbonatgehalt einer Blutprobe unter Standard-Bedingungen (O_2-Sättigung, 37°C, trocken, pCO_2 von 40 mm Hg). Das Standard-Bikarbonat ist ein Maß für die Valenzen, die zur Bindung nichtflüchtiger Säuren im Blut zur Verfügung stehen. Das Standard-Bikarbonat zeigt daher die metabolischen Veränderungen des Säure*-Basen-Stoffwechsels an. **Normalwerte** im Kapillarblut eines Erwachsenen: 25 mval/l (22-28 mval/l), in der Nabelschnurvene 16,6 mavl/l (11,8-21, 4 mval/l).

Sterblichkeit, perinatale: s. Mortalität, perinatale.

Sterblichkeit der Mütter: s. Müttersterblichkeit.

Sterblichkeit der Säuglinge: s. Säuglingssterblichkeit.

Supine position syndrome: Angels. Ausdruck für Vena* cava-Syndrom.

Terminüberschreitung: syn. Übertragung*.

Tham-Puffer: s. Reanimation.

Thermographie: s. Plazentalokalisation.

Tief: s. Wehenreaktionstypen.

Tokolyse: s. Wehenhemmung.

Tokometrie, kontinuierliche: s. Herzschlag*- und Wehenregistrierung.

Toulouser Methode: syn. Perfusion* Toulousaine.

Toxoplasmose: Durch das Protozoon **Toxoplasma gondii** hervorgerufene Erkrankung.

> **Es steht heute fest, daß die konnatale** (= angeborene = intrauterine) **Toxoplasmose die weitaus häufigste und daher wichtigste der durch Infektion bedingten Fetopathien ist** (7 auf 1000 Lebendgeborene).

Die konnatale Lues als Fetalkrankheit spielt im Vergleich dazu eine untergeordnete Rolle.

Infektionsweg: Das in die Zelle eingedrungene Toxoplasma **lebt im Plasma der Wirtszelle** und vermehrt sich durch Zweiteilung. **Mit Toxoplasmen angefüllte Zellen bezeichnet man als Pseudozysten.** Nach Platzen der Hülle (= Zellmembran) können die freigewordenen Toxoplasmen neue Zellen befallen. Auch kann der Parasit sogenannte **Zysten in zahlreichen Organen** (z.B. Augen, Gehirn, **Endometrium**) bilden, bei denen die Zystenmembran von den Toxoplasmen selbst gebildet wird. Diese Zysten, die tausende von lebenden Toxoplasmen enthalten können, treten vor allem **im latenten und chronischen Stadium** der Infektion auf.

Wie bei jeder pränatalen Infektion müssen wir auch bei der Toxoplasmose die Infektion der Erwachsenen (z.B. der Schwangeren) streng von der pränatalen Infektion des Kindes unterscheiden.

I. **Toxoplasma-Infektion der Erwachsenen, in diesem Fall der Schwangeren:**

   1. **Akute und subakute Toxoplasmose:** Für die Untersuchung und Beratung der Schwangeren ist es sehr wichtig zu wissen, daß die akute und subakute Toxoplamose der Erwachsenen meist (über

60%) ohne klinische Zeichen, also völlig **symptomlos**, verläuft und daß man nur sehr selten **deutliche** Symptome zu sehen bekommt. In den seltenen Fällen, in denen die frische Toxoplasmose mit Symptomen einhergeht, sind diese **nicht** richtungweisend (grippeähnliche Zeichen, leichtes Fieber, starke anhaltende Kopfschmerzen). Ein Symptom, das eine gewisse hinweisende Bedeutung für die akute Toxoplasmose hat, ist die **Drüsenschwellung** (Lymphadenitis), besonders im Hals- und Nackenbereich.

> Die **endgültige Diagnose** kann nur durch **serologische Verfahren** oder durch den **Erregernachweis** gestellt werden.

2. **Latente Toxoplasma-Infektion**: Bei den Schwangeren handelt es sich in den weitaus meisten Fällen um eine latente **Toxoplasma-Infektion** (= ruhende Zysten), die **symptomlos** ist.

Übertragung der Toxoplasmose beim Erwachsenen: Neuerdings gilt der orale Infektionsweg durch den Genuß von **rohem** oder **ungenügend gekochtem Fleisch** (vor allem Schweinefleisch) als **Hauptinfektionsquelle** des Menschen. Schmutz- und Schmierinfektionen durch toxoplasmosekranke Haustiere (Hunde, Katzen) haben nur eine untergeordnete Bedeutung. Umfangreiche Routineuntersuchungen haben die erhebliche Durchseuchung der Bevölkerung aufgedeckt. Nach KRÄUBIG weisen **50-80% der 20- bis 40-jährigen Frauen Toxoplasma-Antikörper** auf. Die Zahl der Toxoplasmenträger ist somit groß, andererseits ist die Zahl der manifesten klinischen Fälle klein.

II. **Pränatal (= intrauterin) erworbene Toxoplasmose = konnatale = angeborene Toxoplasmose**: Wir unterscheiden heute **zwei verschiedene Wege**, auf denen die Frucht in utero infiziert werden kann:

1. **Infektion der Frucht in utero auf dem Blutwege = hämatogene (diaplazentare) Infektion** = sogenannter klassischer Infektionsweg. Dieser Infektionsweg setzt den relativ seltenen Fall voraus, daß sich die Mutter **während der Schwangerschaft erstmalig** mit Toxoplasmen infiziert. Unter diesen Umständen kann die Mutter im Stadium der **Parasitämie,** d.h. während der Verbreitung der Toxoplasmen im mütterlichen Organismus auf dem Blutweg, den Feten **hämatogen** über die **Plazenta** und die Nabelschnur infizieren. **Als Folge der Parasitämie** überschwemmen die Erreger nun den gesamten kindlichen Organismus und bleiben in einzelnen Organen (ZNS, Lymphknoten, Leber). Die Infektion des Feten erfolgt nach den Vorstellun-

gen von Sabin meist nicht vor dem zweiten Drittel der Schwangerschaft. Organmißbildungen können bei diesem Infektionsmodus nicht entstehen. Die Wahrscheinlichkeit, daß es bei Erstinfektion der Mutter während der Schwangerschaft zur Infektion des Feten kommt, wird unterschiedlich beurteilt. Es werden Zahlen bis zu 10% genannt (d.h. 10% der klinisch erfaßten Toxoplasmafälle).

2. **Infektion der Frucht durch im Endometrium** (Werner) **oder im Myometrium** (Remington) **befindliche Toxoplasmazysten, die während der Implantation des Eies aufgesprengt werden.** Dieser Infektionsmodus gilt für den hohen Prozentsatz der Frauen, die bereits **vor** der Schwangerschaft infiziert wurden. Voraussetzung ist dabei, daß sich auch im Endometrium oder im Myometrium Toxoplasmen befinden. Die mit Erregern vollgepfropften Zysten oder Pseudozysten werden bei der Implantation des Eies durch die tryptische Aktivität des Trophoblasten eröffnet, und die befreiten Toxoplasmen können in den Embryo oder Feten eindringen (Langner, Werner, Hoffbauer, Schmidtke, Thomaschek).

Praktisch wichtig ist folgendes:

> **Mütter, die ein toxoplasma-geschädigtes Kind geboren haben, gebären bei späteren Schwangerschaften so gut wie immer gesunde Kinder.**

Bei der pränatalen Toxoplasmose-Infektion kann man die folgenden **Möglichkeiten der klinischen Manifestation** abgrenzen:

1. **Aborte** 2. **Mißbildungen** (Anenzephalus, Mikrozephalus)	Embryopathia toxoplasmotica
3. **Neugeborenen-Toxoplasmose** bei ausgetragenem (oder zu früh geborenem) **lebendem** oder **totem** Kind	Fetopathia toxoplasmotica

Daß außer der Fetopathia toxoplasmotica auch eine **Embryopathia** toxoplasmotica existiert, ist heutzutage unbestritten, jedoch wird man durch Toxoplasmen bedingte Mißbildungen nur sehr selten zu sehen bekommen, da die geschädigten Fruchtanlagen in der Regel früh absterben und ausgestoßen werden.

Bei der **Neugeborenen-Toxoplasmose** haben wir **zwei sehr verschiedene Gruppen von Kindern** zu unterscheiden:

1. Gruppe: **Das Kind wird mit den klassischen Zeichen der konnatalen Toxoplasmose geboren.** Charakteristische Trias:
   1. **Hydrozephalus,**
   2. (Augenspiegel): **Chorioretinitis** im Augenhintergrund,
   3. (Röntgenbild): **intrazerebrale Verkalkungen** (können auch fehlen); ferner können auch **Ikterus** und **Vergrößerungen von Leber und Milz** bestehen.
2. Gruppe: Das **Kind wird ohne klinische Zeichen geboren** = sogenannte **latente angeborene Toxoplasmose.**

Diese Kinder sehen bei der Geburt **völlig gesund** aus. Sie sind **frühzeitig** lediglich an einem über längere Zeit (1-2 Jahre) anhaltend **hohen serologischen Antikörpertiter** zu erkennen. Erst im Verlauf von Wochen und Monaten bis zu zwei Jahren treten typische Erscheinungen auf: Meist zeigt sich eine **Vorwölbung der großen Fontanelle** (= leichter Hydrozephalus), Krampfneigung, Nystagmus, Rigidität der Extremitäten, Athetosen, Trinkfaulheit. Auch eine erst nach Monaten deutlich werdende **retardierte Entwicklung** (verspätetes erstes Greifen, erstes Sitzen, erstes Stehen usw.) kann ein Zeichen einer konnatalen Toxoplasmose sein.

> Jede unklare Entwicklungsverzögerung im Kindesalter ist auf Toxoplasmose verdächtig.

Diagnose der Toxoplasmose bei der Schwangeren: Da die akute (= frische) Toxoplasmose entweder ohne Symptome oder mit diagnostisch nicht ausreichenden Symptomen verläuft, gilt:

> **Jeder Verdacht auf frische Toxoplasmose muß durch Erregernachweis** (Lymphknotenpunktion) **oder durch serologische Untersuchungsmethoden ätiologisch geklärt werden.**

Die serologischen Methoden sind heute die wichtigsten Verfahren für die Laboratoriumsdiagnostik der Toxoplasmose. Die Antikörper werden bei der Toxoplasmose nach zwei Methoden bestimmt, die bei Verdacht auf Toxoplasmose stets **beide** und **mehrmals** ausgeführt werden müssen:

a) Farbtest nach **Sabin-Feldman (SFT)**
b) **Komplementbindungsreaktion (KBR)**

Zu a) Die mit dem SFT nachweisbaren Antikörper können 8-14 Tage nach der Infektion im Blut erscheinen und bleiben in der Regel lebenslänglich erhalten.

Zu b) Die mit der KBR nachweisbaren Antikörper treten einige Tage später auf und verschwinden wieder.

Zu a) und b) Beide Methoden sind streng **spezifisch**. Ein **ein**maliger niedriger positiver serologischer Titer sagt nichts darüber aus, ob eine akute oder latente Toxoplasmose vorliegt. Den Ablauf einer Toxoplasma-Infektion und ihre Aktivität kann man nur beurteilen, wenn man **mehr**malige serologische Untersuchungen im Abstand von zwei bis drei Wochen ausführt, auch dann, wenn das erste Ergebnis negativ war.

Für eine **akute** Erkrankung an **Toxoplasmose** sprechen von negativ nach positiv **ansteigende** oder **gleichbleibend hohe** Titerwerte bei **beiden** Reaktionen:

SFT 1:1000 und höher
KBR 1:10 und mehr

Für eine **latente** Toxoplasmainfektion sprechen

SFT bis 1:256
KBR negativ bis höchstens schwach positiv (1:5)

oder ein hoher positiver SFT-Wert bei gleichbleibend negativer KBR.

Wichtig: Die **Höhe** des Titers sagt nichts über die **Schwere** der Erkrankung aus!

Nachweis von Toxoplasma-Infektion bei Neugeborenen: Besteht ein Verdacht auf Toxoplasmose, so müssen Kind **und** Mutter serologisch untersucht werden. Im allgemeinen entspricht die Höhe des Antikörpertiters des Neugeborenen dem der Mutter. Liegt eine Infektion des Kindes vor, so bleibt die Höhe des Antikörpertiters erhalten oder steigt an. Demgegenüber fällt, wenn keine Infektion vorliegt, der Antikörpertiter nach 6 Wochen ab.

Therapie der Toxoplasmose: Die Therapie **krank geborener Kinder** hat sehr schlechte Resultate, da die bei der Geburt z.B. vorhandenen Hirnschäden nicht mehr reversibel sind. Deswegen ist die rechtzeitige Erfassung einer behandlungsbedürftigen Schwangeren auch insofern von besonderem Vorteil, weil damit das (wahrscheinlich) miterkrankte Kind frühzeitig behandelt wird.

Behandlung der Toxoplasmose in der Schwangerschaft:

> Die Behandlung Schwangerer ist durchzuführen,
> 1. wenn eine **akute (= frische)** Toxoplasmose diagnostiziert wurde oder
> 2. wenn die **Anamnese** den **Verdacht** einer akuten Toxoplasmose aufkommen läßt.

Serologische Untersuchungen (SFT und KBR) **zur Sicherung der Diagnose oder zur Bestätigung des Verdachts sind unerläßlich und entscheidend wichtig.**

Eine verdächtige **Anamnese** liegt vor bei Schwangeren,

a) die schon **ein an Toxoplasmose erkranktes Kind geboren** haben;
b) die **wiederholt Fehl-, Früh- oder Totgeburten** durchgemacht haben und eine andere Ursache nicht aufzufinden war.
c) die mit einem **an Toxoplasmose akut erkrankten Tier Kontakt** gehabt haben.

In diesen genannten Fällen sollten ausnahmslos Seroreaktionen auf Toxoplasmose (stets SFT **und** KBR) durchgeführt werden. Geben die Titerwerte einen Hinweis auf das Bestehen einer akuten Toxoplasmose, ist eine Behandlung angezeigt.

Latente Toxoplasmose-Infektionen behandeln zu wollen, ist zwecklos, da die in Zysten eingeschlossenen Toxoplasmen chemotherapeutisch nicht erfaßt werden.

Die Durchführung der **Chemotherapie der Toxoplasmose in der Schwangerschaft** richtet sich nach dem Zeitpunkt, an dem die Diagnose gestellt wurde:

a) **in den ersten drei Monaten der Schwangerschaft**: Über 4-5 Wochen täglich 4-6 g eines Sulfonamids (Supronal, Durenat). **Auf keinen Fall Pyrimethamin (Daraprim), da es als Folsäureantagonist zu pränatalen Arzneimittelschäden führen kann;**
b) **im zweiten und dritten Drittel der Schwangerschaft**: Kombination eines **Sulfonamids** (Supronal, Durenat) mit **Pyrimethamin** (Daraprim); als **Nach**behandlung ein Antibiotikum (Spiramycin: 2-3 Wochen 4-6 g/Tag).

   KRÄUBIG empfiehlt einen Supronal-Stoß = 4-6 g täglich, Gesamtdosis 40-60 g, zusätzlich pro Tag 1 Tabl. **Daraprim** über 4 Wochen (Gesamtdosis 600-700 mg).

   Die Behandlung ist bei erstmaliger Infektion in der Schwangerschaft mehrfach zu wiederholen.

Sehr wichtig: Um eine Frischinfektion mit Toxoplasmen zu vermeiden, sollten Schwangere **kein rohes oder ungenügend gekochtes Fleisch** und **keine rohen Eier** essen sowie **keine ungekochte Milch** trinken! Von dem engen Kontakt mit **Haustieren, vor allem mit kranken,** muß ausdrücklich gewarnt werden!

Literatur

CAROL, W.: Die gegenwärtige Bedeutung der Toxoplasmose und Listeriose für die praktische Geburtshilfe. Zbl. Gynäk. 85 (1963) 457

GENZ, H.: Besondere Verlaufsformen intrauteriner Toxoplasmose-Infektionen. Geburtsh. u. Frauenheilk. 17 (1957) 1062

GENZ, H.: Die sozialhygienische Bedeutung der Toxoplasmose. Thieme, Stuttgart 1960

JACOBS, L., M.N. LUNDE: A hemagglutination test for toxoplasmosis. J. Parasitol. 43 (1957) 308

KABELITZ, H.J.: Klinik der erworbenen Toxoplasmose. Enke, Stuttgart 1962

KIRCHHOFF, H., H. KRÄUBIG: Toxoplasmose – Praktische Fragen und Ergebnisse. Thieme, Stuttgart 1966

KIRCHHOFF, H., H. LANGER: Toxoplasmose – Praktische Fragen und Ergebnisse. Thieme, Stuttgart 1971

KRÄUBIG, H., H. WOLF: Zur präventiven Behandlung der konnatalen Toxoplasmose. Geburtsh. u. Frauenheilk. 25 (1965) 531

KRAHE, M.: Untersuchungen über die teratogene Wirkung von Medikamenten zur Behandlung der Toxoplasmose während der Schwangerschaft. Arch. Gynäk. 202 (1964) 104

KUNERT, H., H. WERNER: Zur Frage der Übertragung von Toxoplasma gondii auf den Menschen durch Hühnereier. Zschr. Tropenmed. u. Parasitol. 141 (1963) 62

LANGER, H.: Die Bedeutung der Toxoplasma-Infektion für die Gestation. Geburtsh. u. Frauenheilk. 22 (1962) 648

LANGER, H., H. GEISSLER: Nachweis von Toxoplasmen bei Aborten und Frühgeburten. Arch. Gynäk. 192 (1960) 304

LANGER, H.: Intrauterine Toxoplasmainfektion. Thieme, Stuttgart 1963

MALONEY, E.D., H.E. KAUFMANN: The rapid and convenient detection of Toxoplasma antibodies using formaldehyde-treated human erythrocytes. Am. J. Ophthal. 50 (1960) 945

MITCHELL, R.G., C.A. GREEN: The hemagglutination test for toxoplasma antibodies. J. clin. path. 13 (1960) 331

PARK, H.K.: Toxoplasma-hemagglutination test. Arch. Ophthal. 65 (1961) 184

PAUL, J.: Frühgeburt und Toxoplasmose. Urban & Schwarzenberg, München-Berlin 1962

PIEKARSKI, G.: Zur Diagnostik der Toxoplasmose. Münch. med. Wschr. 102 (1960) 842

PIEKARSKI, G.: Zur Epidemiologie der Toxoplasmose. In: KIRCHHOFF, H., H. KRÄUBIG: Toxoplasmose – Praktische Fragen und Ergebnisse. Thieme, Stuttgart 1966

PIEKARSKI, G., M. SAATHOFF: Vergleichende serologische Untersuchungen mit Sarkosporidien- und Toxoplasma-Antigenen. Zschr. Parasitenkunde 21 (1962) 363
PIEKARSKI, G., M. SAATHOFF, E. SCHÄFER: Die Komplementbindungsreaktion im Plattentest in ihrer Anwendung zum Nachweis von Toxoplasma-Antikörpern. Zbl. Bakt. I Orig. 181 (1961) 407
REMINGTON, J.S., L. JACOBS, M.L. MELTON, H.E. KAUFMAN: Chronic toxoplasma infection in a human uterus. J. Parasitol. 44 (1958) 587
REMKY, H.: Toxoplasmosis. Lehmanns, München 1962
REMKY, H., H.J. KÜCHLE, R. VOLLBRECHTSHAUSEN: Quantitative serologische Untersuchungen bei toxoplasmoseverdächtigen Augenerkrankungen. Klin. Mbl. Augenheilk. 130 (1957) 794
REUSS, K.: Die serologische Diagnose der Toxoplasmose. Praxis 53 (1964) 82
ROTH, W.: Die Laboratoriumsdiagnostik der Toxoplasmose. Fortschr. Geb. Gynäk. 11 (1961) 1
THALHAMMER, O.: Die Toxoplasmose bei Mensch und Tier. Maudrich, Wien-Bonn 1957
THALHAMMER, O.: Die Diagnose und Behandlung einer Toxoplasmainfektion in der Gravidität. Dtsch. med. Wschr. 85 (1960) 177
THALHAMMER, O.: Pränatale Erkrankungen des Menschen. Thieme, Stuttgart 1967
THOMASCHECK, G., L. SCHMIDTKE, H. GENZ: Untersuchungen über Toxoplasmose-Infektionen werdender Mütter und die Morbidität ihrer Kinder. Z. Geburtsh. Gynäk. 156 (1961) 182
WERNER, H.: Biologie, Übertragungswege und Nachweis von Toxoplasma gondii. Internist 4 (1963) 421
WERNER, H., L. SCHMIDTKE, G. THOMASCHECK: Toxoplasma-Infektion und Schwangerschaft. Klin. Wschr. 41 (1963) 96

Transfusion, intrauterine: s. Bluttransfusion.

Trial-forceps: angels. für Probezange*.

Tris-Puffer: s. Reanimation.

Überreife-Syndrom: s. Übertragung.

Übertragung: Verlängerung der Schwangerschaftsdauer um 10 Tage und mehr über den vorausberechneten Geburtstermin hinaus. Diese übliche Definition enthält die Zeitüberschreitung, nicht aber das bei der Übertragung Entscheidende, nämlich die Gefährdung **des Kindes**.

Die echte Übertragung hat eine erhöhte perinatale Mortalität zur Folge.

Der Grad der Gefährdung des Kindes hängt von dem Grad der zunehmenden Alterung der Plazenta ab (Abb.). Die Alterung ist gekennzeichnet durch eine verminderte Durchlässigkeit der Plazenta für Sauerstoff und Nährstoffe (Plazentarinsuffizienz*).

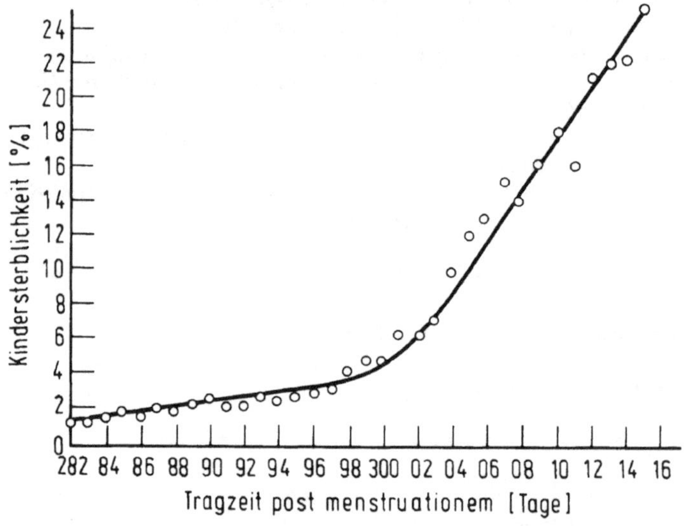

Perinatale Mortalität bei übertragener Schwangerschaft; nach BICKENBACH, W.: Die Übersterblichkeit der Kinder bei übertragenen Schwangerschaften. Geburtsh. u. Frauenheilk. 7 (1947) 3

In neuerer Zeit benutzen einige Autoren für „Übertragung" die Begriffe „CLIFFORD-Syndrom" und „Überreife-Syndrom".

Häufigkeit der Übertragung: Errechnete Übertragung bedeutet nicht, daß eine tatsächliche Übertragung vorliegt, sie bedeutet nur, daß der Verdacht auf Übertragung besteht. Echte zeitliche Übertragungen sind nicht allzu häufig. Rechnerisch machen sie etwa 2,5% aller Geburten aus (DÖRING und KNÖRR).

Die **Ursachen** der Übertragung sind unklar.

Diagnostik der Übertragung: Die errechnete Übertragung ergibt den Verdacht auf Übertragung. Die Überprüfung der Terminberechnung und die Auswertung der Befunde der Schwangerenuntersuchung können den Verdacht einer Übertragung verstärken. Subjektive Symptome wie die Abnahme des Körpergewichts und des Leibesumfangs infolge Verminderung der Fruchtwassermenge sind späte Zeichen, die heute nur noch eine untergeordnete Bedeutung haben.

> Weitaus wichtiger als der Nachweis einer echten zeitlichen Übertragung ist der **Ausschluß der kindlichen Gefährdung** mit Hilfe der **Amnioskopie** und der **Hormondiagnostik.** Ergeben diese Verfahren einen Anhaltspunkt für die Gefährdung des Kindes, so muß die Geburt eingeleitet werden.

Die Einleitung der Geburt lediglich auf Grund des Überschreitens des errechneten Termins sollte heute nur noch als Ausnahme vorkommen. Begründung: Geht man auf diese Weise vor, so wird die Geburt bis zu 80% bei Schwangerschaften eingeleitet, die in Wirklichkeit nicht übertragen sind (Rechenfehler, Irrtümer, falsche Angaben, bewußte Täuschung).

Die **kindlichen Zeichen der Übertragung** haben BALLANTYNE und RUNGE beschrieben: Grün-Gelbverfärbung der Körperhaut, der Eihäute oder der Nabelschnur, Zeichen der Flüssigkeitsverarmung, Waschfrauenhände, überlange Fingernägel, Abschälung oder Abschilferung der Oberhaut, Rötung der Labien oder des Skrotums, Fehlen der Vernix caseosa, Fehlen der Lanugobehaarung.

CLIFFORD hat die Veränderungen beim Kind in 3 Stadien eingeteilt:

Stadium I: Zeichen der Austrocknung des Kindes und des Vernix- und Fruchtwassermangels mit Abschilferung der Haut, die trocken und faltig erscheint, in der Farbe jedoch unverändert bleibt.

Stadium II: Erscheinungen eines akuten Sauerstoffmangels, der neben Mangelernährung und erheblich eingeschränkter Wasserdiffusion die Hauptfolge der Plazentarinsuffizienz ist. Mekoniumhaltiges Fruchtwasser, Grünverfärbung der Nabelschnur und der Fingernägel neben den bei Stadium I beschriebenen Zeichen.

Stadium III: Gelbes Fruchtwasser, gelbe Tingierung der Haut und der Nägel, schmutzig bis gelbgrüne Tingierung der Nabelschnur.

Literatur:

BACH, H.G.: Überreife-Syndrom, verlängerte Schwangerschaft und perinatale Mortalität. Gynaecologia (Basel) 150 (1950) 197

BALLANTYNE, J.W., F.J. BROWNE: The problems of fetal postmaturity and prolongation of pregnancy. J. Obstet. Brit. Emp. 29 (1922) 177

BICKENBACH, W.: Die Übersterblichkeit der Kinder bei übertragenen Schwangerschaften. Geburtsh. u. Frauenheilk. 7 (1947) 3

BÖRNER, P.: Elektive Geburtseinleitung bei Überschreitung des errechneten Geburtstermins. Geburtsh. u. Frauenheilk. 27 (1967) 241

BRETSCHER, J.: Pränatale Diagnostik. In: SCHWALM, H., G. DÖDERLEIN: Klinik der Frauenheilkunde, Bd. III. Urban & Schwarzenberg, München-Berlin-Wien 1970

CLIFFORD, S.H.: Postmaturity with placental dysfunction. J. Pediat. 44 (1954) 1

DÖRING, G.K., K. KNÖRR: Über die Tragzeit post ovulationem. Geburtsh. u. Frauenheilk. 22 (1962) 1191

DÖRING, G.K.: Verkürzte und verlängerte Tragzeit. In: KÄSER, O., V. FRIEDBERG, K.G. OBER, K. THOMSEN, J. ZANDER: Gynäkologie und Geburtshilfe, Bd. II. Thieme, Stuttgart 1967

GEORGIADES, E., A.H. PALMRICH, O. STUR, G. WEIPPEL: Terminüberschreitung und Clifford-Syndrom. Geburtsh. u. Frauenheilk. 23 (1963) 1080

HOSEMANN, H.: Normale und abnormale Schwangerschaftsdauer. In: SEITZ, L., A.I. AMREICH: Biologie und Pathologie des Weibes. Urban & Schwarzenberg, Berlin 1952

LANGER, H., C.H. WOLFF: Zur Behandlung der Übertragung. Geburtsh. u. Frauenheilk. 24 (1964) 954

MEAD, P.B., S.L. MARCUS: Prolonged pregnancy. Amer. J. Obstet. Gynec. 89 (1964) 495

RUNGE, H.: Die langdauernde Schwangerschaft. Dtsch. med. Wschr. 65 (1939) 541

SALING, E.: Die Amnioskopie, ein neues Verfahren zum Erkennen von Gefahrenzuständen der Frucht bei noch stehender Fruchtblase. Geburtsh. u. Frauenheilk. 22 (1962) 830

SALING, E.: Das Kind im Bereich der Geburtshilfe. Thieme, Stuttgart 1966

Ultraschall: Mechanische Schwingungen (Schallwellen = Longitudinalwellen) mit einer Frequenz oberhalb der Hörgrenze (über 18000 Hz), vgl. Ultraschalldiagnostik.

Prinzip der Anwendung: Beim Übergang von Ultraschallwellen von einem Medium in ein anderes wird ein Teil der Schallwellen **an der Grenzfläche beider Medien reflektiert**, der andere Teil tritt in das neue Medium ein. Zur **Erzeugung** von Ultraschallwellen benutzt man sog. piezoelektrische Kristalle (= Schwingquarze). Diese sind dadurch ausgezeichnet, daß sie unter elektrischem Einfluß mechanisch verformt werden. Wird ein solcher Kristall in einen hochfrequenten Wechselstromkreis geschlossen, so gerät er selbst in Schwingungen (Zusammenziehungen und Ausdehnungen) in der Frequenz des Wechselstromes. Die mechanischen Schwingungen des Kristalls werden bei hoher Wechselstrom-Frequenz als Schallwellen im Ultraschallbereich abgestrahlt.

Zwei Ultraschallverfahren spielen heute in der Perinatalmedizin eine bedeutende Rolle:

a) Das DOPPLER-Verfahren (Dauerschallverfahren) und
b) das Impulsechoverfahren.

Beim **DOPPLER-Verfahren** sendet ein Schallgeber in einem Schallkopf kontinuierlich Ultraschallwellen von konstanter Frequenz (= **Dauerschall**) aus. Trifft das Schallwellenbündel auf eine sich bewegende Grenzfläche, so wird ein Teil der Wellen mit geänderter Frequenz (DOPPLER*-Effekt) reflektiert. Die Interferenz der Frequenzen des einfallenden und des reflektierten Strahls ergibt einen niederfrequenten Ton. Dieser Ton wird durch Verstärkung hörbar gemacht.

Beim **Impulsechoverfahren** wird intermittierend Ultraschall ausgesandt, wobei der Schallkopf in Bruchteilen von Sekunden seine Funktion dauernd ändert. Zunächst gibt der Schallkopf (= Kristall) kurze Ultraschallimpulse ab (= **Sendefunktion**), wird dann zum Empfänger **umgeschaltet** und nimmt die reflektierten Schallwellen (= Echos) wieder auf (= **Aufnahmefunktion**). Die wiederaufgenommenen Schallwellen werden in elektrische Impulse verwandelt, verstärkt und auf einer Bildröhre dargestellt. Hierbei werden die **eindimensionale A-Bild-Methode (Zackenbild = A-Scan)** und die **zweidimensionale B-Bild-Methode (B-Scan)** unterschieden.

Bei der **A-Bild-Methode** werden Schallwellenbündel von einem Schallkopf ausgesandt und deren Reflexton wieder aufgenommen, die sich als **Zackenkurve** auf einem Bildschirm (Oszilloskop) darstellt (s. Abb. 2 bei Kephalometrie). Beurteilt werden: **Abstand der Zacken** untereinander und ihre **Amplituden.** Aus dem Abstand der Zacken kann auf die Tiefe der reflektierenden Flächen geschlossen werden.

Mit dem zweidimensionalen **B-Bild-Verfahren** erhält man ein reelles Schnittbild durch das Untersuchungsobjekt (= Schnittbildmethode) auf dem Bildschirm, das aus Lichtpunkten zusammengesetzt ist. Je nach Richtung der Abtastung wird ein Längs- oder Querschnittbild gewonnen.

Nach der **Art der Führung** wird eine **manuelle** und eine **mechanische Prüfkopfführung** unterschieden. Bei der manuellen Erzeugung des B-Bildes wird das Untersuchungsobjekt – z.B. der mütterliche Bauch – vom Untersucher mit dem Schallkopf in Parallellinien abgetastet. Bei der mechanischen Art wird die Parallelverschiebung des Ultraschallwellenbündels mechanisch erzeugt, z.B. mit Hilfe eines rotierenden Ultraschall-

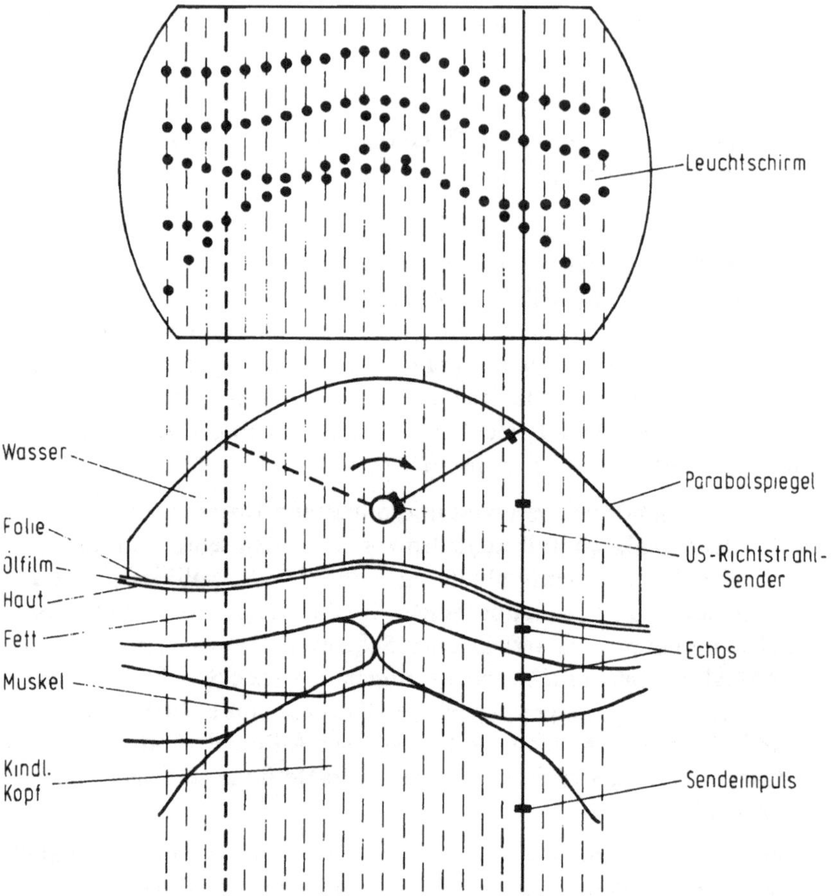

Prinzip des zweidimensionalen Ultraschall-Schnittbildverfahrens mit hoher Bildfrequenz; nach KRAUSE, W., R. SOLDNER: Ultraschallbild-Verfahren (B-Scan) mit hoher Bildfrequenz für medizinische Diagnostik. Elektromedica 35 (1967) 8

impulssenders und einer Ultraschall-Spiegeloptik (Abb.). Die im Handel befindlichen Ultraschallgeräte haben zwei verschiedene **Arten von Bildschirmen:**

a) beim **Speicheroszilloskop** wird das Bild langsam gestaltet und auf einem Schirm gespeichert;
b) bei **schneller Bildgestaltung (= schnelles B-Bild)** werden Ultraschallschnittbilder in kurzen Zeitintervallen auf dem Bildschirm sichtbar gemacht.

> Es ergibt sich eine **Momentaufnahme.** Außer stationären Zuständen können auch **Bewegungsvorgänge** und **Pulsationen** sichbar gemacht werden.

Für diagnostische Zwecke in der Geburtshilfe sind heute im Handel (verändert nach HINSELMANN):

1. **Zackenbild-(A-Bild)-Geräte**
2. **Schnittbild-(B-Bild)-Geräte**
   a) manuelle Prüfkopfführung mit Speicheroszilloskop
   b) mechanische Prüfkopfführung mit Speicheroszilloskop
   c) mechanische Prüfkopfführung und schnelle Bildgestaltung
3. **Kombination von A- und B-Bildgeräten**
4. **Dauerschall-(DOPPLER)-Geräte**
   a) zum Nachweis und zur stichprobenartigen Kontrolle der kindlichen Herzaktionen
   b) zur kontinuierlichen apparativen Herzschlagregistrierung*

Biologische Wirkung: Die Frage der Schädlichkeit (Frucht- oder Erbschäden) des Ultraschalls in den diagnostisch angewandten Intensitäten (0,001 bis 0,004 W/cm^2) und Frequenzen ist **endgültig nicht entschieden.** Auch ist nicht sicher, ob der **über längere Zeit angewandte Dauerschall in seiner Harmlosigkeit oder Gefährlichkeit gleich bewertet werden muß wie das Impulsechoverfahren.** Vgl. Ultraschalldiagnostik.

Literatur

BERGMANN, L.: Der Ultraschall. Hirzel, Stuttgart 1954

BISHOP, E.H.: Obstetric uses of the ultrasonic motion sensor. Amer. J. Obstet. Gynec. 96 (1966) 863

CALLAGAN, D., I.C. ROWLAND jr., D.E. GOLDMAN: Ultrasonic Doppler-observation of the fetal heart. Obstet. and Gynec. 23 (1964) 637

DONALD, I., T.G. BROWN: Demonstration of tissue interfaces within the body by ultrasonic echo sounding. Brit. J. Radiol. 34 (1961) 539

DONALD, I.: Diagnostic uses of sonar in obstetrics and gynaecology. J. Obstet. Gynaec. Brit. Emp. 73 (1965) 507

DUSSIK, K.Th.: Über die Möglichkeit, hochfrequente mechanische Schwingungen als diagnostisches Hilfsmittel zu verwerten. Z. ges. Neurol. Psychiat. 174 (1942) 153

EITEL, L., H. GEYER: Wirkung diagnostischer Ultraschall-Dosen auf biochemische Parameter. Z. Geburtsh. Gynäk. 173 (1970) 116

FRUCHT, A.-H.: Die Geschwindigkeit des Ultraschalls im menschlichen und tierischen Gewebe. Naturwissenschaften 39 (1952) 491

HINSELMANN, M.: Ultraschalldiganostik in der Geburtshilfe. Gynäkologe 2 (1969) 45

KRATOCHWIL, A.: Ultraschalldiagnostik in Geburtshilfe und Gynäkologie. Thieme, Stuttgart 1968

KRAUTKRÄMER, J., H. KRAUTKRÄMER: Werkstoffprüfung mit Ultraschall. Springer, Berlin-Heidelberg 1961

LUDWIG, G.D.: The velocity of sound through tissues and the acoustic impedance of tissues. J. Acoust. Soc. Amer. 22 (1950) 862

MACINTOSH, I.J., D.A. DAVEY: Chromosome aberrations induced by an ultrasonic fetal pulse detector. Brit. med. J. 4 (1970) 92

SERR, D.M., B. PADEH, H. ZAKUT, R. SHAKI, S.M. MANNOR, B. KALNER: Studies on the effects of ultrasonic waves on the fetus. 2nd European Congress of Perinatal Medicine, London, 8.-10.4.1970

THEISMANN, H., F. PFANDER: Über die Durchlässigkeit des Knochens für Ultraschall. Strahlentherapie 80 (1949) 607

WILLOCKS, J.: The use of ultrasonic cephalometry. Proc. roy. Soc. Med. 55 (1962) 640

Ultraschalldiagnostik: Einsatz des Ultraschalls* zur Diagnostik und Überwachung der normalen und der gefährdeten Schwangerschaft und Geburt.

Die verschiedenen Ultraschallverfahren haben verschiedene Anwendungsbereiche:

1. Das **DOPPLER-Verfahren** (= Dauerschallverfahren) ist geeignet zum Nachweis der **kindlichen Herztöne** in der Frühschwangerschaft (etwa nach der 10.-12. Schwangerschaftswoche, ganz sicher nach der 16. Schwangerschaftswoche; Abb. 1), zur stichprobenartigen und kontinuierlichen Überwachung der kindlichen Herztöne in der Schwangerschaft und während der Geburt, zur grob-klinischen Plazenta- und Nabelschnurlokalisation.

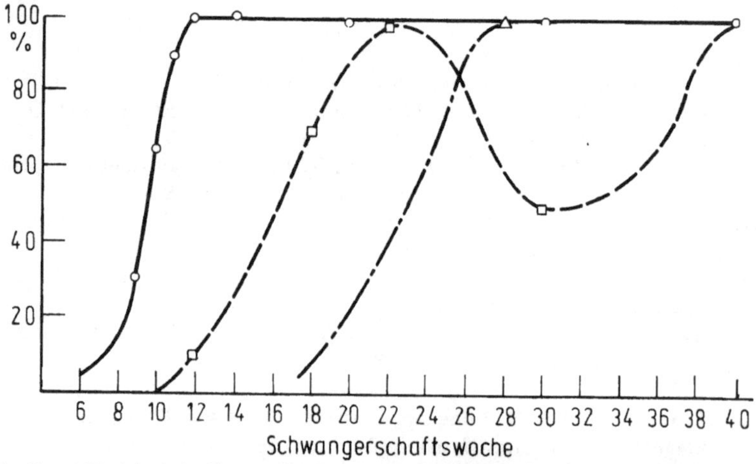

Abb. 1. Zuverlässigkeit in % vom Nachweis des kindlichen Lebens mit elektronischen Hilfsmitteln, –○– –○– Ultraschall, - -□- - -□- fetale Elektrokardiographie, –·–·–△– fetale Phonokardiographie, aufgetragen gegenüber dem Zeitpunkt des Nachweises in der Schwangerschaft; nach TAKEUCHI, H. in: HINSELMANN, M.: Ultraschalldiagnostik in der Geburtshilfe. Gynäkologe 2 (1969) 45

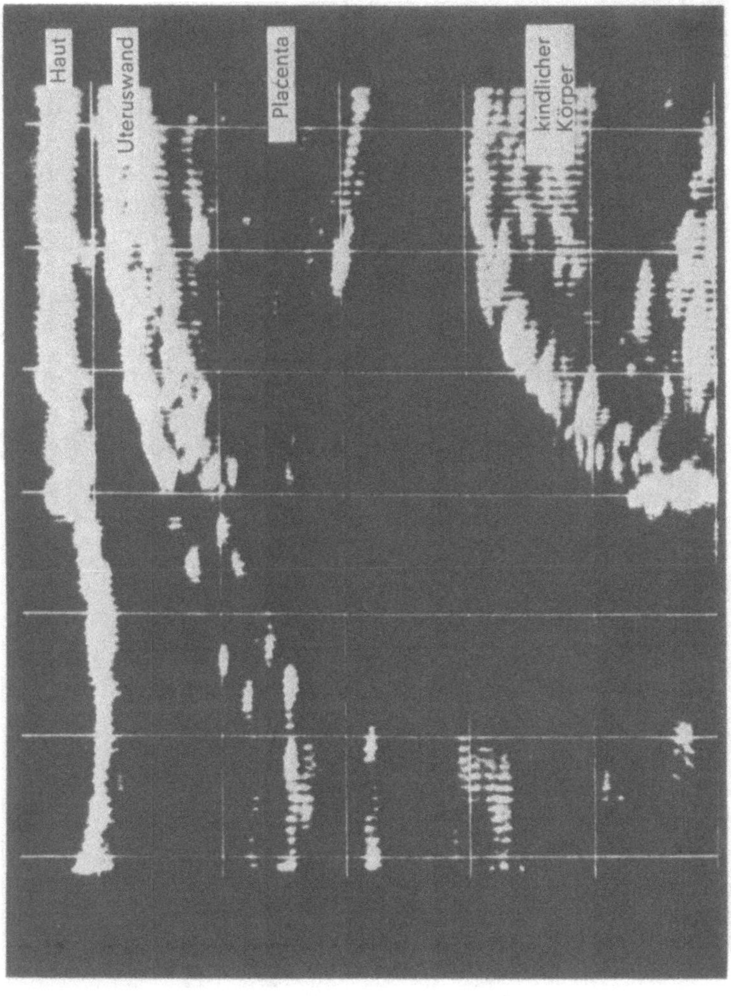

Abb. 2. Ultraschallschnittbild (Längsschnittbild) vom Uterus mit Vorderwandplazenta, Plazentarand und fetalen Teilen; nach KRAUSE, W., R. SOLDNER: Ultraschallbildverfahren (B-Scan) mit hoher Bildfrequenz für medizinische Diagnostik. Electromedica 35 (1967) 8

2. Die **A-Bild-Methode** ist die Methode der Wahl zur **Abstandsmessung von Grenzflächen** (Messung des fetalen biparietalen Schädeldurchmessers = Kephalometrie*, Conjugata vera u.a.). Auch mit dem A-Bild besteht die Möglichkeit, kindliche Herztöne in der Frühschwangerschaft durch im Zackenbild pulsierende Echos nachzuweisen.

3. Die **B-Bild-Methode** ist vor allem geeignet zur **Plazentalokalisation*** (Abb. 2) und zur Plazentadickenmessung*, zur **Bestimmung der Lage des Feten** (Abb. 3) und zur **Mehrlingsdiagnostik.** Aber auch für die Messung des biparietalen Durchmessers und für den Nachweis der KHT in der Frühschwangerschaft kann das B-Bild benutzt werden.

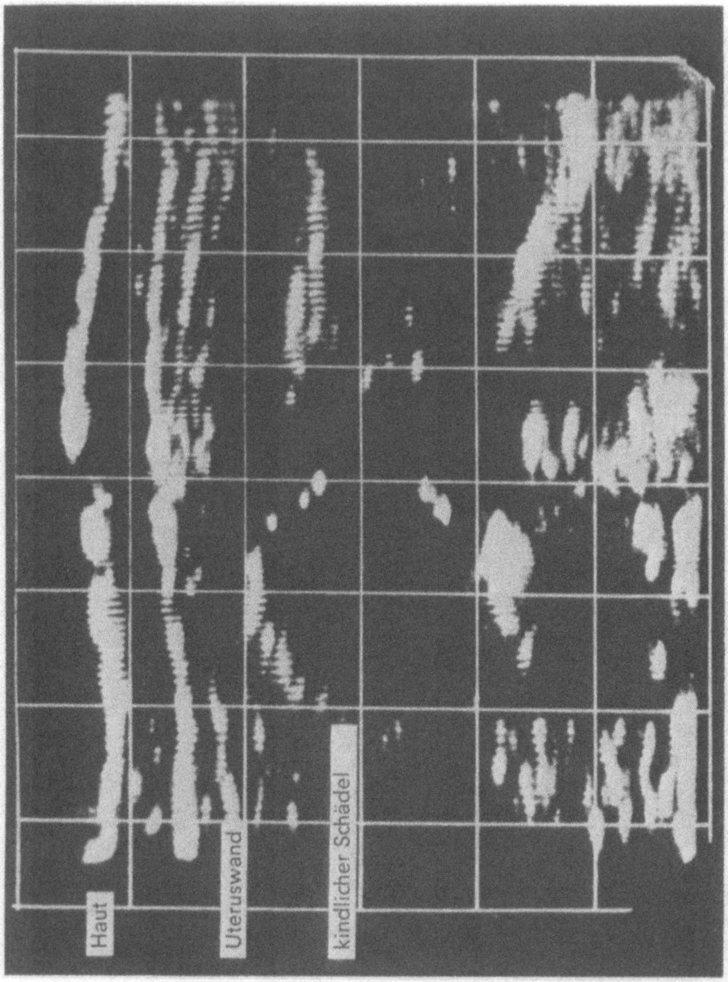

Abb. 3. Ultraschallschnittbild (Längsschnittbild) des Uterus mit Feten; nach KRAUSE, W., R. SOLDNER: Ultraschallbildverfahren (B-Scan) mit hoher Bildfrequenz für medizinische Diagnostik. Electromedica 35 (1967) 8

Heute gibt es für die Ultraschall-Diagnostik in der Perinatalmedizin folgende **Indikationen** (nach HOFMANN):

1. Schwangerschaftsnachweis, Kindsbewegungen, kindliche Herzaktionen, somit Nachweis des kindlichen Lebens;
2. Nachweis gestörter Schwangerschaften (Hydramnion, Blasenmole, intrauteriner Fruchttod);
3. Diagnose von Mehrlingsschwangerschaften;
4. Kephalometrie*;
5. **Beckenmessung**;
6. **Plazentalokalisation*** (vor Amniozentesen und intrauterinen Transfusionen, Nachweis eines tiefen Sitzes der Plazenta, Placenta praevia);
7. Diagnose des Hydrops placentae et fetus, Plazentadickenmessung*.

Literatur

ANDERSON, G.V., J.W. NISWONGER: Cephalometrie with Ultrasound. Amer. J. Obstet. Gynec. 91 (1965) 563

DONALD, I.: Ultrasonic echo sounding in obstetrical and gynaecological diagnosis. Amer. J. Obstet. Gynec. 93 (1965) 935

EITEL, L., H. GEYER: Wirkung diagnostischer Ultraschall-Dosen auf biochemische Parameter. Z. Geburtsh. Gynäk. 173 (1970) 116

GOTTESFELD, K.R.: The ultrasonic diagnosis of intrauterine fetal death. Amer. J. Obstet. Gynec. 108 (1970) 623

GOTTESFELD, K.R., H.E. THOMPSON, J.E. HOLMES, J.H. TAYLOR: Ultrasonic placentography – a new method for placental localization. Amer. J. Obstet. Gynec. 96 (1966) 538

HELLMANN, L.M., M. KOBAYASHI, W.E. TOLLES, E. CROMB: Ultrasonic studies on the volumetric growth of the human placenta. Amer. J. Obstet. Gynec. 108 (1970) 740

HELLMANN, L.M., G.M. DUFFUS, I. DONALD, B. SUNDEN: Safety of diagnostic ultrasound in obstetrics. Lancet (1970) II, 1133

HINSELMANN, M.: Ultraschalldiagnostik in der Geburtshilfe. Gynäkologe 2 (1969) 45

HOFFBAUER, H.: Die Bedeutung der Ultraschalldiagnostik in der Frühschwangerschaft. Elektromedica 3 (1970) 227

HOFMANN, D.: Ultraschalldiagnostik zum Schutze des Kindes. In: SALING, E., K.A. HÜTER: Fortschritte der perinatalen Medizin. 2. Deutscher Kongreß für Perinatale Medizin, Berlin, 26.-28. Juni 1969. Thieme, Stuttgart 1971

HOFMANN, D., H.J. HOLLÄNDER, P. WEISER: Ultraschalldiagnostik in Gynäkologie und Geburtshilfe. Fortschr. Med. 84 (1966) 689

KLINK, R., M. HANSMANN, B. HÜNERMANN: Die Lokalisation der Plazenta. Dtsch. med. Wschr. 96 (1971) 1473

KOBAYASHI, M., L.M. HELLMANN, L. PILLISTI, B. CROMB: Placental localization by ultrasound. Amer. J. Obstet. Gyne. 106 (1970) 279

KRATOCHWIL, A.: Kritische Betrachung zur ein- und zweidimensionalen Darstellung der Ultraschalluntersuchungsergebnisse in Geburtshilfe und Gynäkologie. Gynaecologia (Basel) 164 (1967) 37

KRATOCHWIL, A.: Ultraschalldiagnostik in Geburtshilfe und Gynäkologie. Thieme, Stuttgart 1968

KRAUSE, W., R. SOLDNER: Ultraschallbildverfahren (B-Scan) mit hoher Bildfrequenz für medizinische Diagnostik. Electromedica 35 (1967) 8

MOSLER, K.H.: Ultraschallüberwachung in der Präventivgeburtshilfe. Med. Klin. 65 (1970) 1250

SERR, D.M., B. PADEH, H. ZAKUT, R. SHAKI, S.M. MANNOR, B. KALNER: Studies on the effects of ultrasonic waves on the fetus. 2nd European Congress of Perinatal Medicine, London, 8.-10.4.1970

THOMPSON, H.E., S.H. HOLMES, K.R. GOTTESFELD, E.St. TAYLOR: Fetal development as determined by ultrasonic pulse echo techniques. Amer. J. Obstet. Gynec. 92 (1965) 44

U-Tief: s. Wehenreaktionstypen.

Variable deceleration: syn. variables Tief; s. Wehenreaktionstypen.

Variables Tief: s. Wehenreaktionstypen.

Vena-Cava-Syndrom: Blutdruckabfall bei horizontaler Rückenlagerung einer hochschwangeren Frau. Ursache ist der Druck der Gebärmutter auf die Vena cava inferior, wodurch der **venöse Rückfluß aus der unteren Körperhälfte** zum Herzen unterbunden wird. Beim Feten kann es zur akuten Bradykardie und zur Hypoxiegefährdung kommen. Es wird diskutiert, ob das Vena-Cava-Syndrom eine Ursache der vorzeitigen Lösung der Plazenta ist.

Seitenlagerung führt sofort zum Blutdruckanstieg.

Literatur

HOWARD, B.K., J.H. GOODSON: Experimental placental abruption. Obstet. and Gynec. 2 (1953) 442

QUILLIGAN, E.J., C. TYLER: Postural effects on the cardio-vascular status in pregnancy: a comparison of the lateral and suprine postures. Amer. J. Obstet. Gynec. 78 (1959) 465

SCHMITT, D.M.D.: The hypotensive syndrom in the suprine position in late pregnancy. New Engl. J. Med. 259 (1958) 1219

SCOTT, P.B., M.G. KERR: Inferior vena cava pressure in late pregnancy. Obstet. and Gynec. 24 (1964) 1044

V-Tief: s. Wehenreaktionstypen.

Wachstumsrate, intrauterine: s. Kephalometrie.

Wasserstoffionenkonzentration: s. pH*-Wert.

Wehenhemmung: Behandlung der vorzeitigen (drohende Frühgeburt) oder übermäßigen Wehentätigkeit. Zu diesem Zweck müßten Substanzen verwandt werden, die den Uterus in kürzester Zeit ruhigstellen, ohne die Schwangere oder den Feten zu gefährden. Die nebenwirkungsfreie Wehenhemmung ist aber immer noch ein ungelöstes Problem.

Die Wehenhemmung hat zwei Anwendungsmöglichkeiten:

1. **Langzeitmedikation** entweder bei vorzeitigem Wehenbeginn oder bei Operationen am schwangeren Uterus (Cerclage, intrauterine Transfusion);
2. **Kurzzeitmedikation** (Wehenhemmung bei Geburtskomplikationen durch pathologische Wehentätigkeit).

Zu 1.: Bei der Behandlung der drohenden Frühgeburt sind heute die β-adrenergischen Sympathomimetika die Methode der Wahl (Abb. 1). Der uterussedative Effekt beruht wahrscheinlich auf einer Aktivierung der Beta-Rezeptoren in den peripheren Schaltstellen. Adrenalin als bekanntestes β-Sympathomimetikum besitzt bei intravenöser Infusion einen deutlich wehenhemmenden Effekt; es hat aber stärker noch als die heute verwandten Adrenalinabkömmlinge Buphenin (**Dilatol**), Orciprenalin (**Alupent**) und Isoxsuprine erhebliche Nebenwirkungen wie Blutdruckabfall, Pulssteigerung, subjektive Surrelationen, Herzklopfen, Übelkeit, innere Unruhe.
KEPP und WOLFF unterdrücken eine beginnende Wehentätigkeit mit Buphenin folgendermaßen (Abb. 2): Bei der stationären Aufnahme und nach 12 Stunden wird eine intravenöse Dauertropfinfusion für die Dauer einer Stunde mit 35 Tropfen/min angelegt, wobei sich 50 mg Dilatol in 500 ml einer fünfprozentigen Traubenzuckerlösung befinden. Zwischenzeitlich werden der Patientin dreimal 5 mg und im Anschluß an die zweite Infusion für die nächsten 48 Stunden zehnmal 5 mg Dilatol intramuskulär injiziert. In der Folgezeit bis wenigstens 14 Tage nach der Klinikentlassung bzw. bis zur 16. Schwangerschaftswoche erhält die Patientin täglich fünfmal 6 mg Dilatol per os verordnet. Bei wieder aufflackernder Wehentätigkeit kann sofort mit der effektiv am wirksamsten Dilatol-Dauertropfinfusion begonnen werden.

Neuerdings sind sehr wirksame wehenhemmende Substanzen entwickelt worden. Die Substanzen TV 399 (Tropon-Werke, Köln), Th 1165a (Boehringer, Ingelheim), DU 21220 (Philips-Suphar, Holland) können bei

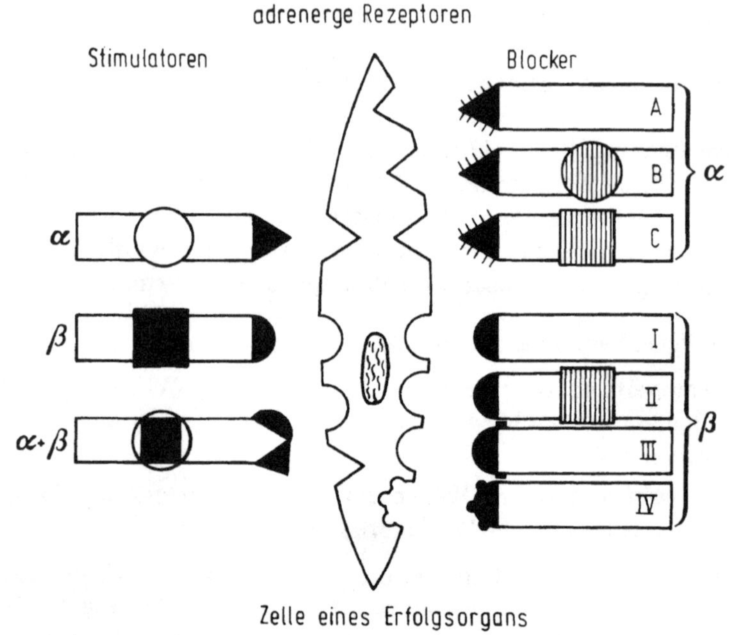

Abb. 1. Schematische Darstellung der Beziehungen von Stimulatoren (**Mimetika**) und Antagonisten (**Blockern**) zu den Rezeptoren der Zelle eines Erfolgsorgans, z.B. Uterusmuskelzelle; nach LYDTIN, H., M. MARSHALL: Behandlung mit alpha- und beta-Rezeptorenblockern. med. ass. 3 (1971) 4, 31
Endständige Symbole des haptophoren, mittelständige des pharmakophoren Strukturanteils (Kreise = α-adrenerg, Vierecke = β-adrenerg). Schraffierung bedeutet Abschwächung der adrenergen Wirksamkeit. α-Rezeptorenblocker (A, B, C) nur teilweise oder nur in der ersten Phase der Bindung kompetetiv wirksam: Wirkungsspektren der wichtigsten α-Blocker: A: „reiner Blocker". B: Blocker mit gefäßkonstringierender Eigenwirkung. C: Blocker mit kardiostimulierender Eigenwirkung. Wirkungsspektren der kompetitiv und spezifisch wirkenden β-Rezeptorenblocker: I: „reiner Blocker". II: Blocker mit „intrinsic" adrenerger Wirkung. III: Blocker mit „membranabdichtender", nicht spezifisch antiarrhythmischer (= lokalanästhetischer?) Wirkung. IV: organselektiver Blocker

objektiver Wehenkontrolle eine völlige Ruhigstellung des Uterus herbeiführen. Die Nebenwirkungen auf Herz und Kreislaufsystem sind wesentlich geringer als bei Buphenin (Dilatol). Gelegentlich treten mütterliche und kindliche Tachykardien auf. Bei gleichzeitiger Untersuchung der fetalen Herztätigkeit und der Blutgaswerte konnten keine nachteiligen Nebenwirkungen auf das Kind festgestellt werden.

Therapieschema für Th 1165a: Dauertropfinfusion (2,0 mg Th 1165a auf 500 ml Glukoselösung) 5-20 Tropfen/min; ohne Pause wird die Therapie oral mit Tabletten fortgesetzt (3-4mal täglich 5 mg = 1 Tabl. oder 6-8mal 2,5 mg = 1/2 Tabl.).

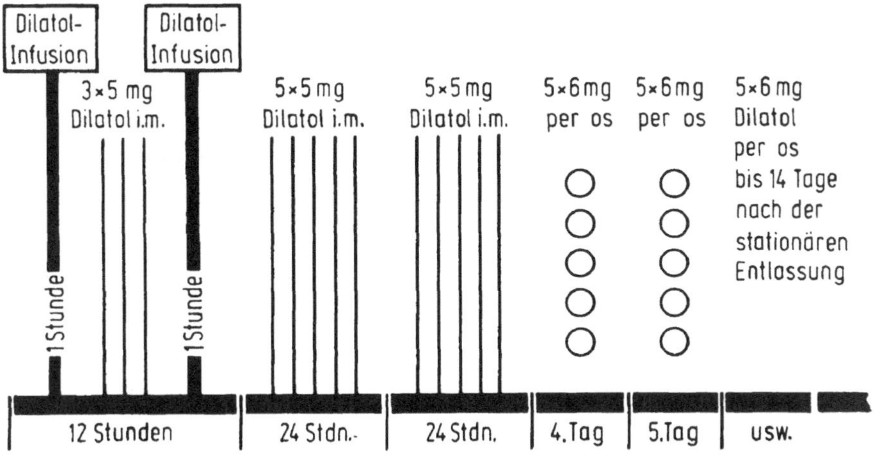

Abb. 2. Therapievorschlag zur Verminderung und Unterdrückung einer vorzeitigen Wehentätigkeit; nach KEPP, R., C.-H. WOLFF: Die medikamentöse Behandlung der drohenden Fehl- und Frühgeburt. Monatsk. ärztl. Fortbldg. 17 (1967) 300

Obwohl die Nebenwirkungen von Th 1165a vergleichsweise gering sind, hat sich die gleichzeitige Gabe von Iproveratril (**Isoptin**) bewährt. Isoptin und Th 1165a wirken am Uterus synergistisch, in bezug auf die Kreislaufwirkungen antagonistisch. Dosierung von Isoptin: Während der Th 1165a-Dauerinfusion 10 mg i.v. (= 2 Isoptin-Ampullen), während der oralen Th 1165a-Therapie 3 x 40 mg (= 1 Isoptin-Dragee).

Von amerikanischer Seite (FUCHS) wird besonders die Anwendung von Äthanol (intravenöse Alkoholinfusionen oder orale Gabe) zur wirksamen Ruhigstellung des Uterus bei Frühgeburten empfohlen. Der Wirkungsmechanismus soll über eine dienzephale Hemmung der hypophysären Oxytocin-Ausschüttung und erst bei höheren Konzentrationen über eine direkte lokale Myometriumwirkung gehen.

Zur Unterstützung der wehenhemmenden Therapie werden heute Psychopharmaka (Valium u.a.) verwandt, deren allgemeiner sedierender Effekt erwünscht ist. Psychopharmaka haben nur am isolierten menschlichen und tierischen Muskelstreifen einen genügenden Effekt. Auch bei intravenöser Anwendung von hohen Einzeldosen kann kein uterusrelaxierender Einfluß beim Menschen beobachtet werden.

Zu 2.: Zur Kurzzeitmedikation werden Inhalationsnarkotika und hochdosierte β-adrenergische Sympathomimetika verwandt. Äther und Halothan, die eine sichere Ruhigstellung des Uterus bewirken, eignen sich jedoch infolge des Narkoseeffekts nur für eine zeitlich sehr begrenzte Relaxation des Uterus in Fällen geburtshilflicher Notsituationen bis zur Operationsvorbereitung.

Von Alupent als β-Sympathomimetikum wird 1 Ampulle (= 0,5 mg, auf 20 ml mit physiologischer NaCl-Lösung verdünnt!) langsam i.v. gegeben. Von Th 1165a wird ebenfalls 1 Ampulle (= 0,08 mg) injiziert.

> Vorsicht bei gleichzeitiger Anwendung von Halothan und Alupent!

Halothan hat eine sensibilisierende Wirkung gegenüber Katecholaminen.

Literatur

AHLQUIST, R.P.: A study of the Adrenotropic Receptors. Amer. J. Physiol. 153 (1948) 586

BAUMGARTEN, K.: Die Wehenhemmung. Praxis 16 (1969) 519

FUCHS, F.: Treatment of Threatened Premature Labour with Alcohol. J. Obstet. Gynaec. Brit. Cwlth. 72 (1965) 1011

HÜTER, J., H. SCHMITT; Wehenhemmung mit Äthanol im Tierversuch. Geburtsh. u. Frauenheilk. 9 (1968) 1642

HÜTER, J.: Situationsgerechte Toko- und Tonolyse in der Geburtshilfe. Med. Welt 38 (1968) 2023

JUNG, H.: Zur Physiologie und Klinik der hormonalen Uterusregulation. Karger, Basel 1965

JUNG, H., P. ABRAMOWSKI, E.K. KLÖCK, W. SCHWENZEL; Zur Wirkung α- und β-adrenergischer Substanzen am menschlichen Uterus und Nebenwirkung auf Mutter und Kind. Geburtsh. u. Frauenheilk. 31 (1971) 11

KEPP, R., C.-H. WOLFF: Die medikamentöse Behandlung der drohenden Fehl- und Frühgeburt. Monatsk. ärztl. Fortbildg. 17 (1967) 300

MOSLER, K.H., H. SCHWALM: Vergleichende Untersuchungen tocolytisch und relaxierend wirkender Substanzen am isolierten Uterus. Zbl. Gynäk.18 (1965) 603

WOLFF, C.-H.: Untersuchungen zur Frage der Wehenhemmung. Zur Tokolyse der physiologischen und provozierten Wehentätigkeit. Fortschr. Med. 87 (1969) 129

Wehenregistrierung, kontinuierliche: s. Herzschlag*- und Wehenregistrierung.

WOELM-Nadel: Spezialnadel für die Parazervikalblockade*.

WULF-Index: s. Zustandsdiagnostik.

Zahlenstatus nach SALING: s. Zustandsdiagnostik.

Zustandsdiagnostik beim Neugeborenen: Erfassung des Zustandes des Neugeborenen unmittelbar nach der Geburt, gedacht als Ersatz für die häufig übliche, aber unzulängliche Eintragung: Geburt eines „lebensfrischen" oder „leicht-, mittelgradig- oder schwer asphyktischen" Kindes. Es sind verschiedene Schemata in Gebrauch:

1. **APGAR-Schema** (Abb. 1): Die Beurteilung soll 1 min nach vollständiger Entwicklung erfolgen. Werden 1 min p.p. weniger als 8 Punkte bewertet, so wird die Beurteilung in der Regel nach 5 min und 10 min wiederholt.

	0	1	2
Herzfrequenz	keine	langsam (unter 100)	über 100
Atembewegungen	keine	flach, unregelmäßig	gut, Schreien
Muskeltonus	schlaff	wenige Beugungen der Extremitäten	aktive Bewegung
Reflexerregbarkeit	keine Reaktion	Schrei	kräftiger Schrei
Kolorit	blau, blaß	Körper rosa, Extremitäten blau	vollständig rosa

Abb. 1. APGAR-Schema; nach LAJOSI, F.: Untersuchungsschemata für Neugeborene. Der Kinderarzt 19 (1971) 5

2. **Zahlenstatus nach SALING** (Abb. 2): Im **Hauptschema** werden vier verschiedene Faktoren rein visuell – ohne jede Untersuchung – beurteilt: Füllungsgrad der Nabelschnur, Hautfarbe, Muskeltonus und Bewegungen, Atmung während der ersten 1 1/2 min. Der klinische Zustand läßt sich nach den Punkten im Hauptschema sinnvoll einteilen:
   9 - 12 Punkte: optimal lebensfrisch
   7 - 8 Punkte: noch lebensfrisch
   5 - 6 Punkte: geringer Depressionszustand
   3 - 4 Punkte: mittelgradiger Depressionszustand
   0 - 2 Punkte: schwerer Depressionszustand

   Im **Nebenschema** werden die Zeitpunkte des Beginns der wichtigsten Ereignisse nach der Geburt eingetragen und mit empirisch ermittelten Grenzwerten verglichen.

   Nach neueren Erkenntnissen ist die Angabe der pH-Werte im Nabelschnurarterienblut wichtig. Zur pH-Messung muß das Blut unmittelbar nach der Geburt, möglichst vor dem 1. Atemzug, aus der Nabelschnur-

Hauptschema

Punkte je	3	2	1	0
Nabelschnur	prall	–	mittelgradig gefüllt	schlaff
Hautfarbe am Stamm	rosig	blau	blaßblau	blaß
Tonus und Bewegungen	sehr kräftig	gut	herabgesetzt	fehlen
Atmung bis zu 1 1/2 min p.p.	Schreiatmung	ungestört (einzelne oder keine Schreie)	gestört	fehlt

Gesamtpunkte: beim optimal lebensfrischen Kind 12

Nebenschema			Rechtzeitig = 1 Punkt	Grenzwert
Erster Atemzug	min	sec		20 sec
Erster Schrei	min	sec		1 1/4 min
Regelmäßige Atmung	min	sec		1 1/2 min
Hautrötung	min	sec		5 1/4 min

Gesamtpunkte: beim optimal lebensfrischen Kind 4

Gesamtzustand des Kindes

	FBA	NA	Hpt	Neb
pH akt				
pH qu 40				

FBA = Werte der letzten Fetalblutanalyse
NA = Nabelschnurarterienwerte
Hpt = Hauptschemapunkte
Neb = Nebenschemapunkte

Abb. 2. Zahlenstatus nach SALING; nach SALING, E.: Das Kind im Bereich der Geburtshilfe. Thieme, Stuttgart 1966

arterie entnommen werden. Mit den pH-Werten kann man feststellen, ob ein Kind in einem Depressionszustand infolge eines Sauerstoffmangels depremiert ist, oder ob der Depressionszustand die Folge einer anderen Noxe ist. Bei beeinträchtigten Kindern, die bei der Geburt keine von der Norm abweichenden Blut-pH-Werte besitzen, sind Narkotika, intrauterine Infektionen, mechanische Belastung u.a. die Ursache des klinisch manifesten Depressionszustandes.

Punkte	0	1	2
Puls	fehlt	schwach	kräftig
Atmung	fehlt	schnappend	rhythmisch
Tonus	fehlt	schlaff	kräftig
Farbe	blaß	blau	rosig

Abb. 3. Neugeborenen-Index; nach WULF, H.: Der Neugeborenen-Index. Z. Geburtsh. Gynäk. 163 (1965) 270

3. **Neugeborenen-Index nach WULF** (Abb. 3): Modifiziertes APGAR-Schema zur Klassifizierung Neugeborener unter Verwendung von 4 Zeichen: Nabelschnurpuls, Atmung, Tonus der Extremitäten und Hautfarbe. Untersuchungstermin: 1 min nach Durchtritt des Kopfes.

Im deutschsprachigen Raum sind die drei von APGAR, SALING und WULF angegebenen Punkteschemata zur klinischen Zustandsdiagnostik des Neugeborenen im Gebrauch. Eine **Gruppeneinteilung** unter Berücksichtigung der Azidität im Nabelschnurarterienblut wird neuerdings von SALING und WULF vorgeschlagen (Abb. 4, 5). Sie gestattet die Benutzung jedes der bekannten Punkteschemata. Der Zustand eines Neugeborenen kann mit Hilfe dieses Gruppen-Schemas mit 2 Buchstaben und 2 Zahlen ausgedrückt werden.

APGAR	WULF	SALING (Haupt-schema)	Bezeichnung des klin. Zustandes	Zahlen-symbol
9–10	8	9–12	optimal lebensfrisch	K V
7–8	6–7	7–8	noch lebensfrisch	K IV
5–6	4–5	5–6	leichter DZ	K III
3–4	2–3	3–4	mittelgradiger DZ	K II
0–2	0–1	0–2	schwerer DZ	K I

DZ = Depressionszustand
K = Klinisch

Abb. 4. Gruppenschema zur Einteilung des klinischen Zustandes; nach SALING, E., H. WULF: Zustandsdiagnostik beim Neugeborenen – Gruppeneinteilung. Fortschr. Med. 89 (1971) 12

pH	Bezeichnung der Azidität	Zahlensymbol
⩾7.30	Normazidität	A V
7.20 – 7.29	gering bis mittelgradig erhöhte Azidität	A IV
7.10 – 7.19	leichte bis mittelgradige Azidose	A III
7.00 – 7.09	fortgeschrittene Azidose	A II
<7.00	schwere Azidose	A I

Abb. 5. Gruppenschema zur Einteilung der Azidität im Nabelschnurarterienblut; nach SALING, E., H. WULF: Zustandsdiagnostik beim Neugeborenen – Gruppeneinteilung. Fortschr. Med. 89 (1971) 12

Beispiel: Der klinische Zustand eines Neugeborenen, der nach APGAR mit 3 Punkten, nach WULF mit 2 oder nach SALING mit 3 Punkten bewertet wird, erfährt die Einordnung in Gruppe K II (K = klinisch) (Abb. 4).

Da der pH-Wert im Nabelschnurarterienblut dieses Neugeborenen unseres Beispiels 7,15 beträgt, wird der biochemische Zustand mit A III (A = Azidität) bewertet (Abb. 5). Der Zustand des Kindes kann dann umfassend mit K II / A III dokumentiert werden.

Literatur

APGAR, V.: A Proposal for a New Method of Evaluation of the Newborn Infant. Anesth. Analg. Curr. Res. 32 (1953) 260

BERG, E., E. SALING: Kritische Betrachtung der Zustandsdiagnostik beim Neugeborenen nach einem Punktsystem. Geburtsh. u. Frauenheilk. 28 (1968) 238

DUDENHAUSEN, J.W.: Zustandsdiagnostik beim Kind unmittelbar post partum. Der Kinderarzt 19 (1971) 8

RÖMISCH, H.: Die Aussagekraft der Herzschlagfrequenz von Neugeborenen unmittelbar nach der Geburt. Dissertation, Berlin 1970

SALING, E.: Das Kind im Bereich der Geburtshilfe. Thieme, Stuttgart 1966

SALING, E.: Zustandsdiagnose beim Neugeborenen unmittelbar nach der Geburt. Gynaecologia (Basel) 160 (1965) 133

SALING, E., H. WULF: Zustandsdiagnostik beim Neugeborenen – Gruppeneinteilung. Fortschr. Med. 89 (1971) 12

WULF, H.: Der Neugeborenen-Index. Z. Geburtsh. Gynäk. 163 (1965) 270

Zytomegalie: Durch das Zytomegalie-Virus hervorgerufene Erkrankung, die im Erwachsenenalter praktisch immer stumm verläuft und nur durch diaplazentare Infektion des Feten (**Fetopathie**) im Neugeborenenalter Krankheitserscheinungen verursacht.

Das **Krankheitsbild** der Zytomegalie hat Ähnlichkeit mit dem Morbus* haemolyticus neonatorum, zeigt aber fast immer zusätzlich noch punktförmige und/oder flächenhafte Hautblutungen mit Thrombozytopenie. Häufigeres Auftreten bei Frühgeborenen*.

1. **Hepatische Verlaufsform** (etwa 50%), bei der die Hepatosplenomegalie (in etwa 80% aller Fälle) und der Icterus praecox prolongatus im Vordergrund stehen;
2. **zerebrale Verlaufsform** (etwa 47%), bei der die verschiedensten entzündlichen oder Mißbildungssymptome auftreten können (nekrotisierende Enzephalitis mit anschließenden Verkalkungen und entsprechenden Ausfallserscheinungen im späteren Leben, Neigung zu Hirnblutungen, Krämpfen; Hydrozephalus, Mikrozephalie u.a.). Schließlich kann es selten zu einer
3. **pulmonalen Verlaufsform** kommen, die an eine interstitielle, plasmazelluläre Pneumonie erinnert.

Die **Diagnose** wird **zytologisch** durch Nachweis der sog. Zytomegalie-Zellen (= „Eulenaugenzellen" = Riesenzellen mit randständigem, großen Kern und Viren als „Einschlußkörperchen") in Speichel (Speicheldrüsenexprimat), Urin, Liquor, Magenspülwasser gestellt. In Zweifelsfällen kann versucht werden, diese Zellen bioptisch in Parotis oder Leber nachzuweisen. Neuerdings ist auch ein serologischer Nachweis virusneutralisierender Antikörper möglich.

Literatur

ALFORD, C.A., J. SCHAEFER, W.J. BLANKENSHIP, J.V. STRAUMFJORD, G. CASSADY: A correlative immunologic, microbiologic and clinical approach to the diagnosis of acute and chronic infections in newborn infants. New. Engl. J. Med. 277 (1967) 437

ALLANSMITH, M., B.H. McCLELLAN, M. BUTTERWORTH, J.R. MALONEY: The development of immunoglobulin levels in man. J. Pediat. 72 (1968) 276

ANTONIADIS, G.: Beschreibung einer Mikromethode zur Durchführung der Komplementbindungsreaktion für die Virusserologie. Zbl. Bakt., I. Abt. Orig. 216 (1971) 544

ANTONIADIS, G., H. JORDANSKI: Über die diaplacentare Übertragung von komplementbindenden Antikörpern gegen das Cytomegalievirus. Zbl. Bakt., I. Abt. Orig. 216 (1971) 428

HANSHAW, J.B., H.J. STEINFELD, C.J. WHITE: Fluorescent antibody test for cytomegalovirus macroglobulin. New Engl. J. Med. 279 (1968) 566

HENNEBERG, G., G. ANTONIADIS: Serologische Untersuchungen über das Vorkommen von komplementbindenden Antikörpern gegen das Cytomegalievirus in Berlin-West. Zbl. Bakt., I. Abt. Orig. 213 (1970) 416

IOLI, A., G. CECCARELLI, L. FREZZA: Trasmissione diaplacentare di anticorpi per il virus della rosolia. Boll. Ist. sieroter. milan. 48 (1968) 472

KEMPE, C.H., A.S. BENENSON: Vaccinia. Passive immunity in newborn infants. I. Placental transmission of antibodies. II. Response to vaccinations. J. Pediat. 42 (1953) 525

KRECH, U., M. JUNG, K. BÄRLOCHER, L. SEGE: Untersuchungen über die Häufigkeit von intrauterinen Infektionen mit Zytomegalie-Virus. Dtsch. med. Wschr. 93 (1968) 469

LIPTON, M.M., A.J. STEIGMAN: Neonatal immunity. I. Disparity in maternal infant poliovirus antibody. Proc. Soc. exp. Biol. (N.Y.) 96 (1957) 348

McCRACKEN, G.H. jr., H.R. SHINEFIELD: Immunoglobulin concentrations in newborn infants with congenital cytomegalic inclusion disease. Pediatrics 36 (1965) 933

McKAY, E., H. THOM, D. GRAY: Immunoglobulins in umbilical cord plasma. II. Congenital deformities, other abnormalities, and multiple pregnancies. Arch. Dis. Childh. 42 (1967) 264

MILLER, J.F.A.P.: Immunity in the foetus and the new-born. Brit. med. Bull. 22 (1966) 21

MILLER, M.J., P.J. SUNSHINE, J.S. REMINGTON: Quantitation of cord serum IgM and IgA as a screening procedure to detect congenital infection: Results in 5006 infants. J. Pediat. 75 (1969) 1287

THOM, H., E. McKAY, D. GRAY: Immunoglobulins in umbilical cord plasma II. Healthy infants. Arch. Dis. Childh. 42 (1967) 259

Kolibri 360 GmbH
Ferdinand-Jühlke-Straße 7
99095 Erfurt, Deutschland
produktsicherheit@kolibri360.de